国家科学技术学术著作出版基金资助出版

数字脊柱外科学

DIGITAL SPINAL SURGERY

名誉主编
钟世镇　王成焘

主编
陈华江　袁　文

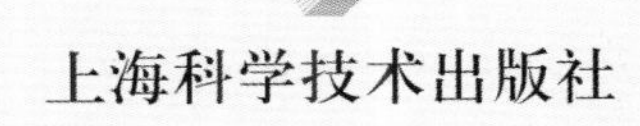

上海科学技术出版社

图书在版编目（CIP）数据

数字脊柱外科学 / 陈华江，袁文主编. —上海：上海科学技术出版社，2018.1
ISBN 978-7-5478-3696-5

Ⅰ.①数… Ⅱ.①陈… ②袁… Ⅲ.①数字技术－应用－脊柱病－外科学 Ⅳ.①R681.5-39

中国版本图书馆CIP数据核字（2017）第212595号

数字脊柱外科学

名誉主编 钟世镇 王成焘
主　　编 陈华江 袁 文

上海世纪出版（集团）有限公司
上 海 科 学 技 术 出 版 社 出版、发行
（上海钦州南路 71 号 邮政编码 200235 www.sstp.cn）
浙江新华印刷技术有限公司印刷
开本 889×1194 1/16 印张 20.5 插页 4
字数：520 千字
2018 年 1 月第 1 版 2018 年 1 月第 1 次印刷
ISBN 978-7-5478-3696-5/R·1438
定价：248.00 元

内容提要

数字医学是医学与数字化技术结合的、覆盖多学科的新兴医工交叉学科。数字脊柱外科学是以脊柱外科基本诊治理念为基础，涉及脊柱手术的相关解剖学、立体几何学、生物力学、材料学等多种专业的一门学科。本书共9章，主要介绍并评述数字化脊柱外科的基本理论和实践经验，以数字技术与脊柱外科医疗、科研及教学的密切联系为重点，突出基础理论知识普及和临床应用经验总结，对数字检查技术、手术虚拟操作技术、术中导航技术、手术机器人系统、计算机术中监测技术与术后康复技术、数字化内植物设计、3D打印技术、数字化脊柱外科研究平台、数字化诊疗技术与教学系统等重点内容逐一进行深入阐释。

本书作者长期在国内顶级脊柱外科中心工作，致力于脊柱外科的基础与临床研究，积累了丰富的经验，形成了大量高质量的研究成果，为本书的编撰工作奠定了理论与实践的双重基础。因此，本书出版将为提高脊柱外科数字化诊疗程度和水平提供重要帮助，适合脊柱外科医师、数字医学相关工作者参考阅读。

编者名单

名誉主编

钟世镇　王成焘

主　编

陈华江　袁　文

副主编

张　颖　梁　磊

参编人员

（以姓氏笔画为序）

王建喜　海军军医大学附属长征医院

王新伟　海军军医大学附属长征医院

方国芳　南方医科大学深圳医院

田　野　海军军医大学附属长征医院

冯东雷　万达信息股份有限公司

国家卫生信息共享技术及应用工程技术研究中心

医疗大数据应用技术国家工程实验室（上海）

刘　洋　海军军医大学附属长征医院

阮　彤　华东理工大学计算机技术研究所
李　祥　上海交通大学机械与动力工程学院
李　琼　海军军医大学附属长征医院
吴晓东　海军军医大学附属长征医院
张　颖　海军军医大学附属长征医院
陆　声　中国人民解放军昆明总医院

陈华江　海军军医大学附属长征医院
林艳萍　上海交通大学机械与动力工程学院
罗浩天　中国人民解放军昆明总医院
周　晖　海军军医大学附属长征医院
赵永辉　中国人民解放军昆明总医院
赵洪波　海军军医大学附属长征医院

施靓宇　海军军医大学附属长征医院
袁　文　海军军医大学附属长征医院
桑宏勋　南方医科大学深圳医院
曹　鹏　海军军医大学附属长征医院
曹厚德　复旦大学附属华山医院静安分院
梁　磊　海军军医大学附属长征医院
樊　勇　西安市红会医院

序 一

数字技术与信息技术在短短数十年间，已成为人们生活和科技发展中无处不在、不可或缺的基础与核心技术。在成为第三次工业革命的代表性技术之一的同时，也像空气一样弥散、深入到医学领域的每个角落，成为保持医学科学不断更新、发展的原动力。数字外科学、数字脊柱外科学也随之呱呱落地，并迅速成长为日趋成熟的医疗理念与技术。

20世纪末、21世纪初发展起来的一些医学科学主导理念、发展方向和关键技术，包括个体化、精准化、远程化、大数据、云计算、互联网以及各种微创、导航、机器人等高端技术和设备，都是在数字技术与信息技术的发展与渗透中形成并快速取得进步的。许多一二十年前新出现的技术创新，目前已演变为医疗行为中的主流方向和常规技术。旧有的外科与内科的界限不再那么分明，许多微创、精准的“手术”，例如多种介入治疗、支架安放术等，是由内科医师“主刀”的，手术室里组装了各种影像和信息传输设备，出现了所谓“surgery without operation”，如射频、伽马刀、细胞刀等正在成为尖端、有效的治疗措施。又正像在围棋界所向披靡的“AlphaGo”机器人大师一样，医疗上也出现了各种检查、诊断、治疗的专家系统，每个系统都集成了大量专家的智慧。这产生了一种特殊的现象：年资高的医师与年资低的医师一样，时时刻刻处于熟悉新技术、新设备的紧张状态之下，按年资高低和所属“科室”分工合作的关系被打乱了。面对一些新设备、新技术、新理念，人人都成了小学生，都需要时刻学习才能跟上时代和技术的发展，然后又再发展、再学习、再应用新的技术。“3个L”(life，long，learning) 亦即继续教育的理念，也越来越受到广泛重视。

数字技术飞速发展的过程中，需要向各行各业讲故事、谈愿景的科普读物，也需要深入浅出、面向不同知识背景的从业者，充分解析多专业知识和技术的严谨的学术专著，促进不同专业的沟通与整合。由陈华江、袁文两位教授主编的《数字脊柱外科学》为临床医师、工程师、教育工作者和研究人员提供了系统的医工结合的基础知识和临床转化经验，是一本不同年资的医师、工程师和科研工作者都能从中受益的有价值的科技学术专著。

相信大家会喜爱和应用这部专著。

戴尅戎

中国工程院资深院士
上海交通大学医学院附属第九人民医院终身教授
2017年2月于上海

序 二

“问渠那得清如许，为有源头活水来”。2001年在第174次香山科学会议上，首次研讨了“中国数字化虚拟人体的科技问题”，揭开了我国数字医学研究的序幕。2007年召开了全国首届数字医学研讨会，2011年建成了中华医学会数字医学分会，同年中华医学会医学工程分会建立了数字骨科学组，2016年建成了国际数字医学会。当数字化虚拟现实技术已经发展到可以覆盖各不同专业的外科手术时，陈华江、袁文教授主编的《数字脊柱外科学》专著出版了。

“玉经琢磨多成器，百炼功成始自然”。海军军医大学附属长征医院（下文称上海长征医院）是国内第一批开展导航手术的医院。他们与上海交通大学合作，运用计算机、工程技术在脊柱外科的应用方面开展了许多工作。“基于力反馈和沉浸式虚拟现实技术的脊柱外科手术训练系统”在2013年获得了国家自然科学基金的支持。这部《数字脊柱外科学》介绍了国际和国内虚拟现实技术发展的历史，尤其对其在脊柱外科领域的发展与应用进行了系统详尽的论述，包括虚拟脊柱外科的仪器设备、软件、方法、效果评价等；介绍了利用力触觉反馈技术的虚拟手术训练系统，仿真医师对患体进行切割、缝合、磨削、钻孔等手术操作时的视觉和触觉感受，帮助训练外科医师们提高手术的精准性、安全性和微创性。

“操千曲而后晓声，观千剑而后识器”。这部专著，在详尽介绍国内外各类先进技术的基础上，还着重介绍了计算机导航辅助脊柱外科技术，包括导航系统的组成、分类、基本原理、发展历程、临床应用，并分别对颈椎、胸椎、腰椎手术中应用需求和处理对策进行了详尽的分析和论述，还介绍了导航模板设计原理及精确性控制，因此是这个科技前沿领域中凤毛麟角式的珍品。

“不是一番寒彻骨，怎得梅花扑鼻香”。上海长征医院骨科医院对脊柱伤病的研究有丰硕的积累，开发了3代数据库/仓库产品，自1959年起积累了10万余例脊柱病例，开展了数据挖掘和临床决策模型构建工作。“不要人夸颜色好，只留清气满乾坤”，他们出版这部专著的愿望是，介绍计算机先进科技在脊柱外科的应用实践，探索创新发展，为临床工作的同仁们，提供知识资源。庆贺《数字脊柱外科学》出版之际，欣为之序。

钟世镇

中国工程院资深院士

南方医科大学教授

2016年12月于广州

序 三

数字化技术是近年来飞速发展的一个技术领域，涉及多个交叉学科，具体应用方向包括内植物个体化定制、导航手术、虚拟手术、手术机器人等。这些技术方法为脊柱外科的蓬勃发展开拓了新的领域。上海长征医院是国内最早开展脊柱外科手术的骨科中心之一，在脊柱疾患诊治方面传承深厚、硕果累累。在临床科研领域，他们也是一直紧跟技术发展，在影像、内植物设计、数据处理、有限元、计算机导航、虚拟手术等方面不断有新思路、新项目。对于数字外科和脊柱外科的交叉知识、研究方式方法，长征同道的经验积累始终保持在国际先进水平。

当数字脊柱外科逐步成熟、数字技术逐步普及，成为脊柱外科医师必备知识与技能之时，由这样一个走在脊柱外科、数字化外科专业领域前沿的学科团队，组织一批学者来撰写这样一部专著，恰好响应了数字脊柱外科的发展需要，为临床医师提供了数字化技术的学习教材，也为工程师们提供了临床应用的指导，对这一领域的深入交流、发展有重要意义。

本书主编陈华江教授、袁文教授都是我多年的合作者和朋友。我们之间的合作项目涉及医用内植物/支具设计、虚拟手术及体感反馈等多个领域，并获得了国家自然科学基金支持。经过长期的合作磨合，他们的团队在计算机技术、力学研究、影像/数据处理等方面有深入理解，对于医工结合研究工作的流程、组织十分熟悉，这些深厚的研究背景，保证了本书的专业性、实用性。相信对于有兴趣在脊柱外科或骨科领域，甚至整个医学领域开展数字技术研究或产品研发的读者，这本书一定会具有重要的参考价值。

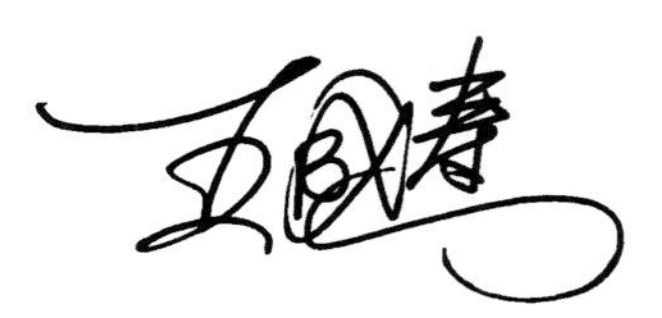

上海交通大学生命质量与机械工程研究所所长

医学假体工程研究中心主任

上海交通大学-上海第二医科大学医用内植物工程联合研究所所长

2017年2月于上海

前言

数字医学是在传统医学与数字技术相结合的基础上发展而来的一门交叉学科，涉及医学、信息科学、组织工程学、机械工程学等诸多领域。数字医学的最终目标是，用数字技术阐述疾病表现、探讨发病机制、解释疾病本质、解决临床问题。人类历史上共经历过三次科技革命。第三次科技革命以计算机技术的广泛应用为代表，大大加速了科学技术与生产力的发展，人类进入了信息时代。计算机技术的快速发展促进了数字技术与传统医学的融合，强有力地推动了医学科学的数字化进程，而传统医学也由此进入了数字时代。

在2001年举行的第174次香山科学会议上，我国科学家首次研讨了“中国数字化虚拟人体的科技问题”。如今，由多学科专家参与的数字医学基础研究和以临床专家为主体的临床应用研究也已在全国范围内蓬勃开展，研究态势方兴未艾。数字医学作为一门新兴的交叉学科，在知识结构、研究方法、发展规律等多个方面都具有全新的发展方向和自身特点。数字医学虽然仍属于医学科学范畴，但它所面临的一系列问题在医学领域原有各学科中从未出现过。本书的撰写正是基于这一出发点，希望能够对这一全新领域的现状、实践经验和问题加以整理描述，促进这一领域的知识学习及交流发展。

上海长征医院骨科在脊柱伤病方面有多年的治疗经验，在相关领域先后获得3项国家科技进步二等奖。为了促进临床诊疗水平的提高，开展了大量交叉学科、新技术的探索研究。上海长征医院是国内第一批开展导航手术的医院；2013年开始，我们就与上海交通大学合作，进行了“基于力反馈和沉浸式虚拟现实技术的脊柱外科手术训练系统”的研究，并获得了国家自然科学基金的支持。在数据分析处理方面，我们自2000年开始，开发了3代数据库/仓库产品，采集积累了自1959年起的10万余例脊柱病例，并初步开展了数据挖掘和临床决策模型构建的工作。

本书的编写得到了上海交通大学机械与动力工程学院、生物医学制造与生命质量工程研究所、南方医科大学、中国人民解放军昆明总医院等多家单位的专家支持和帮助，在此深表谢意。

本书由各位编者在繁重的日常临床、科研工作之余编写完成。编者在其中投入了大量的休息时间和无尽的心血。在计算机技术爆发增长、“互联网＋医疗”资本投入火热的今天，我们希望能够本着求真务实的态度，认真地学习和介绍计算机技术在脊柱外科的应用实践，并阐明存在的问题，探索可能的解决方法，为真正有兴趣应用科学技术促进临床工作的人提供一些知识资源。由于时间紧张，书中难免存在不足之处，希望各位读者提出宝贵意见，以便在今后的修订版中加以完善。

陈华江　袁　文

2017年2月于上海

目 录

第一章
数字脊柱外科学概述

数字化医学兴起于20世纪末期，是在传统医学与数字技术相结合的基础上发展而来的一门交叉学科。数字化医学是以现代医学和数字化高新技术相结合，涵盖了医学、计算机科学、数学、信息学、电子学、机械工程学等多学科的一门新兴的交叉学科领域。数字化医学通过计算机辅助整合人体数据，重建人体数字化三维结构影像，构建人体数字化信息研究平台，广泛应用于疾病诊断、手术辅助规划和方案设计。在此基础上发展而来的数字骨科医学，相比传统骨科学，具有更好的精确程度和更大的安全性，在可预知性和可重复性方面也具有相当大的优势，正在逐步实现精准术前评估、精细手术规划、精确手术作业及个体化术后处理。利用数字技术进行术前个性化设计手术方案，在计算机辅助下模拟手术并预测术后疗效，选择最优术式，进而达到最大限度避免医源性失误的目的。针对不同的骨科疾病，通过数字化手段不但可以选择手术方式，也极大程度地提高了手术的准确性与安全性。

随着现代医学和计算机学科的更加密切结合与发展，数字医学在脊柱外科领域的应用也愈加广泛，在脊柱外科影像学处理、脊柱各结构的三维重建与可视化技术、计算机辅助设计与制造、导航技术与机器人手术技术等方面均具有极大的应用前景。脊柱外科学与数字技术的深入融合，使得手术医师在计算机的辅助下能够更加高效、更加精确、更加立体地掌握病灶分布、重要组织结构的关系，在术前设计、术中实施最恰当的术式，减少创伤，尽快恢复机体功能，使得脊柱外科手术的微创化、智能化达到最大限度的实现，推动了这门学科进入一个以“精准”和“个体化治疗”为特点的新阶段。

我国数字骨科技术起步较晚，当前的许多研究及临床应用尚处于起步阶段，还不够成熟。一方面，数字化技术给脊柱外科学领域带来了新的辅助工具，推动脊柱外科向纵深发展；另一方面，数字技术日新月异地发展，众多相关新知识的学习与积累需要一个过程，传统手术操作技术已经熟练的医师又将面临新的挑战。对于骨科领域工程师来说，与骨科医师深度交流与长期合作，才能互相了解对方需求，才能不断让数字化技术为骨科学发展产生不竭动力，造福社会，实惠患者。

第一节
数字技术与医学进步

数字医学是在传统医学与数字技术相结合的基础上发展而来的一门交叉学科，包含了医学、信息科学、组织工程学、机械工程学等诸多领域。其最终目标是，用数字技术阐述疾病表现、探讨发病机理、解释疾病本质、解决临床问题。

在医学领域，传统医学研究与相关领域的自然科学研究是相互补充、相互促进的，回顾医学发展史，几乎所有的重大成果和突破都来自两者的交叉与融合，两者相互启发、相互推动、相互转化，促进了医学理论体系的更新、诊疗手段的进步及技术水平的提高，从而为全人类的健康事业带来福祉。众所周知，人类历史上共经历过三次科技革命。蒸汽机的发明及应用，极大地提高了社会生产力，让人类从此走进了蒸汽时代；第二次科技革命是以电力的广泛应用为代表，实现了科学技术与生产力的结合，人类由此进入了电气时代；第三次科技革命以计算机技术的广泛应用为代表，大大加速了科学技术与生产力的发展，人类进入了信息时代。其中影响最为深远的是第三次科技革命，计算机技术的应用与发展具有划时代的意义。第一代的电子管计算机于20世纪40年代出现；晶体管计算机于50年代诞生，运行速度为每秒百万次以上；集成电路计算机于60年代中期问世，运行速度可达每秒千万次；大规模集成电路在70年代制造成功，运行速度已达每秒亿次；80年代以后更是陆续出现了智能计算机、光子计算机、生物计算机等。现代信息技术的蓬勃发展与计算机的普及应用，为我们开启了信息时代的大门，为世界带来了信息技术的革命。这场由计算机技术引发的科技革命已经深入社会生活的各个领域，计算机技术的快速发展促进了数字技术与传统医学的融合，强有力地推动了医学科学的数字化进程，而传统医学也由此进入了数字时代。在这样的时代背景下，数字化必然成为现代医学发展的大势所趋。现代医学与数字技术的交融结合，促进了医院管理、医学信息、诊疗手段的数字化，催生了数字医学这门崭新的学科。

在现代医学领域的诸多分支学科中，医学影像学最早实现了与数字技术的融合。20世纪70年代，计算机断层成像技术 (computed tomography, CT) 的出现意味着医学影像的数字化已成为现实。随后如雨后春笋般地出现了磁共振 (magnetic resonance image, MRI) 、数字减影血管造影 (digital subtraction angiography, DSA) 、正电子发射型计算机断层显像 (positron emission tomography, PET) 等一系列数字影像技术，在疾病的诊断和治疗过程中发挥了重要的作用，为现代医学的发展、进步做出了巨大的贡献。一场由数字技术与传统医学融合引发的科技革命正在以前所未有的速度推动着现代医学的发展，其影响力已经深入现代医学的各个领域，多角度、全方位地覆盖科研、教学和临床等各个环节。在外科学领域，数字化技术的导入及计算机辅助系统的帮助已经对术前计划、术中操作及术后评估产生了极大的影响。计算机辅助骨科手术 (computer assisted orthopedics system) 在关节外科、脊柱外科、创伤骨科等领域发展迅速，实现了手术的智能化、精确化、微创化。在基础医学领域，已开展了人体切片建模研究工作，实现了由平面解剖向立体解剖和数字解剖的发展，为数字解剖学奠定了基础。

在我国，数字医学的发展虽然起步稍晚于发达国家，但是数字医学也已经成为传统医学界、信息产业界关注及研究的热点。近年来数字化技术与骨科学的结合日益紧密，极大促进了骨科学诊疗技术的发展。如今，由医学及其他相关多学科专家参与的数字医学基础研究和临床应用研究也已在全国范围内蓬勃发展。近年来相继成立了许多专门的数字医学研究机构，具有代表性的如浙江大学数字医疗工程研究中心、南方医科大学数字医学研究室、复旦大学数字医学研究中心等。生物工程、基础医学、临床医学、计算机科学等各个领域的专家学者们纷纷开展数字医学方面的理论研究及实践应用，加快了数字医学的成长与进步，同时也将数字医学的视野拓展到更加广阔的天地。我国数字医学的基础研究和临床应用尚处于起步阶段，但发展势头欣欣向荣。随着计算机技术的迅猛发展，数字技术随之日新月异，数字医学的相关研究及实际应用已经达到了前所未有的高度和广度。数字医学作为一门新兴的交叉学科，在知识结构、研究方法、发展规律等多个方面都具有全新的发展方向和自身特点。数字医学虽然仍属于医学科学范畴，但它所面临的一系列问题在医学领域原有各学科中从未有过。因此，我们必须在对其深入的探索和研究的过程中不断地发现问题、解决问题。

总之，数字医学给我们带来了崭新的理论体系、先进的诊疗模式及广泛的实际应用，传统医学的时代已经一去不复返了，取而代之的是数字医学的时代。数字医学是拥有强大功能及良好发展前景的交叉学科，必将凭借其巨大的技术优势，将医学科学推上一个全新的高度。

第二节
数字骨科学的起源和发展

一、数字骨科学的概念

数字骨科学是数字技术、计算机技术与骨科学相结合的一门新兴交叉学科。它涵盖了人体解剖学、立体几何、生物力学、生物材料学、电子信息学及机械工程学等领域。数字骨科学涵盖的范围较广，包括骨科有限元分析、骨科数字解剖、骨科影像学三维重建、骨科虚拟手术技术、骨科快速成型技术、骨科工程技术、计算机辅助设计与制造 (CAD/CAM) 技术、术前规划、计算机辅助骨科导航手术及骨科机器人手术等。

二、数字脊柱外科学技术的发展历程

计算机技术、信息网络技术日新月异地发展，推动传统骨科学向精确化、标准化、数字化的方向发生深刻的变革。

20世纪70年代，Belytschko等首次将有限元方法应用于骨的应力分析，由此开创了骨科领域数字化的进程。此后有限元技术在脊柱外科广泛应用，从建立最简单的颈椎有限元模型开始，胸、腰椎及椎间盘等部位也逐步建立了有限元模型。人体脊柱有限元模型的建立，尽可能准确模拟了人体解剖实体，有效弥补了动物实验及体外实验的缺陷，广泛应用于人体脊柱相关力学试验研究，并取得了丰硕的成果。计算机辅助手术、机器人辅助手术等的出现和发展进一步推动了脊柱外科数字化的进程。1995年，瑞士伯尔尼大学开始组织举办计算机辅助骨科手术 (computer aided orthopedics surgery, CAOS) 研讨会。CAOS是基于计算机强大的数据处理和综合能力，通过虚拟手术环境为外科医师提供支援，使手术更安全、更准确的一门综合性技术。医生能够在术前通过相关影像学数据建立坐标系，并基于数字化信息充分评估患者的情况，更好地计划和模拟手术步骤，详细规划手术路径、方案，模拟手术。术中将手术场景坐标系与术前相统一，通过数字定位技术实时追踪手术器械及术中内植物的准确位置，医生基于此可以最大限度避开危险区，减少手术创伤，降低了手术并发症，提高手术成功率，缩短手术时间，减轻患者手术痛苦，减少术中医护人员及患者接受的放射线辐射剂量。近年来，计算机辅助骨科手术广泛应用于脊柱外科，使脊柱外科手术向微创化、精确化、个体化发展，目前已经成为脊柱外科手术的重要辅助工具。近年来随着计算机辅助手术导航系统不断发展，有学者尝试将其与自动机械臂相结合，研发手术机器人。相信随着技术逐渐革新发展，机器人辅助手术，甚至是机器人独立进行脊柱外科手术操作在不久的将来会迎来重大突破。

内镜技术的应用推动了微创脊柱手术的发展。内镜技术应用于外科领域已经有很长的历史，但是在脊柱外科领域的应用时间并不太长。20世纪70年代首次发表了微创椎间盘切除的文章，80年代开始才有通过内镜切除椎间盘的报道。传统脊柱手术对于肌肉和骨骼的破坏相对较大，由于术后瘢痕产生有可能导致术后持续性顽固的神经疼痛，而通过微创内镜进行手术可以很大程度避免此类并发症发生。Mimics (materialise's interactive medical image control system) 是一种具有代表性的交互式医学影像控制系统，是一套高度整合而且易用的3D图像生成及编辑处理软件，它能输入各种扫描的影像学数据（如CT、MRI等），建立3D模型进行编辑。应用Mimics软件已经初步完成基于数字人数据的数字脊柱模型及模拟内镜的置镜模型，建立了虚拟现实的“脊柱仿真内镜”。通过建模可以实现术前方案制定、模拟手术、疗效评估和预后估计。目前此项技术主要应用于经皮髓核溶解术或切除术，内镜辅助手术（腹腔镜、胸腔镜和脊柱内镜下的脊柱手术）。

基于医学影像的三维立体可视化技术在脊柱外科的应用也是当前的一个研究热点。传统影像学，如CT、MRI等影像学技术手段，只能提供人体脊柱等内部器官的二维数字断层图像，因此存在着不少缺陷。最大的不足就在于二维图像不能直观反映三维器官的病灶，且断层图像对比度较低，容易误诊。而基于传统二维图像重建的三维模型可以有力弥补相关缺陷，为医生提供真实准确的三维图像，便于临床医生多角度、多层次的观察和诊断，对于手术设计、模拟、术后评估等方面也都发挥了巨大作用。

我国数字骨科学经历十余载不断地发展壮大，结合数字技术与骨科临床的需求，探索创新，进展迅速，已出现了一批结合良好、效益较佳的范例，值得切磋观摩和交流借鉴，比较有代表性的如：人体骨肌系统力学仿真平台、虚拟人工关节、仿真分析膝关节运动、股骨应力的有限元分析、半骨盆置换术可以“量体裁衣”（上海交通大学），寰椎后弓遭遇暴力的应力变化、计算机设计三维重建寰枢椎与置钉导向模板（广州军区总医院），脊柱侧弯椎弓根螺钉的进钉导向模板（昆明军区总医院），仿真技术说明椎弓根通道与钉道的关系（南华大学医学院）等。

我国数字骨科技术起步较晚，当前的研究及临床应用尚处于起步阶段，还不够成熟。目前，虽然数字化技术给骨科学带来了一套全新的规范治疗，数字骨科可使骨科研究走向精确量化并促使骨科向纵深发展；另一方面，计算机辅助骨科技术的设备费用昂贵，操作技术比较复杂，学习内容多且周期较长，并且技术日新月异地发展，手术操作已经熟练的医师又将面临新的挑战。因此，数字骨科技术的推广与发展仍然需要大量的研究，需要医学工程师与临床骨科医师的密切合作，相互了解契合双方的需求。骨科医生也要不断学习和积累自身的数字技术和工程技术方面的知识，才能迎合数字化技术为骨科学发展带来的全新机遇，造福社会，实惠患者。

第三节
数字脊柱外科学的研究领域

在脊柱外科领域，数字技术与传统医疗相互结合不断深入发展，已经渗透到了医疗、教育、科研的方方面面，并且应用日益广泛。在影像学检查方面，脊柱外科临床最为常用的X线摄影技术、磁共振成像(MRI)技术、计算机断层扫描(CT)技术的发展与数字技术密不可分。数字化的影像学资料图像更加清晰、存储更加便捷，辅以数字化重建技术更可将传统的CT及MRI影像进行二维或三维重建，使得疾病的诊断更加直观、准确。另外，影像学资料的图像处理技术已整合至检查控制系统，使得重要影像学参数的测量更加快捷、精准。

三维有限元技术已经成为脊柱生物力学研究的重要工具。随着有限元分析软件(如Abaqus、ANSYS等)的改进，其相关功能越来越强大。该技术能够逼真地模拟椎体、椎间盘甚至椎间小关节和肋椎关节等，还能附加韧带、肌肉等软组织，使得有限元分析越来越合理、越来越科学，而且随着有限元软件操作界面的不断简洁与人性化，有限元的应用会越来越广泛。

在脊柱外科虚拟操作技术领域，计算机辅助设计手术操作技术、计算机虚拟手术操作技术迅猛发展。脊柱外科手术有由独特的复杂性、特殊性，比如复杂脊柱畸形、肿瘤手术难度大、风险高，对术者的手术技术和经验要求更高。年轻医生手术技术的培养较其他学科难度更大。目前，虚拟现实、混合现实、力反馈技术的出现为手术技术的训练提供了一种新的途径。此外，虚拟操作技术的运用，可以重建患者影像学数据获得清晰的患者脊柱骨性及软组织等相关结构的三维数据，而且可以直接进行手术相关参数的个体化测量、制定矫形方案并反复多次模拟手术，寻求最优术式。同时还可以结合3D技术制作实体模型便于术中实时参考，为脊柱矫形特别是对复杂畸形的矫形带来诸多益处。

现代数字影像技术与空间定位技术的结合促成了计算机辅助导航技术的创新和发展。该技术实现了术中实时三维可视定位，使得脊柱外科手术变得更精准、更安全、更微创。该技术在脊柱外科领域已经显出其独特的优越性，在临床实践中逐渐得到广泛应用，相关领域的研究也已经成为脊柱外科的一个重要研究方向。众多研究已经指出计算机辅助导航技术在上颈椎、脊柱畸形、脊柱创伤、脊柱肿瘤等手术中的应用可显著提高手术的准确性及安全性。未来，随着数字技术的蓬勃发展，计算机辅助导航技术必将更为完善，临床应用也将更加多样化。

脊柱外科手术机器人是数字脊柱外科应用的另一个重要领域。以往复杂的脊柱退变、畸形矫正手术的治疗更依赖于外科医生的手术经验和技术，而脊柱外科手术机器人的出现则给出了另一种选择。机器人系统可以结合三维成像和导航技术将患者术前的影像学资料展示得更加直观、准确，转化成为个体化的动态三维图像更可以实现解剖结构的立体动态展示，这将有助于病情的评估和术前手术策略的制定。目前脊柱手术机器人的研发和应用已经得到了国内外学者的高度重视。微创脊柱外科手术机器人推动了脊柱外科微创、精准、个体化的发展，而微创手术理念的不断发展也为脊柱手术机器人提供了广阔的应用前景。

3D打印技术是近年来出现的一种新型的快速成型技术，该技术一出现便得到了各个领域的广泛关注。3D打印技术在脊柱外科领域已经取得了初步的发展，技术的实用性得到了初步的肯定。近年来，3D打印技术成功制作出了脊柱实物模型和反向模板，是进行术前模拟和手术方案设计及术中辅助手术操作等方面的有效工具，初步的临床应用研究已取得了满意的效果。另外利用3D打印技术制备的个体化脊柱内植物也已用于临床治疗，并显现出明显的优势。

随着多学科、多领域的相互补充、相互促进，创新思维、创新理念交汇发展，新技术、新方法如雨后春笋般层出不穷。数字技术同样也在脊柱外科术中监测、术后康复治疗、科研平台、诊疗与教学系统的构建等方面发挥了突出的作用。本书将对数字技术在脊柱外科领域的最新应用进行汇总，以期为数字脊柱外科的进一步发展尽一份绵薄之力。

（陈华江　施靓宇　袁　文）

第二章
脊柱外科数字检查技术

1895年11月8日，德国物理学家Wilhelm Conrad Rontgen发现了X线。并于同年11月22日，拍摄了人类历史上第一张X线片。这标志着人类对于自身的认识进入了一个新的时代，医学影像及影像技术也应运而生。在医学影像学百余年的发展史中，X线摄影作为临床上不可或缺的常规诊断手段，经历了模拟影像、数字化影像、数字影像的发展阶段。1980年，计算机X线摄影 (computed radiography, CR) 进入临床应用。1981年在布鲁塞尔召开的第15届国际放射学术会议上，首次提出了数字放射摄影 (digital radiography, DR) 的临床应用报告。至此，放射科中应用面最广的X线摄影得以进入数字化技术的行列，为最终实现数字化放射科而连接上最后一环。

1967年，英国EMI中心研究实验室的Godfrey N. Hounsfield开始研制第一台X线计算机断层扫描 (CT) 机，该设备在1971年9月安装在Atkinson-Morley医院。1972年，Hounsfild在北美放射学术会议 (RSNA) 上公布了他的研究成果，并展示应用于颅脑肿瘤的病例，由此揭开了CT发展的序幕。

1946年，Edward M. Purcell和Felix Block首先发现磁共振现象，在人类认识生命体和有机分子内部结构的历史上翻开新的一页，他们也因此获得1952年的诺贝尔物理学奖。1973年，Lauterbur等人首先提出利用磁场和射频相结合的方法进行磁共振成像的技术，1978年获得第一幅人体头部磁共振图像，并于1979年生产出第一台磁共振成像的样机，于1980年取得第一幅胸、腹部图像。近年来，磁共振成像作为医学影像学的重要组成部分发展十分迅速，已在世界范围得到普及。2003年，诺贝尔医学/生理学奖再次落在MRI领域，美国的P. C. Lauterbur和P. Mansfield因其在此领域的突破性成就而受到表彰，这对于从事MRI相关的专业人士而言是一个巨大的鼓舞。为避免与核医学中放射性成像相混淆，突出该技术无电离辐射的优点，国际上将此技术称为磁共振成像 (MRI)。MRI提供的信息量不但大于医学影像中的其他许多成像方法，且其提供的信息也不同于已有的成像技术，因此用于疾病诊断具有很大的优越性。

20世纪90年代以来，骨骼肌肉系统影像学进入一个新的境界，其主要特征为：将数字化X线摄影、CT、MRI、PET等新技术相结合，不但显示解剖形态的变化，而且还能反映组织器官功能和生化代谢的信息，为临床疾病的诊治提供更直观、全面的信息。

第一节
脊柱数字化X线摄影技术

X线检查是骨关节系统的传统检查手段，它具有良好的空间分辨率，如观察骨皮质和骨小梁结构，可满足多数骨关节病变的诊断需求。同时，X线片也是CT、MRI检查的基本参考资料。传统X线摄影的技术过程是基于光化学理论，而数字化X线摄影则基于光电子学理论。因此，两者在基础理论及技术方法均有本质上的不同。后者有优于传统X线摄影的图像质量、平均较低的照射剂量、快捷的工作效率，还能实现图像后处理，增加了显示信息的功能，以数字化形式用光盘或磁盘代替胶片存储图片，方便把信息传输给影像归档和通信系统（PACS），并实现远距离传输，便于远程会诊。因此，数字化X线摄影成为近年发展最为快速及成效最为卓著的影像技术之一。

一、数字化X线摄影特点

（一）数字化X线摄影

数字化X线摄影（后文简称“X线摄影”）与传统X线摄影的区别参见表2-1-1。

表2-1-1　传统X线摄影技术与数字化X线摄影技术的比较

项　目	传统X线技术（荧屏/胶片成像）	数字化技术（DF/DR）成像
剂量	相对较高	可降低30%～70%
空间分辨力	透视影像分辨率1 LP/mm，摄片影像略高或与数字化技术相等	像素1 024×1 024（2 LP/mm），2 048×2 048（3.5 LP/mm）接近或相等
密度分辨力	26灰阶	可达$2^{10\sim14}$灰阶
图像状况	观察透视影像需持续曝射	脉冲透视可中止曝射，并有“末幅图像冻结”（LIH）功能，可选择最佳时机冻结图像，可在无X线曝射的情况下观察、分析图像
	图像状态不能改变	图像可进行窗宽窗位调整、边缘处理、正反灰度切换、对比度增强、灰阶变换、降噪及锐化等后期处理。又可采用搜寻、电影回放、缩放（zoom）、漫游（pan）等多种显示方法。利用各种处理功能，可将在一次曝射中得到的图像处理出原先需改变曝射参数、多次曝射得到的结果。在提高效率的同时，减少剂量
	图像动态范围小，胸部后前位检查不能显示纵隔前和心后肺野的病变 曝射宽容度有限	图像动态范围大。胸部检查能在同一图像中清晰显示肺野和纵隔 曝光宽容度大，无须自动曝光控制，且可避免因参数选择失当而致的重拍

（续表）

项　目	传统X线技术（荧屏/胶片成像）	数字化技术（DF/DR）成像
图像复制	复制片价格高、操作繁复且质量较差	可任意复制质量与原片一致的拷贝
图像保存	大量的照片贮藏、保管、查找困难	实现无胶片化保管，用电子数字介质保存资料，体积小，检查方便，不必担心变质
联网	不能与外围设备和PACS联网	通过标准接口可与其他图像设备联网，在部门或异地之间实现影像资料共享、快速会诊等
互参性	多种影像手段互参困难	与其他诊断技术所获得的图像可同时显示、互参互补乃至合并处理
功能扩展	功能不能扩展、局限性大	可扩展DSA、峰值停留及对比剂追踪等功能
报告	影像注释需手写	可直接显示于屏幕及照片上或打印在病史记录上

（二）脊柱X线摄影技术要点

(1) 摄影前应除去被摄部位体表不透X线的膏药、敷料及可显影的衣物等。腰椎、骶尾椎摄影前建议先行排便。

(2) 摆放摄影体位时，应在熟悉脊柱解剖和体表定位标志的基础上，利用调整受检者体位或中心线方向来适应脊柱生理或病理弯曲，使X线与椎间隙平行，避免椎体影像相互重叠。摆放摄影体位时，应避免人为造成的前屈、后伸或侧弯。

(3) 脊柱外伤患者摄影时，应避免损伤脊髓或血管。操作时，可在保持中心线、受检者和成像件三者相对关系不变的前提下，改变摄影操作方法，尽量减少对患者的搬运。

(4) 脊柱摄影应包括邻近具有明确标志的椎骨，以便于识别椎序；组织密度、厚度差异较大的部位，可采用分段摄影，并应注意两片间的衔接，重复邻近的1～2个椎体，以免遗漏病变。数字化摄影因动态范围大，可通过调节观察到符合要求的影像，因此不必分段拍摄。

(5) 腰椎摄影宜让受检者深呼气后屏气再曝光，使腹部组织变薄，利于提高影像对比，其他部位多为平静呼吸状态下屏气曝光。

(6) 脊柱摄影需使用滤线器摄影技术，并使用适当厚度的过滤板，对厚度悬殊的部位摄影时，尽量利用阳极效应使照片密度接近一致。

(7) 脊柱摄影用成像件尺寸：颈椎、骶尾椎203 mm × 254 mm (8英寸 × 10英寸)；胸、腰椎279 mm × 356 mm (11英寸 × 14英寸)。

(8) 摄影时应注意对受检者的X线防护，特别是腰、骶尾椎摄影时，应对性腺器官进行有效的屏蔽防护。

二、脊柱X线摄影体位选择（表2-1-2）

表2-1-2　脊柱X线摄影体位选择

病　　变	首选体位	辅助体位
神经根型颈椎病	颈椎斜位	颈椎侧位、前后位
脊髓型颈椎病	颈椎斜位	颈椎前后位、侧位

（续表）

病　　变	首选体位	辅助体位
椎动脉型颈椎病	颈椎斜位	颈椎前后位、侧位
颈椎骨折 (C1、C2)	C1、C2张口位	颈椎侧位
颈椎骨折 (下段)	颈椎侧位	颈椎前后位
寰枢椎病变	C1、C2张口位	颈椎侧位
落枕	颈椎前后位、侧位	C1、C2张口位
颈椎脱位、椎间关节绞锁	颈椎侧位功能位	颈椎前后位
颈椎结核	颈椎侧位	颈椎前后位
颈部软组织病变	颈椎侧位	颈部软组织侧位
胸腔开口综合征	颈椎前后位	
颈肋	颈椎前后位 (包括T2)	
截瘫	相应脊柱段前后位、侧位	
上段胸椎病变	胸椎上段前后位	胸椎上段侧位、斜位
胸椎结核、肿瘤、炎症	胸椎前后位、侧位	
胸椎骨折	胸椎前后位、侧位	胸椎横突前后位、仰卧水平侧位
脊柱侧弯	胸椎前后位、腰椎前后位	
椎体骨软骨病	胸椎前后位、侧位	腰椎前后位、侧位
腰椎骨折	腰椎前后位、侧位	腰椎横突前后位、仰卧水平侧位
腰椎结核、肿瘤、炎症	腰椎前后位、侧位	
腰椎退行性病变	腰椎前后位、侧位	腰椎斜位
腰椎间盘突出	腰椎前后位、侧位	
强直性脊柱炎	腰椎前后位、骶髂关节前后位	腰椎侧位、胸椎前后位
腰椎滑脱	腰椎前后位、侧位	腰椎斜位、腰椎侧位功能位
腰椎椎弓峡部裂	腰椎前斜位	腰椎关节突关节位
脊椎裂	腰椎前后位、骶骨前后位	
腰椎骶化、骶椎腰化	腰椎前后位 (包括骶髂关节)	
致密性骨炎	骶髂关节前后位	骶髂关节前后斜位
布氏杆菌病	腰椎前后位	腰椎斜位、骶髂关节前后位
骶尾骨骨折	骶、尾骨侧位	骶、尾骨前后位

三、检查技术及临床应用

(一) 寰枕关节：后前位

1. 摄影体位　受检者俯卧于摄影台上，肘部弯曲，前臂放于颈部两侧。踝部下方垫以沙袋，将足部稍抬高，可使受检者较为舒适。头部正中面对成像件，眶下缘连线中点放于成像件中心。前额和鼻部紧靠成像件，并使听眦线与成像件垂直，两侧外耳孔与台面距离必须相等（图2–1–1）。

2. 中心线 对准枕外隆凸下方2 ～ 3 cm处；通过寰枕关节，与成像件垂直。

3. 临床应用 此位置能使寰枕关节在两侧上额窦内显示（图2–1–2）。

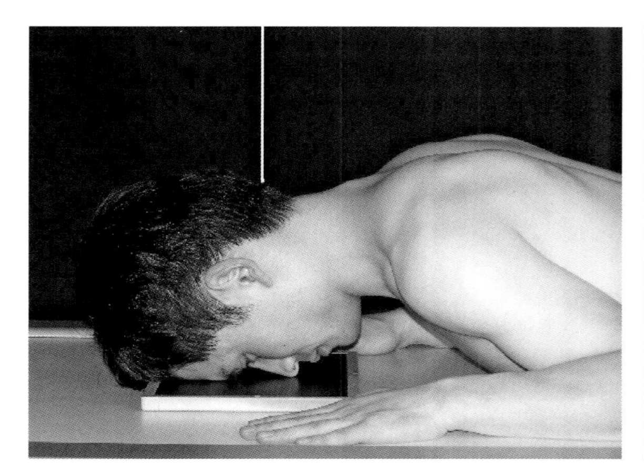

图2–1–1 寰枕关节后前位摄影体位

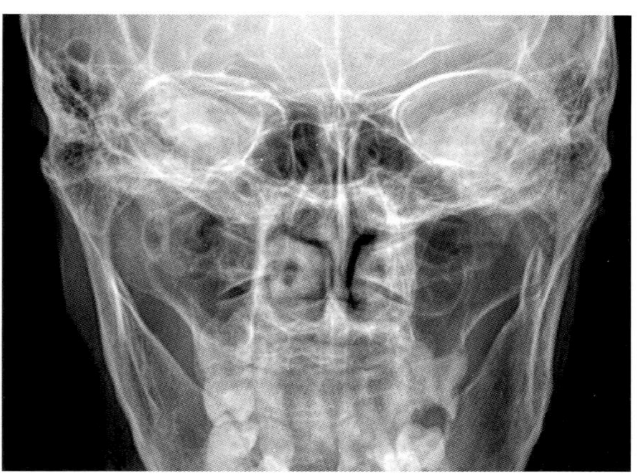

图2–1–2 寰枕关节后前位X线影像

（二）寰枕关节：侧位

1. 摄影体位 受检者坐于摄片架前，头稍向后仰。颈部侧方靠近成像件，颈部必须与成像件平行。两肩尽量下垂，外耳孔下方2 cm处放于成像件中心（图2–1–3）。

2. 中心线 对准外耳孔下方2 cm处，与成像件垂直。

3. 临床应用 此位置能显示寰枕关节和上部颈椎的侧位影像（图2–1–4）。

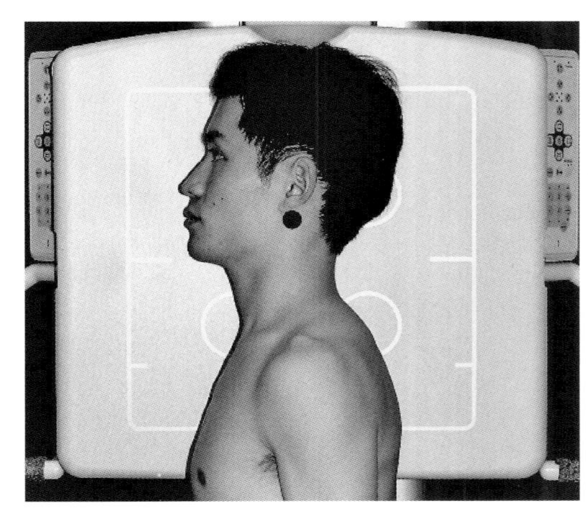

图2–1–3 寰枕关节侧位摄影体位

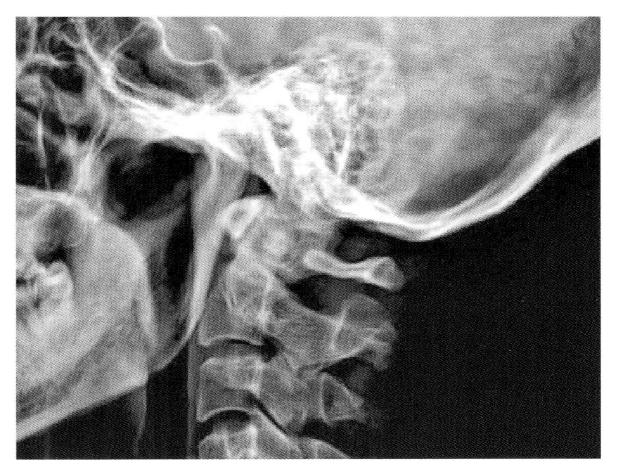

图2–1–4 寰枕关节侧位X线影像

（三）C1和C2：张口位

1. 摄影体位 受检者仰卧于摄影台上，两臂放于身旁，身体正中面对台面中线，并与之垂直。枕骨隆凸放于成像件中心上方2 cm处，头向后仰，使上颌门齿咬合面至乳突尖部连线与成像件垂直，两侧颞部可用头夹或沙袋固定。然后嘱受检者尽量张口（图2–1–5），口内可放一软木塞咬于上、下牙齿之间，以作为支撑。如不用软木塞支撑，在曝光时可嘱受检者轻发“啊……”声，这样可帮助口部张大，使下颌不致抖动。同时使舌头向下，以免与上部颈椎重叠而影响显示。

2. 中心线　对准上、下牙齿中点，与成像件垂直。如受检者颈部强直而不能后仰，可将X线向头侧倾斜，使中心线与上颌门齿咬合面和乳突尖部的连线平行。

3. 临床应用　此位置能从口腔中显示寰椎、枢椎和寰枢关节的前后位影像，尤其是枢椎的显影更为清晰（图2-1-6）。常用于诊断C1、C2骨折及寰枢关节脱位、半脱位。

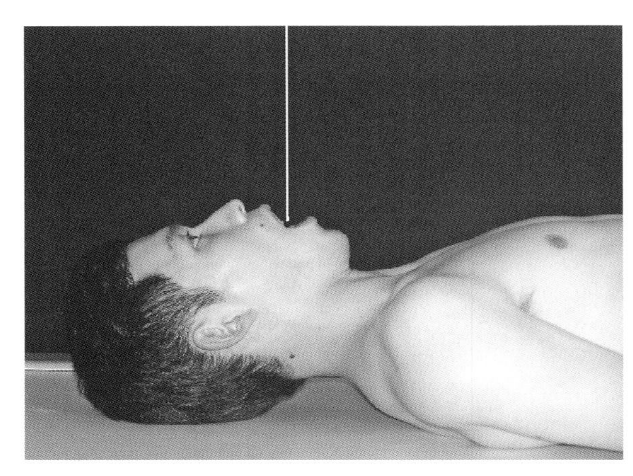

图2-1-5　C1和C2张口位摄影体位

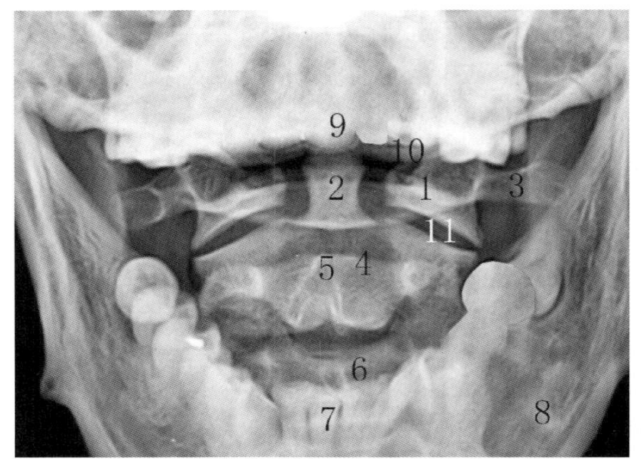

图2-1-6　C1和C2张口位X线影像及解剖
1. 寰椎；2. 枢椎；3. 寰椎横突；4. 枢椎；5. 棘突；6. C3；7. 下牙；8. 下颌骨；9. 上牙；10. 枕骨；11. 寰枢关节

（四）C3～C7：前后位

1. 摄影体位　受检者仰卧于摄影台上（也可取立位），两臂放于身旁，身体正中面或胸骨对台面中线，头部后仰，使上颌门齿咬合面至乳突尖部连线与台面垂直，头部可用头夹或沙袋固定。成像件上缘超出枕外隆凸，下缘包括T1，或将颈部前面的前突（甲状软骨）放于成像件中心（图2-1-7）。

2. 中心线　X线管向头侧倾斜7°～10°，对准甲状软骨下方射入成像件中心，这样将下颌骨推向上方，使颈椎显影较多。同时可使X线与下部颈椎的椎间隙平行，使椎间隙显影更为清晰。

3. 临床应用　此位置显示C3～C7和上位胸椎的前后位影像（图2-1-8）。用于了解椎体有无变形、

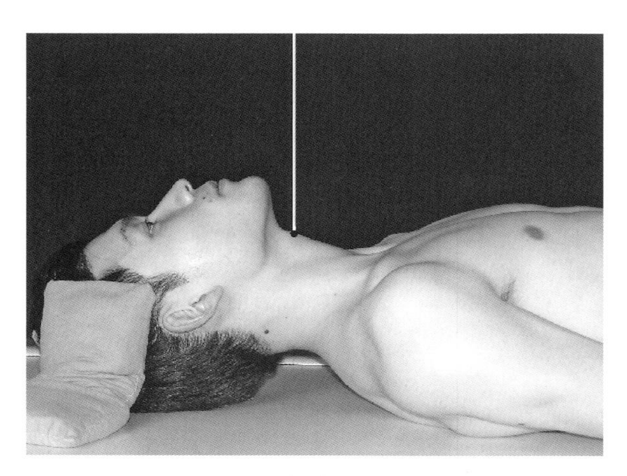

图2-1-7　颈椎前后位摄影体位

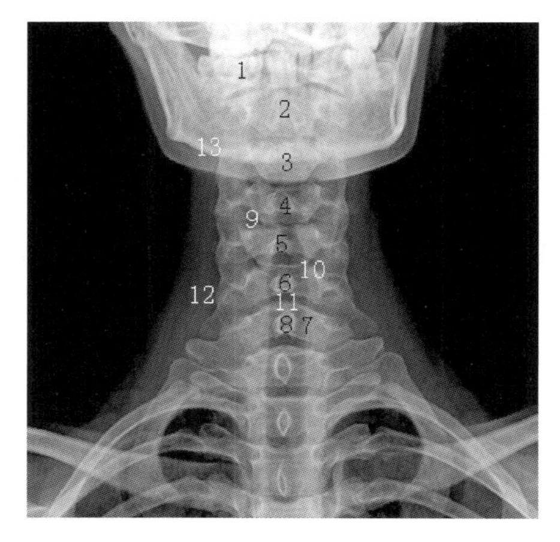

图2-1-8　颈椎前后位X线影像及解剖
1. C1；2. C2；3. C3；4. C4；5. C5；6. C6；7. C7；8. 棘突；9. 横突孔；10. 关节突；11. 椎间关节；12. 横突；13. 下颌骨

骨质破坏或退行性改变。还应注意的是椎弓根的形态和间距，当一个椎弓根被压扁及椎弓根间距加大时，常提示为椎管内神经源性肿瘤。关节突增大而椎弓根间距小，应注意有无退行性椎管狭窄。

（五）颈椎：侧位

1. 摄影体位　受检者侧立于摄片架前，两足分开，使身体站稳。颈部长轴与成像件长轴平行，头部稍向后仰，以免下颌骨支部与上部颈椎重叠。双手各握一沙袋，使两臂尽量下垂，可使下部颈椎和上部胸椎不致为肩部所重叠。成像件上缘超出枕外隆凸，下缘低于T2（图2-1-9）。

2. 中心线　对准C4，与成像件垂直。

3. 临床应用　此位置显示全部颈椎和T1、T2的侧位影像（图2-1-10）。舌骨、甲状软骨和环状软骨也能显影。用于显示椎体及椎间关节有无退行性改变，有无前、后纵韧带的骨化，有无椎体骨折、移位等。通过对数字图像窗宽窗位的调整，亦可显示颈前软组织的情况。

4. 说明

(1) 屏气情况：曝光时嘱受检者深呼气后屏住，这样能使肩部极度下降，甚至T1和T2也能清晰显影。

(2) 在此位置由于肩部突出，肢体与成像件不可能靠近。为了保证影像的清晰度及减少放大失真，必须将焦-像距离加长，一般采用180 ～ 200 cm。

(3) 如病情较重，也可取坐位投照。

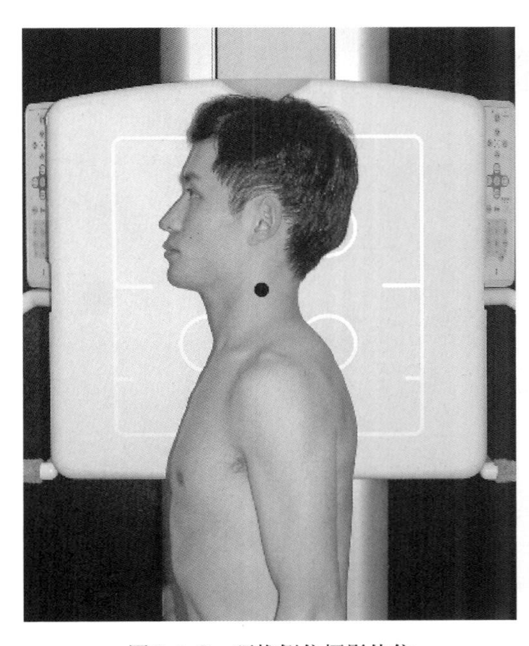

图2-1-9　颈椎侧位摄影体位

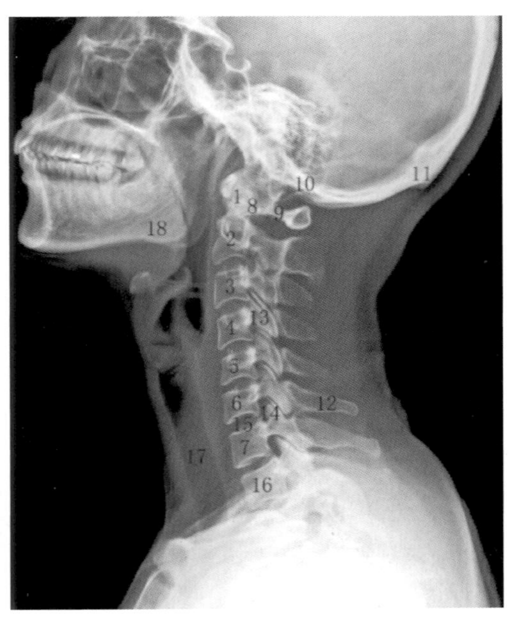

图2-1-10　颈椎侧位X线影像及解剖

1. C1；2. C2；3. C3；4. C4；5. C5；6. C6；7. C7；8. 齿突；9. 寰椎后弓；10. 乳突尖部；11. 枕骨；12. 棘突；13. 椎弓；14. 上关节突；15. 椎间关节；16. T1；17. 气管；18. 下颌

（六）颈椎：前后斜位

1. 摄影体位　受检者仰卧于摄影台上，头部用面垫或枕头垫高，下颌稍向下倾，使颈椎长轴与成像件平行，然后将被检侧的肩部和髋部抬起，用沙袋或枕头支撑。或受检者直立于摄影架前，背向成像件，两足分开，使身体站稳（图2-1-11）。使颈部和躯干与台面成450°角。成像件上缘超出枕外隆凸，下缘包括T2，或将成像件中心放于甲状软骨上方2～3 cm处，即C3对成像件中心。

2. 中心线　向头侧倾斜15°～20°，对准C4，射入成像件中心。

3. 临床应用　此位置显示颈椎的斜位影像。因被检侧抬高，离开成像件，其椎间孔和椎弓根与成像件平行，所以能将该侧的椎间孔和椎弓根影像清晰显示（图2-1-12）。用作检查颈椎椎间孔和椎弓根病变，但应摄取左、右两侧，以做比较。

4. 说明

(1) 取此位置投照，因被检部位与成像件离开，所以焦-像距离不应短于90 cm，以120 cm最为理想。

(2) 此位置也可取坐位投照。

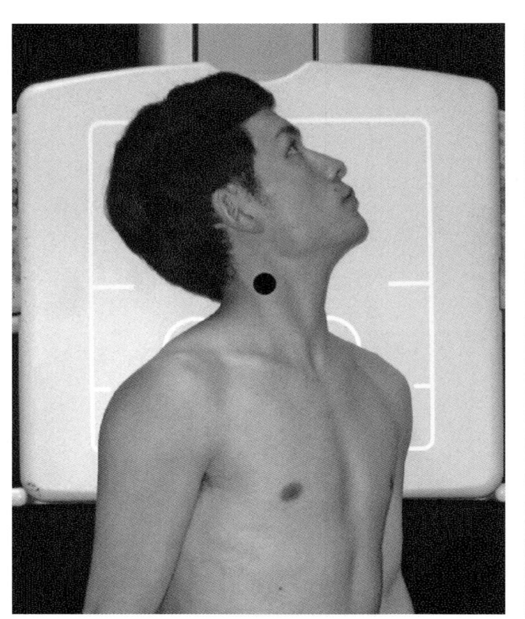

图2-1-11　颈椎前后斜位摄影体位

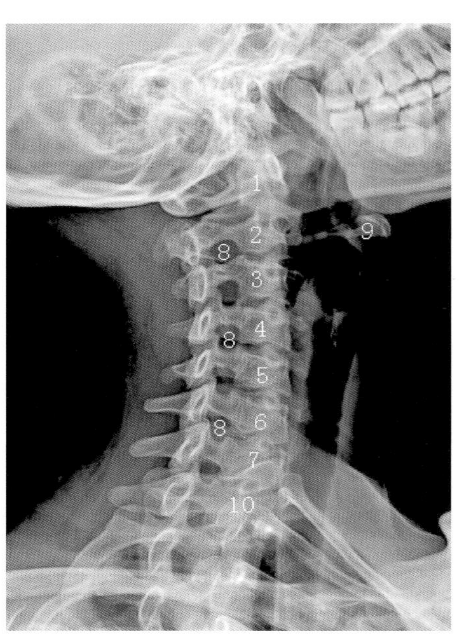

图2-1-12　颈椎前后斜位X线影像及解剖
1. C1；2. C2；3. C3；4. C4；5. C5；6. C6；7. C7；8. 椎间孔；9. 舌骨；10. T1

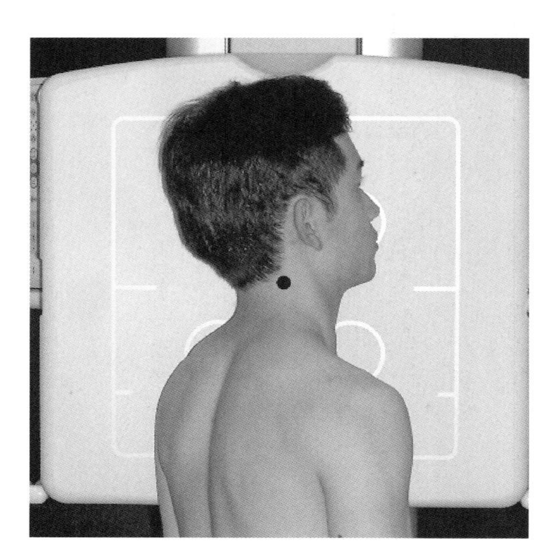

图2-1-13　颈椎后前斜位摄影体位

（七）颈椎：后前斜位

1. 摄影体位　受检者俯卧于摄影台上，下颌稍向下倾，使颈椎长轴与成像件平行，然后将对侧肩部和髋部抬起，膝部和肘部弯曲，支撑身体。被检侧前额靠近台面。或受检者直立于摄影架前，面向成像件，两足分开，使身体站稳（图2-1-13）。颈部和躯干与台面成45°角。中心对着甲状软骨下方2～3 cm处。

2. 中心线　向足侧倾斜15°～20°，对准C4，射入成像件中心。

3. 临床应用 此位置显示颈椎的斜位影像。因被检侧靠近成像件，椎间孔和椎弓根与成像件平行，所以能使该侧椎间孔和椎弓根影像清晰显出（图2-1-14）。用作检查颈椎椎间孔和椎弓根病变，但应摄取左、右两侧，以做比较。

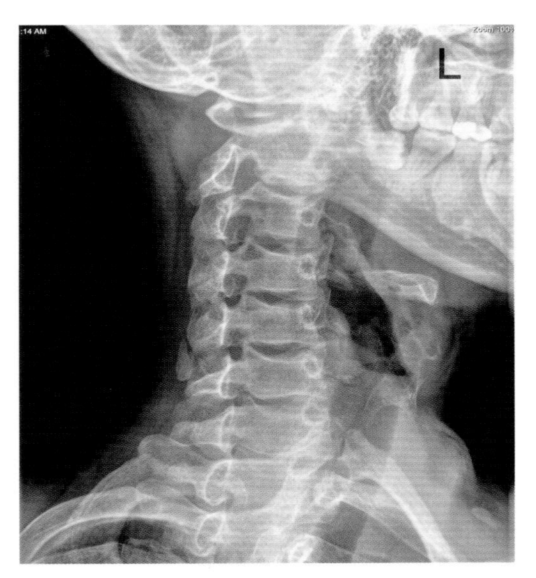

图2-1-14 颈椎后前斜位X线影像

（八）颈椎：功能位（过伸位、过屈位）

1. 摄影体位 受检者侧立于成像件前，两足分开，使身体站稳。头部尽量前屈（过屈位）或后仰（过伸位）。双手各握一沙袋，使两臂尽量下垂。成像件上缘超出枕外隆凸，下缘低于T2（图2-1-15A、B）。

2. 中心线 对准C4，与成像件垂直。

3. 临床应用 此位置显示颈椎的功能位影像（图2-1-16A、B）。主要用于判断椎间盘变性或因外伤所致各椎体间不稳定性。后者在动态影像上，椎体向前或后方滑动，椎间隙异常地变窄或增宽。如寰枢椎脱位，在前屈位上，寰椎前弓后缘与齿状突前缘间的距离增大3 mm者断定为横韧带松弛或者断裂。

4. 说明

(1) 屏气情况：曝光时嘱受检者深呼气后屏住，这样能使肩部极度下降，有时T1和T2也能清晰显影。

(2) 在此位置由于肩部突出，肢体与成像件不可能靠近。为了保证影像的清晰度及减少放大失真，必须将焦-像距离加长，一般采用180 ～ 200 cm。

(3) 如病情较重，也可取坐位拍摄。

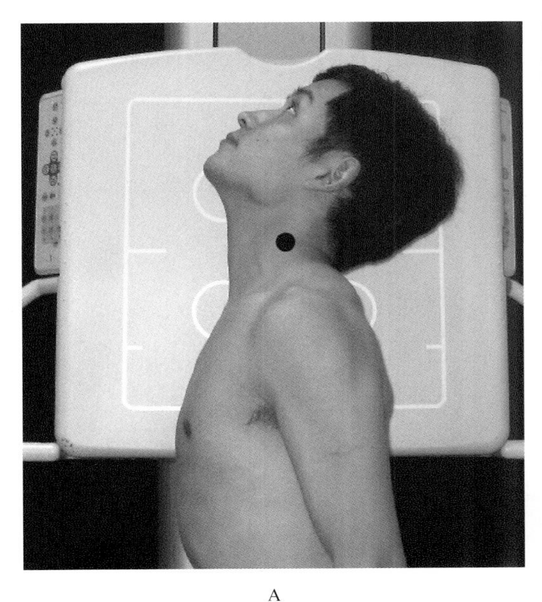

A

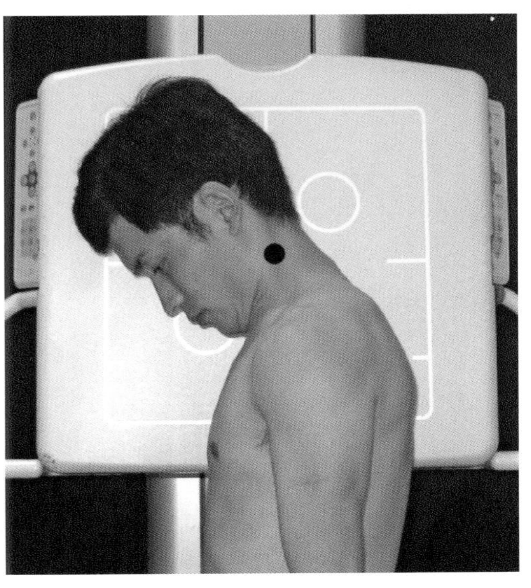

B

图2-1-15 颈椎功能位摄影体位
A. 颈椎过伸位。B. 颈椎过屈位

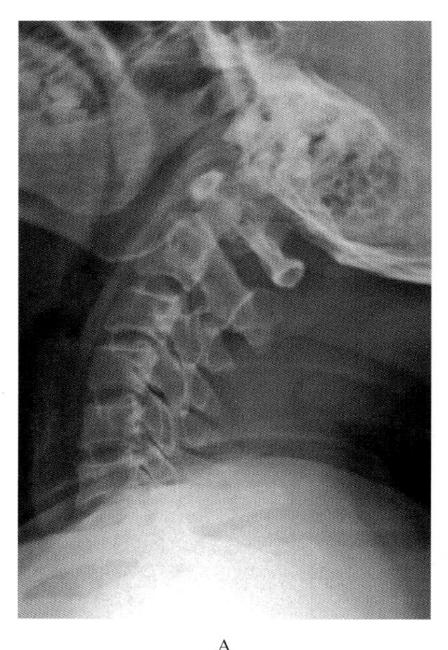
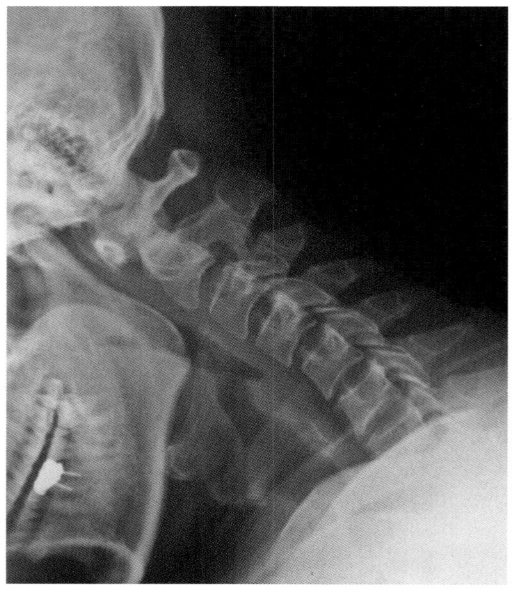

A　　B

图2-1-16　**颈椎功能位X线影像**
A. 颈椎过伸位。B. 颈椎过屈位

（九）颈椎和上部胸椎：侧卧位

1. 摄影体位　受检者侧卧于摄影台上，下颌前伸。近台面侧肘部弯曲，并将手臂枕于头下，肩部尽量向后。离台面侧手臂尽量向下、向后，以免肱骨头的影像与上部胸椎重叠。锁骨上窝放于成像件中心（图2-1-17）。

2. 中心线　对准锁骨上窝，与成像件垂直。

3. 临床应用　显示全部颈椎和上部胸椎的侧位影像（图2-1-18）。

4. 说明　屏气情况：曝光时嘱受检者深吸气后屏住。

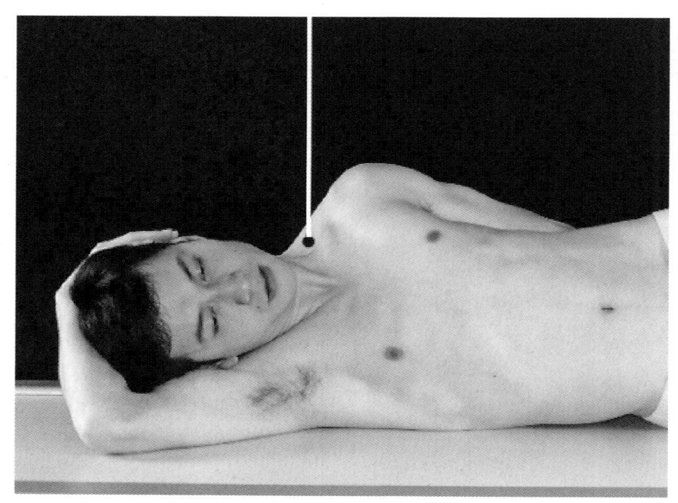

图2-1-17　**颈椎和上部胸椎侧卧位摄影体位**

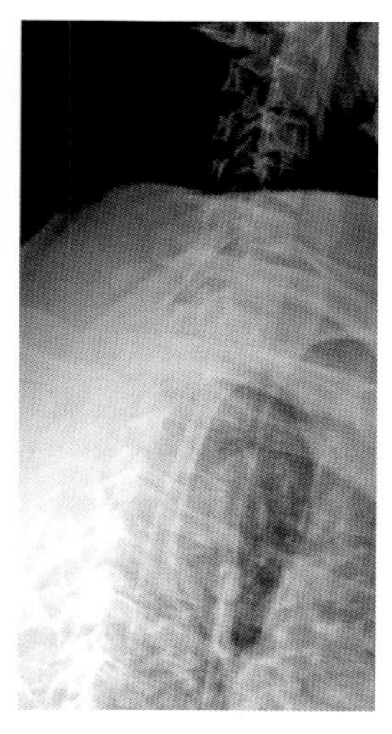

图2-1-18　**颈椎和上部胸椎侧卧位X线影像**

(十) 颈椎和上部胸椎：侧立位

1. 摄影体位　受检者在摄片架前侧立，两足分开，保持身体站稳。颈部弯曲，头部向下，使下颌与上胸部接触。两肩尽量向前和向下，以免肩部阴影与椎体重叠。近侧的手可抱住对侧的腰部，对侧手可抱住片架，也可嘱受检者双手各握一沙袋，交叉放于膝前。成像件中心对C7 (图2-1-19)。

2. 中心线　对准肩部后方相当于肱骨头平面处，与成像件垂直。

3. 临床应用　显示全部颈椎和上部胸椎的侧位影像 (图2-1-20)。

4. 说明

(1) 屏气情况：曝光时嘱受检者深吸气后屏住。

(2) 在普通的侧位照片上，上部胸椎的棘突常与后部肋骨重叠，不易显出，而取此位置投照时，棘突也可清晰显影。

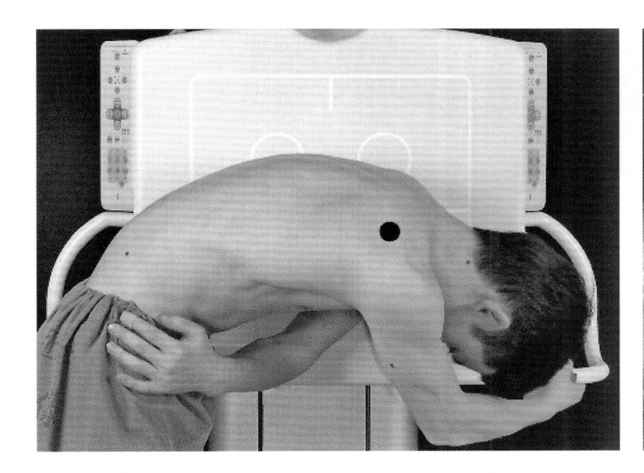

图2-1-19　颈椎和上部胸椎侧立位摄影体位

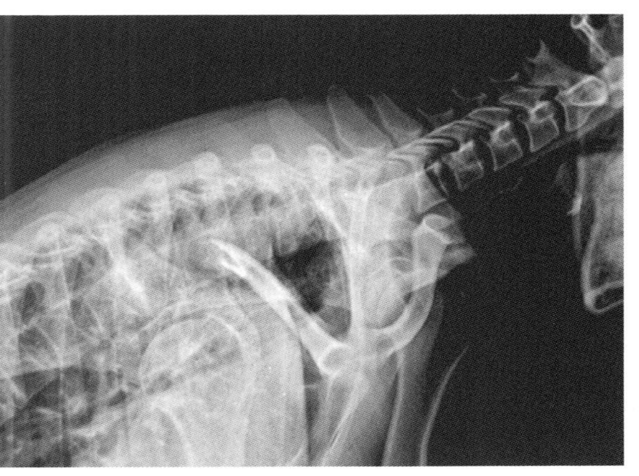

图2-1-20　颈椎和上部胸椎侧立位X线影像

(十一) 颈椎和上部胸椎：斜位

1. 摄影体位　受检者坐或立于摄片架前，背向成像件。然后转动身体，使与成像件成70°角。近侧手臂向前，对侧手臂向后，使两肩影像不致与椎体重叠。成像件中心对胸骨颈切迹上方3 cm处 (图2-1-21)。

2. 中心线　对侧锁骨中点的下方，与成像件垂直。

3. 临床应用　显示全部颈胸椎连接部的斜位影像 (图2-1-22)。

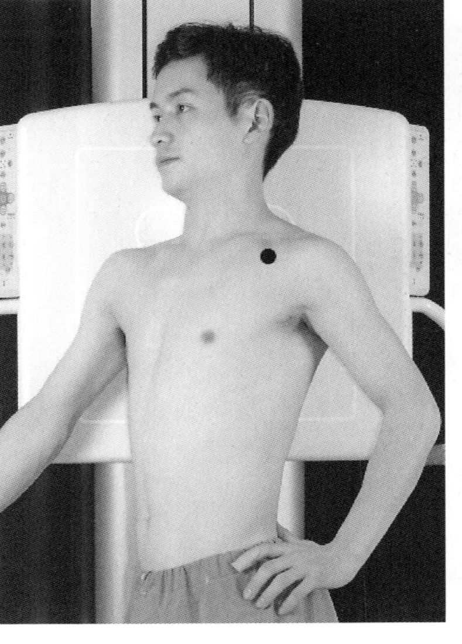

图2-1-21　颈椎和上部胸椎斜位摄影体位

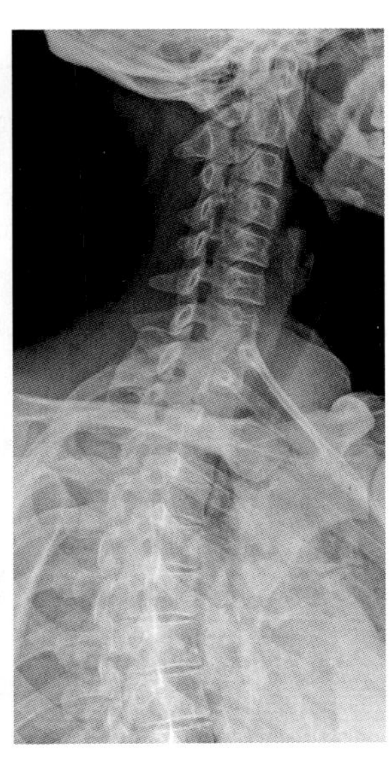

图2-1-22　颈椎和上部胸椎斜位X线影像

(十二) 胸椎：前后位

1. 摄影体位　受检者仰卧于摄影台上，身体正中面与脊柱对台面中线，头部平放，直接靠于台上。下肢伸直或将膝部弯曲

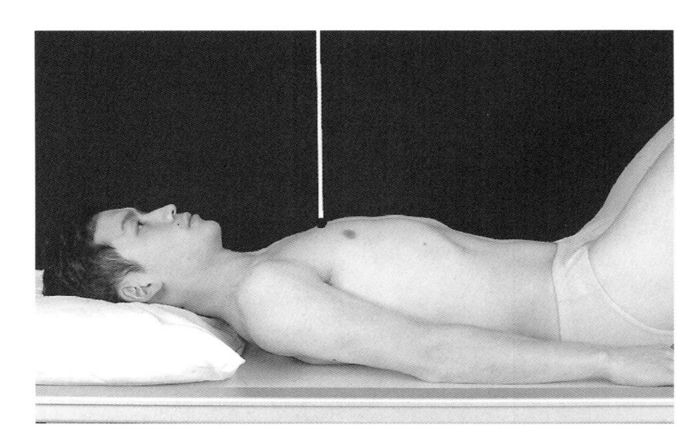

图2-1-23 胸椎前后位摄影体位

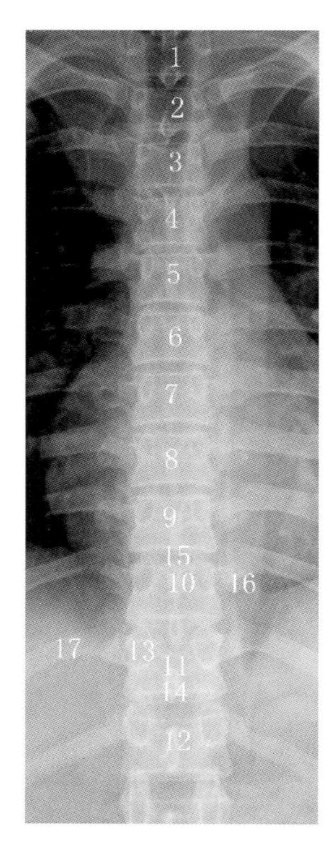

图2-1-24 胸椎前后位X线影像及解剖

1. T1；2. T2；3. T3；4. T4；5. T5；6. T6；7. T7；8. T8；9. T9；10. T10；11. T11；12. T12；13. 椎弓根；14. 棘突；15. 椎间关节；16. 横突；17. 肋骨

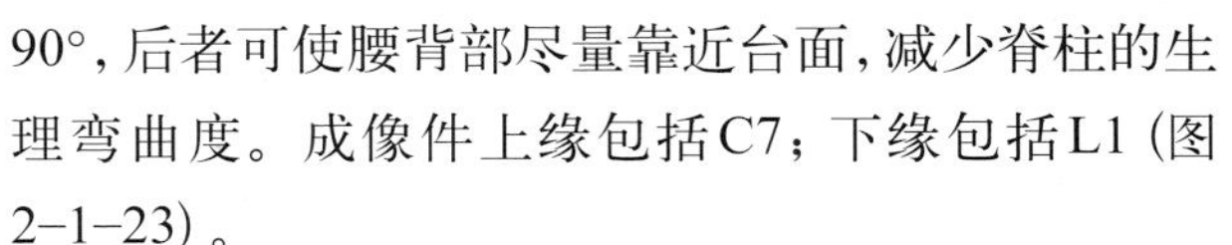

90°，后者可使腰背部尽量靠近台面，减少脊柱的生理弯曲度。成像件上缘包括C7；下缘包括L1（图2-1-23）。

2. 中心线　对准胸骨角-剑突连线中点，与成像件垂直。

3. 临床应用　显示胸椎的前后位影像（图2-1-24）。常用于胸椎骨折或脊柱侧弯的病例。

4. 说明　因气管一般约在T4或T5分叉，横隔约在T9或T10等高处，所以上部胸椎与气管重叠，组织密度较低，下部胸椎与心脏和横隔重叠，组织密度则较上部胸椎高。为避免胸椎影像密度差别过大，可利用X线管的"阳极端效应"进行投照。即将X线管阳极端对受检者头侧，阴极端对受检者足侧。

（十三）胸椎：侧位

1. 摄影体位　受检者侧卧于摄影台上，两臂上举，头部枕于靠台面侧的上臂。两髋和两膝弯曲，腰部用棉垫垫平。脊柱对台面中线，两膝之间放一沙袋，使脊柱长轴与台面平行（图2-1-25）。成像件上缘包括T7，下缘包括L1。

2. 中心线

(1) 对准T6或T7，与成像件垂直（图2-1-25）。

(2) 如腰部不垫棉垫，脊柱有一下倾的侧弯度，其长轴不与台面平行，X线管应向头侧倾斜相应角度，使中心线与胸椎长轴垂直，对准T6或T7，射入成像件中心（图2-1-26）。

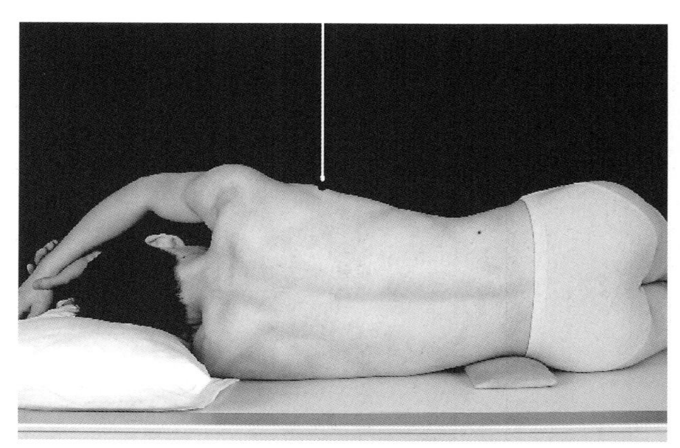

图2-1-25 胸椎侧位摄影体位（1）

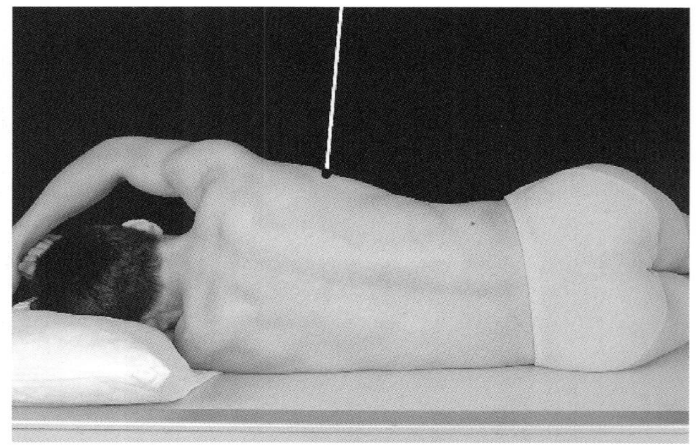

图2-1-26 胸椎侧位摄影体位（2）

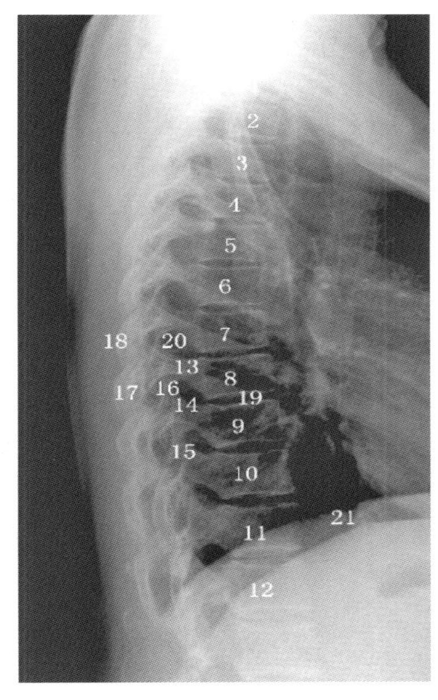

图2-1-27　胸椎侧位X线影像及解剖
1. T1；2. T2；3. T3；4. T4；5. T5；6. T6；7. T7；8. T8；9. T9；10. T10；11. T11；12. T12；13. 椎弓；14. 上关节突；15. 椎弓关节；16. 下关节突；17. 肋骨；18. 棘突；19. 椎间关节；20. 椎间孔；21. 横隔

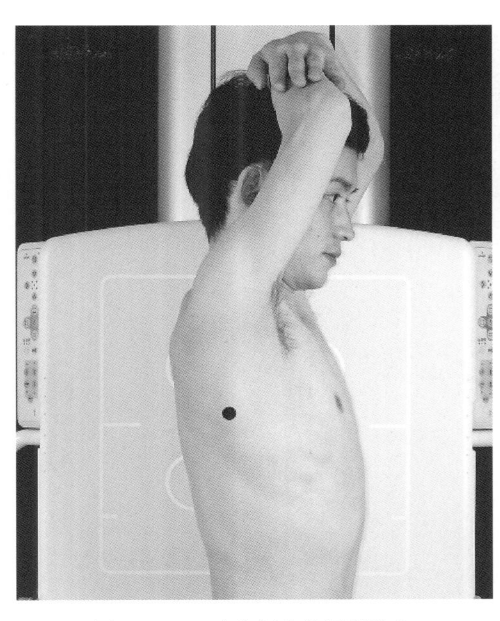

图2-1-28　胸椎侧立位摄影体位

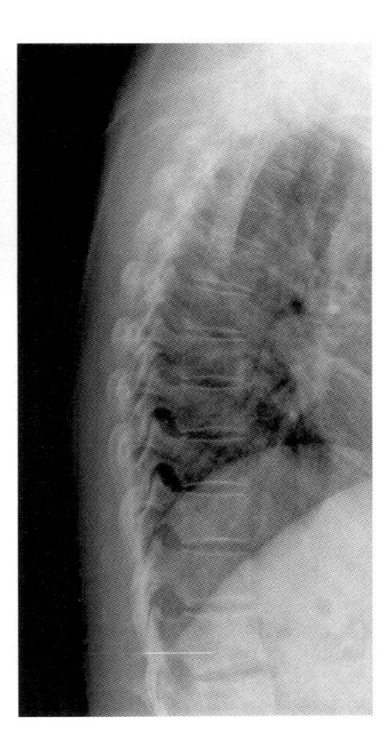

图2-1-29　胸椎侧立位X线影像

3. 临床应用　此位置能显示胸椎的侧位影像，但T1 ～ T3因与两侧肩部重叠，常不能清晰显影(图2-1-27)。用于胸椎骨折、脱位或脊椎后凸畸形的病例。

(十四) 胸椎：侧立位

1. 摄影体位　受检者侧立于摄片架台前，两足分开，使身体站稳。脊柱对成像件中线，并与成像件长轴平行。两肩上举交叉，抱于头上，肩部尽量向前，以免与上部胸椎重叠。成像件上缘包括C7，下缘包括L1 (图2-1-28)。

2. 中心线　对准T6或T7 (肩胛骨下角)，与成像件垂直。

3. 临床应用　此位置显示胸椎的侧位影像 (图2-1-29)。操作方便，用于能配合站立的受检者。作用同胸椎侧卧位摄影。

(十五) 腰椎：前后位

1. 摄影体位　受检者仰卧于摄影台上，身体正中面或胸骨-耻骨联合连线对台面中线，头部和两肩用枕头垫高，两侧髋部和膝部弯曲，使腰部靠近台面，以矫正腰椎的生理弯曲度 (图2-1-30)，可减少失真现象。成像件上缘包括T11，下缘包括上部骶椎，或将脐孔上方2 cm处对成像件中心。

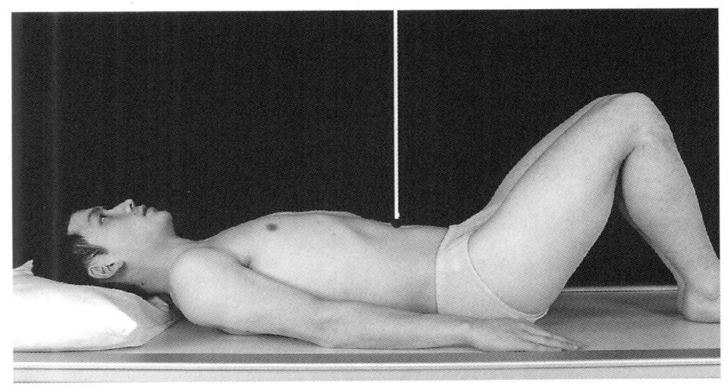

图2-1-30　腰椎前后位摄影体位

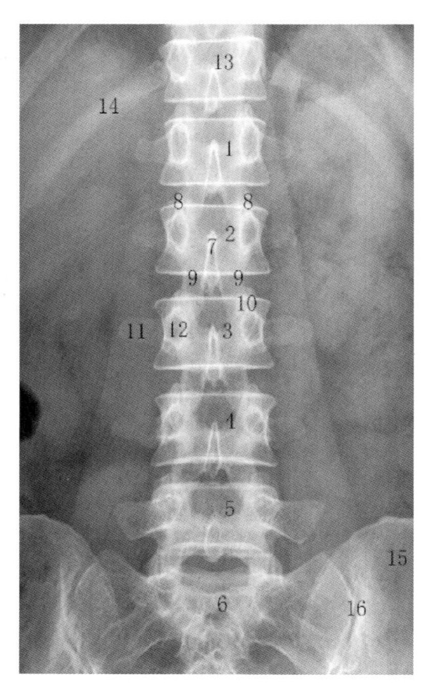

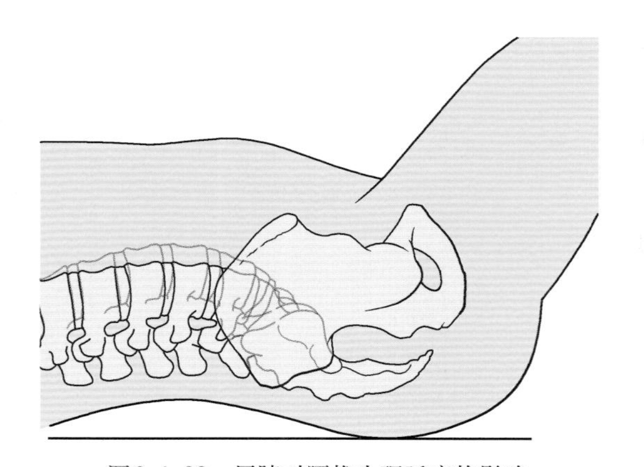

图2-1-32 屈膝对腰椎生理弧度的影响
屈膝时腰椎生理弧度较平直；不屈膝时腰椎生理弧度较大

图2-1-31 腰椎前后位X线影像及解剖
1. L1；2. L2；3. L3；4. L4；5. L5；6. 骶骨；7. 棘突；8. 上关节突；9. 下关节突；10. 关节突关节；11. 横突；12. 椎弓根；13. T12；14. 第十二肋骨；15. 髂骨；16. 骶髂关节

2. 中心线 对准脐孔上方2 cm处，通过L3，与成像件垂直。

3. 临床应用 此位置显示腰椎的前后位影像（图2-1-31）。常用于腰椎退行性疾病、骨折、肿瘤、结核及侧弯的诊断，注意通过对数字图像窗宽窗位的调整观察腰大肌的影像。

4. 说明 屈膝对腰椎生理屈度的影响，屈膝时腰椎生理弧度较平直，不屈膝时腰椎生理弧度较大（图2-1-32）。

（十六）腰椎：侧位

1. 摄影体位

(1) 受检者侧卧于摄影台上，脊柱对台面中线，两侧髋部和膝部稍弯曲，或将近侧下肢伸直，离台侧下肢向前弯曲，并用枕头或沙袋支撑，使受检者易于固定并较为舒适。腰部用棉垫垫平，使脊柱长轴与台面平行，背部与台面垂直，成完全侧位。成像件上缘包括T11，下缘包括骶椎，将L3放于成像件中心（图2-1-33）。

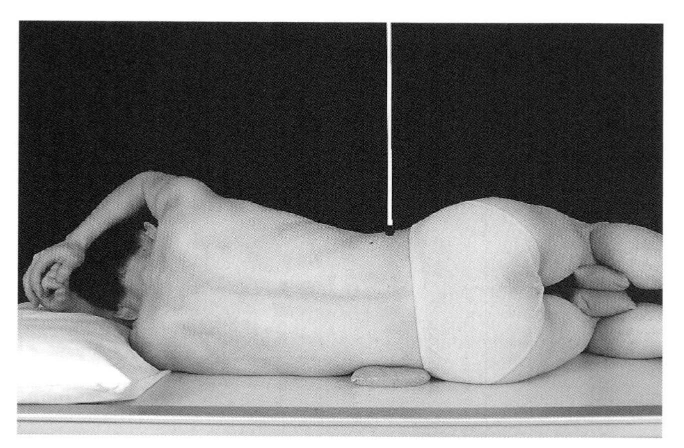

图2-1-33 腰椎侧位摄影体位

(2) 肢体摆法也可简化为：受检者侧卧，靠台侧下肢弯曲，离台侧伸直，并放于对侧小腿上，这样腰部就自然伸直摆正，也易于固定，其他仍如上。

2. 中心线 对准L3棘突前方约8 cm处，通过L3，与成像件垂直。

3. 临床应用 此位置显示腰椎的侧位影像（图2-1-34）。常用于腰椎退行性疾病、骨折、肿瘤、结核及侧弯的诊断。腰椎椎间隙的改变可间接反映椎间盘的退化程度。

（十七）腰椎：前后斜位

1. 摄影体位　受检者仰卧于摄影台上，脊柱对台面中线，一侧腰背部抬高，膝部稍弯曲，使躯干与台面成45°角，抬高侧的背部和下肢可用沙袋或枕头支撑，如欲得到更准确的角度，可用一45°角度板垫于腰背部，将角度板的斜面与腰椎靠紧。这样不但角度准确，并可以将角度板作为支撑身体之用。成像件上缘包括下部胸椎，下缘包括骶椎，脐孔上方2 cm处对成像件中心（图2–1–35）。

2. 中心线　对准L3，与成像件垂直。

3. 临床应用　此位置显示腰椎的斜位影像。因近成像件的椎间关节与成像件垂直，所以能清晰显示（图2–1–36）。为检查椎间关节、上下关节突和椎弓的外伤或病变之用，需摄取左、右两侧以做比较。常用于腰椎峡部裂或椎体滑脱的诊断。

4. 说明　此位置也可取立位投照，更为方便。

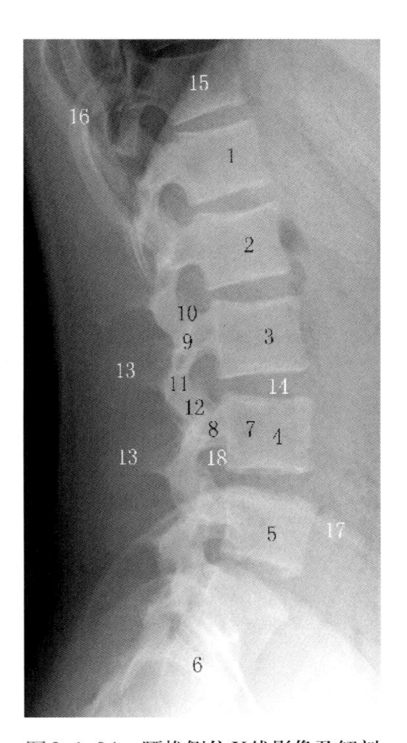

图2–1–34　腰椎侧位X线影像及解剖
1. L1；2. L2；3. L3；4. L4；5. L5；6. 骶骨；7. 椎体；8. 椎弓根；9. 椎板；10. 上关节突；11. 下关节突；12. 椎弓关节；13. 棘突；14. 椎间关节；15. T12；16. 肋骨；17. 髂骨；18. 椎间孔

（十八）腰椎：功能位（过伸位、过屈位）

1. 摄影体位　受检者侧卧于摄影台上，脊柱对台面中线，腰椎、两侧髋部和膝部尽量弯曲（过屈位）或伸展（过伸位），可用枕头或沙袋支撑，使受检者易于固定并较为舒适。腰部用棉垫垫平，使脊柱长轴与台面平行，背部与台面垂直，成完全侧位。成像件上缘包括T11，下缘包括上部骶椎，将L3放于成像件中心（图2–1–37）。

2. 中心线　对准L3棘突前方约8 cm处，通过L3，与成像件垂直。

3. 临床应用　此位置显示腰椎的侧位功能位影像（图2–1–38）。两者共同反映腰椎椎体的活动度，用于了解椎体的动态稳定性，显示腰椎有不稳定因素的病变，例如轻度滑移。

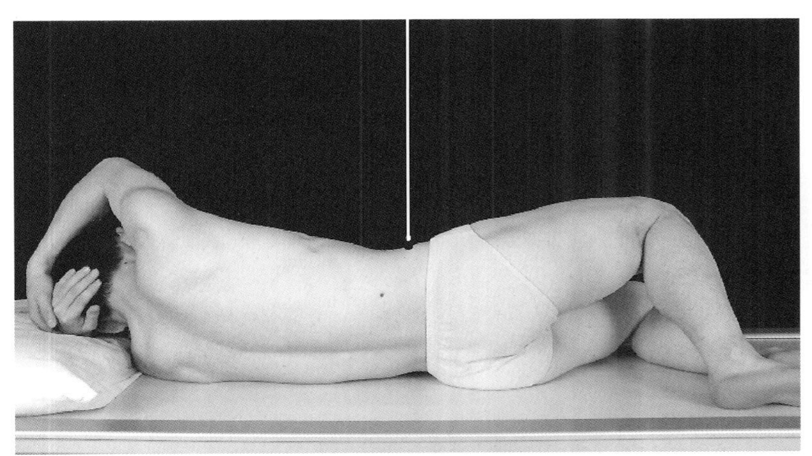

图2–1–35　腰椎前后斜位摄影体位

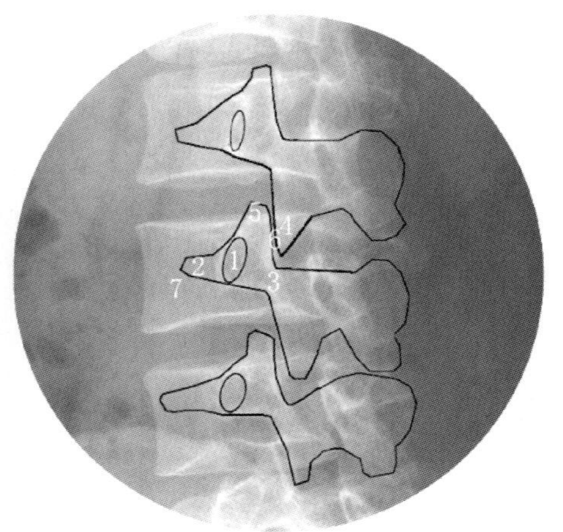

图2–1–36　腰椎前后斜位X线影像及解剖
1. 椎弓根；2. 横突；3. 椎弓峡部；4. 下关节突；5. 上关节突；6. 椎弓关节；7. 椎体

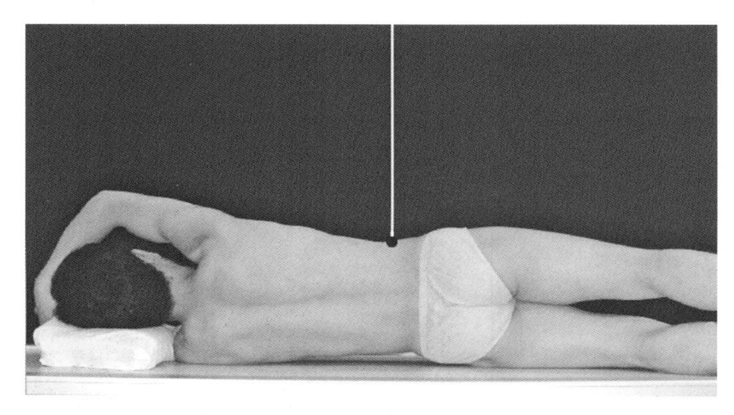
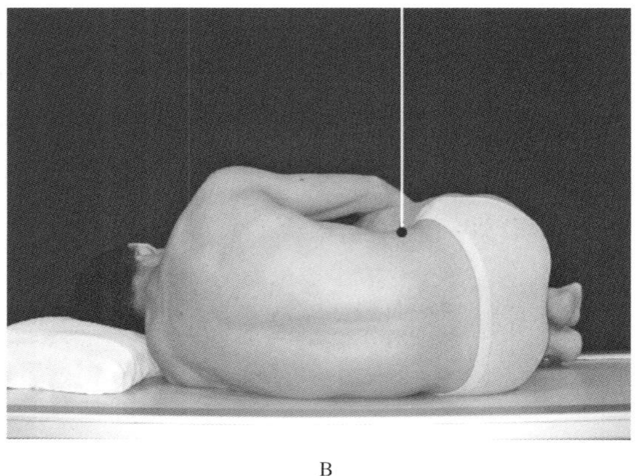

A B

图2-1-37 腰椎功能位摄影体位
A. 腰椎过伸位。B. 腰椎过屈位

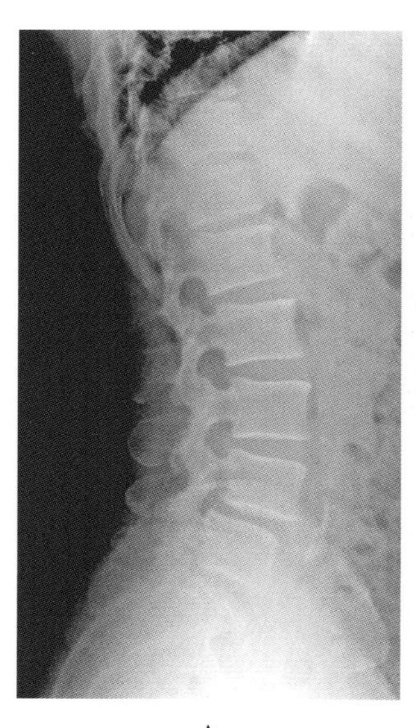
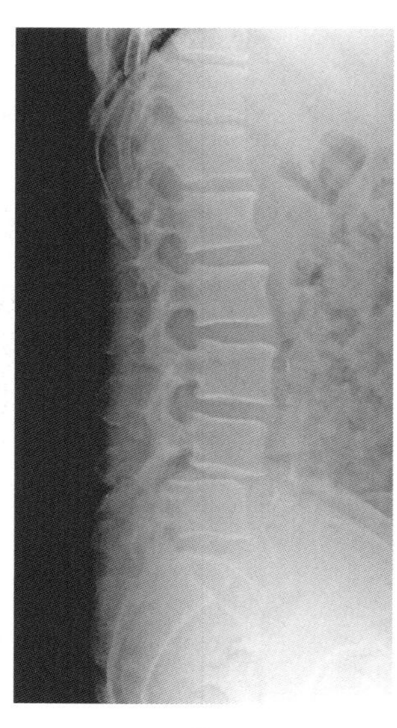

A B

图2-1-38 腰椎功能位X线影像
A. 腰椎过伸位。B. 腰椎过屈位

（十九）腰椎：椎弓和关节突半轴位

1. 摄影体位 受检者仰卧于摄影台上，身体正中面或脊柱棘突对台面中线，头部和两肩用枕头垫高，两侧髋部和膝部弯曲，使腰部靠近台面。成像件上缘包括T12，下缘包括上部骶椎，或将脐孔上方2 cm处对成像件中心（图2-1-39）。

2. 中心线 对准下部胸骨，向足侧倾斜45°通过L3射出（图2-1-40）。

3. 临床应用 此位置摄片，将椎体、椎间隙阴影变为模糊，而能清晰地显示椎弓的半轴位影像，有助于常规摄片不能显示的病变的诊断（图2-1-41）。

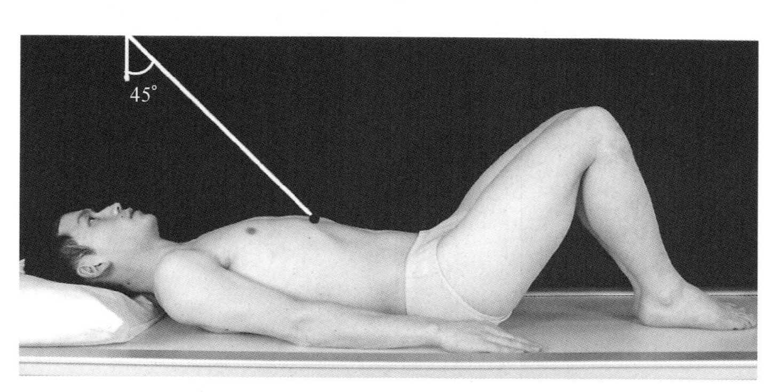

图2-1-39 腰椎椎弓和关节突半轴位摄影体位

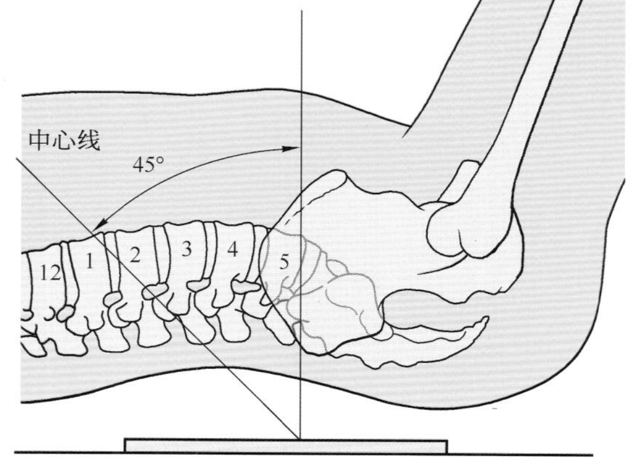

图2-1-40 腰椎椎弓和关节突半轴位中心线示意图

（二十）腰骶关节：前后位

1. 摄影体位　受检者仰卧于摄影台上，身体正中面或剑突-耻骨联合连线对台面中线，头部垫以枕头，两膝稍弯曲，其下方用沙袋稍垫高，踝关节处放沙袋固定。成像件上缘包括L4，下缘包括耻骨联合上方5 cm处（图2-1-42）。

2. 中心线　向头侧倾斜5°～15°（中心线的倾斜角度应依骨盆类型和性别而改变），对准两侧髂前上棘连线中点，通过腰骶关节，射入成像件中心（图2-1-43）。

3. 临床应用　此位置显示腰骶关节的前后位影像（图2-1-44）。

4. 说明　当受检者平卧时，腰骶关节与台面构成不同角度，所以需将X线管向头侧倾斜，使中心线恰好通过骶髂关节，才能清晰显影。当受检者腰骶部有极度疼痛而不能仰卧时，可用后前位拍摄，但由于肢体与成像件距离较远，影像不如前后位清晰。

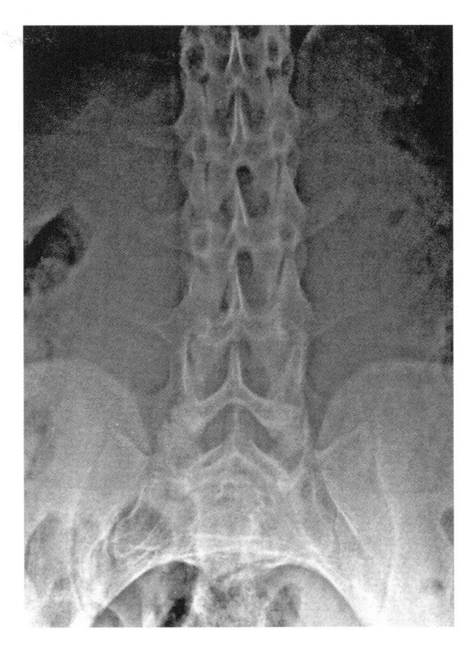

图2-1-41　腰椎椎弓和关节突半轴位X线影像

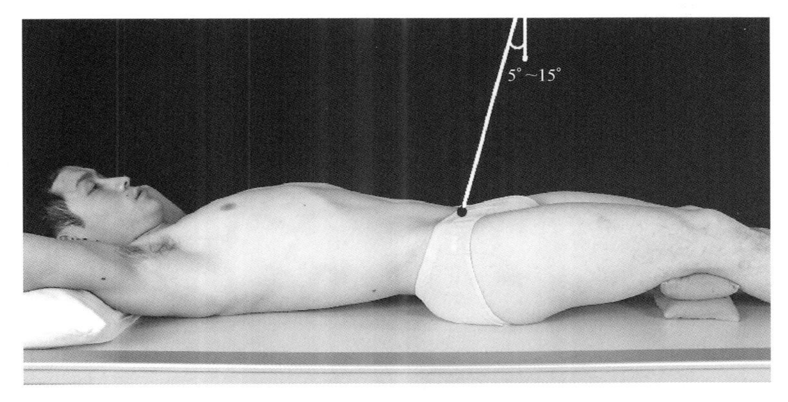

图2-1-42　腰骶关节前后位摄影体位

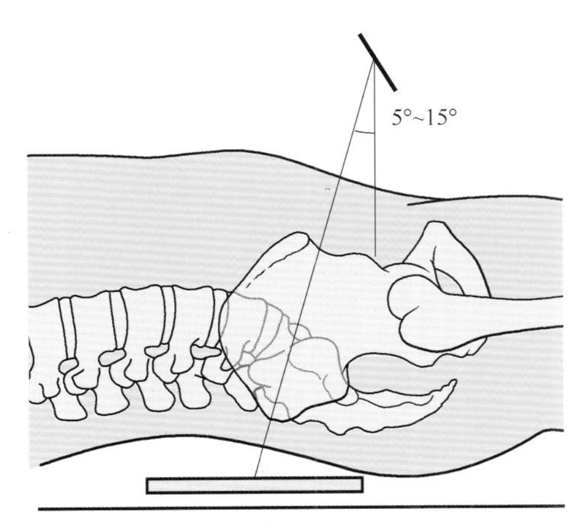

图2-1-43　腰骶关节前后位中心线示意图

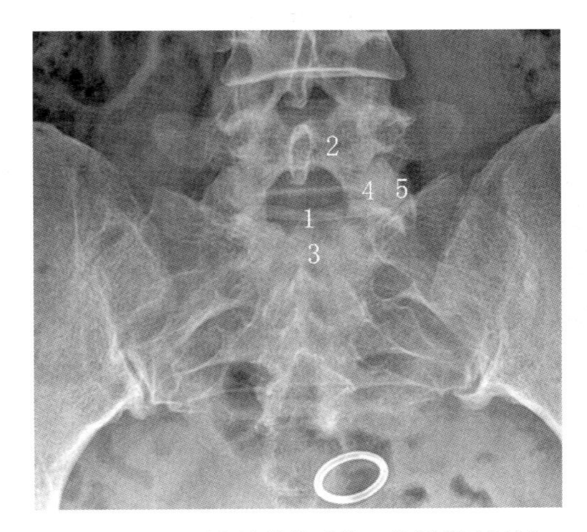

图2-1-44　腰骶关节前后位X线影像及解剖
1. 腰骶关节；2. L5；3.S1；4. L5下关节突；5. 骶骨关节突

（二十一）腰骶关节：侧位

1. 摄影体位　受检者侧卧于摄影台上，背部与台面垂直。腰骶椎连接部对台面中线，两侧髋部和膝部稍弯曲，腰部用棉垫垫平，近台面侧的膝部也用沙袋垫高，两膝和两踝之间均放沙袋，使脊柱长轴与台面平行，而腰骶关节与台面垂直。成像件中心对髂骨嵴下方2 ～ 3 cm处（图2–1–45）。

2. 中心线　对准L5棘突前方8 cm处，与成像件垂直。

3. 临床应用　此位置显示腰骶关节的侧位影像（图2–1–46）。

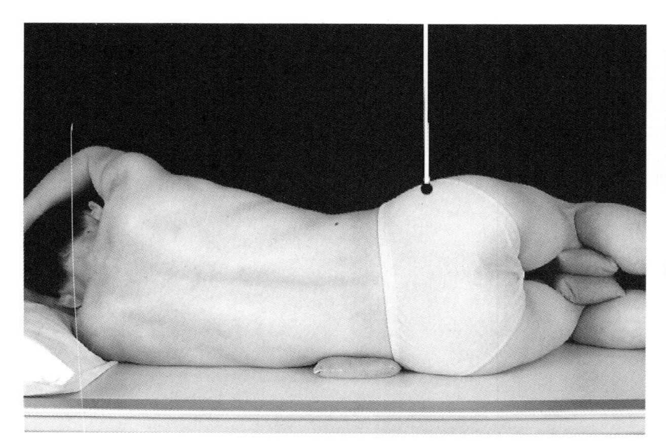

图2–1–45　腰骶关节侧位摄影体位

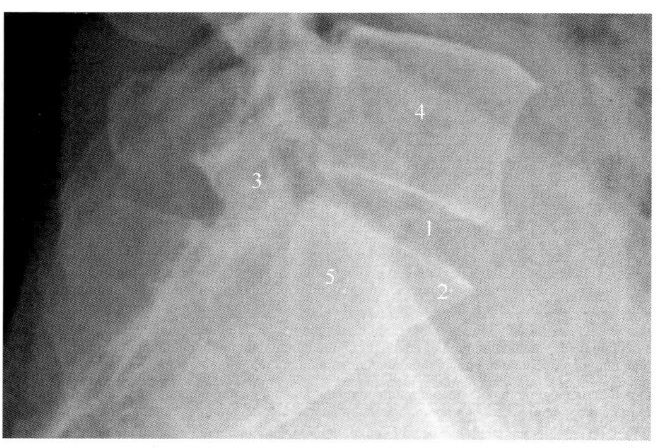

图2–1–46　腰骶关节侧位X线影像及解剖
1. 腰骶关节；2. 骶骨岬；3. 骶骨关节突；4. L5；5. 骶骨

（二十二）骶骨：前后位

1. 摄影体位　受检者仰卧于摄影台上，身体正中面或胸骨–耻骨联合连线对台面中线，头部垫以枕头，两膝稍弯曲，并用沙袋垫高，用以矫正耻骨的生理曲度。成像件上缘包括髂骨嵴，下缘超出耻骨联合（图2–1–47）。

2. 中心线　向头侧倾斜5° ～ 15°，对准耻骨联合上方，与骶骨中心垂直。女性受检者中心线倾斜度应增加5° ～ 10°，这样可减少骶骨的失真度（图2–1–48）。

3. 临床应用　此位置显示骶骨关节的前后位影像（图2–1–49）。

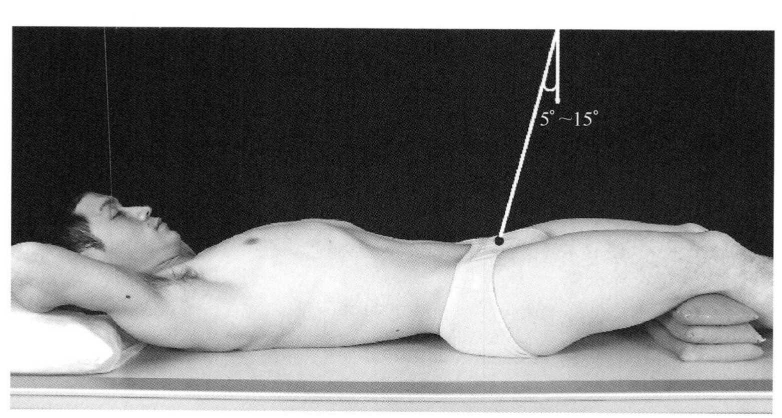

图2–1–47　骶骨前后位摄影体位

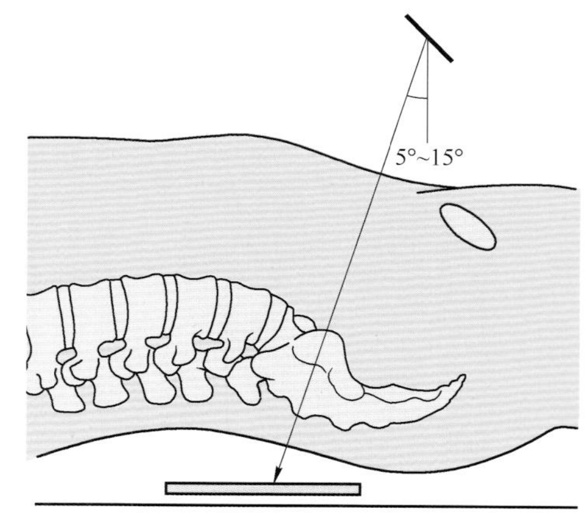

图2–1–48　骶骨前后位中心线示意图

(二十三) 骶骨：侧位

1. 摄影体位　受检者侧卧于摄影台上，背部与台面垂直，腰部用棉垫垫平，近台面侧的膝部用沙袋稍垫高，两膝和两踝之间均放沙袋，使脊柱长轴与台面平行。成像件上缘包括髂骨嵴，下缘超出尾骨尖部(图2-1-50)。

2. 中心线　对准髂后下棘前方8 cm处，与成像件垂直。

3. 临床应用　此位置显示腰骶关节、骶骨和尾骨的侧位影像(图2-1-51)。

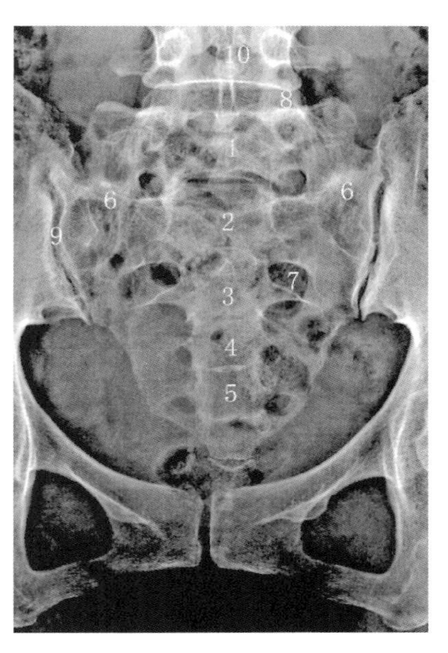

图2-1-49　腰骶关节前后位X线影像及解剖
1. S1；2. S2；3. S3；4. S4；5. S5；6. 骶骨翼；7. 骶骨孔；8. 骶骨关节突；9. 骶髂关节；10. L5；11. 尾骨

(二十四) 尾骨：前后位

1. 摄影体位　受检者仰卧于摄影台上，身体正中面或剑突-耻骨联合连线对台面中线，头部和双肩用枕头垫高，两膝稍弯曲，并用沙袋垫高，用以矫正尾骨的生理曲度。成像件上缘包括髂骨嵴，下缘超出耻骨联合(图2-1-52)。

2. 中心线　向足侧倾斜约10°，对准两侧髂前上棘连线中点，射入成像件，使耻骨联合不致与尾骨重叠(图2-1-53)。

3. 临床应用　此位置显示尾骨关节的前后位影像(图2-1-54)。

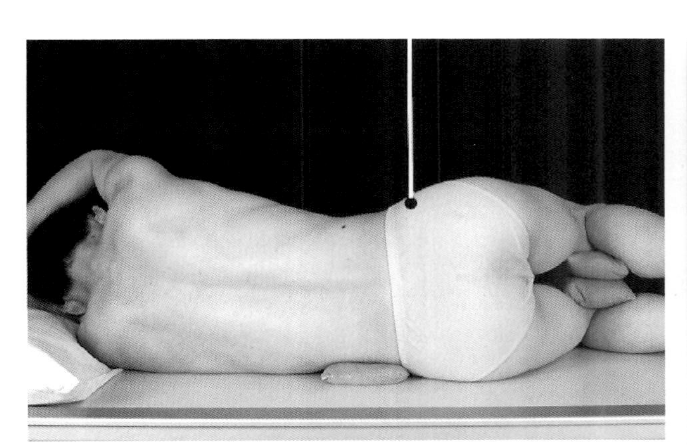

图2-1-50　骶骨侧位摄影体位

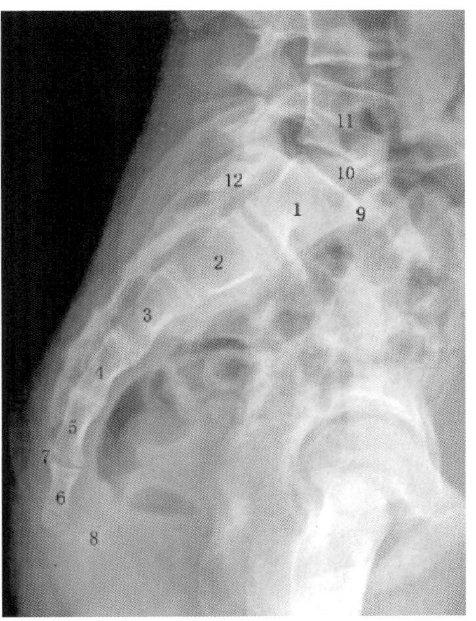

图2-1-51　骶骨侧位X线影像及解剖
1. S1；2. S2；3. S3；4. S4；5. S5；6. 尾骨；7. 骶骨角；8. 尾骨；9. 骶骨胛；10. 腰骶关节；11. L5；12. 骶骨内嵴

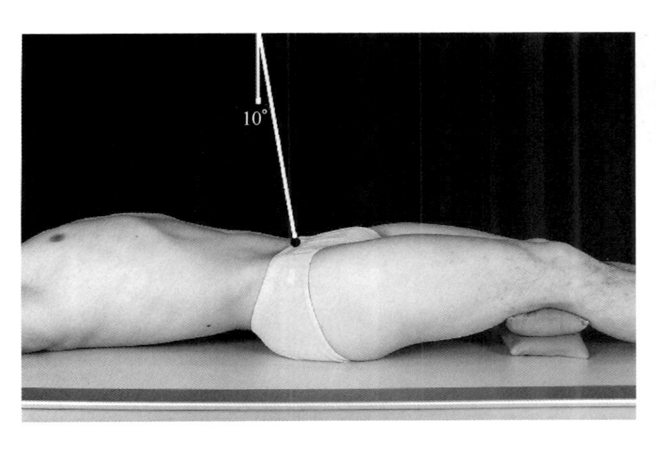

图2-1-52　尾骨前后位摄影体位

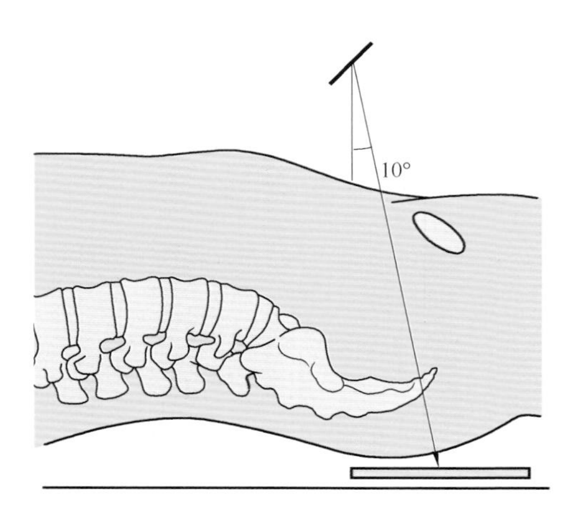

图2-1-53 尾骨前后位中心线示意图

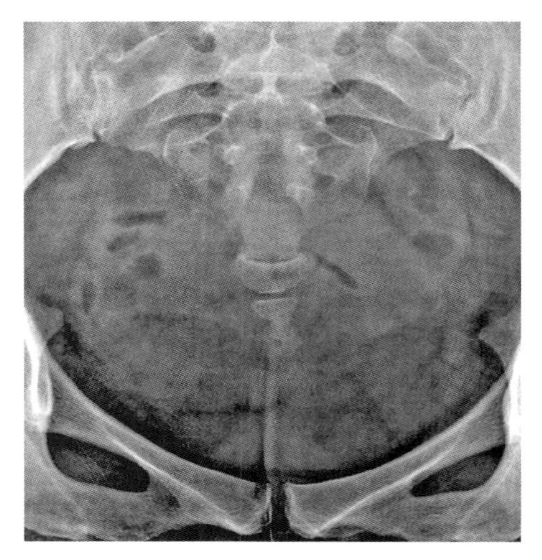

图2-1-54 尾骨前后位X线影像

(二十五) 尾骨：侧位

1. 摄影体位 受检者侧卧于摄影台上，背部与台面垂直，尾骨对台面中线，两侧髋部和膝部稍弯曲，腰部用棉垫将侧弯的腰部垫平，近台面侧的膝部用沙袋稍垫高，两膝和两踝之间均放沙袋，使脊柱长轴与台面平行。尾骨中点放于成像件中心（图2-1-55）。

2. 中心线 对准尾骨中点，与成像件垂直。

3. 临床应用 此位置显示尾骨的侧位影像（图2-1-56）。

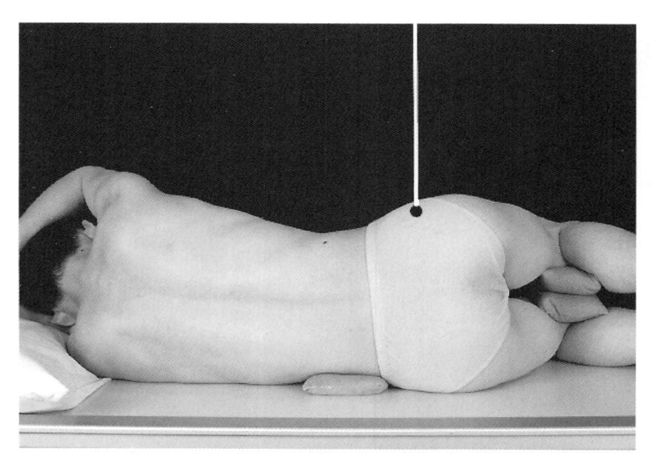

图2-1-55 尾骨侧位摄影体位

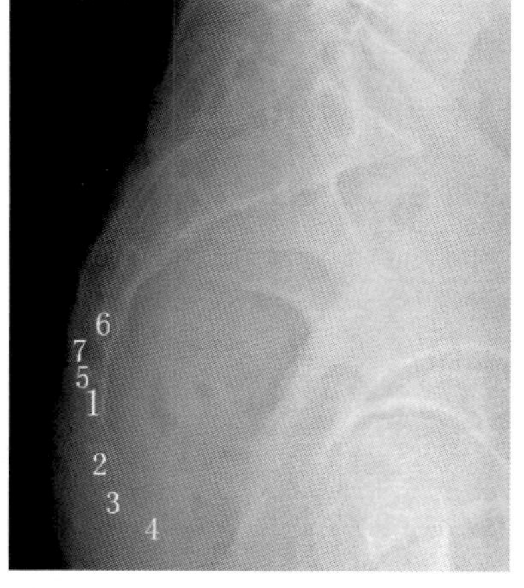

图2-1-56 尾骨侧位X线影像及解剖
1. Co1；2. Co2；3. Co3；4. Co4；5. 尾骨角；6. 骶骨；7. 骶骨角

(二十六) 全脊柱摄影

1. 全脊柱站立正侧位

(1) 摄影体位：① 正位：受检者背部紧贴摄影架站立，双膝、双髋均匀用力且伸直，脊柱中线对准摄影架中线（图2-1-57）。② 侧位：受检者双臂向上伸直，抓住侧位摄影扶手，以减少双肩与脊柱重叠，脊柱中线对准摄影架中线（图2-1-58）。

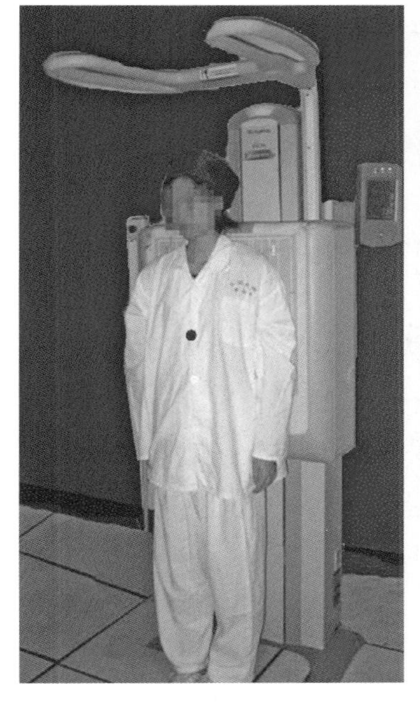

图2-1-57　全脊柱站立正位摄影体位

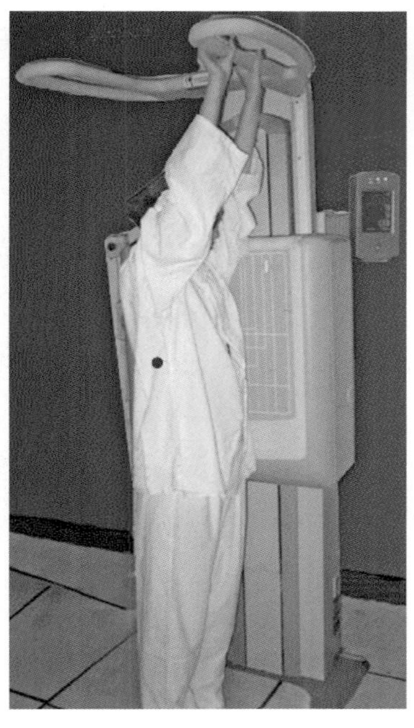

图2-1-58　全脊柱站立侧位摄影体位

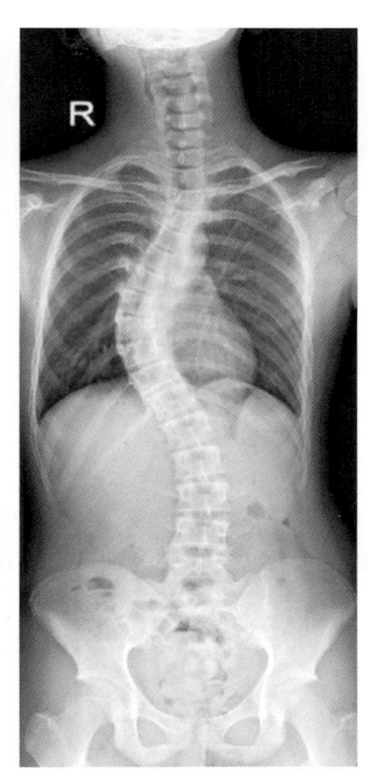

图2-1-59　全脊柱站立正位X线影像

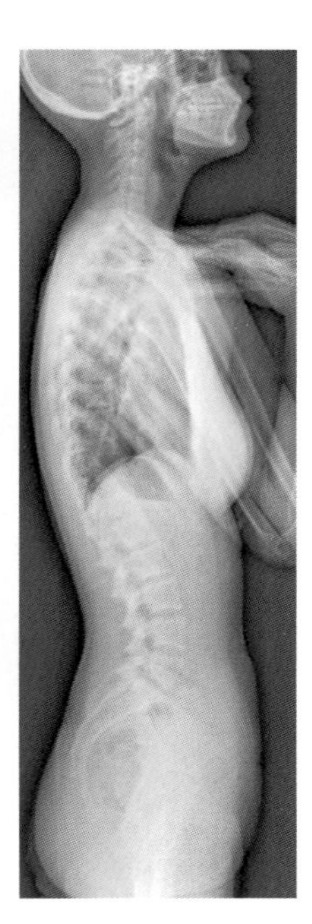

图2-1-60　全脊柱站立侧位X线影像

(2) 中心线：垂直摄影架中点射入。

(3) 临床应用：显示站立位全脊柱的正侧位影像，正位可以观察侧凸的部位和椎体的形态，并用Cobb法测量脊柱的曲度（图2-1-59）。侧位显示脊柱的前后凸情况及椎体形态，是脊柱侧凸的常规检查（图2-1-60）。

(4) Lippman-Cobb法：是测量脊柱侧弯弯曲角度的一种方法（图2-1-61）。在X线正位片确定主弯的上端椎体和下端椎体，在上端椎体的上缘画一平线，在下端椎体的下缘也画一平线，两条线相交成角（a）；为方便测量，也可对这两条线各做一垂线，这两条垂线相交成角（a），角a即称为Cobb角，可作为衡量脊柱侧弯角度的一个标准。

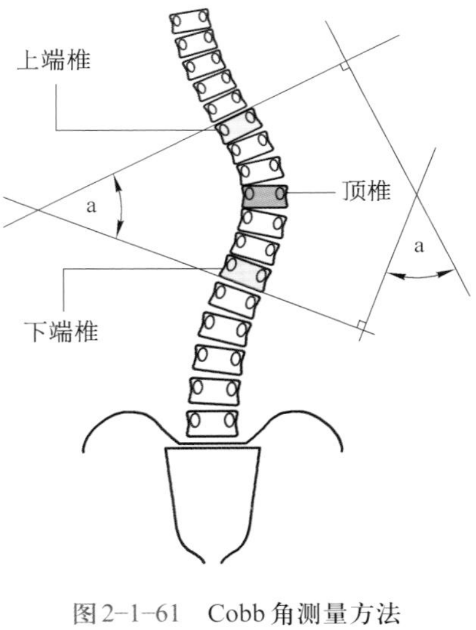

上端椎
a
顶椎
a
下端椎

图2-1-61　Cobb角测量方法

2. 全脊柱仰卧牵引正位

(1) 摄影体位：受检者仰卧于摄影台正中，分别同时做好外力帮助下的颈肩部与双下肢的反向牵引，牵引以不使受检者感到明显疼痛的最大力度为限（图2-1-62）。

(2) 中心线：垂直摄影架中点射入。

(3) 临床应用：显示牵引下全脊柱的正位影像，与站立正位比较，能在一定程度上提供全脊柱的复位情况，可以估计下固定椎水平（图2-1-63）。

3. 全脊柱仰卧左、右侧屈正位

(1) 摄影体位：受检者仰卧于摄影台正中，在外力帮助下躯干分别向左侧和右侧主动地尽量屈曲，力量以脊柱及下肢出现轻微疼痛症状为度（图2-1-64）。

(2) 中心线：垂直摄影架中点射入。

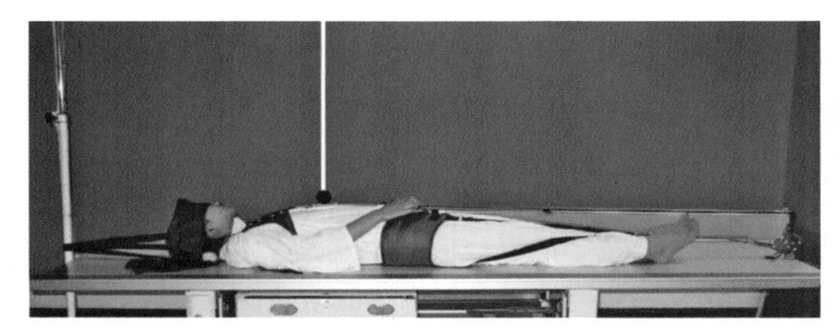

图2-1-62　脊柱仰卧牵引正位摄影体位

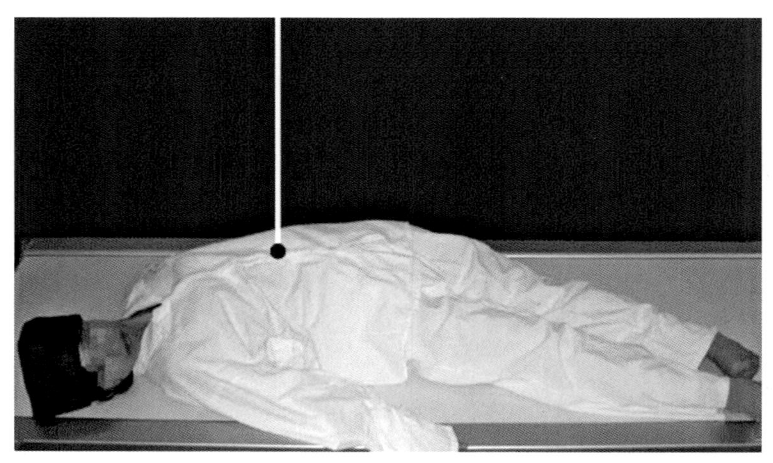

图2-1-64　脊柱仰卧右侧屈正位摄影体位

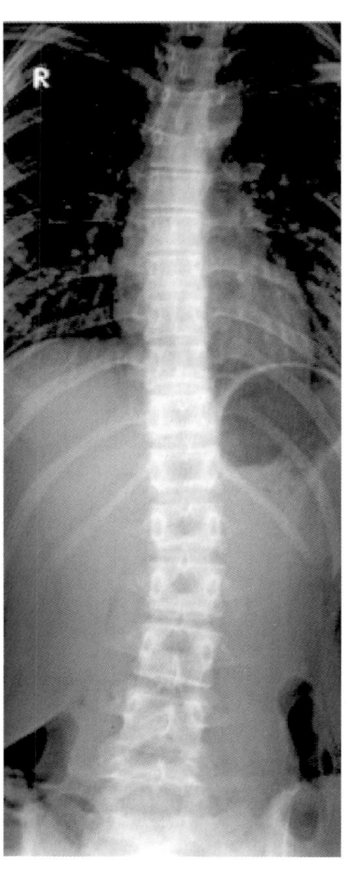

图2-1-63　脊柱仰卧牵引正位摄影X线影像

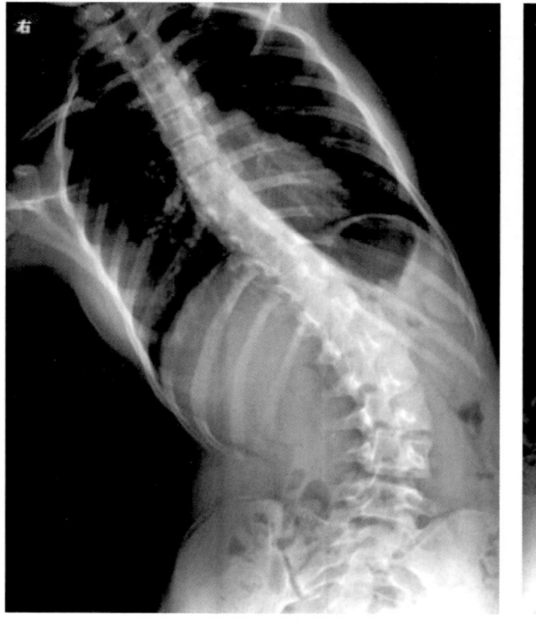

A

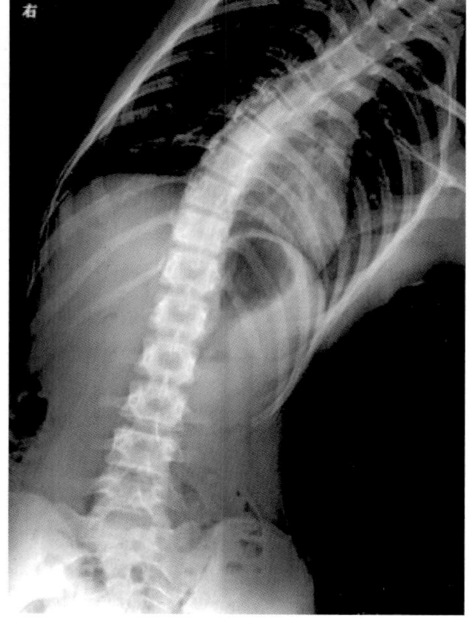

B

图2-1-65　脊柱仰卧左、右侧屈正位X线影像
A. 仰卧右侧屈。B. 仰卧左侧屈

(3) 临床应用：显示全脊柱仰卧左、右侧屈正位像，了解全脊柱在冠状面上的成角和活动范围。根据侧弯姿势下的X线影像计算出代偿角度，判断畸形的柔韧度，预测可能获得的矫正度（图2-1-65A、B）。

4. 脊柱支点弯曲正位

(1) 摄影体位：在摄影台的长轴中线上，横放一透X线塑料筒（直径可为14 cm、17 cm或20 cm）作为支点，受检者侧卧其上。对于胸椎侧凸，支点圆筒置于侧凸顶椎对应的肋骨下方，并使其肩部离开摄影台面；对于腰椎侧凸，支点圆筒直接置于腰弯顶椎下方，并使其骨盆离开摄影台面，影像板和固定滤线栅横向竖立紧贴于受检者前面（图2-1-66）。

(2) 中心线：垂直摄影架中点射入。

(3) 临床应用：显示支点弯曲正位像。由于支点处施加的外力与受检者自身体重成正比，故其成像受外界因素的影响较小，此体位影像的测量数据能较好地预测术后矫正度，能评估侧凸畸形的柔韧度（图2-1-67）。

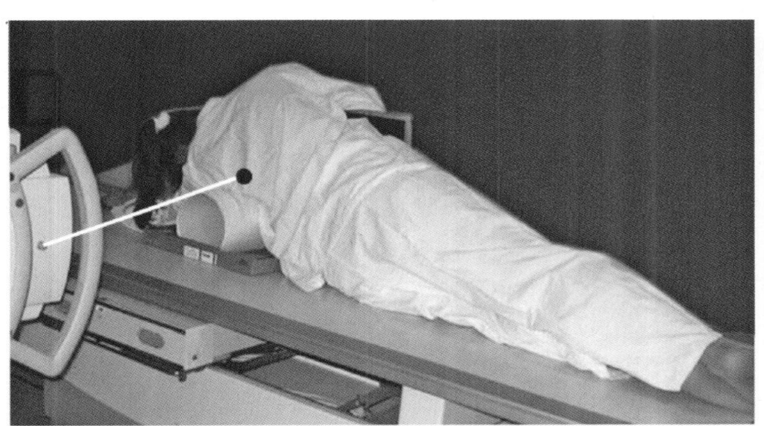

图2-1-66　脊柱支点弯曲正位摄影体位

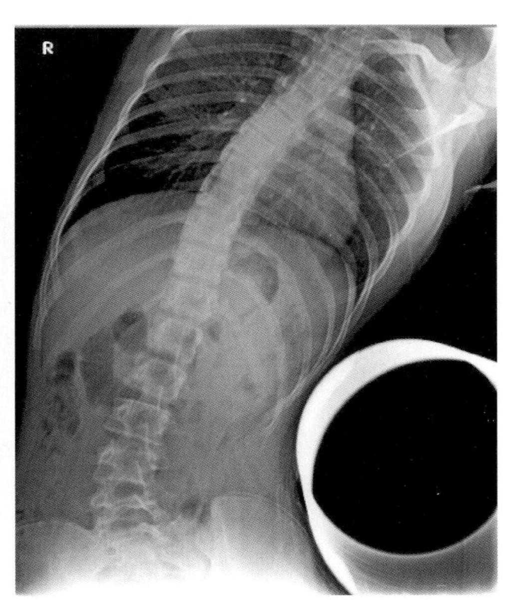

图2-1-67　脊柱支点弯曲正位X线影像

第二节
脊柱计算机断层扫描技术

虽然CT检查的空间分辨率略逊于X线平片检查，但前者的密度分辨率远高于后者，且其具有轴面影像和多向重组功能，并能良好地显示骨质结构、骨髓腔及其周围软组织，以及病变与邻近组织的空间关系和解剖结构复杂的骨关节等。根据CT显示的窗技术，所产生的数字图像可以通过骨窗及软组织窗分别显示骨性脊柱、椎间小关节、椎间盘及韧带。对含有囊性、脂肪和钙化等病变的显示也有重要价值。CT检查广泛应用于骨原发性良（恶）性骨肿瘤、骨关节感染性疾患、脊柱和头面部骨折、寰枕畸形和某些骨髓疾患及代谢性疾病等。CT的轴面成像和多向重组功能可清楚显示复杂的三平面骨折。

一、脊柱CT扫描特点

（一）基本原理

X线球管产生的X线穿过人体某层面不同密度的组织器官，探测器接收透过该层面的X线，转变为可见光后，由光电转换器转变为电信号，再经模拟/数字转换器（analog/digital converter）转为数字信号，输入计算机处理。图像形成的处理有如将选定层面分成若干个体积相同的长方体，称之为体素（voxel）。扫描所得信息经计算而获得每个体素的X线衰减系数或吸收系数，再排列成矩阵，即数字矩阵（digital matrix），数字矩阵可存储于磁盘或光盘中。经数字/模拟转换器（digital/analog converter）把数字矩阵中的每个数字转为由黑到白不等灰度的小方块，即像素（pixel），并按矩阵排列，即构成CT图像。

由于CT图像是数字化成像，因此不但能以不同的灰度来显示组织器官和病变的密度高低，而且还可以应用X线吸收系数表明密度的高低程度，具有量化概念，这是普通X线检查所无法达到的。在实际工作中，CT密度的量化标准不用X线吸收系数，而是用CT值，单位是HU（Hounsfield Unit）。水的吸收系数为1，CT值定为0 HU；人体中密度最高的骨皮质吸引系数为2，CT值定为＋1 000 HU，作为上界；人体中密度最低的气体吸引系数为0，CT值定为−1 000 HU，作为下界。则人体中密度不同的各种组织的CT值就居于−1 000 HU至＋1 000 HU的2 000个分度之间。

（二）适应证与禁忌证

1. 适应证

(1) 脊柱外伤，特别是累及椎骨附件的复杂骨折和寰椎骨折。

(2) 各种原因的椎管狭窄，包括先天性、发育不良性和继发性椎管狭窄。

(3) 原发性、继发性脊椎骨肿瘤和椎旁肿瘤。

(4) 椎管内占位性病变。

(5) 脊柱感染性疾病，包括脊柱结核、化脓性脊柱炎等。

(6) 先天性脊柱畸形和发育异常。

(7) 脊柱退行性病变。

(8) CT引导下介入放射学检查和治疗。

2. 禁忌证

(1) 严重心、肝、肾功能不全者不宜做CT增强检查。

(2) 碘过敏者禁忌做CT增强检查。

(3) 病情严重难以配合者。

(4) 妊娠妇女应避免CT检查。

(三) 检查前准备

(1) 呼吸准备：扫描时要求受检者平静均匀呼吸，无须屏气。

(2) 造影准备：备好高压注射器及对比剂，同时需要确定对比剂注入通道，根据有无腔静脉阻塞以及检查目的等而有所不同，最后确定增强方案。

(3) 为了让被检查者放松情绪、配合检查，检查前需向被检查者说明检查所需要的时间及扫描过程中设备可能发出的声响。

(4) 要求受检者除去扫描区域内的金属异物，如钥匙、硬币等。

(5) 要求受检者在扫描过程中保持安静和不动，对难以配合者可请麻醉科或相关临床科室医师进行药物镇静，成人多为肌注或静脉注射地西泮，婴幼儿常用水合氯醛灌肠或口服。

(6) 做增强检查者应禁食4 h以上。

二、脊柱CT扫描技术

1. 检查体位　常规仰卧位，为纠正脊柱的正常曲度，颈段采取头屈曲位，腰段取双膝屈曲位。

2. 定位　先做侧位定位片以决定扫描架倾斜角度，并在扫描时随时调整，扫描层面尽可能保持与脊柱长轴垂直，或与椎间隙平行（图2-2-1）。

3. 扫描范围　一般根据病变范围或某些疾病好发范围而定。

4. 扫描方式　步进式扫描或螺旋扫描。

5. 扫描参数　层厚和间距根据检查部位和病变而定。层厚、层距3 mm和5 mm或根据病灶大小，是否需要做冠状面、矢状面重建调整（缩小或增大）层厚、间距。FOV ≤ 320 mm或根据脊柱周围组织病变大小决定增大FOV。曝射参数：120 kV，150 mA。矩阵：512 × 512。

6. 增强扫描　一般不做增强扫描，疑似椎管内占位病变者、脊柱周围病变良（恶）性鉴别时应做增强扫描。怀疑脊髓病变或损伤时可做CT脊髓造影检查。

增强扫描使用高压注射器，经四肢浅静脉注射浓度为300 ～ 370 mgI/ml非离子型水溶性碘对比剂80 ～ 100 ml，速度2 ～ 4 ml/s。对比剂注射后，延迟50 ～ 70 s开始扫描。扫描程序、参数和平扫相同。部分病例可根据需要在增强后5 min增加延迟扫描。

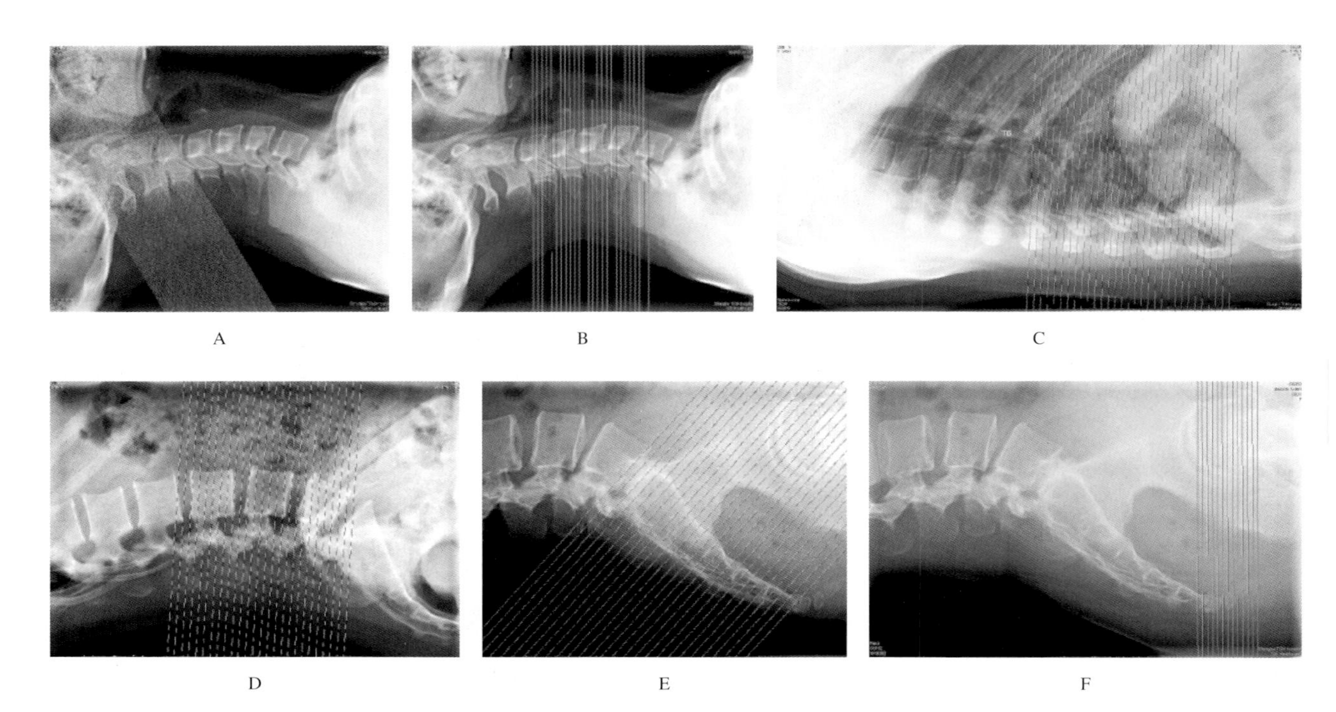

图2-2-1　**脊柱横断面CT扫描定位像**

扫描线与各段脊柱长轴垂直。A. 寰枢椎横断面扫描，层厚、间距1 mm。B～F. 颈椎、胸椎、腰椎、骶椎和尾椎扫描层厚、间距为3～5 mm。

7. 图像显示　参见图2-2-2。重组图像见图2-2-3。

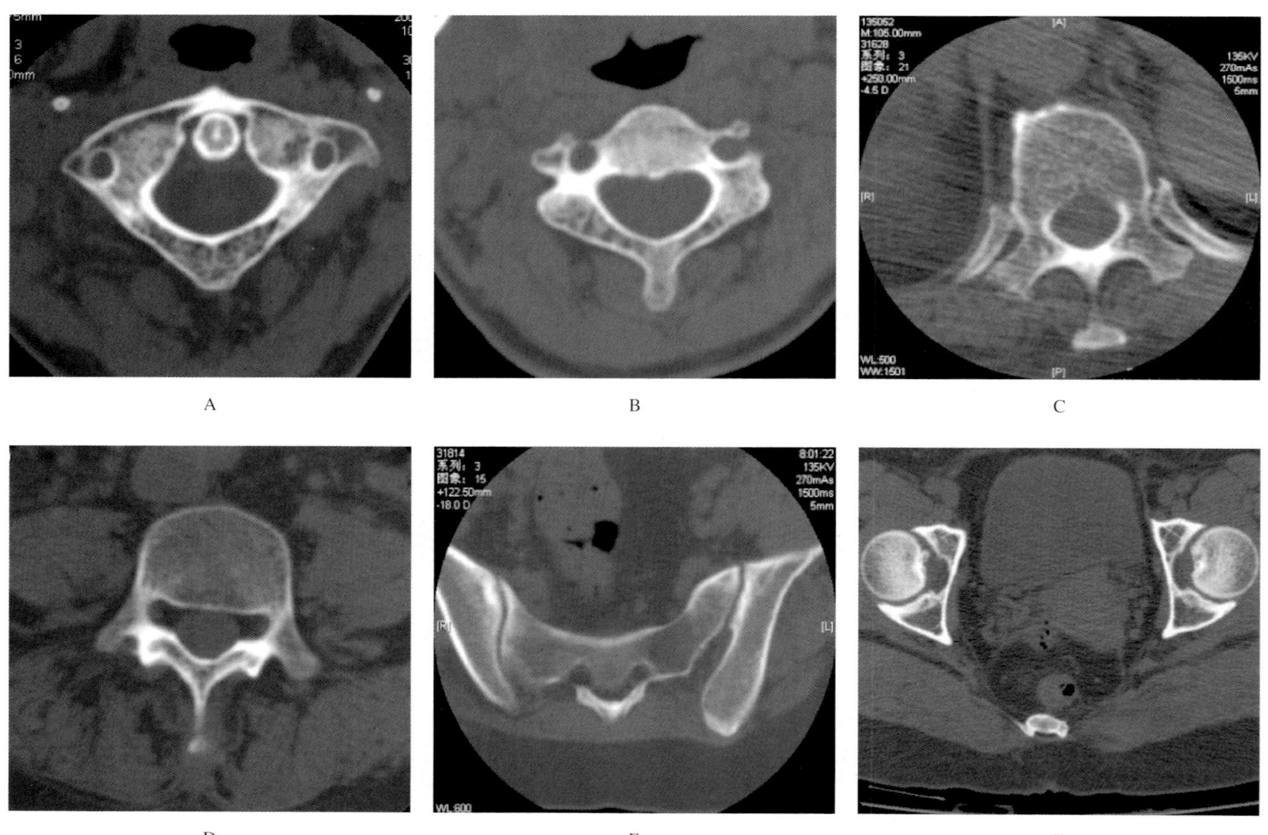

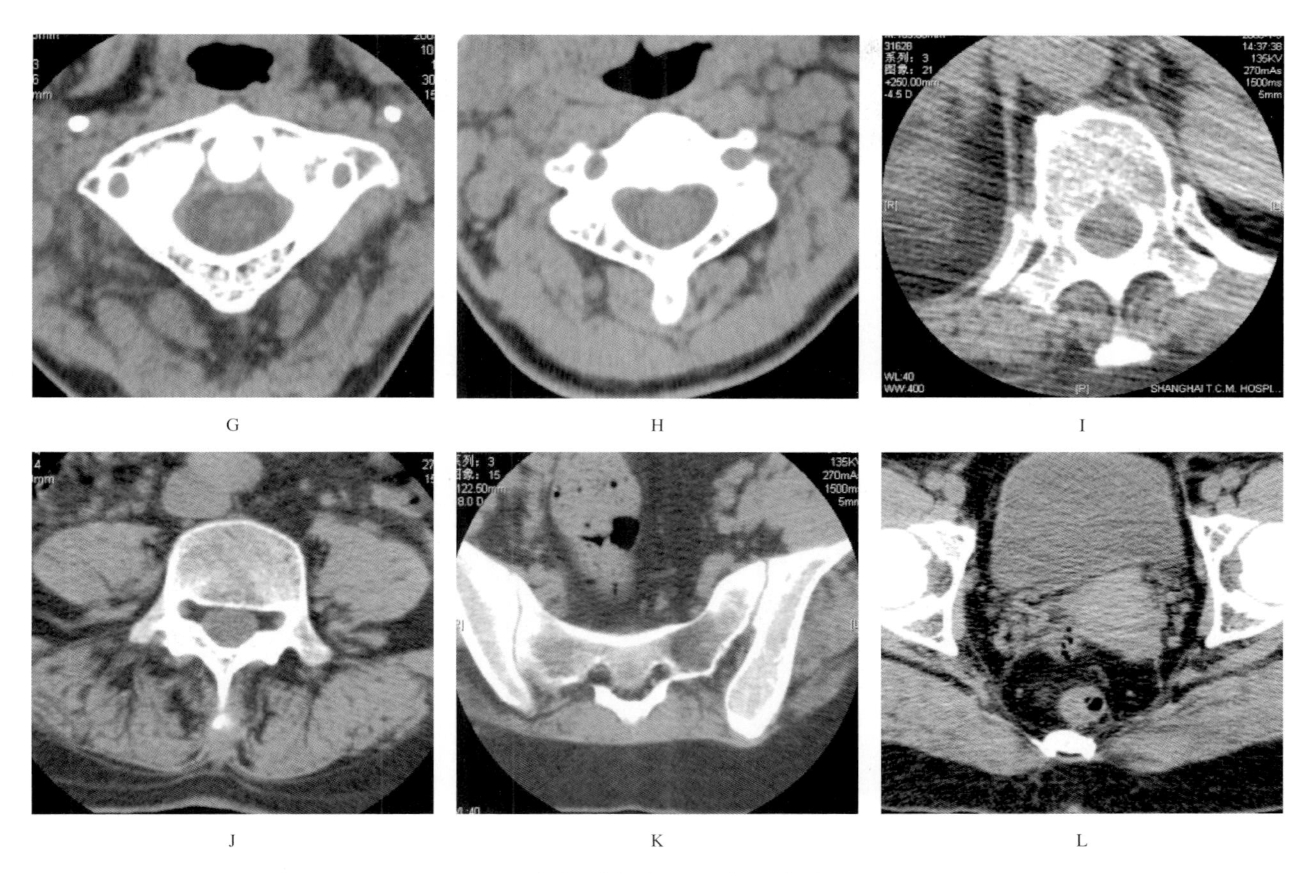

图2-2-2　**脊柱横断面CT扫描图像**

A～F. 寰枢关节、颈椎、胸椎、腰椎、骶椎和尾椎椎体横断面CT骨窗。G～L. 软组织窗图像

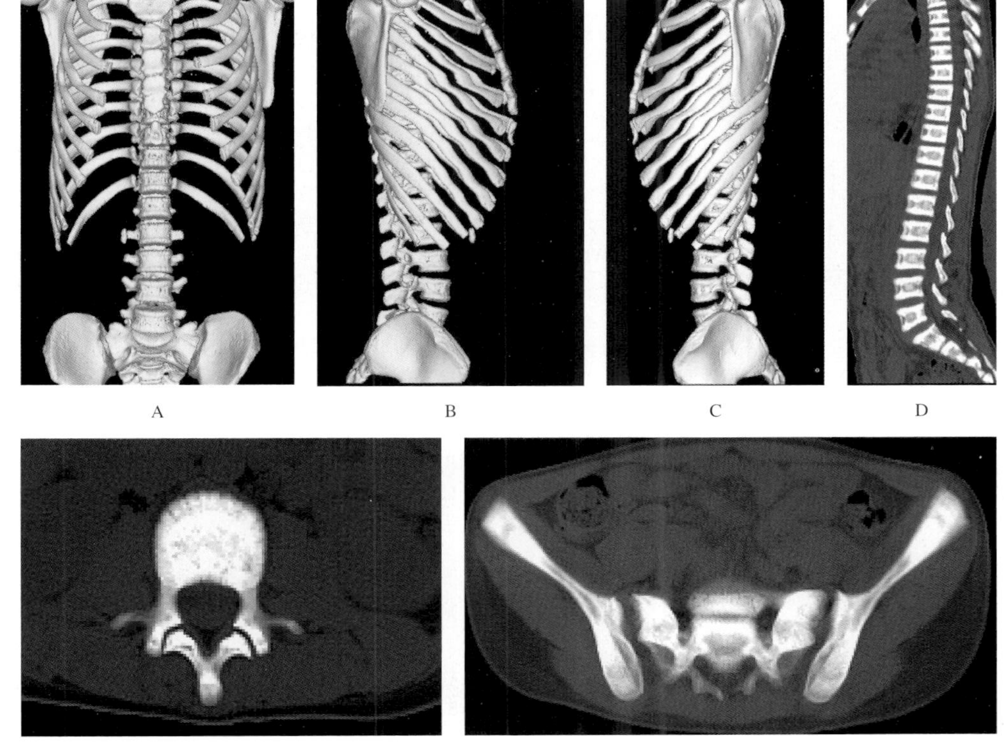

E　　F

图2-2-3　**横断面、MPR、SSD显示多发骨质硬化（石骨症）**

A～C. SSD重组图。D. MPR重组图。E、F. CT横断面图

8. 摄片方法

(1) 选择软组织窗（窗位：35 ～ 50 HU，窗宽：300 ～ 400 HU）和骨窗（窗位：200 ～ 350 HU，窗宽：1 500 ～ 2 000 HU）顺序观察扫描图像。

(2) 病变区域局部放大。

(3) 病灶区测量CT值，以提供定性参考数据。

(4) 根据需要做图像重建。

三、椎间盘CT扫描技术

1. 检查体位　常规仰卧位，为纠正脊柱的曲度，颈段采取头屈曲位，腰段取双膝屈曲位。

2. 定位　先做侧位定位片以决定扫描架倾斜角度，扫描层面与椎间隙平行（图2-2-4）。

3. 扫描范围　根据椎间盘病变好发部位，一般颈椎椎间盘扫描C3-C4、C4-C5、C5-C6、C6-C7椎间隙；胸椎椎间盘扫描平面遵照医嘱；腰椎椎间盘扫描L3-L4、L4-L5、L5-S1椎间隙。

4. 扫描方式　步进式扫描。当前，随着CT技术的进步，64排CT的一次旋转Z轴覆盖长度已经达到40 mm，一般选择连续的螺旋容积扫描，后处理进行椎间盘重建和骨骼重建，一次扫描同时获得椎间盘、椎体的诊断信息。

5. 扫描参数　层厚和间距根据检查部位而定。颈、胸椎椎间盘层厚、层距2 ～ 3 mm；腰椎椎间盘层厚、层距3 ～ 5 mm。FOV ≤ 32 cm。曝射参数：120 kV，150 mA。矩阵：512 × 512。

6. 增强扫描　一般不做增强扫描，椎间盘突出术后复发和瘢痕的鉴别者可做增强扫描。怀疑椎间盘病变造成脊髓病变或损伤时可做CT脊髓造影检查。

增强扫描使用高压注射器，经四肢浅静脉注射浓度为300 ～ 370 mgI/ml非离子型水溶性碘对比剂80 ～ 100 ml，速度2 ～ 4 ml/s。对比剂注射后，延迟50 ～ 70 s开始扫描。扫描程序、参数和平扫相同。部分病例可根据需要在增强后5 min增加延迟扫描。

7. 图像显示　见图2-2-5。

8. 摄片方法

(1) 选择软组织窗（窗位：35 ～ 50 HU，窗宽：300 ～ 400 HU）和骨窗（窗位：200 ～ 350 HU，窗宽：1 500 ～ 2 000 HU）顺序观察扫描图像。

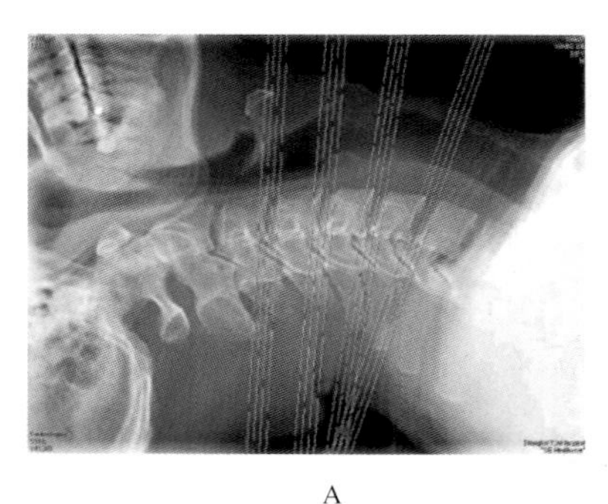

A

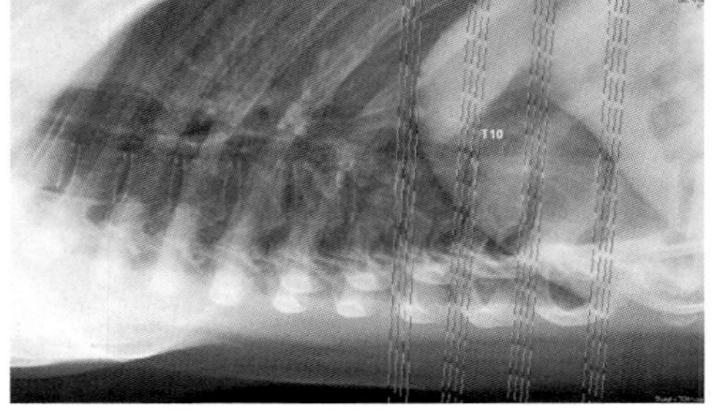

B

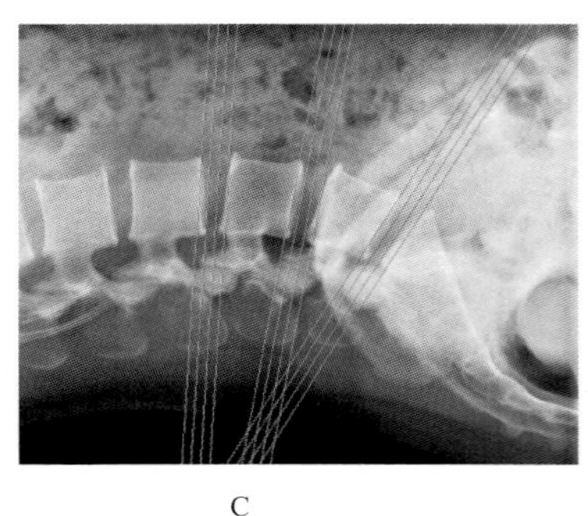

C

图2-2-4　脊柱椎间盘横断面CT扫描定位像

扫描线与各段椎间盘平行。A、B. 颈椎间盘和胸椎间盘层厚、间距为3 mm。C. 腰椎间盘层厚、间距为4 mm

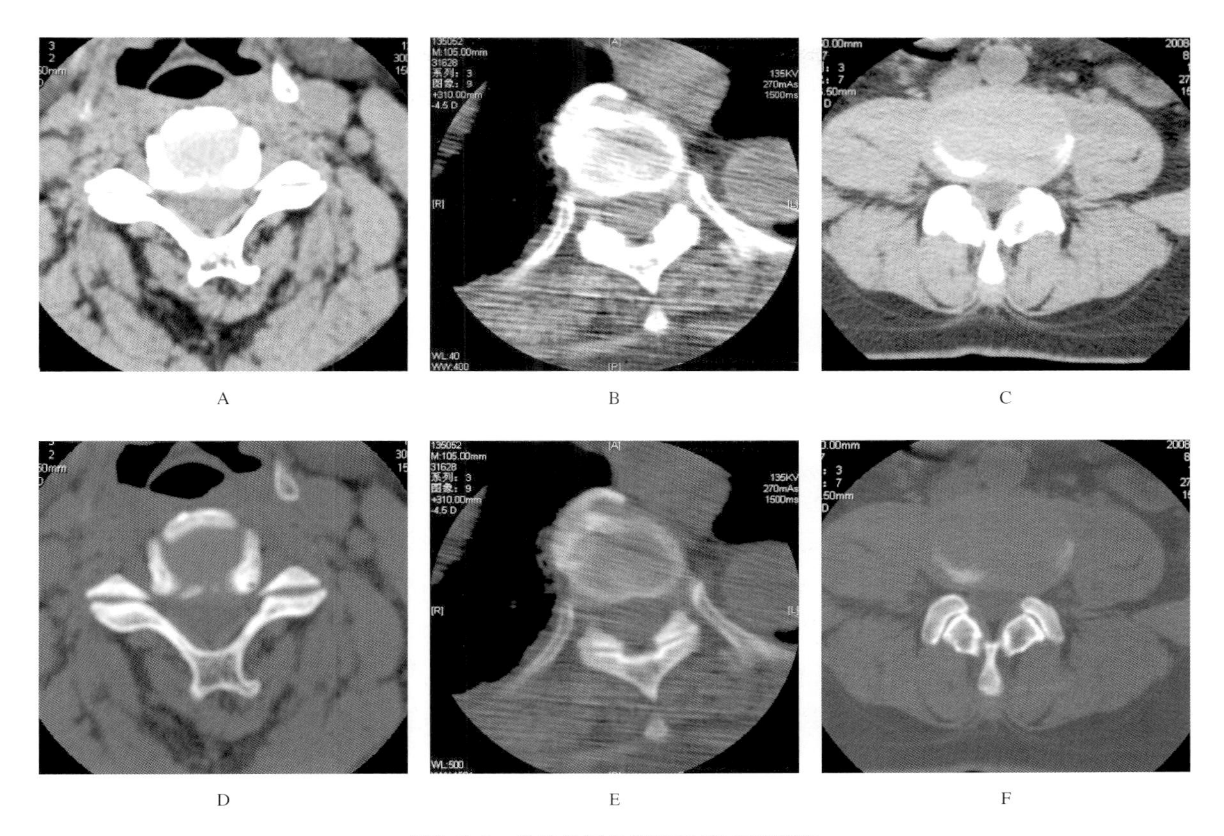

图2-2-5 脊柱椎间盘横断面CT扫描图像

A ～ C. 颈椎、胸椎和腰椎间盘横断扫描软组织窗。D ～ F. 骨窗图像

(2) 病变区域局部放大。

(3) 病灶区测量CT值，以提供定性参数。

(4) 根据需要做图像重组（图2-2-6）。

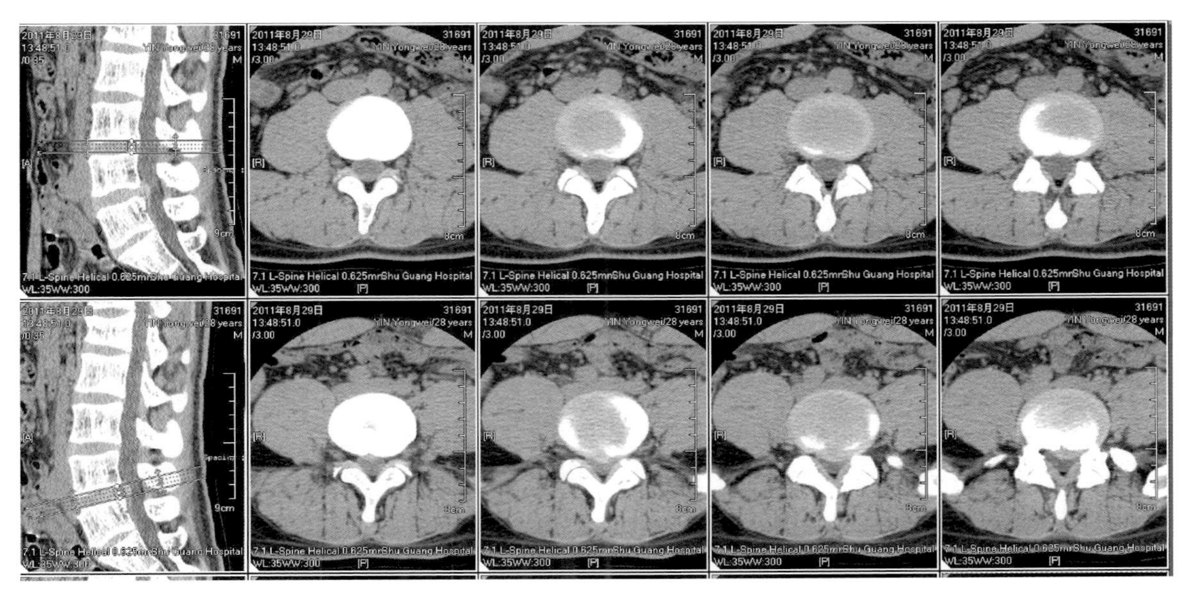

图2-2-6 螺旋CT扫描获得容积数据后，进行横断面椎间盘影像重组

第三节
脊柱磁共振成像技术

MRI是继CT和其他成像方法之后，又一个临床诊断领域中的重大突破。CT虽对脊柱病变的诊断具有独特价值，但也有产生骨伪影、组织分辨力低等缺点，对椎管内病变的诊断价值有限。MRI具有组织分辨力高、任意断面成像、无骨伪影且无电离辐射等优点，能良好地显示椎骨、脊髓及韧带组织等结构，已经成为脊柱脊髓及外周神经最重要的检查手段。

由于其特殊的成像方法，各种新的成像技术不断涌现，如：MR扩散加权成像（diffusion weighted imaging，DWI）可用于鉴别脊柱的良恶性病变，其扩展序列背景抑制扩散加权成像（diffusion weighted imaging with background suppression，DWIBS）还可用于外周神经的成像。磁共振波谱（MR spectroscopy，MRS）可以观察肿瘤治疗前后化学和代谢的变化，现已广泛应用于各种肿瘤和非肿瘤性病变。MRI在脊柱、脊髓病变的诊治中起到越来越重要的作用。

一、磁共振成像特点

（一）基本原理

在外加磁场（静磁场）的作用下，人体组织内的质子沿磁场方向定向排列，然后施加与质子进动频率相应的射频脉冲，产生一个激励场，使低能态的质子吸收能量跃迁到高能态，随之射频脉冲消失，质子释放能量，从高能态返回低能态。通过记录质子从高能态进入低能态过程中释放的能量来成像。这种能量状态的转换称为弛豫，反映的是组织的内在物理特性。

MRI图像是数字化图像，是重建的灰阶图像，亦具有窗技术显示和能够进行各种图像后处理的特点。然而，与CT不同的是，MRI图像上的灰度并非表示组织和病变的密度，而是代表它们的MRI信号强度，反映的是弛豫时间长短。即有反映T1弛豫时间的T1值、反映T2弛豫时间的T2值和反映质子密度的参数。MRI图像若主要反映的是组织间T1值差别，为T1加权像（T1 weighted imaging，T1WI）；如主要反映的是组织间T2值差别，为T2加权像（T2 weighted imaging，T2WI）；如主要反映的是组织间质子密度的差别，为质子密度加权像（proton density weighted imaging，PDWI）。

MRI图像的另一个特点是能够多种序列成像。最常应用的是经典的自旋回波（spin echo，SE）序列和快速自旋回波（turbo SE，TSE；fast SE，FSE）序列，其他成像序列如梯度回波（gradient echo，GRE）序列、反转恢复（inversion recovery，IR）序列和平面回波成像（echo planar imaging，EPI）等亦经常应用。在这些成像序列中，改变成像参数，可获得更多的成像序列和产生更多的成像技术，而同一组织或病变在不同成像序列或成像技术上可具有不同的信号强度，以此来进行病变的诊断。

（二）适应证与禁忌证

1. 适应证（脊柱外科领域）

(1) 脊柱退行性变：包括椎间盘突出、膨出、变性，椎管狭窄，脊椎滑脱等。

(2) 脊柱外伤：尤其是脊椎骨折伴有脊髓损伤。

(3) 椎管肿瘤：包括脊髓内、脊髓外、硬膜下、硬膜外肿瘤。

(4) 脊柱原发或转移性肿瘤。

(5) 脊柱先天性发育畸形或脊髓血管畸形：包括脊柱裂、脊膜膨出、脊髓脊膜膨出等。

(6) 脊柱感染性病变：包括脊柱结核、化脓性脊柱炎、脊髓炎等。

(7) 获得性代谢性和变性脊髓疾病：如多发性硬化等。

(8) 脊柱手术后随访观察。

2. 禁忌证

(1) 心脏起搏器、神经刺激器植入者。

(2) 体内有铁磁性金属异物，尤其是眶内或重要脏器旁，是绝对禁忌证。

(3) 体内有铁磁性金属内植物，如动脉夹、金属假体、部分心血管支架等，是绝对禁忌证。非铁磁性、弱铁磁性金属内植物，如钛合金脊柱螺钉和钛板、钛合金心血管支架等，需要参照产品说明书，并注意其标注的所适应磁场强度。

(4) 高热、急性鼓膜穿孔患者、需要生命体征监护的危重患者是相对禁忌证，大部分监护仪及急救装置不能进入磁场内。

(5) 有幽闭恐惧症或精神过度紧张，不能完成检查者。

(6) 无自控力或用镇静剂后仍无法配合者。

(7) 早期妊娠（3个月内）的妇女不建议行MRI检查。

(8) MRI对比剂过敏，或肾功能低下禁忌MRI增强检查。

（三）检查前准备

(1) 呼吸准备：受检者平静均匀呼吸，扫描时不要求屏气。

(2) 受检者在进入MRI机房前必须除去身上所有的金属物品，包括可脱卸的假牙及磁卡、手表、眼镜、钱币等物品。脱去外衣，换上干净的检查服。

(3) 心理准备：为了让受检者放松，配合检查，减少幽闭恐惧症的发生，需向受检者说明检查时机器发出较大的声音是正常现象，而且不同检查方法的声音会变化，让受检者不必紧张，不要移动身体。一旦发生幽闭恐惧症应立即停止检查，让受检者脱离现场。

(4) 对有必要进行MRI检查却难以配合者，可请麻醉科或相关临床科室医师进行药物镇静，成人多为肌注或静脉注射地西泮，婴幼儿常用水合氯醛灌肠或口服。

(5) 造影准备：需要确定对比剂注入通道，根据有无腔静脉阻塞以及检查目的等而有所不同，一般可在前臂预置静脉通道，以便增强方案的实施。

(6) 为受检者佩戴耳塞，保护听力。

二、脊柱MR常规成像技术

1. 线圈　颈、胸、腰椎联合相控阵线圈简称CTL线圈（图2-3-1），颈椎扫描可用头颈联合相控阵线圈（图2-3-2）。

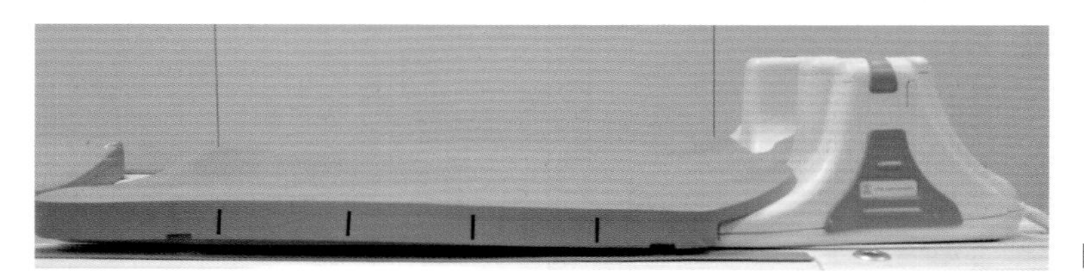

图2-3-1　CTL线圈

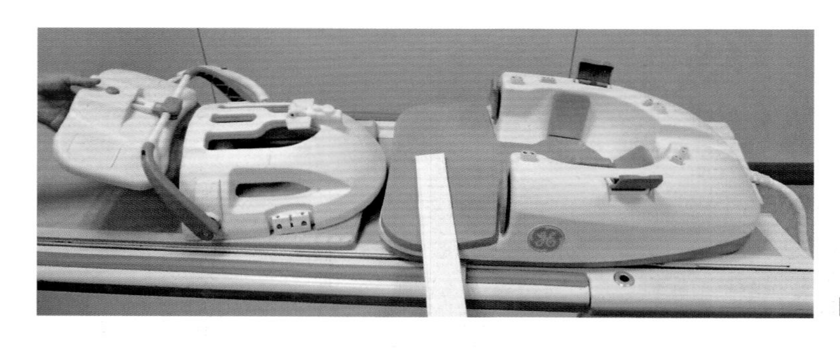

图2-3-2　头颈联合相控阵线圈

2. 体位、采集范围　肩部紧贴线圈，左右居中，仰卧位，头先进。定位采集范围根据临床需求和病变位置而定，或分段成像，或全脊柱成像。

3. 常规成像方位，相关脉冲序列及其参数

(1) 基本图像：包括矢状面T1W、T2W成像；横断面和（或）冠状面T1W、T2W成像。推荐组合：矢状面SE-T1WI、TSE-T2WI和横断面TSE-T2WI。常规采用SE-T1WI、TSE或GRE-T2WI序列成像；疑有椎体或周围软组织病变时，应加扫T2WI脂肪抑制像。可选用预饱和、外周门控、流动补偿、去相位包裹等功能提高图像质量。

(2) 定位成像：采用快速扫描序列采集定位像。颈椎定位中心位于下颌下缘（图2-3-3A、B）；胸椎定位中心位于胸骨角（图2-3-3C、D）；腰椎定位中心位于脐上两指（图2-3-3E、F）。

(3) 矢状面成像：以冠状面图像定位，常规在体轴方向上与中线平行（图2-3-4）；相位编码方向设置为上下方向，主要原因是：① 减少脑脊液搏动伪影。② 减少吞咽运动伪影。③ 增加前后方向的空间分辨力。

(4) 横断面成像：以矢状面图像定位，设定扫描层数、采集矩阵；如检查椎骨，各段扫描线在矢状面上与脊柱长轴垂直，且连续扫描；如检查椎间盘，扫描线平行于椎间隙，各椎间隙分别扫描（图2-3-5）。颈椎扫描相位编码方向设置为前后方向，以避免颈部大血管的搏动伪影重叠于椎体上。胸、腰椎扫描相位编码方向设置为左右方向，以避免呼吸运动伪影及大血管的搏动伪影重叠于椎体上。

(5) 冠状面成像：以矢状面图像定位，设定扫描层数、采集矩阵，各段扫描线在矢状面上与脊柱平行。相位编码方向设置为上下方向，原因是：① 减少脑脊液搏动伪影。② 减少吞咽运动伪影。③ 增加前后方向的空间分辨力（图2-3-6）。

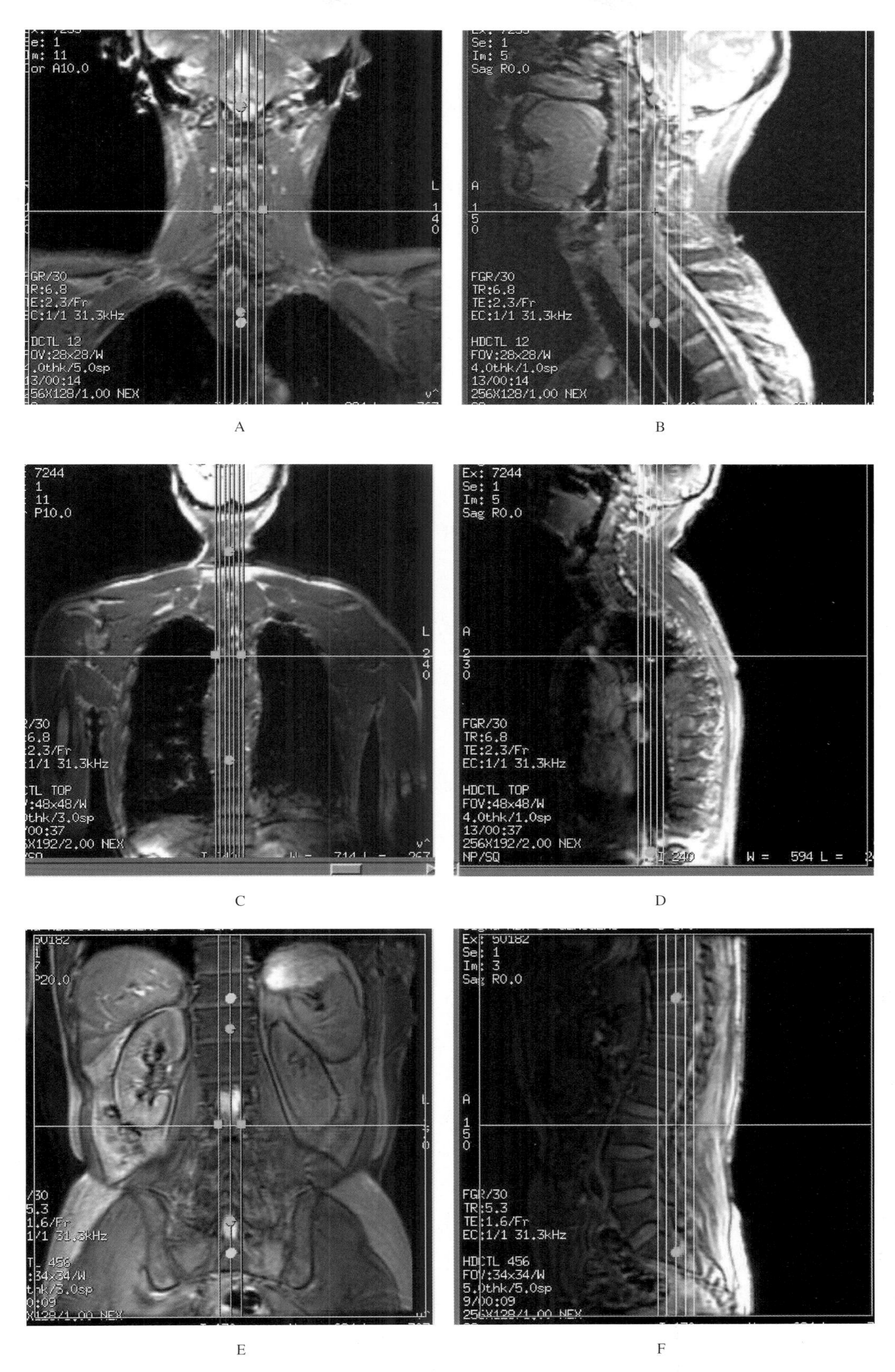

图2-3-3　颈椎、胸椎、腰椎扫描定位图

A、B. 颈椎。C、D. 胸椎。E、F. 腰椎

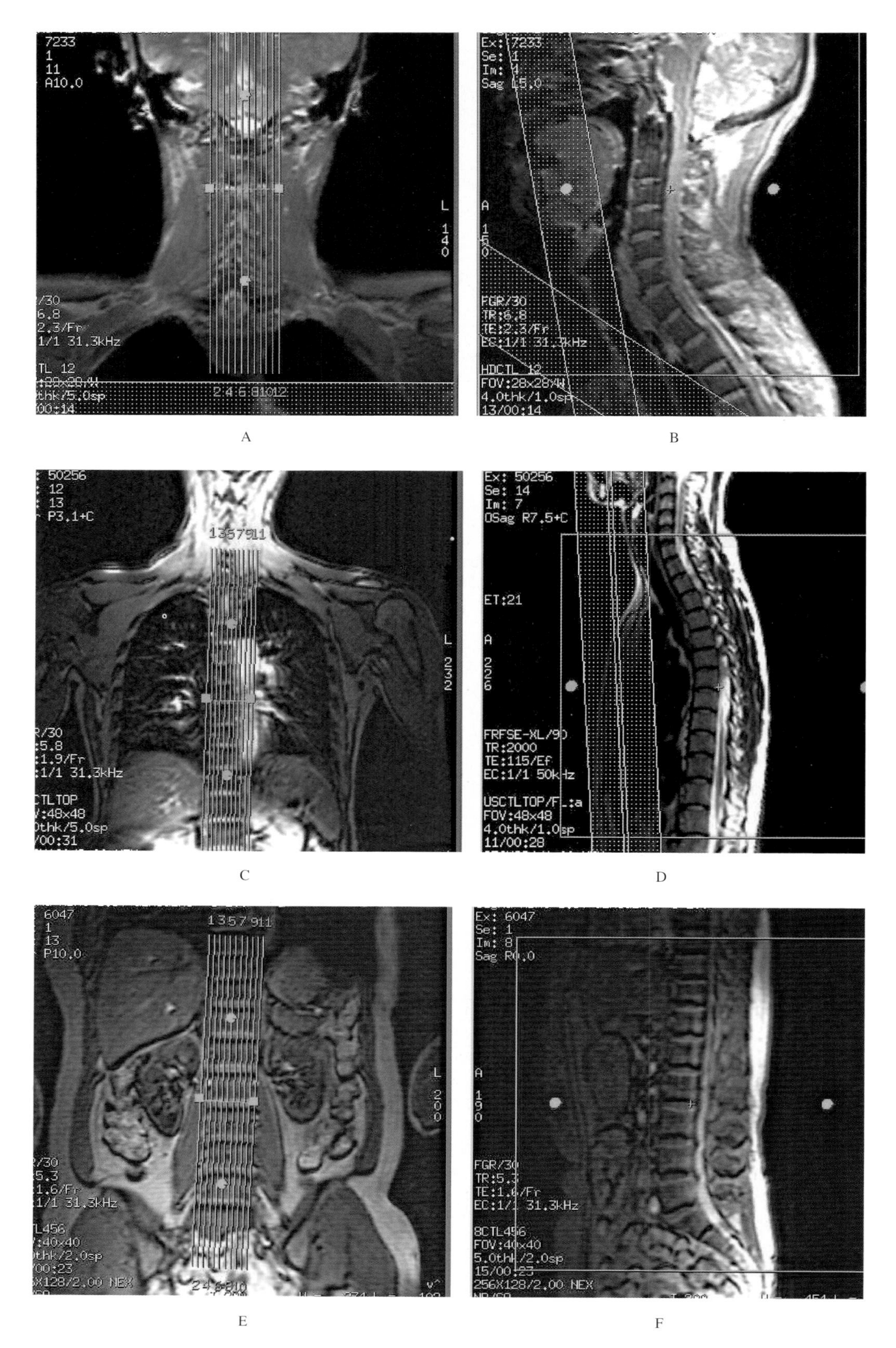

图2-3-4 颈椎、胸椎、腰椎矢状位定位图

A、B. 颈椎。C、D. 胸椎。E、F. 腰椎

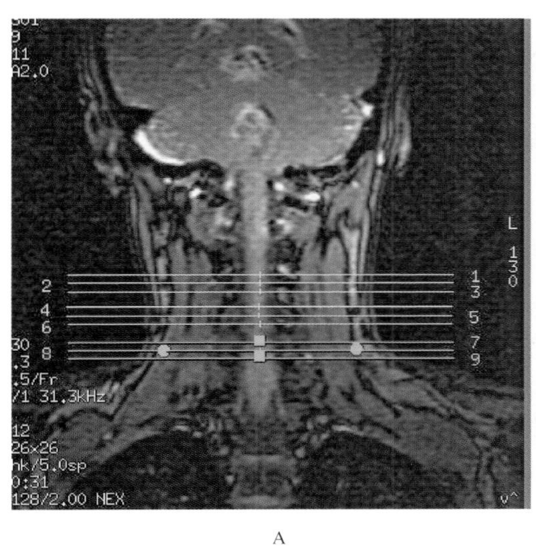

A

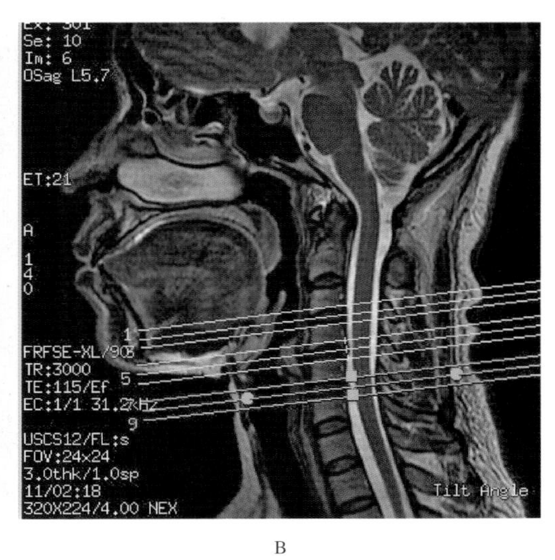

B

C

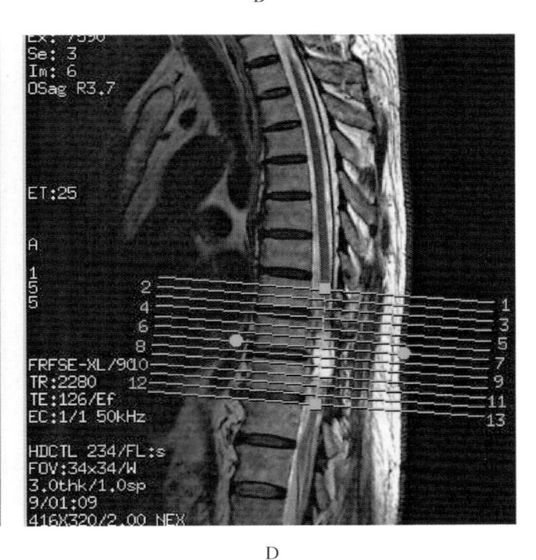

D

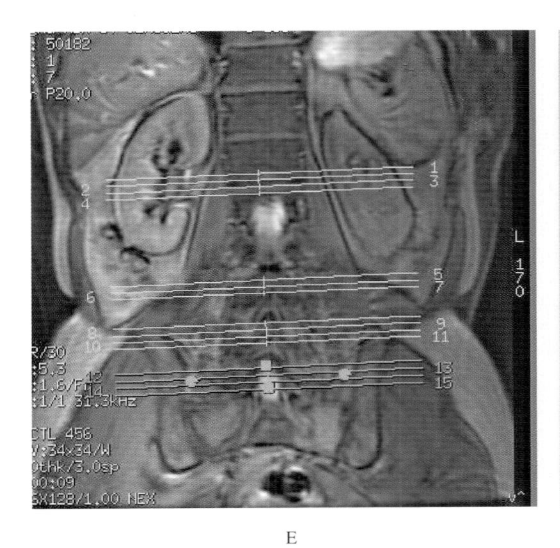

E

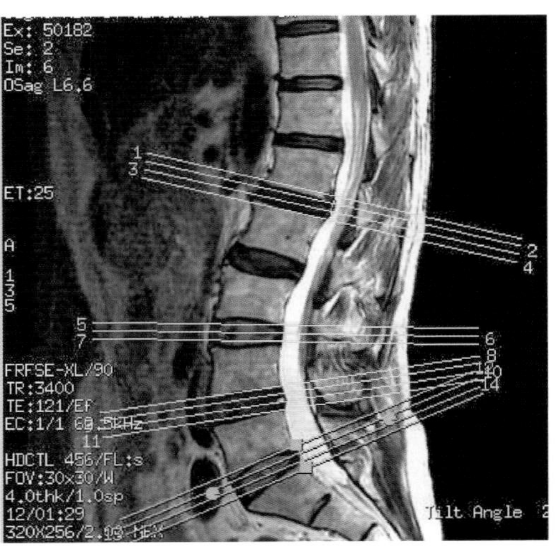

F

图2-3-5 颈椎、胸椎、腰椎轴位定位图

A、B. 颈椎。C、D. 胸椎。E、F. 腰椎

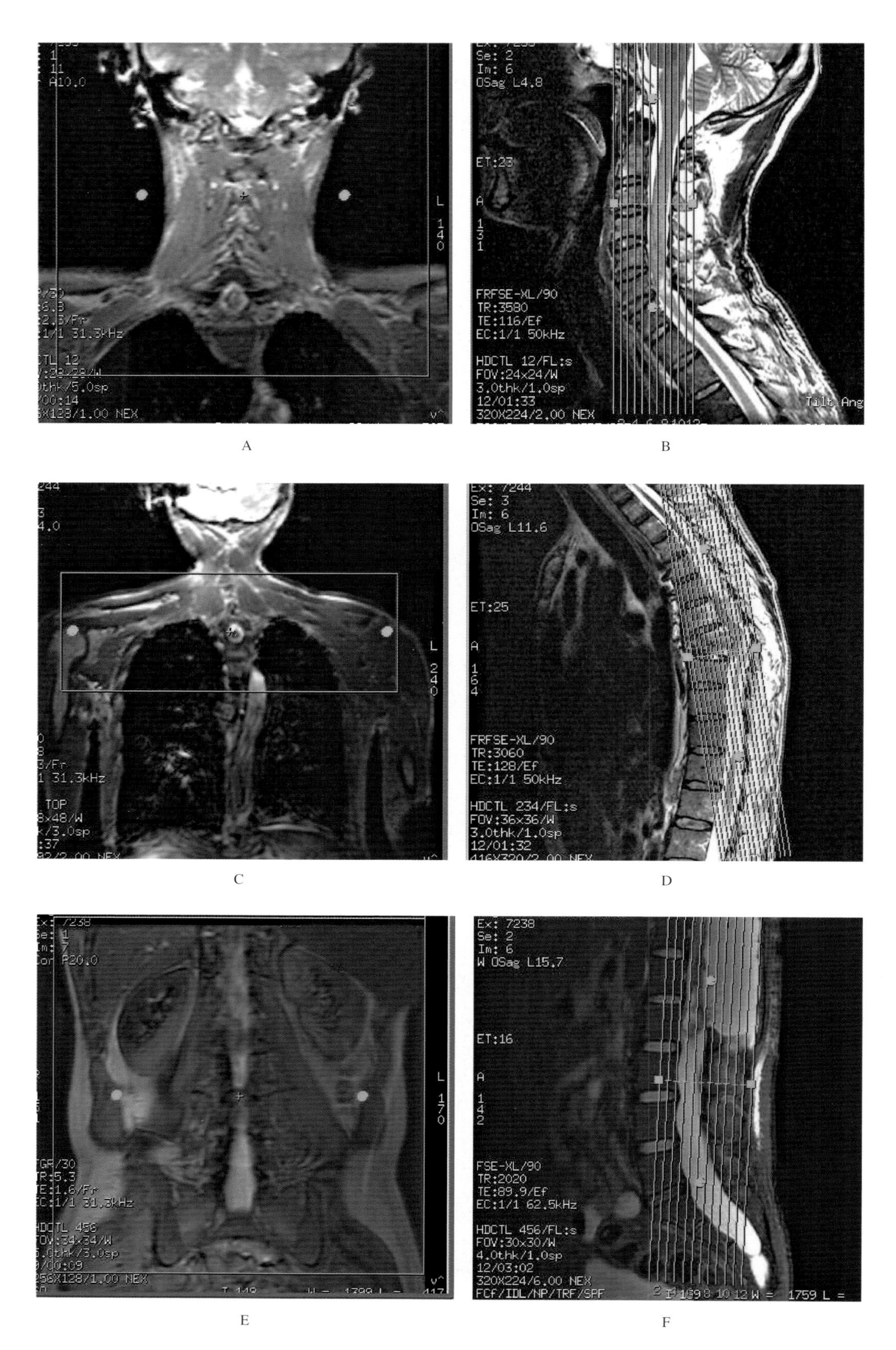

图2-3-6　颈椎、胸椎、腰椎冠状位定位图

A、B. 颈椎。C、D. 胸椎。E、F. 腰椎

(6) 增强扫描：采用快速手推方式或高压注射器注射顺磁性对比剂（常用Gd-DTPA）10 ～ 15 ml（0.2 ml/kg），注射完后即开始增强扫描，常规扫矢状位、横断位和冠状位T1WI，成像序列、扫描层面与增强前T1WI序列相似，加脂肪抑制。部分病例可根据需要加增强后5 min延迟扫描。对一些肿块或结节性病变的鉴别诊断可以采用动态增强扫描。

(7) 参数

1) FOV/R-FOV：矢状面、冠状面250 ～ 320 mm/100%，横断面150 ～ 180 mm/100%。

2) 采集矩阵/重建矩阵：256 × 192/512 × 256。

3) NSA：2 ～ 4次。

4) 层厚/gap：矢状面、冠状面3 ～ 4 mm/0 ～ 0.5 mm；扫描椎体的横断面5 ～ 8 mm/0 ～ 1.5 mm，扫描椎间盘的横断面3 ～ 4 mm/0 ～ 0.5 mm。

5) 层数：11 ～ 24层（T1WI/T2WI保持一致），矢状面、冠状面包括椎骨及前后或左右数个层面；横断面包括整个病变范围及上下数个层面。

6) 相关时间参数：① SE-T1WI：TR = 440 ～ 500 ms，TE = 10 ～ 15 ms。② TSE-T2WI：TR = 3 000 ～ 4 000 ms，TE = 100 ～ 120 ms，ETL：16 ～ 32。③ FLAIR-T1WI：TR = 2 000 ms，TE = 20 ms，TI = 780 ～ 800 ms。④ STIR-T2WI：TR = 3 000 ms，TE = 42 ms，TI = 100 ～ 120 ms。⑤ FGRE-T2WI：TR = 50 ～ 60 ms，TE = 3.1 ms，TL = 20°。

4. 其他注意事项

(1) 脊柱骨转移需做矢状位T2WI加脂肪抑制技术或梯度回波脉冲序列。

(2) 炎性病变T2WI要用脂肪抑制技术，并需做增强扫描确诊。

(3) 如病灶T1WI表现为高信号，需加做脂肪抑制序列。

(4) 脊柱外伤病例需加做脂肪抑制序列。

(5) 遇T1WI高信号病灶及肿瘤占位性病例，需于增强前做T1WI脂肪抑制序列。

(6) 增强扫描要做矢状位、横断位和（或）冠状位扫描，并且至少有一个方位加脂肪抑制序列。

5. 图像示例

(1) 颈椎（图2-3-7）。

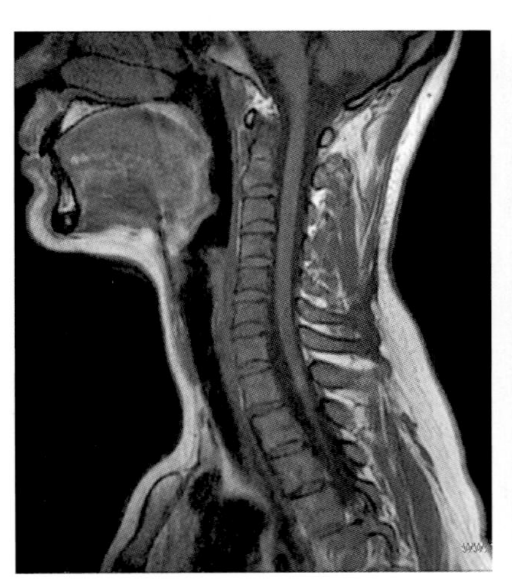
A

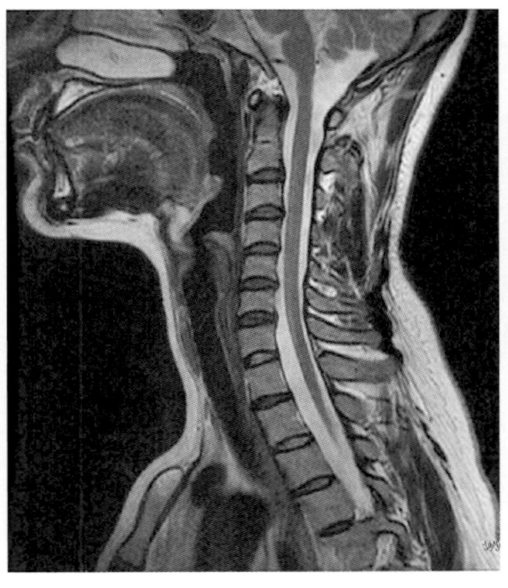
B

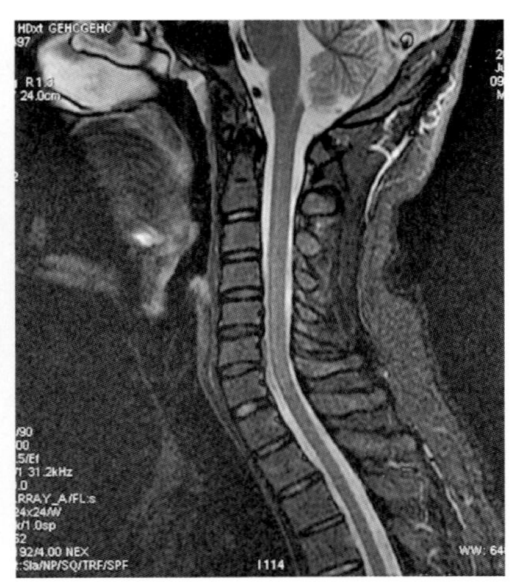
C

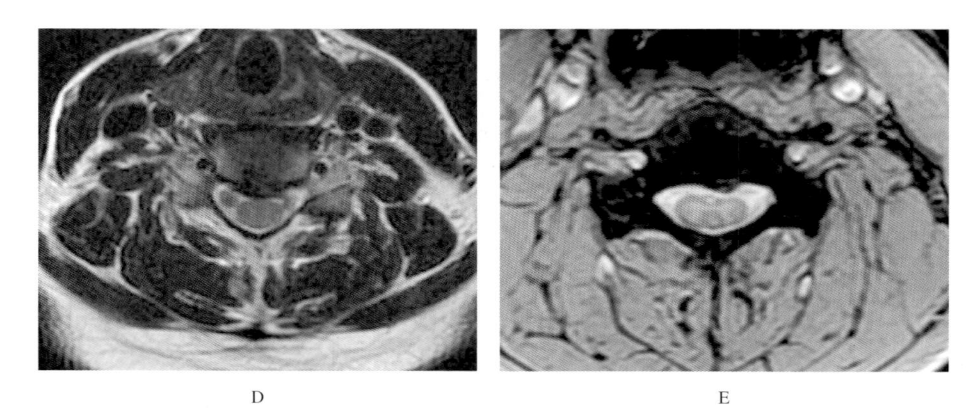

D E

图2-3-7 **颈椎图像示例**

A. T1WI矢状面。B. T2WI矢状面。C. T2WI矢状面脂肪抑制序列。D. T2WI横断面。E. 梯度回波横断面MERGE图像，脊髓灰白质对比清晰，无脑脊液流空效应

(2) 胸椎 (图2-3-8)。

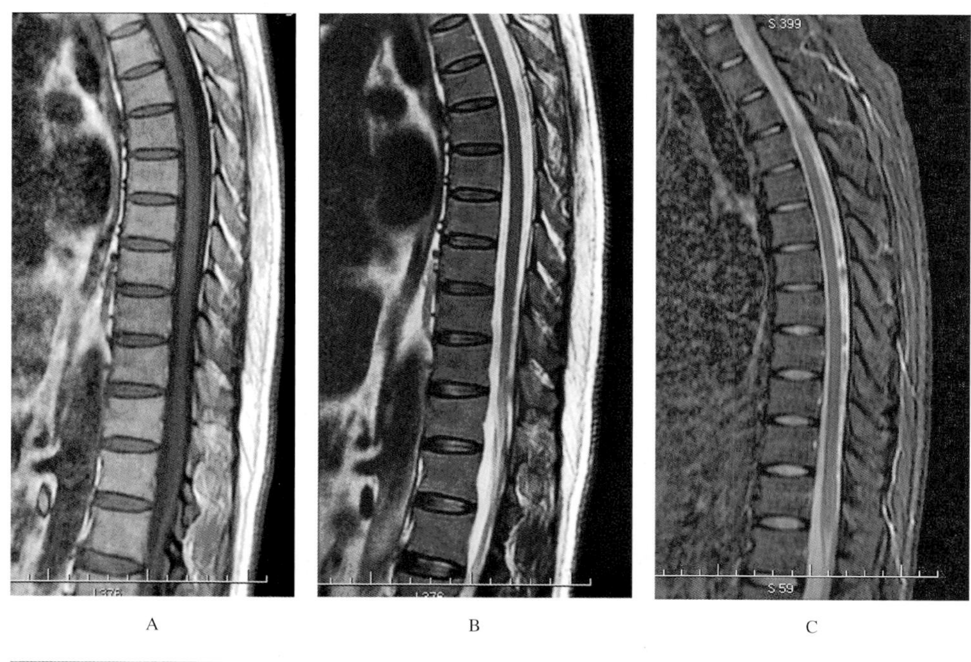

A B C

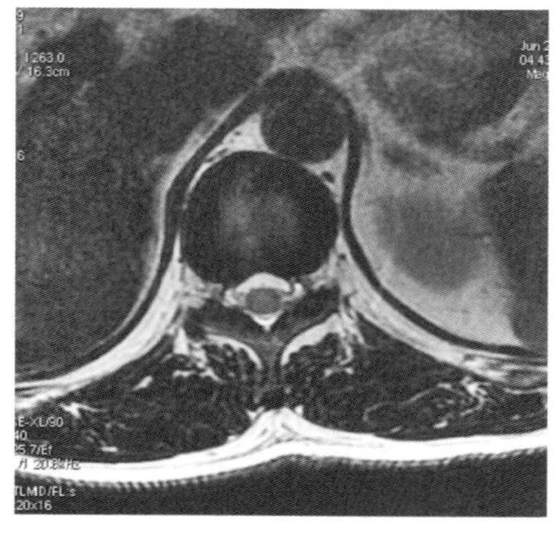

D

图2-3-8 **胸椎图像示例**

A. T1WI矢状面。B. T2WI矢状面。C. T2WI矢状面脂肪抑制序列。D. T2WI横断面

(3) 腰椎 (图2–3–9) 。

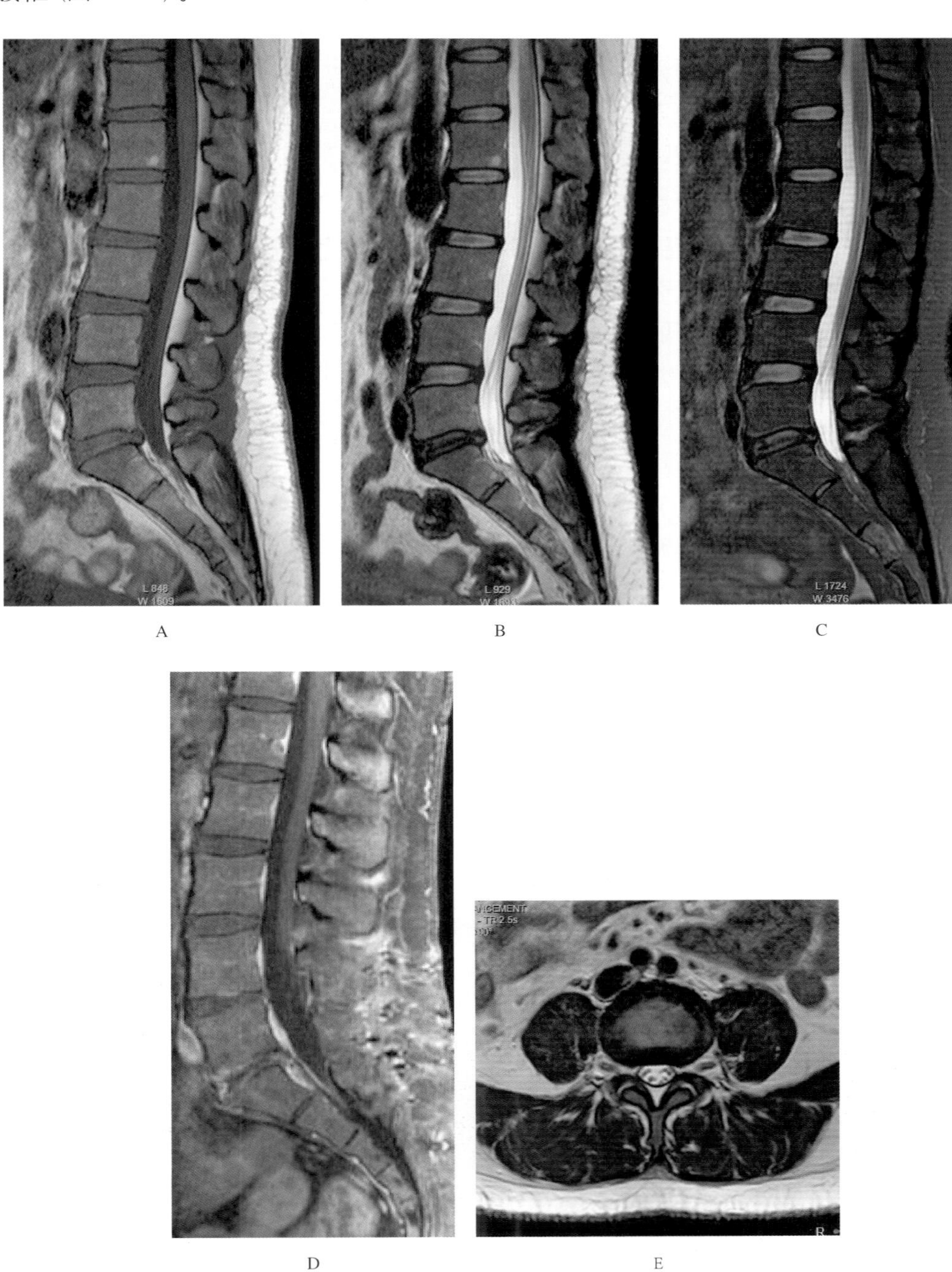

图2–3–9　腰椎图像示例

A. T1WI矢状面。B. T2WI矢状面。C. T2WI矢状面脂肪抑制序列。D. T1WI矢状面脂肪抑制增强序列。E. T2WI横断面

6. 摄片方法

(1) 按顺序拍摄各个成像序列和定位片的图像。

(2) 对于同方位平面、不同成像序列图像应对应放置。例如：矢状位T1WI与矢状位T2WI，矢状位T2WI与矢状位T2WI脂肪抑制序列。

三、脊柱MR特殊成像技术

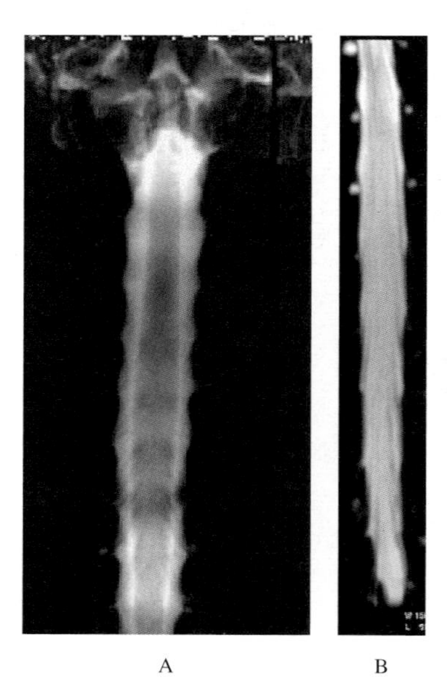

A B

图2-3-10 MRM
A. 颈段椎管。B. 腰段椎管

(一) 椎管水成像

MR脊髓成像或MR椎管造影(MR myelography, MRM)又称椎管水成像,采用重T2加权快速自旋回波序列加脂肪抑制技术,获得在暗背景下含液解剖结构呈亮白高信号的特点。MRM呈现脊髓蛛网膜下腔脑脊液影像成像类似椎管造影效果(图2-3-10),MRM有助于显示神经根出硬脊膜囊时的形态、与脊髓圆锥相连接的状态和与马尾空间的解剖关系;可以提供椎间盘、骨赘与神经根轴、马尾之间的解剖关系,与MRI结合目前已经基本替代脊髓碘造影。主要适应证包括:椎管内肿瘤、椎管畸形、脊神经鞘袖病变、脊柱退行性病变、脊柱外伤等。

目前用于MRM的序列有:三维True FISP序列、二维或三维TSE序列、二维或三维单次激发TSE序列。

(二) 脊神经成像

通常把周围神经的磁共振成像称为磁共振神经成像(magnetic resonance neurography, MRN)。随着MRI硬件和成像新技术的进展,MRN已经越来越多地应用于临床常规检查。它是一种选择性显示组织(神经)的MRI技术,可以直接显示及评估周围神经精细的形态学特征,如神经束内部结构、信号强度变化和神经直径粗细,以及与邻近间隙占位性病变、局灶性纤维化/增厚的筋膜及腱膜与神经的关系。这项技术可概括地分为两类:基于T2WI成像的序列和基于弥散成像的序列(图2-3-11)。前者显示解剖和病变的图像清晰、适用范围广、操作简单、重复性好,临床应用较多,后者可以量化神经信号,并具有潜在的功能成像的能力,目前还处于试验和可行性研究阶段。

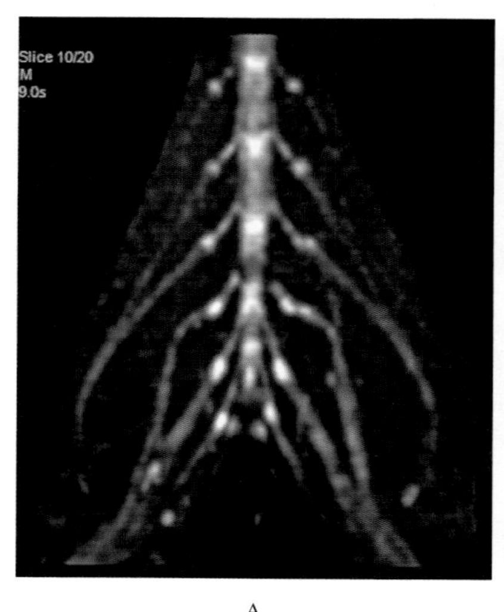

A

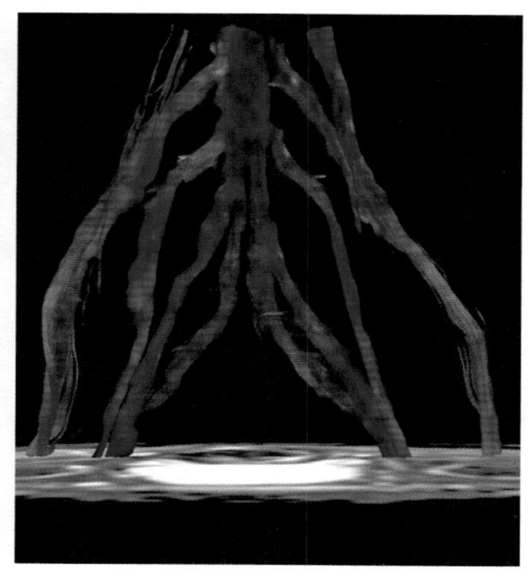

B

图2-3-11 弥散加权类序列显示的腰骶丛全貌
A. 背景抑制弥散加权成像(DWIBS)经MIP处理显示的腰骶丛神经。B. 弥散张量成像经纤维示踪处理显示的腰骶丛神经

腰骶丛（lumbosacral plexus，LS）神经可受多种病理因素影响而发生腰骶丛病，这是一种严重并常致残的并发症，其治疗方案在一定程度上视病因不同而异。由于腰骶丛位置较深，使电诊法的检查作用有限。这种能直接显示腰骶丛神经及其分支的MRN技术对腰骶丛病变的评估是非常有价值的（图2–3–12、图2–3–13）。

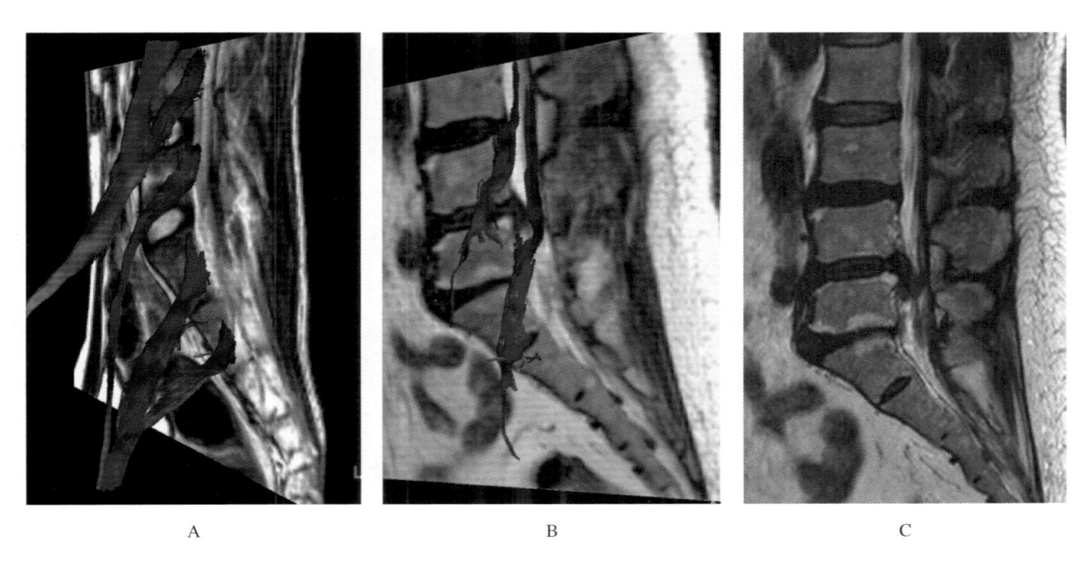

图2–3–12　DTT与矢状位T2WI融合显示左侧L4脊神经受到突出椎间盘的压迫
A. 腰骶丛神经弥散张量成像纤维示踪与腰骶椎T2WI图融合。B. 融合图直观显示左侧L4有神经受到突出椎间盘的压迫。C. 腰椎矢状位T2WI

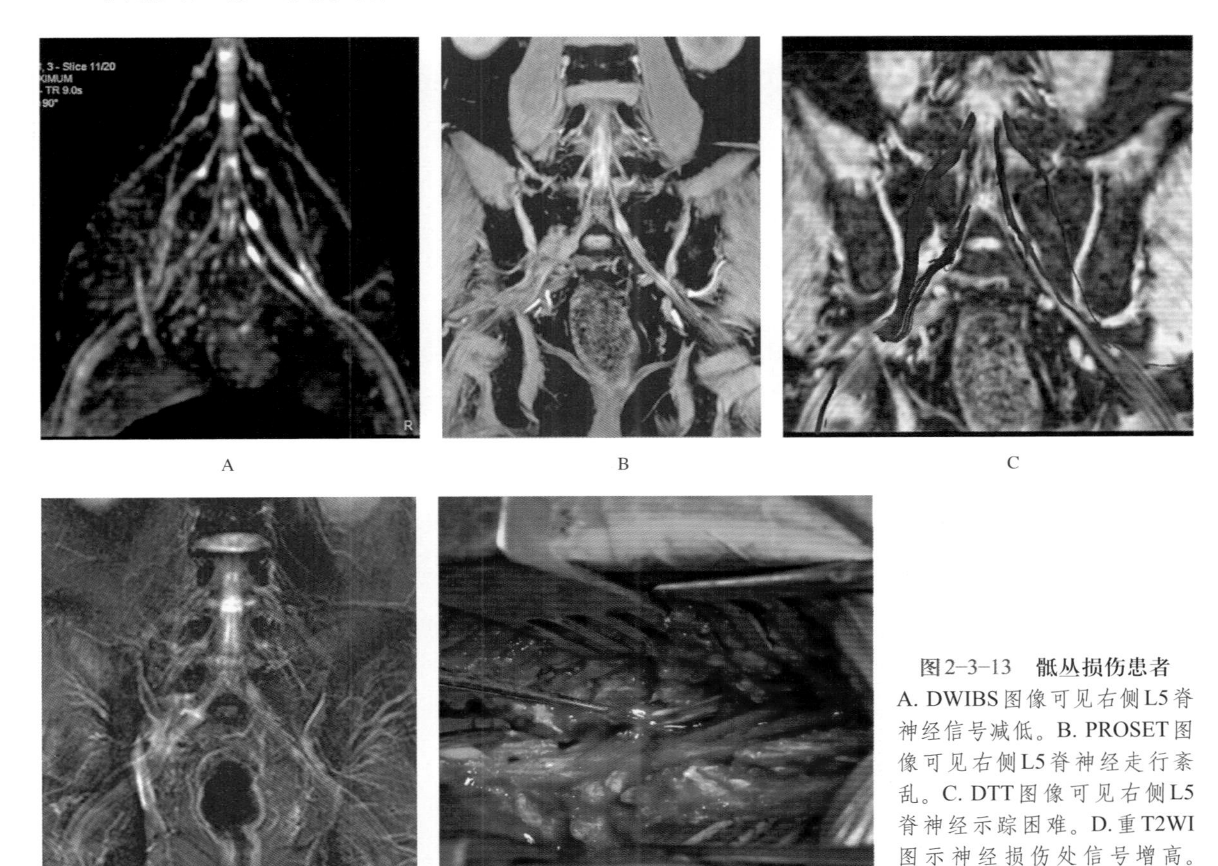

图2–3–13　骶丛损伤患者
A. DWIBS图像可见右侧L5脊神经信号减低。B. PROSET图像可见右侧L5脊神经走行紊乱。C. DTT图像可见右侧L5脊神经示踪困难。D. 重T2WI图示神经损伤处信号增高。E. 术中所见L5脊神经损伤

第四节
脊柱数字化图像的可视化处理

随着相关科学技术的发展，一种建立在计算机体视化 (volume visualization) 技术基础之上的三维医学影像得到广泛应用。计算机体视化技术是从可视化 (visualization) 技术发展而来的。顾名思义，“可视化”，即指原先不能直接反映在人们视觉中的事物或现象成为直观可见的图像，换言之，即把数据变换成易于被人类接受和理解的图像形式。迄今，医学图像的可视化处理是信息传达的最有效手段之一。

医学图像三维可视化技术本身则主要包括三维重组绘制预处理技术和重组技术。前者包括改善图像画质、分割标注、匹配融合等；后者则主要包括：① 多平面重组 (multi-planar reformation, MPR)。② 曲面重组 (curve planar reformation, CPR)。③ 投影技术 [包括最大密度投影 (maximum intensity projection, MIP)，最小密度投影 (minimum intensity projection, MinIP)，和平均密度投影 (average intensity projection, AIP)]。④ 表面遮盖法 (surface shaded display, SSD)。⑤ 仿真内镜重建术 [(virtual endoscopy, VE)，又称腔内重建术 (internal 3D reconstruction)]。⑥ 容积再现技术 (volume rendering technique, VRT)。分别介绍如下。

一、多平面重组 (MPR)

(一) 基本原理及特点

MPR是将扫描范围内所有的轴位图像叠加起来，再对某些标定的重组线所指定的组织进行冠状面、矢状面和其他任意角度斜面图像重组。MPR完全显示包含在重组平面内的所有像素，可准确显示重组平面内各组织的密度，虽为二维图像，但因操作简单，能多方位、多角度地显示复杂解剖结构及病变形态，并且密度分辨率高，所以是一种非常实用的技术。如图2-4-1所示，在横断面基础上进行矢状面及冠状面重组可以直观地显示主动脉夹层的范围。

MPR的优点为：① 简单快捷的断面显示。由于算法简单，运行速度快，易于做到实时显示。由于结果为断面图像，适合显示器官内部结构。② 能任意生成新的断层图像，而不用对患者再次扫描。③ 原图像的密度值被忠实保持到最终图像上，这样，在最终图像上能够测量信号值。例如在检查外周血管狭窄时，其他方法在处理过程中容易丢掉低密度的血管边缘，当血管较细时，会造成较多伪狭窄，而MPR则保持了低密度的血管边缘，以减少假阳性。

MPR的缺点为：① 由于产生的仅为断层图像，显示的结构必须位于同一平面内，实践中需三维显示的结构几乎都不在单一平面内，因此一次MPR处理不能显示该结构的全部。② 在弯曲的结构中，MPR处理会产生“伪狭窄”现象。

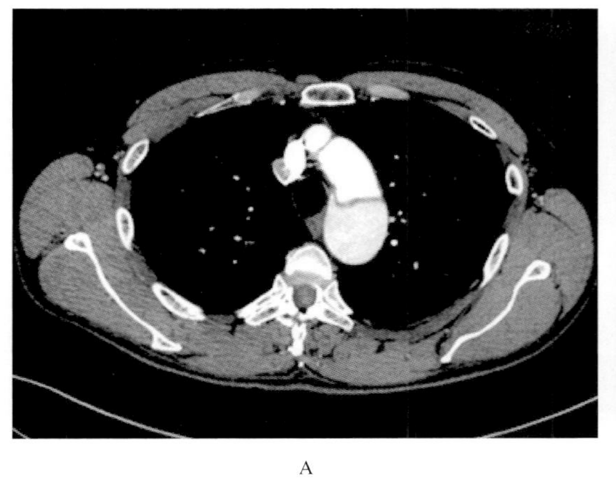
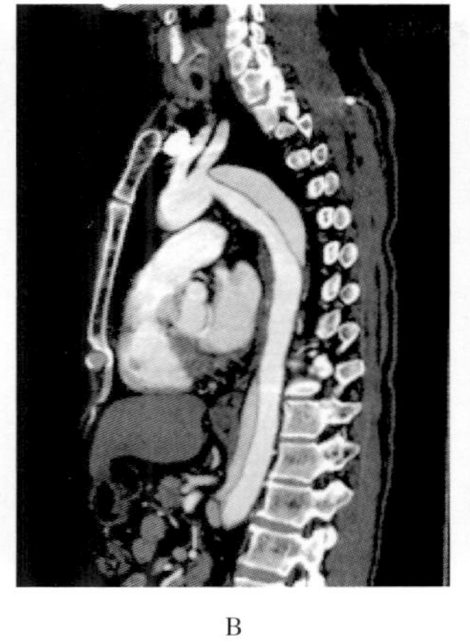
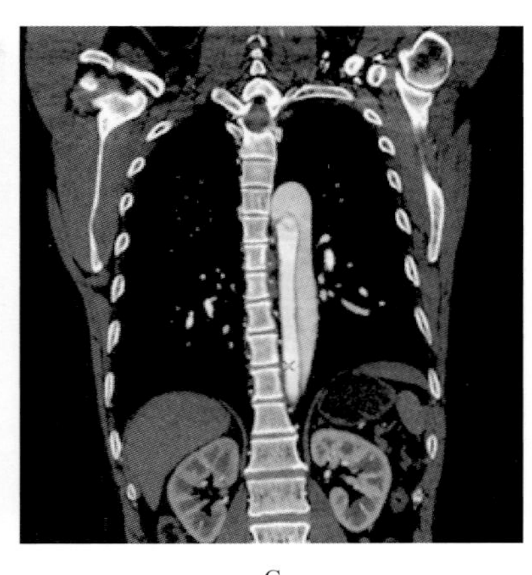

A　B　C

图2-4-1　多平面重组
A. 横断位。B. 矢状位。C. 冠状位

（二）临床应用

MPR是从原始横轴位图像获得人体相应组织器官任意层面的冠状、矢状、横断面和斜面二维图像的后处理方法（图2-4-2）。MPR特别适用于显示各个系统组织器官的形态学改变，尤其对判断复杂的脊柱解剖结构的病变性质、侵及范围、毗邻关系和小的骨折缝隙及骨折碎片有明显的优势。国外文献作者认为横轴位图像CT影像诊断为“金标准”。而多层螺旋CT薄层采集容积数据大大提高了沿身体长轴方向的分辨率。重建后的MPR图像具有各向同性的特点，即各方位不同层面的图像具有完全相同的空间分辨率和信号噪声比（简称“信噪比”），所以多层螺旋CT的MPR图像均可以作为CT图像诊断的“金标准”。但是，前提是采用薄层采集数据，选用适当的螺距，重叠重建，滤过重建函数（软组织或骨函数）和去除骨伪影的参数等。因脊柱扫描范围较大，大多医院采用小于1 mm的薄层采集，于颈椎与肩关节同一层面或有内固定金属支架时加大管电压和管电流，并在重建时选择去除骨伪影算法，行MPR重建能获得更加满意的图像。另外，由于可调整为任意角度，MPR保证重组平面与相应椎间盘保持平行，从而能很好地显示椎间盘突出情况，矢状位MPR可完整显示椎体的边缘轮廓及骨质情况，对椎体边缘的骨质增生均显示清晰，表现为骨皮质增生硬化。在腰椎骶化病例可很好显示腰骶假关节面情况。对椎体及附件骨折的观察更加全面。碎骨片对椎管的影响一目了然。对轻度压缩性骨裂、骨折亦能较好显示。在MPR图像上对椎管、椎体肿瘤的观察更加全面直观。有作者报道，MPR图像能很好地显示脊柱多发性骨髓瘤的骨质破坏，明显优于传统X线片。斜位MPR亦能很好地显示颈椎双侧椎间孔。对腰椎滑脱者可清楚显示滑脱的程度及有无椎弓峡部断裂和小关节病变。另外，MPR可清晰显示齿状突的形态位置、前后及双侧间隙，还可完整显示钙化的前、后纵韧带及项韧带，多方位MPR图像对椎管形态的观察更加直观。

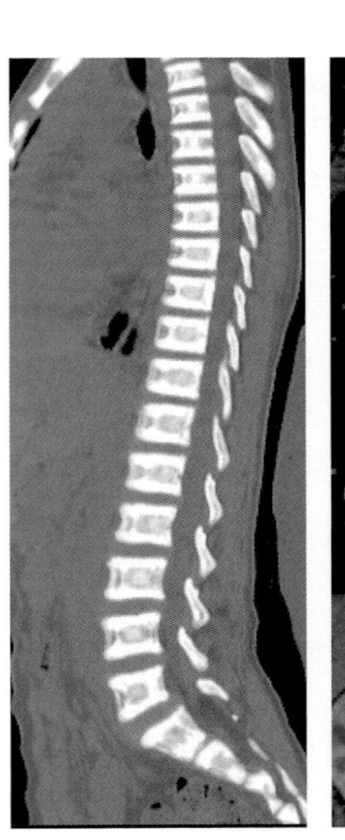
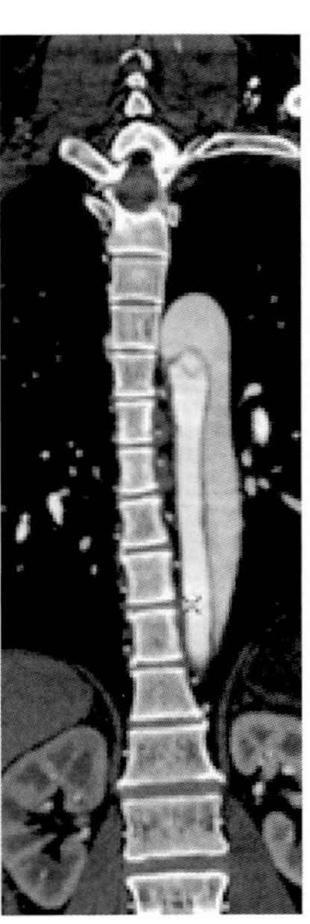

A　B

图2-4-2　脊柱MPR图像
A. 矢状位重组。B. 冠状位重组

二、曲面重组（CPR）

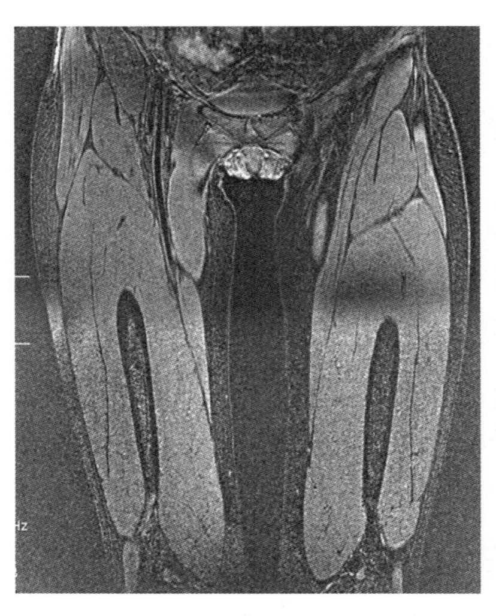

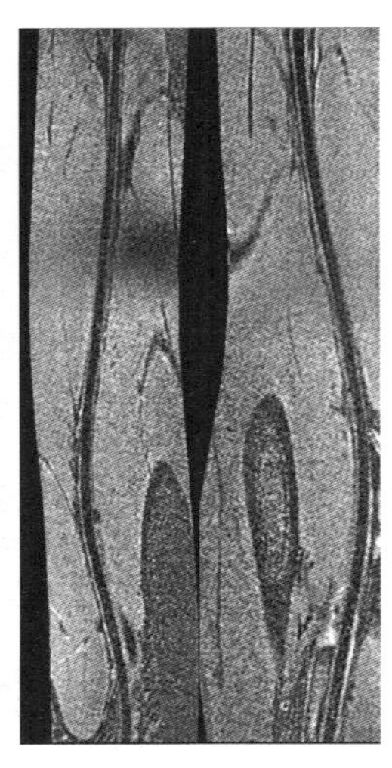

A B

图2-4-3　曲面重组显示股浅动脉全长
A. 股浅动脉冠状位图像。B. CPR图像

（一）基本原理及特点

类似于MPR，CPR则是一个单体素厚度断层，但它能显示一个连续纵断面，因为此显示平面曲线沿着兴趣结构。在横断面上，根据预览横断面图像观察，在兴趣结构上可以人为地设置若干参考点来创建中心线，通过纵向的断面，在曲面上显示组织结构。CPR适用于显示管状内部结构，如血管、气管以及肠腔等，如图2-4-3所示。此外，还适用于立即显示管腔的邻近结构或病变，如：不用任何数据编辑即能显示附壁血栓、外部或外生性肿瘤等。从CPR进一步发展成的中心线重组（medial axis reformation，MAR），在提取血管、气管等的树状中心线后，沿着中心线产生曲面截取容积数据并展开显示，使之能更准确地反映狭窄等病变或异常。

CPR除具备MPR的优点外，由于能在一幅图像里展开显示弯曲图像的全长，所以能够测量出弯曲物体的真实长度，有助于显示病变的范围。

CPR的缺点为：① 仅产生断层图像，难以表达复杂的空间结构。② 高度依赖于曲线的精确度。位置不精确或设置定位点的数目不够，可导致曲线“脱离”兴趣结构，产生“伪狭窄”假象（图2-4-4）。③ 由于单一曲线不能充分显示偏心结构的病变，因此，操作时应该产生相互垂直的两条曲线以提供更完整的偏心病灶的显示，特别是狭窄。

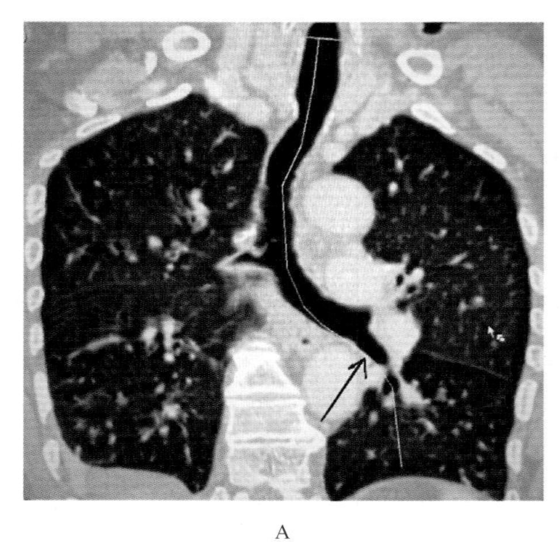

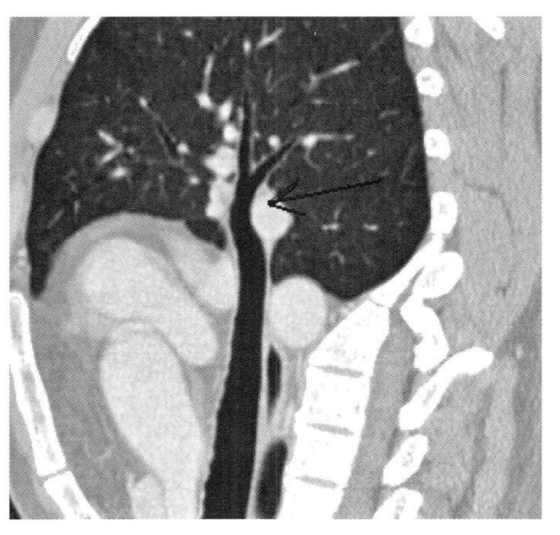

A B

图2-4-4　曲面重建位置与效果
A. 定位不精确导致曲线“脱离”兴趣结构。B. 产生“伪狭窄”假象

（二）临床应用

CPR是一种特殊的多平面重组方式。由于颈、胸、腰椎均有一定的曲度，冠状位重组很难在同一平面显示所有椎体。沿椎体中心、椎体后缘及椎管分别行CPR可以较好地显示脊柱的冠状位情况，在脊柱侧弯患者亦可较好地显示椎管形态（图2-4-5）。但曲面图像的客观性和准确性受操作者认知点选画面曲线的准确性影响较大，特别是用该方法测量的直径和长度等结果有一定的误差。

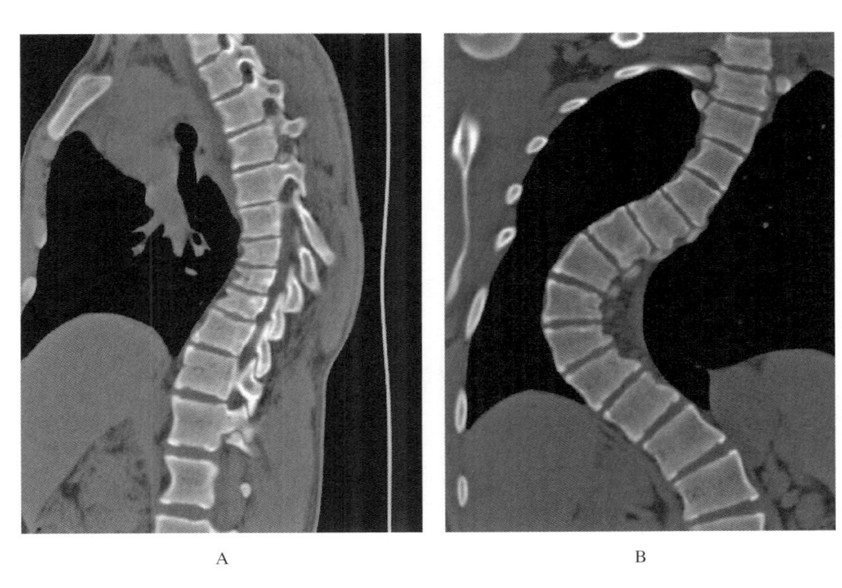

A　　B

图2-4-5　脊柱侧弯畸形MPR图像
A. 矢状位重组。B. 冠状位重组

三、投影技术

虽然MPR或CPR可以提供解剖结构或临床应用的透视截面，如果将MPR或CPR加厚成两个或更多体素的厚块图像，可能会进一步提高数据的诊断价值。使用厚块成像算法更加复杂，因为应用厚块的"深度"需要推定从观察者的眼睛透过厚块的视线，厚块内的所有体素沿特定路径上相交。如果图像旋转，因入射角度变化视线相交于不同体素组合。因为投射线决定结果图像的表现，这些技术被称为投影技术。

（一）最大密度投影（MIP）

1. 基本原理及特点　三维体素数据，沿预先设定的任意方向进行投影，每条投射线经过的所有体素取其遇到的最大信号强度值，获取投影图像。由于不存在阈值，信息丢失较SSD少。所以在CT图像中，MIP能描绘X线衰减值的微小变化，反映组织的密度差异，因而图像对比度很高。但MIP没有深度关系，可通过围绕一个轴转动，从多视角产生多幅MIP图像，从而连续动态显示其深度关系。临床上广泛应用于具有相对高密度的组织和结构，如显影的血管、骨骼、肺部肿块以及明显强化的软组织占位性病灶等（图2-4-6）。对于密度差异甚小的组织结构以及病灶则显示困难。

MIP的主要优点为：① 一幅图像可以概括整体立体空间的灰度信息。② 为完全客观的投影，对高密

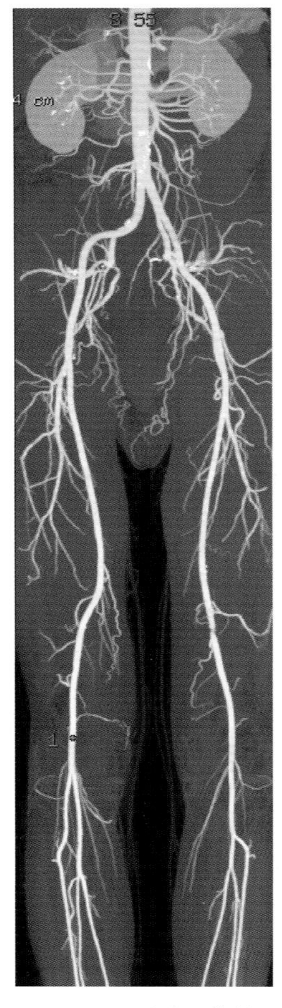

图2-4-6 下肢血管的MIP图像

度物体不会遗漏，如钙化灶。

MIP的主要缺点为：① 投影线前后物体的影像重叠导致空间关系不明，高密度影（如骨骼、钙化）甚至完全挡住其他组织（血管等）。② 图像噪声较大。

2. 临床应用 MIP是在三维显示图像上对每条射线上的最高密度进行编码，无CT阈值选择。在MRI图像中则是对最高信号强度进行编码（图2-4-7）。在脊柱病变中，MIP显示效果大致同X线片，但可以旋转多方位观察。薄层MIP通过调整模块厚度、窗位窗宽，也可以很好地显示椎体、附件骨质结构，且有一定的立体感，可以适当地选择应用。脊柱多层螺旋CT扫描操作方便、快速。扫描后其三维图像能有效观察椎间盘、椎体及附件骨质、椎间孔、脊柱韧带、椎管形态、脊柱侧弯、旋转角度及其病变情况，而原始横断位图像能较好地观察颈椎横突孔的大小、形态，不会遗漏。由于脊髓周围骨性结构易产生条带状伪影，多层螺旋CT只能观察脊髓的大致轮廓及密度改变，而不能进行细致观察及评价。无疑MRI是诊断脊髓病变的最佳检查手段，但MRI对骨质钙化的显示明显不如CT。普通X线片能整体观察脊柱骨性结构，但对微小病变及复杂结构的显示明显不及CT敏感，亦不能诊断椎间盘的膨出、突出。常规非螺旋CT扫描往往只能显示椎间盘及局部骨质横断位情况，观察内容较少，不能很好地解释脊柱疾病患者的临床表现，具有一定局限性。多层螺旋CT的优势在于一次检查能提供全面、丰富而又直观的信息，基本能满足临床对脊柱病变的诊断要求。但又必须强调的是，各种重建技术的出现是在断层原始数据上进行的后处理。对于全脊柱CT扫描，应结合横断面图像，同时结合多种后处理技术，才可以较全面地评价全脊柱的病变。如果过分或完全依靠后处理技术所得的信息，常会出现虚拟效果并影响实际观察。

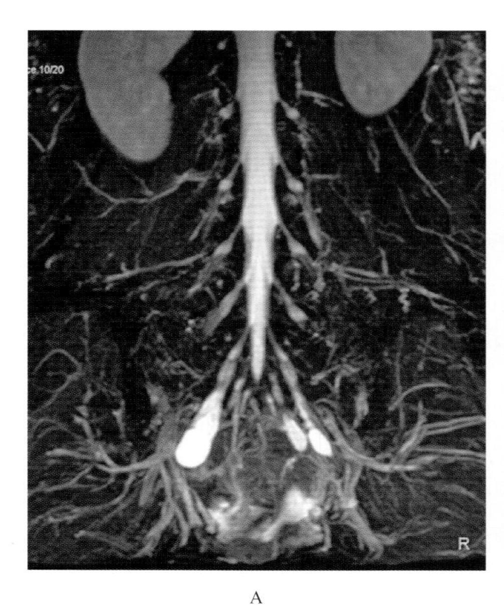

A

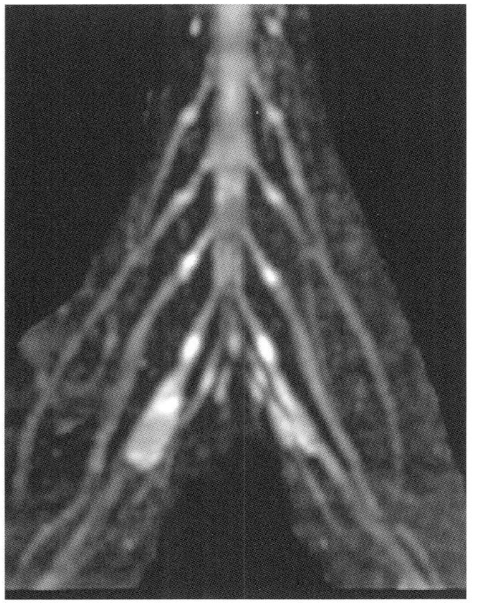

B

图2-4-7 磁共振3D MIP图像，显示腰骶丛神经，可见根袖囊肿

A. SPACE序列。B. DWIBS序列

（二）最小密度投影（MinIP）

1. 基本原理及特点　MinIP是在任意的方向上对所选取的三维组织层块中的最小密度进行投影，其原理与MIP相似。MinIP应用于具有相对低密度的组织和结构，主要如气管，可显示5～6级的支气管，也适用于肝脏增强后肝内扩张胆管、充气肠道的显示（图2-4-8）。MinIP与MIP一样均对密度差异大的组织显示较好，缺点为对密度差异小的组织显示差，且原始数据的利用率低，对重叠结构的空间关系的表达不佳。

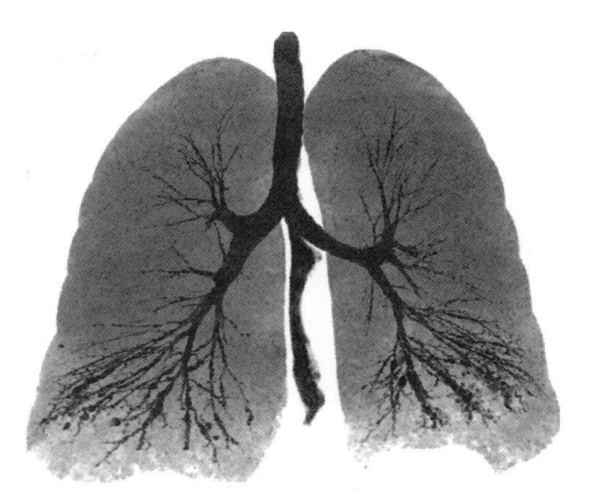

图2-4-8　肺部支气管的最小密度投影

2. 临床应用　主要用于胸、腹部的研究，比如MinIP应用于气管支气管树，主要在显示技术和诊断气管支气管病变（如结核、肿瘤等）、异物及变异等方面。腹部常用于胰胆管或胆管病变的检查中，无须口服胆道阳性造影剂，它是一种无创且快速的成像技术。除了MinIP在胸部和胰胆管成像的应用之外，在肌骨系统和耳鼻喉等方面也有报道。一组有关闭合性肌腱（韧带）损伤的研究发现，MinIP显示软组织水肿在所有图像后处理技术中最为清晰。MinIP可立体地观察外耳道、鼓室、乳突，如MIP、VR一样动态地显示颞骨内结构，且可通过旋转从不同角度进行观察，但不能显示听骨链和内耳结构。

（三）平均密度投影（AIP）

AIP采用与MIP和MinIP不同的计算方法，当AIP用于三维组织层块时，采用经过投射线体素的平均值来组成图像。此法因组织密度分辨率较低，临床上较少应用。

以上三种投影技术的原理区别如图2-4-9。

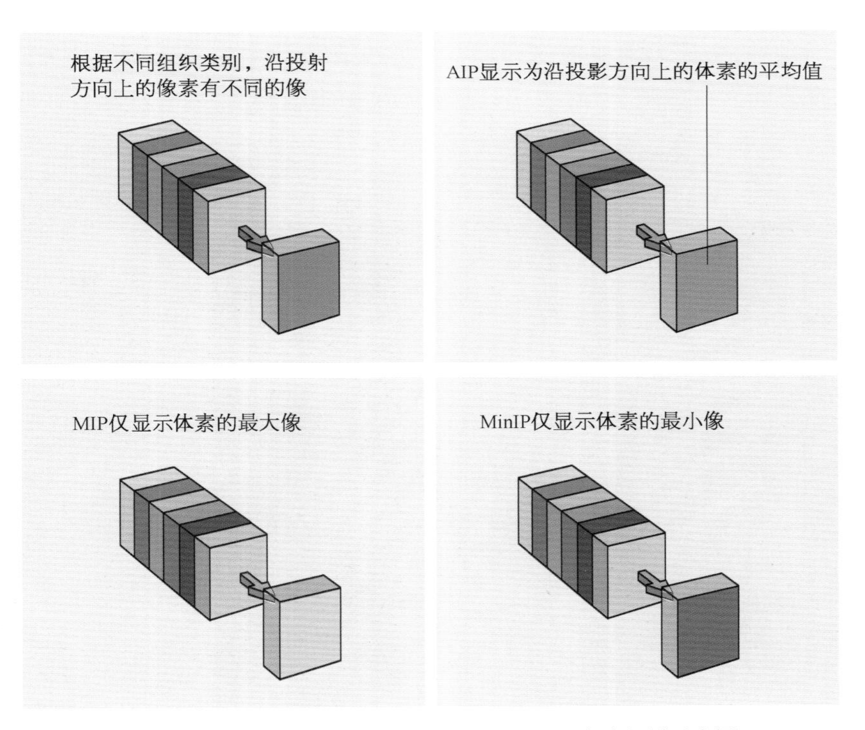

图2-4-9　最大密度投影、最小密度投影及平均密度投影示意图
AIP：平均密度投影；MinIP：最小密度投影；MIP：最大密度投影

四、表面遮盖法（SSD）

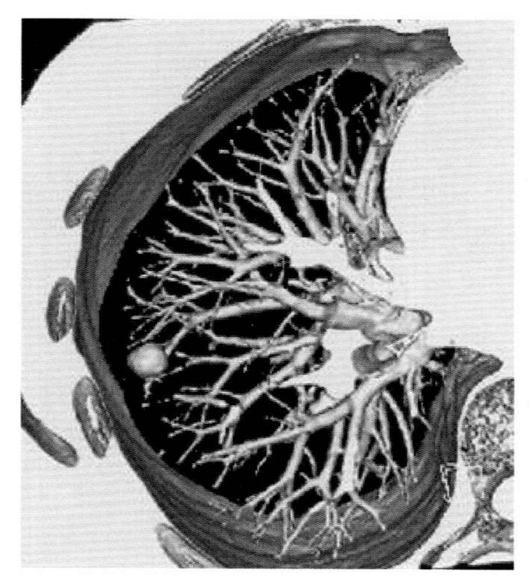
图2-4-10　表面遮盖法

（一）基本原理及特点

SSD是将三维容积数据中蕴含的物体表面加上明暗的阴影进行显示。采用像素阈值的方法对器官组织的表面轮廓进行重建，实质器官的表面和内部结构被视为同等密度重建，重建结果富有立体感、真实感，能很好显示器官的外表形态，并能在三维空间任意角度观察。广泛应用于骨骼系统及空腔结构，如支气管、血管的显示。在肺部肿瘤应用中，除可整体直观地显示肿块外，同时可显示：① 病灶分叶、毛刺等形态学特征。② 胸壁及膈肌累及情况。③ 与血管和支气管的关系。因此对肿瘤的诊断和鉴别诊断有帮助，如图2-4-10所示。但SSD对原始数据的利用率低，对组织的分辨率有限，不能清晰显示空腔结构内的情况，并且对所选阈值非常敏感，通过调节阈值等参数可改变病变的形态和大小，因而失真和误差不可避免。

（二）临床应用

SSD通过确定兴趣区所要显示结构的实际密度所包含的最高和最低CT值，设定最高和最低阈值水平，将阈值范围内的连续性像素构筑成单个的三维结构模型，因此SSD能较好地整体显示脊柱、椎体、横突形态，轮廓清晰（图2-4-11）。对判断特发性脊柱侧弯的骨性结构，诸如侧弯度数、椎体旋转度以及有无半椎畸形等均可清晰显示，但SSD对深部结构微小骨折和错位不明显，骨折间隙不大的骨折不及MPR敏感。无法在组织密度方面进行细微区分，表面只能显示单一组织密度，对脊柱病变一般只显示骨骼成分。对脊椎结核因CT值界值难定，丢失了结核脓肿范围。

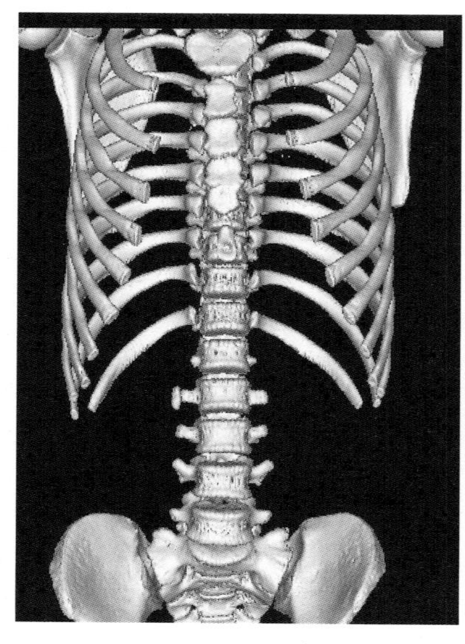
A

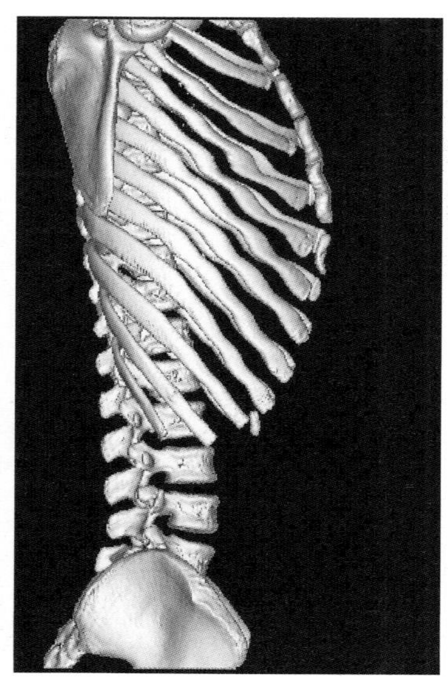
B

图2-4-11　SSD显示胸、腰椎及肋骨影像
A. 冠状位。B. 矢状位

五、三维容积漫游技术（VRT）

（一）基本原理及特点

VRT将扫描容积内全部像素总和的投影以不同的灰阶显示，并可对不同组织结构进行伪彩色处理和透明化处理，从而同时显示各种组织。VRT可获得真实的三维显示图像，它将每个层面容积数据中的所有体积元加以利用，假想投影光线以任意的观察方向穿过空间，受到半透明体素的衰减和边界的作用，最终投影在观察平面上得到图像。如图2-4-12通过VRT显示出盆腔血管。VRT结合多角度旋转，使VRT图像具有较强烈的立体感。

VRT的优点为：① 原始数据的利用率高，并保留了原始数据的空间解剖关系，对解剖结构复杂的部位尤其具有优势。② 将三维数据视作半透明，可同时显示空间结构和密度信息。③ 可对图像任意切割，将妨碍观察的部分“切除”，以更好地显示病灶。

VRT的最主要缺点为运算量大，显示速度慢，难以进行定量测量。

（二）临床应用

VRT主要算法特点是利用采集矩阵中容积数据的全部体元，由灰阶梯度法根据每个像元光源的方向和强度进行遮盖，以8种颜色表达不同的像元值，针对每个像元值调整其透过度。图像主要的特点是分辨率高、可以不同时显示软组织及血管和骨骼、三维空间解剖关系清晰、色彩逼真、可任意旋转角度。能清晰显示脊柱的轮廓形态、椎体及附件（图2-4-13），且线条柔和，层次分明，立体感强，犹如标本一般。另外，通过调整不同组织CT值阈值范围，用VRT图像可以显示周边软组织结构，为诊断提供更多信息。为观察某一结构，可对图像进行方便快捷的切割、旋转。如为避免对侧结构的重叠，以冠状位VRT图像上沿中线将脊柱分成两半，分别左右旋转、上下轻度翻转可很好显示颈椎双侧椎间孔及腰椎椎弓峡部，为指导手术路径的选择提供了很好的信息（图2-4-14）。

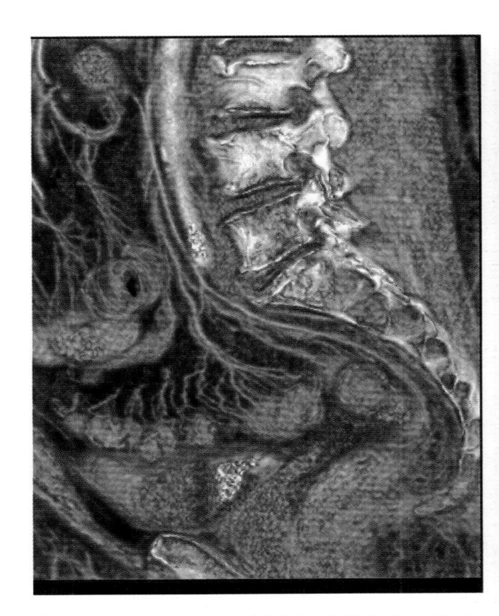

图2-4-12　容积再现清晰显示椎体和盆腔内组织

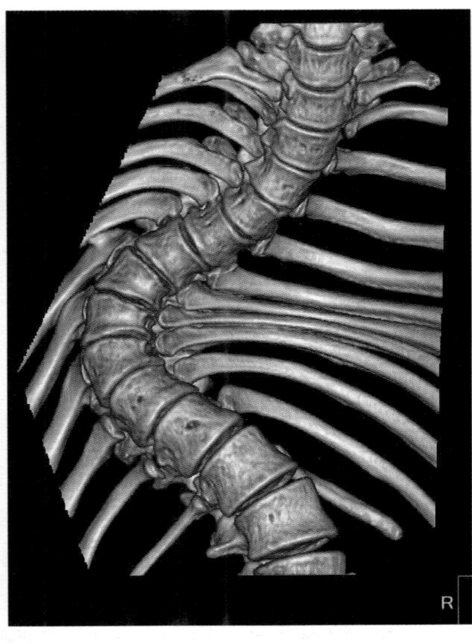

图2-4-13　脊柱侧弯畸形VR图像

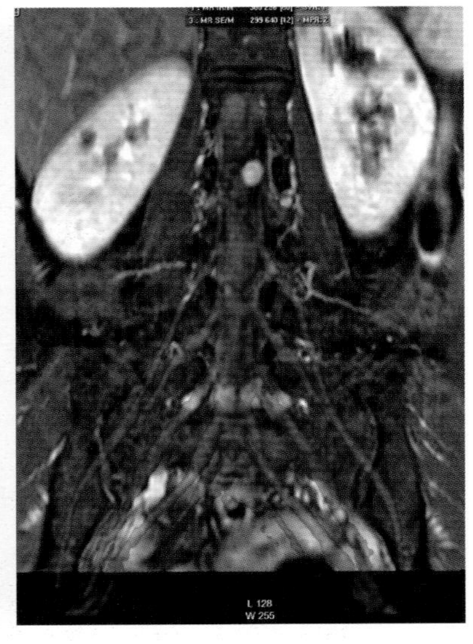

图2-4-14　DWIBS图像VR重建后与T1WI融合

六、CT仿真内镜(CTVE)

(一) 基本原理及特点

在螺旋CT连续扫描获得的容积数据基础上调整CT阈值及组织透明度，使不需要观察的组织透明度为100%，从而消除其影响；而需要观察的组织透明度为0，从而保留其图像。再调节人工伪彩，即可获得类内镜观察的仿真色彩，并依靠导航方法显示管腔内改变，所以又称腔内重建技术。目前应用较多的脏器为结肠、膀胱、血管管腔、支气管、鼻窦等(图2-4-15)。CTVE对于突向腔内的隆起性病变的检出具有很高的敏感性，且能通过纤维支气管镜不能通过的狭窄处，并可同时显示矢状面、冠状面和横断面等多轴向图像。在部分患者中可代替有创检查，如血管造影和纤维支气管镜。

CTVE优于内镜的方面为：① 为非侵入性检查，安全，患者无痛苦。② 能从不同角度和从狭窄或阻塞远端观察病灶。③ 能观察到内镜无法到达的管腔。④ 能帮助引导内镜活检和治疗。⑤ 可改变透明度，透过管腔观察管外情况。

CTVE的缺点为：① 对于在管壁生长或向管外生长的病变易遗漏，其CT值的阈值受人为调节影响，可能造成过高或过低估测病变程度。② 单凭CTVE难以判断腔道内隆起性病变的性质，如结肠内肿瘤、息肉与残留的粪便。③ 与纤维支气管镜检查相比，不能同时进行活检。

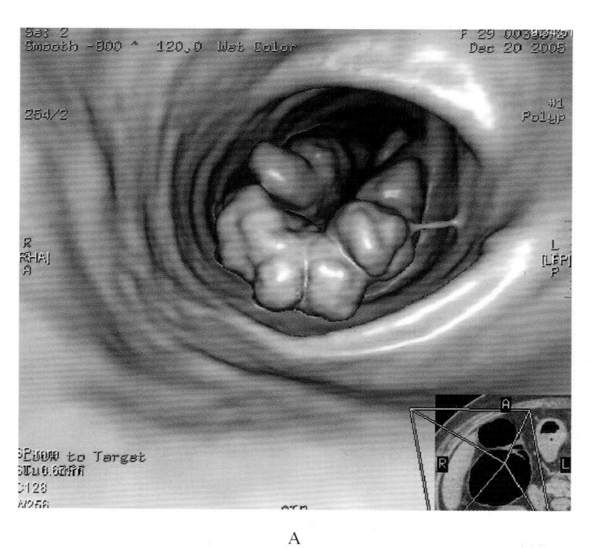

A

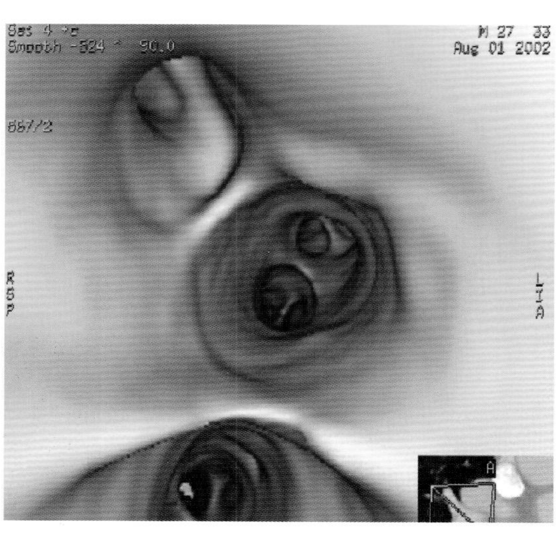

B

图2-4-15 CT仿真内镜技术
A. 结肠。B. 支气管

(二) 临床应用

三维CT重建虚拟内镜技术是指通过对CT资料进行后处理来实现对管腔样结构进行三维重建的虚拟现实技术，能够应用多层CT图像实现鼠标控制下对脊柱结构的观察，对椎管各个方向进行非侵入性检查。有助于脊柱外科医师对相关疾病进行诊断、术前规划和术后评估。此技术改变了外科医师观察椎管二维图像后需要通过构想才能获取三维图像的现状。

七、小　结

医学图像可视化技术发展的最终目的是应用于临床，从而使诊疗能够更好地开展。可视化技术发展到现在，已不单纯局限于完成一些基本的显示功能。如今，基于CT、MR、核医学等设备影像的高级可视化后处理，对疾病进行形态学和功能学的综合诊断，并充分利用二维和三维影像交互读片来提高诊断信心和速度，已经成为未来影像诊断的发展趋势之一。另外，医学图像可视化在临床中发挥着越来越大的作用，医学三维打印、三维适形放射治疗等都是以医学图像可视化为基础的。

第五节
数字化影像的质量控制

医学数字化成像系统复杂，从X线产生到图像输出，或是从静磁场中质子自旋到射频场后信号的产生，均涉及许多物理化学过程。对于如此复杂的系统，只有当所有的过程都确保影像信号高保真的传递，才能获得优质的数字化影像。如何使设备的成像性能在临床应用中得到更好的发挥，是影像物理学家和临床放射学家共同努力的目标。因此，数字化影像质量的评价和控制必须从物理影像质量参数和视、读者感知两个方面考虑。

影像质量的科学描述及评价是提高图像质量的前导。数字化医学图像与传统医学图像由于成像原理、成像方式、视读方法等均有较大差别，因此其质量指标及评价体系也有较大不同。为了准确描述数字化图像的质量，已逐步形成一系列物理指标，同时也形成了一系列的评价方法。

一、数字化X线图像质量评价与控制

数字化图像的评价可分为客观评价和主观评价。前者通过空间分辨力、对比度-细节分辨力、信噪比等参数对整个影像系统进行量化评估；后者又称为视觉评价，是通过人的视觉在检出识别过程中，根据心理学规律以心理水平进行评价，主观评价更依赖于评价者的专业水平。通过主、客观评价相结合，就可以从设备性能和临床应用上对数字化成像系统给出置信度较高的评价。

（一）数字化图像的客观评价

客观评价数字化图像，一直是相关领域研究的课题。近年来，一些信号检测的通用指标也被引入数字化X线图像治疗的评估中。主要的评价指标包括空间分辨力、对比度-细节分辨力、噪声水平，三者综合决定了图像的质量，如图2-5-1所示。此外，还包括量子检测效率、动态范围、显示一致性等应用于医学的特殊量化指标。

1. 空间分辨力　空间分辨力是一个定义在空间频率上的指标，单位是LP/mm。对于一个特定的数字化成像器件，能不失真地重现的空间频率，受制于Nyquist定理。Nyquist定理为：在进行模拟/数字信号的转换过程中，当采样频率大于信号中最高频率f_{max}的2倍时，采样之后的数字信号完整地保留了原始信号中的信息。习惯上将此频率称为Nyquist频率。

空间分辨力有两种常用的表征方法。

(1) 测试卡法：使用特制的线对测试卡，它的每一区域都是由X线衰减差异较大、粗细相同的“线对”

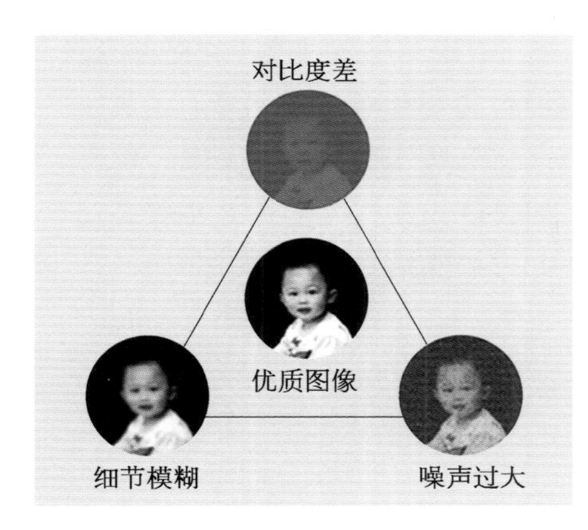

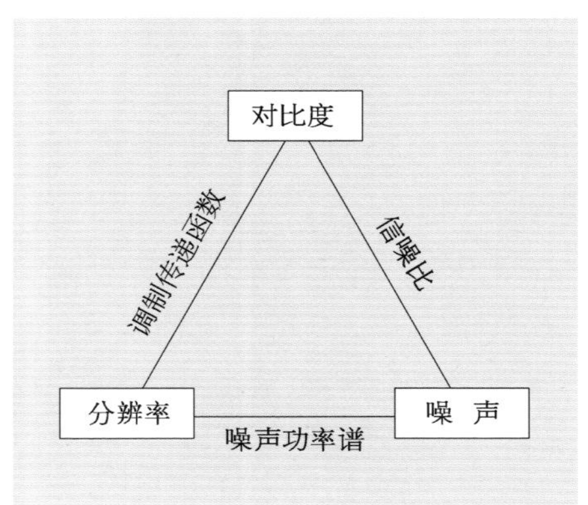

图2-5-1 数字化图像客观评价的主要质量指标

构成（在铅箔上镂刻成模板），不同区域线宽不同。由观察者观察线对卡的图像，找出能区分出频率最高的线对，记录下来作为该成像系统的空间分辨力。

(2) 调制传递函数 (modulation transfer function, MTF) 法：数字化X线成像设备，其实质也是一个信号检测系统。因此也存在自身的系统调制传递函数。X线摄影与普通光学系统相同，实际的被照体都是分布于三维空间，经投影成像于二维空间。MTF的测试是将三维空间的体模成像于二维空间，再简化到一维空间进行测量、计算。MTF的测试方法，通常有两种：基于线对卡测试法和刃边法，亦称狭缝法。

这种测试方法得到的是一条曲线，即从0到Nyquist频率的频率范围内的MTF值。通常，MTF值会随空间频率的提高而降低。

2. 密度分辨力　密度分辨力实际上即为低对比度细节分辨力 (low contrast-detail resolution)，是指系统能分辨出的微弱的视觉对比度和微小细节的能力。对于人类的视觉特性而言，在一个噪声本底上刚刚可以看出物体的感觉，受环境亮度、心理因素、生理因素的影响，不同观察者会有不同的结果。所以必须用专门的测试模型进行定量测量。

3. 噪声　噪声 (noise) 是评价影像质量的一项重要指标，图像的噪声会淹没微小病灶信息，干扰诊断信息的传递，直接影响诊断质量。

在传统的屏-片系统中，图像噪声可称为视觉颗粒度。而在数字化影像中的应用，由于数字信号的处理与传统X线成像有较大的区别，数字化过程中有更多环节会引入噪声。此外，由于观察图像的方式不同，因此，可将其定义为：在等亮度图像中可观察到的亮度随机出现的波动。换言之，在观察图像时会看到细小颗粒的背景，这种可见的细小颗粒称为噪声。

噪声实际上是在成像过程中，微粒子随机产生的空间波动。这些微粒子都是彼此独立地随机分布在被采集个体中，信号采集完成后，这些微粒子的信号就不均匀地分布在数字化图像上，形成图像噪声。就像前面提到的，在图像中观察物的分辨力相对于噪声而言，存在一个阈值，当对比度低于这个阈值时，观察物将不可分辨。换言之，噪声会影响空间分辨力和密度分辨力。

在X线数字化成像中，图像噪声与系统的输入信号和系统本身密切相关。噪声按其成因可分为量子噪声和固有噪声。由于X线以量子的形式发射，即使X线穿过均匀介质，探测器上单位面积所俘获的光量子也是不均匀的。此即所谓的“量子噪声”(quantum noise)。另外，数字化过程中各种成像器件还会产生非X线量子依赖性噪声，称为固有噪声。

在数字化影像中引入信噪比 (signal-noise ratio, SNR) 来衡量成像系统的成像特性。因此，要控制噪声水平必须保证：① 足够的SNR，这就要求有足够的信号强度。② 通过改善系统性能降低整个数字化成像系统的系统噪声。③ 通过各种后处理技术（如空间滤波）降低图像噪声。

信噪比（SNR）是信号检测中的重要概念，对于数字化X线成像而言，是将检测X线量子信号，经过成像系统转换成可视图像，同样属于信号检测的范畴，信噪比也是评价数字化影像质量的重要指标之一。它是指数字化影像信号均值与信号涨落的标准偏差（噪声）的比值。

影响分辨力及信噪比（SNR）的技术因素有以下几点：

(1) 像素尺寸：像素＞200 μm会损失图像细节，降低分辨力。像素＜100 μm，像素单元接受X线光子数目过少，会明显影响信噪比。临床证明，CR、DR像素尺寸在100～200 μm最合适，而乳腺X线摄影则以50 μm为佳。

(2) 闪烁体材料：入射线在硫氧化钆（Gd_2O_2S，GOS）屏上会产生漫反射，而碘化铯（CsI）晶体则具有光纤效应，射线在晶体内全反射。因此，CsI光学性能远优于GOS。临床证明，达到同样图像质量，CsI所需剂量相比GOS可降低40%，此外，由于漫反射的降低，可以提高分辨力。

(3) 动态范围：动态范围（dynamic range）是表征数字影像系统性能的一个重要指标，其定义为数字影像能够线性地显示出X线入射剂量的变化，用最低剂量与最高剂量之比来表征。例如，某数字图像能显示出的剂量变化最低值是1 μGy，能探测到的最高值是10 mGy，那么两者之比为1 μGy ∶ 10 mGy＝1 ∶ 10 000，此即为该探测器的动态范围。

动态范围通常也称宽容度，它可以保证在不同的曝射条件下都能够得到满意的影像，同时，宽的动态范围可以在一次曝射后分别显示不同密度的组织，这也是数字化成像系统的一大特点。

数字化成像装置（CR、DR）动态范围很大，能够达到1～30 000 μR的线性动态范围。动态范围大、密度分辨力高是数字化图像优于传统图像的最重要特点，阅读图像时可观察到更多的影像细节。据此，动态范围是数字化图像的一项重要技术指标。

要正确表达成像系统的动态范围，数字化图像必须具有足够的bit深度，以往12 bit影像只能记录4 096等级灰阶，不能满足数字化影像成像系统信号的完整记录，所以目前数字化影像都采用14～16 bit，可以记录的灰阶等级达到16 384～65 536，能更精确地反映很小密度的层次变化。灰阶差异越明显，对比度越大，分辨得就越清晰。

(4) 显示一致性：数字化成像设备，图像经过专业显示器显示，或通过胶片打印机打印，均需经过一定的校正。几乎没有哪种显示设备的物理特性是完全遵从通用标准显示函数的。校正过程对于显示设备的输入、数字图像而言，都需要应用一设备相关的非线性函数，都需输入显示设备的图像进行映射。这一非线性函数，要依据具体的显示设备进行亮度或密度的测量建立起来，通常会以一个映射表（lookup table）的形式存在。目前，高端的医用显示器都会内置DICOM校正曲线，数字胶片打印机也会支持校正功能。

(5) 伪影：伪影（artifact）虽非图像本身的参数，但是为影响图像质量的一个重要因素，因此避免或抑制伪影的产生十分重要。伪影的形成和形态多种多样，如：数字化X线摄影系统的数字探测器由于像素的缺损引起的空间伪影和由于前次信号的残留引起的延迟伪影；DSA的饱和伪影和设备性伪影；CT的放射状伪影；MRI中化学位移伪影和卷褶伪影等。这些伪影叠加在数字化图像上引起图像质量的下降。

（二）数字化影像质量的主观评价

数字化X线摄影生成的图像在视读过程中与其他数字化图像具有共性。因此，同样可用ROC曲线法评价。但是由于视读习惯与个人偏好不尽一致，所以在设备安装时用户可与厂商工程师共同建立采集协议。采集协议涉及各部位的采集参数设置和相应的图像处理参数设置。

此外，由于不同的机器有各自的图像处理软件，并提供一定程度的调节范围，以适应各种不同的专业需求，因此，影像专业人员应与工程技术人员合作，在有关图像处理效果的参数设置方面取得共识。另外，根据笔者的经验，如影像技术专业人员能在图像处理过程中融入诊断思路，或诊断人员能深入理解图像处理的过程，甚至根据诊断需要，改进图像处理技术，则影像学的诊断价值将能更进一步得到提升。

二、CT图像质量评价与控制

CT图像的基本要素包括图像分辨率、噪声及伪影，分辨率分为空间分辨率、对比度分辨率和时间分辨率，一个良好的CT图像应当具有最好的分辨率、最低的噪声水平且没有伪影，各种分辨率之间的要求依据所观察目标不同而异。

（一）空间分辨率

空间分辨率指分辨最小细节的能力，也即图像对物体空间大小（即几何尺寸）的分辨能力。空间分辨率也包括平面内空间分辨率（in-plane spatial resolution）和Z轴（纵轴）空间分辨率（Z-axis/longitudinal spatial resolution）。

平面内空间分辨率通常用每厘米内的线对数（LP）来表示，线对数越多，表明空间分辨率越高。也可用可辨别物体的最小直径（mm）来表示，可辨别直径越小，即空间分辨率越高。两种表示方法可以互换，其换算方法为5 ÷ LP = 可分辨物体最小直径（mm）。Z轴空间分辨率通常以层厚或有效层厚表示。

空间分辨率常采用两种方法来检测和表示：一是采用线对卡或由大到小排列的圆孔模体来检测表示，用线对卡检测以每厘米可分辨的线对数表示（LP/cm），用圆孔模体检测则以毫米线径数（mm）表示。二是采用调制传递函数（MTF）检测表示。

空间分辨率受两大因素的影响，即CT成像的几何因素和图像重建参数，与X线剂量关系很小。

CT成像的几何因素包括X线管的焦点大小、检测器每个通道的大小、每旋转360°检测器采集数据的次数、X线管焦点到旋转中心的距离和旋转中心到检测器的距离。系统所支持的最大空间分辨率为X线管焦点在旋转中心的响应和检测器在旋转中心响应的卷积。

影响平面内空间分辨率的图像重建参数包括卷积核、重建视野和重建矩阵，影响Z轴空间分辨率的主要参数为螺距和层厚。卷积核决定重建图像所支持最大的空间分辨率和突出显示的频率范围。重建视野和重建矩阵决定图像所支持的显示空间分辨率能力，重建图像的每个像素的大小为，像素 = 视野/矩阵。矩阵越大，像素就越小，空间分辨率就越高；视野越小，像素就越小，同样空间分辨率越高。对于一些高分协议，往往需要采用大矩阵进行重建，比如内耳协议采用1 024 × 1 024矩阵大小进行重建。

各向同性分辨率（isotropic resolution）是指像素为微小正方体时，各方向分辨率相同；在各向同性分辨率基础上可以在任意平面重建出分辨率一样的图像。

（二）低对比度分辨率

低对比度分辨率（low contrast resolution）指区分最小密度差别的能力，通常用百分比来表示，如某CT机的密度分辨率为0.5%，即说明当两种组织的密度差大于0.5%的时候（对应于CT值的差异为5 HU），

CT图像可将它们分辨出来。低对比度分辨率又通常称为密度分辨率。

影响密度分辨率的重要因素是噪声和信噪比，而降低噪声、提高信噪比的重要条件是提高X线剂量。因此，考虑图像密度分辨率的时候，不仅要看百分比这个指标，而且一定要同时考虑物体的大小和X线的剂量。因此，密度分辨率恰当的表示方法是：物体直径，密度分辨率，接受剂量。如某CT设备的密度分辨率为2 mm，0.3%，27 mGy，即表示在剂量为27 mGy、物质的密度差大于或等于0.3%时，CT可分辨直径为2 mm大小的物体，小于该密度差或者小于2 mm直径的物体则由于噪声干扰而不能分辨。根据定义，密度分辨率有两方面的含义：① 在特定的低对比度前提下，所能分辨的最小的物体直径。② 对于一定直径大小的物体，在物体与背景的对比度为何值时，可以显现物体。

CT的密度分辨率远高于常规X线摄影，后者密度分辨率约10%。也正是因为密度分辨率的显著优势，CT在临床上得到了广泛应用和迅速发展。

在传统的滤波反投影算法中，CT的空间分辨率和低对比度分辨率往往是矛盾的两个指标，很难通过同一个扫描和重建条件同时突出空间分辨率和低对比度分辨率。一般在临床上，为同时在空间分辨率和密度分辨率两个角度阅片，通常在一次扫描重建两个图像序列，通过不同的卷积核和层厚组合达到不同的效果。锐利的卷积核可以提高空间分辨率，但同时噪声也会增加，降低密度分辨率；平滑的卷积核可以降低噪声，提高密度分辨率，但同时会降低空间分辨率。层厚越厚，通过该层厚的X线光子数就越多，对应的噪声越小，密度分辨率就会提高；但层厚增加，会将更多的解剖信息叠加在一起，对应的空间分辨率就会降低。以肺部检查为例，一次扫描一般会产生两个重建序列，分别为肺窗和纵隔窗。肺窗重建序列采用锐利型的肺部卷积核，图像厚度1.5 mm，图像间隔为1.2 mm；纵隔窗重建序列采用平滑的体部卷积核，图像厚度为5.0 mm，图像间隔为5.0 mm。

（三）时间分辨率

时间分辨率（temporal resolution）是指获取图像重建所需要扫描数据的采样时间，时间分辨率直接取决于机架旋转时间，并与数据采样和重建方式有关，有三方面的含义：① 每圈扫描速度。② 容积扫描速度。③ 心脏、冠脉的相对时间分辨率。

每圈速度是CT机的一个技术指标，具有相对恒定的物理特性，并具有一定的可比性，早期螺旋CT每圈扫描速度为1 s，以后逐渐发展到亚秒，现代多排CT最快可以达到0.25 s，接近机械旋转的极限值。

容积扫描速度指实际应用的扫描速度。除机器本身的每圈绝对旋转速度外，影响容积扫描速度的因素还包括螺距、探测器宽度、图像重建方法等。螺距越大，探测器越宽，单位范围的扫描覆盖所需时间就越短；但同时产生的负效应是空间和对比分辨率下降，有效层厚增大。半周扫描同样可以重建一幅图像，同样提高时间分辨率，但也降低了其他两个分辨率。

在心脏、冠脉的ECG门控扫描成像中，相对于心脏的节律性搏动，有半周重建和分段重建等多种技术方法，以保证心脏在相对静止的状态下获得取样，这种时间分辨率可称为心脏时间分辨率。例如每圈旋转时间为0.40 s时，半周重建的时间分辨率为200 ms；如采用分段（多扇区）重建，则达到0.40 s/扇区数的分辨率，如5扇区则为80 ms的心脏时间分辨率。

时相是指在CT增强扫描中采集到的对比剂在兴趣结构通过的期相，传统上是以动脉期、实质期和静脉期为标志。由于多层螺旋CT采集速度越来越快，时间分辨率日益提高，采集所得的图像可分辨的期相也相应更加精确，客观上增加了对很多病变识别的能力。但围绕显示病变的最佳时相，对操作者在检查具体病变时，进行扫描程序（如扫描延迟时间、注射速率等）的优化设定，提出了较高的要求。

（四）噪声

系指采样过程中接收到的一些干扰正常信号的信息，信噪比会因此而降低，主要影响图像的密度分辨率，使图像模糊失真。噪声的大小与单位体素间光子量的多少有关，单位体素内接收的光子量越多，体素间的光子分布相对越均衡，噪声就越小。所以，在相同扫描条件下，噪声与体素的大小有着直接的关系，体素越大，接收光子越多，各体素间光子分布的均匀度越高，量子噪声就越小。反之则噪声增加，降低密度分辨率。

(1) 信噪比 (SNR)：是评价噪声的一项技术指标。实际信号中都包含两种成分，有用信号和噪声，用来表示有用信号与噪声强度之比的参数称为信噪比，数值越大说明噪声对信号的影响越小，信号传递质量就越高，图像质量就越高。反之，图像质量就会下降。

(2) CT图像的噪声：是指均匀物质图像中各像素CT值在其平均值上下的波动，噪声大小用一定区域均匀物质的CT值的标准差 (standard deviation，*SD*) 表示。

噪声是影响图像质量的主要因素之一，表现为图像的均匀性差，呈斑点、颗粒、网纹、雪花等形状，使图像密度分辨率下降。更重要的是，噪声的存在掩盖或降低了图像中某些特征的可见度，可见度的损失对于低对比度物质或细微结构的影响尤为重要。

(3) 噪声测量方法：是扫描一个均质材料的水模，并测量不同兴趣区CT值的标准差。CT值标准差除以对比度尺来表示噪声水平。水模评价中的对比度尺是1 000，如测量水模的CT值的标准差是3，则噪声水平是3/1 000 = 0.3%，即3个单位的噪声相当于0.3%的噪声水平。

扫描时间的延长增加了光子接收量，噪声就会降低。相同扫描时间内，mAs直接影响X线束发射的光子数目，所以mAs的增加与量子噪声成反比。

噪声主要来源有：① 量子噪声：X线量、探测器灵敏度、准直器宽度、像素大小等引起的噪声。② 电气系统固有噪声：电子线路元件、机械震动引起的噪声。③ 重建算法引起的噪声。所有影响到达探测器光子数量的因素都会影响量子噪声，如mAs、管电压、层厚 (准直宽度)、受检者体型等。还有其他一些因素也可影响噪声，如重建算法。

(4) 光子量：X线管发射的光子数目主要由mAs决定，mAs的增加与量子噪声成反比。增加mAs就是增加了光子量的输出，所以可降低噪声，反之，减少mAs则会增加噪声。当然，量子噪声的消除不能单单依靠增加mAs，所有影响到达探测器光子数量的成像因素都会影响量子噪声。管电压 (kV) 的大小也会影响到噪声，相对高的管电压能够提高X线束的穿透力，从而使更多的光子到达探测器，减少量子噪声。X线管电压较高，可使骨和对比剂的CT值有所降低，并且软组织显示的对比度也降低。但是，因电压增加降低了噪声，能改善密度分辨率而使图像细节显示更清楚。

噪声与X线光子量的关系是：光子量增加4倍，图像噪声减小一半。文献报道，为不使噪声增大，当断层厚度降低一半时剂量要增加2倍，当像素宽度缩小1/2时剂量要增加8倍。因此密度分辨率和空间分辨率应控制在诊断所必需的合理范围，以避免受检者接受过多的辐射剂量。

在CT检查中要根据不同情况分别对待，增加或减少光子数量 (mAs)。如在软组织为主的部位肝脏，需要提高扫描剂量，以能分辨肝脏内微小的病变；而在肺或内耳的检查中，可适当降低扫描条件，因为这些部位本身具有较高的对比度，少量的噪声对诊断的影响不大。

(5) 物体的大小：比像素噪声更为重要的是通过物体后剂量的衰减。受检者体型影响X线的吸收与衰减，影响探测器接收的光子数量。如在骨盆的扫描中，射线的衰减系数达300，即只有3%的射线量到达探测器。在与人体组织相仿的水中，每3.6 cm水的厚度，射线衰减约50%，也就是说受检者体厚每增加

4 cm，射线量可有约50%的衰减。因此对体型较胖者必要时应适当增加kV或mAs以获得满足诊断的图像质量，而对儿童扫描时应选用低于成人的X线剂量即能获得同等的图像质量。

(6) 层厚：层厚的大小直接决定了光子的数量。层厚的大小同时影响图像的噪声和空间分辨率，这是一对相互制约的因素，即增加层厚，降低噪声，但空间分辨率亦相应下降；减小层厚，空间分辨率上升但噪声增加，密度分辨率也降低。

(7) 重建算法：重建图像时采用不同的算法可同时影响噪声和分辨率，两者也是相互制约的关系。在CT图像中，一个像素的噪声与图像中其他像素是相关的。采用平滑算法，提高了各个像素之间的相关性，使每个像素边缘有交融的情况，结果是噪声的随机结构趋于平滑而不易显示清楚，但空间分辨率也降低；采用高分辨率算法，增加了各个像素之间的非相关性，可提高空间分辨率，但也使噪声增加。

(8) 窗位窗宽设置：图像中噪声的可见度与窗位窗宽的设置有关。窗宽变小，低对比度提高，噪声可见度增加，因此应当根据组织结构和病变显示的需要优化窗口设置。

(9) 其他因素：噪声与矩阵的大小也有直接的关系，像素越大，各像素间光子分布的均匀度越高，量子噪声就越小，但像素增大，会降低空间分辨率，降低图像的细节显示，反之像素越小则噪声越大。散射线和电子噪声等也是影响噪声的因素。

在临床应用中，应注意兼顾剂量、像素、层厚、窗技术和重建算法等关系，合理设置有关参数。如为了降低图像噪声，而增大曝光条件，但这是以增加受检者照射量为代价的。

（五）伪影

伪影是指原本被扫描物体中并不存在而图像上却出现的各种形态的影像。伪影大致可分为3类：① 物理相关伪影。② 受检者相关伪影。③ 扫描仪相关伪影。

与受检者相关的伪影，其中一种是运动伪影，包括扫描过程中受检者身体的移动，扫描时未能屏息导致的胸腔或腹腔运动所致的伪影，可通过对受检者的说明和训练来控制；心脏搏动和胃肠蠕动这些不自主的运动所造成的伪影，缩短扫描时间是行之有效的消除方法。此外由于受检者体内不规则的高密度结构和异物所致，如两侧岩骨间的横行伪影、金属异物（假牙、银夹）的放射状伪影等。另一类与CT机器性能有关，如档次较低的CT会因采样数据不够多或探测器排列不够紧密，在相邻两种组织密度差别较大的时候出现条纹或放射状伪影。机器故障所致的伪影较容易辨认。

在CT重建图像中出现的并不属于被扫描物体本身，或与被扫描物体不相符合的影像成分称伪影。伪影在图像中表现的形状各异并可影响诊断的准确性，由于某些原因造成的图像畸变也被归类于伪影。根据来源不同，伪影可以分成两大类：设备引起的伪影和受检者造成的伪影。

设备系统性能所造成的伪影来源于CT机设计制造缺陷、调试校准不当、运行不稳定或故障。如由于探测器之间的响应不一致，可引起环状伪影；由于投影数据测量转换的误差，可导致直线状伪影；采样频率较低也可产生直线状伪影，而由于射线硬化，则可产生杯状伪影。

受检者造成的伪影最常见的是运动伪影。人体内脏器官，如心、肺、肠的不自主运动和扫描时受检者体位的移动可形成条状伪影；受检者身上携带的金属物可产生放射状伪影；在软组织骨的边缘也可产生条纹状伪影，这是因为密度突然下降，产生了高的空间频率分量，使空间采样频率不足所致。另外，由于受检者体位摆放不正确（如未放在扫描范围内）也可产生伪影。

根据伪影的形态不同划分，有条状伪影、阴影状伪影、环状伪影和带状伪影，条状伪影通常为采样过程中信号的不一致性导致。

1. 受检者运动伪影　与受检者有关的伪影有随意的和非随意的运动。随意的运动有扫描时呼吸和吞咽运动，不随意的有心跳、肠蠕动等，它们在图像中的表现均是条状伪影。条状伪影产生的原因是由于运动部分的边缘体素衰减不一致，使图像重建无法处理而产生。

运动伪影应设法避免。对于呼吸和吞咽运动，告诉受检者在扫描过程中尽量不做吞咽动作，并根据CT机的呼吸指令训练受检者的呼吸和屏气。对于一些运动器官的检查，缩短扫描时间是减少运动伪影最有效的方法；另外利用CT机的运动伪影抑制软件，如实时的运动伪影校正软件，可有效减少运动伪影。

2. 金属伪影　扫描平面内的金属物质可产生放射状条状伪影，严重时完全遮盖周围正常结构的显示。这些金属物质包括受检者携带的如耳环、项链、硬币、钥匙、电子器件等以及其他高密度物质，还有假牙或牙内填充物、外科手术缝合夹、节育环和心脏起搏器等。射线束硬化和部分容积效应是引起金属伪影的原因。金属物体由于吸收X线，使投影数据不完全，部分数据丢失，产生典型的放射状条状伪影。

避免金属伪影的基本方法是在扫描前嘱受检者去除检查部位的金属物品（包括其他高密度物品），对无法取下的假牙、内植物等可倾斜机架使扫描平面避开这些金属物。另外可利用金属伪影抑制软件改善图像质量，去除金属伪影软件的主要原理是采用遗失数据内插方法，对兴趣区由于金属物质对射线的衰减吸收造成的遗失数据做数据内插，从而消除伪影。

3. 线束硬化伪影　射线束硬化是指X线透过物体后射线束平均能的增加。由于X线是多能的光子束，通过物体时低能射线被优先吸收或被较多吸收，高能射线不被吸收而得到穿透，穿透物体后射线变硬，此现象为射线束硬化效应。

射线束硬化与射线通过的路径长短有关。对于一个圆形物体（人体横断面形状可被看作是一个椭圆形物体），在射线通过路径的剖面图上，中心部分的路径要长于边缘部分，两者都产生射线的硬化，而路径长的射线硬化要强于路径短的射线硬化。射线束硬化使X线光子吸收不均衡，即会产生数据的不一致性，如果这种非线性衰减不做补偿，会产生条状或环状伪影。射线束硬化效应典型的表现是均匀物质中间部分的CT值低于周边部分的CT值，造成图像中间偏黑、周边偏白的"杯状伪影"。尤其是遇到骨结构时在图像上产生"次密度"暗区或条纹，一个常见的例子是颅底岩骨之间的"Houndsfield暗带"。

在成像过程中，图像处理计算机根据参考值对相应的射线硬化做校正补偿，使射线束均匀一致。X线管侧的楔形滤过器能首先滤掉源射线中的低能射线，使光谱得到优化，减少射线束硬化效应。对于射线束硬化伪影，调节窗宽窗位能使图像显示有所改善。

4. 部分容积效应伪影　物质的X线衰减系数在一个体素内是连续变化的，但在采样时做了离散化，把其中所有物质的X线衰减系数做加权平均。CT值是根据被扫描体素的线性衰减系数计算的。如果一个体素内只含一种组织，测得的CT值即是该物质本身的CT值。如果同一体素内包含两种或两种以上不同密度的组织，那么测得的CT值就等于该体素内所有组织CT值的平均值，此现象称为部分容积效应。

例如：某一体素内只包含骨骼，那么CT值就被计算为1 000 HU；一个体素内包含3种等量的组织，如血液（CT值为40 HU）、灰质（CT值为43 HU）和白质（CT值为46 HU），该体素CT值的计算结果将是这3种组织的平均CT值，为43 HU，因此不能准确地反映该体素内不同组织的真实密度。如果3种组织不等量，其计算结果还要复杂些。部分容积效应可造成感兴趣区CT值测量的偏差。如果病灶密度高于周围组织，则所测得的病灶CT值低于其本身真实的CT值；反之，则病灶CT值高于其本身真实的CT值。

通常情况下，Z轴方向的体素尺寸较X、Y轴方向的体素尺寸大得多，所以这种平均化在Z轴方向最明显，于是层厚是影响部分容积效应的主要因素，层厚越大，部分容积效应越显著。

部分容积效应作用在每个体素，而反映最明显的是在密度差别较大的物体边缘。在一个高密度的骨结构与低密度的软组织交界处，测得的CT值是两种组织的加权平均值，结果图像上出现两种高对比组织之间模糊的过渡带。这种高原子序数或吸收系数大的物体，部分投影于扫描平面而产生的伪影称为部分容积效应伪影。

伪影的形状、宽度与物体的走行有关。物体边界与扫描平面垂直时，Z轴方向不存在平均化，成像边缘最清楚；物体边界与扫描平面越是平行，Z轴方向的平均化效应越明显，成像边缘越模糊。因此要求在摆位和扫描层面选择时，尽量使靶器官与扫描平面垂直。

后颅凹是这种伪影最常见和最严重的部位，可见到条纹状明暗相间的伪影，这种现象也与射线硬化作用有关。薄层扫描能消除这种部分容积伪影，但薄层可使噪声增加，那么可以采用几个薄层相加产生一个较厚的层面，就能达到抑制部分容积伪影而降低噪声的目的，这是颅底伪影抑制的常用办法。

部分容积效应随层厚增加而增大，对于小病灶的显示影响更明显，并且和周围组织的密度有关。抑制部分容积伪影的最常用方法是采用薄层扫描，尤其对于小于层厚的结构和病灶做薄层扫描往往是必需的。在测量CT值时，力求在病灶中心选取感兴趣区，感兴趣面积要小，以使测量结果准确。

改变图像重建的算法，扫描时应用部分容积伪影抑制软件技术也可起到抑制伪影的作用。

（六）采样或测量系统误差

在扇形束扫描方式中，两个物体或结构间的间距小于到达该物体的扫描束无法由射线束分辨时，可产生采样误差，由此引起的伪影又称为“混叠伪影”(aliasing artifact)。采样频率准确的前提原则是，采样频率至少需是被成像物体最高空间频率的两倍。如上述条件未被满足，则可出现物体结构重叠模糊现象。若采用正常50%的采样频率，物体四周会出现采样误差而引起的混叠伪影。此伪影可采用局部放大扫描，或者根据不同部位采用合适的重建算法（高分辨率、标准、软组织），使伪影有所抑制。

三、磁共振图像质量控制

控制和评价MRI图像质量的参数主要有：信号噪声比(signal to noise ratio，SNR)、图像对比度及对比度噪声比(contrast to noise ratio，CNR)、空间分辨力(spatial resolution)和图像均匀度(image uniformity)。它们既不相同又互相联系，均与设备性能和成像参数的选择密切相关，优化成像参数，平衡它们的关系，才能获得满意的图像质量。

（一）信号噪声比

信号噪声比简称信噪比，是指感兴趣区内组织信号强度与噪声信号强度的比值。是MRI图像最基本的质量参数，在一定范围内，信噪比越高越好。因此，努力提高组织信号强度和最大限度地降低噪声信号强度是提高信噪比、改善图像质量的关键。信噪比高的图像表现为图像清晰、轮廓鲜明。信噪比受诸多因素的影响，对于某一区域的信噪比常用下式表示：

$$\mathrm{SNR} = k \times \rho \times V(\Delta x \Delta y \Delta z) \times M_0 \times (\mathrm{NEX})^{\frac{1}{2}}$$

其中：① k是与线圈相关（包括不同线圈的性能和接收带宽等）的敏感常数。② ρ是被检查区域内的质子密度，ρ越大，产生的信号越高，信噪比也越高。故MRI在软组织区域的检查具有优越性，而对骨、肺等结构的显示有局限性。③ $V(\Delta x\Delta y\Delta z)$ 是成像体素的体积，图像信噪比与体素的体积成正比，体素越大所含质子数越多，信噪比高。任何改变体素体积的参数（FOV、层厚、矩阵）都影响信噪比的大小。④ M_0是磁化矢量，信噪比与M_0成正比。M_0在射频脉冲的作用下，产生横向磁化矢量M_{XY}。M_{XY}主要依赖于所使用的脉冲序列和组织的生物特性（如T1、T2和流动性）。⑤ NEX是平均次数，信噪比与NEX的平方根成正比。多次激发扫描可以进行信号和噪声的平均，减少噪声，提高信噪比。但增加NEX将增加扫描时间。

临床上可用两种方法来计算图像信噪比：

(1) SNR = SI/SD，其中SI表示感兴趣区内信号强度（像素值）的平均值，SD为同一感兴趣区内信号强度的标准差。这里的感兴趣区要求包含的是均匀成分，如测试体模中没有其他结构的纯液体区域，否则感兴趣区内像素信号强度的标准差并不能代表随机噪声。这种方法主要在技师和工程师进行设备的日常质量控制和检修时使用。

(2) SNR = $SI_{组织}/SD_{背景}$，其中$SI_{组织}$表示感兴趣区内组织信号强度（像素值）的平均值，$SD_{背景}$为相同面积的背景信号的标准差，常选择相位编码方向上与$SI_{组织}$同一水平的无组织结构的空气区域。临床图像的质量评估常采用这一种方法。

（二）对比度噪声比

在保证一定信噪比的前提下，MR图像的另一个重要的质量参数是对比度。对比度是指两种组织信号强度的相对差别，差别越大则图像对比越好。在临床上，对比度常用对比度噪声比表示。CNR是指两种组织信号强度差值与背景噪声的标准差之比。

CNR的一个应用问题是，对比度的计算需要测量两个物体区域到达人眼的光子流量的大小，它会随显示系统的不同而不同，难以执行。一种简单易行的替代方法是信号差异噪声比（signal difference to noise ratio，SDNR），它使用原始数据的信号差值来取代对显示影像对比度的评估，表达式为：

$$\mathrm{SDNR} = (S_A - S_B)/SD_{背景}$$

S_A和S_B分别代表组织A和组织B的兴趣区像素的平均值，$SD_{背景}$为相同面积的背景信号的标准差，常选择相位编码方向上与S_A或S_B同一水平的无组织结构的空气区域，代表背景的随机噪声。

具有足够信噪比的MR图像，其CNR受3个方面的影响：

(1) 组织间的固有差别，即两种组织的T_1值、T_2值、质子密度、运动等的差别，差别大者则CNR较大，对比较好。如果组织间的固有差别很小，即便检查技术用得很好，CNR也很小。

(2) 成像技术，包括场强、所用序列、成像参数等，合理的成像技术可提高CNR。

(3) 人工对比，有的组织间的固有差别很小，可以利用对比剂增强的方法增加两者间的CNR，从而提高病变检出率。

对比度噪声比用于评估产生临床有用影像对比度的能力。影像对比度本身不能精确地衡量影像的质量，在一幅噪声程度较大的影像中，即使对比度较高也不会清晰。人眼区分两个物体的能力正比于对比度，且随噪声的增加呈线性降低。对比度噪声比包含了这两个因素，给出了有用对比度的客观测量。比如，某种采集技术产生的影像对比度是另一种技术产生对比度的两倍，要获得较好的临床影像，噪声的增加必须小于两倍。

（三）空间分辨力

空间分辨力是指影像系统对组织细微解剖结构的显示能力，它用可辨的每厘米线对（LP/cm）或最小圆孔直径（mm）数表示。空间分辨力越高，图像质量越好。

当FOV确定后，矩阵越大，体素越小，空间分辨力越高。当矩阵确定后，FOV越小，空间分辨力越高。因此，体素的大小与层面厚度和FOV成正比，与矩阵成反比。

由于信号强度与每个体素内共振质子的数量成正比，所以增大体素会增加信号强度，使信噪比增大。选择FOV主要由成像部位的大小决定。FOV选择过小，会产生卷褶伪影；FOV选择过大，会降低图像的空间分辨力。FOV大小的选择还受到射频线圈的限制。在实际工作中，经常使用矩形FOV，将图像部位的最小径线放在相位FOV方向，最大径线放在频率FOV方向。因为只有相位方向FOV缩小时才能减少扫描时间，而频率方向FOV缩小，不会减少扫描时间。

体素大小受所选择的层面厚度的影响。在工作中需根据检查部位及解剖特点选择层厚，既要考虑改善图像的空间分辨力，同时也要考虑图像的信噪比。在其他参数不变的情况下，空间分辨力的提高将损失信噪比，因此应权衡两者的利弊。

（四）图像均匀度

图像均匀度是指图像上均匀物质信号强度的偏差。偏差越大说明均匀度越低。均匀度包括信号强度的均匀度、SNR均匀度以及CNR均匀度。在实际测量中，可用水模实施，可在视野内取5个以上不同位置的感兴趣区进行测量。

（五）磁共振成像的伪影

与其他医学影像技术相比，MRI中的伪影多且成因复杂，与MRI扫描序列以及成像参数多、成像过程复杂有关。伪影的表现也各异，只有正确认识伪影产生的原因以及各种伪影的图像特征，方能有效地抑制或消除伪影，从而提高图像质量。伪影有许多来源，如硬件与软件、RF与梯度线圈、涡流与梯度脉冲形状、数据采集、滤波、外磁场不均匀性、体内磁场不均匀性、化学位移、血流与身体运动或者心脏血管搏动、金属异物、静电、重建技术等。熟悉MR图像上伪影的常见表现，可以避免在实际应用中造成错觉而影响诊断。常见伪影有以下5类：① 图像采集伪影或称资料相关伪影（卷褶伪影，截断伪影，部分容积效应，倒置伪影，流体伪影等）。② 患者相关伪影（运动伪影、搏动伪影）。③ 设备相关伪影，包括梯度场相关伪影（涡流，几何变形）、RF相关伪影（交叉对称伪影，噪声）等。④ 磁敏感伪影（主要指金属异物伪影，以及身体空腔比如鼻窦腔、耳蜗等）。⑤ 化学位移伪影等。

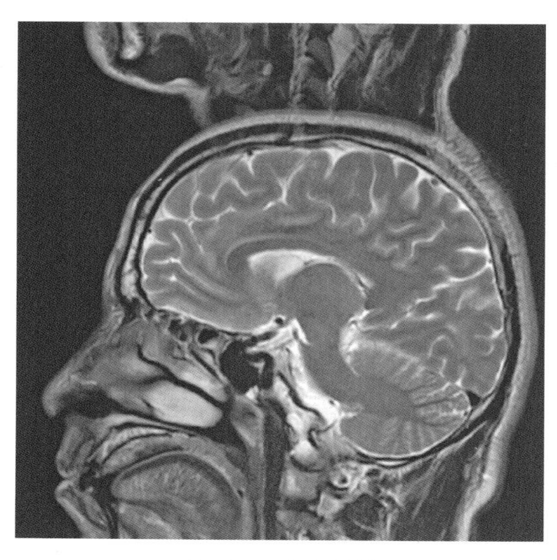

图2-5-2　卷褶伪影

1. 信号相关伪影

（1）卷褶伪影：卷褶伪影（aliasing artifact）又称包绕伪影，它是被检查解剖部位的大小超出了FOV范围时，视野范围以外部分的解剖部位影像被卷褶到视野内但重建在其相反方向（图2-5-2）。这种伪影没有几何形状的变形和信号强度的失真，并可出现于频率编码和相位编码两种方向。

MR成像设备通常在采集时使用2倍以上的过采样，因此在频率编码方向的卷褶伪影不多见。在相位编码方向上，相位移动超出去相位周期，视野外信号频率高于视野内信号频率，由于数据采集的间断性，计算机将视野外较高频率信号误认为低频率信号，而将其置于图像的另一端，从而在相位编码方向出现伪影。消除相位编码方向卷褶伪影的方法是将相位编码方向摆到被检查部位的最小直径上，或采用增加相位编码过采样，或增加FOV，或对FOV外的组织进行预饱和。

(2) 截断伪影：在高对比界面（两个环境界面信号差别大的组织），如颅骨与脑表面、脂肪与肌肉等之间，MR信号突然发生跃迁产生信号振荡，在读出（频率）编码方向上出现的、多个平行的环形黑白条纹即为截断伪影（truncation artifact）。为了抑制或消除截断伪影，可使用全矩阵采集（如用512 × 512或256 × 256）或缩小FOV，或在傅里叶变换前对信号滤过，但后者可使空间分辨率下降。

(3) 部分容积效应：机制同CT中的部分容积效应（partial volume effect），主要是厚层造成纵向空间分辨率不够，解决办法是采用薄层扫描。

(4) 倒置伪影：倒置重叠伪影由相位敏感性机制的误差所致。正常时真实数据与成像数据的两个通道经相位敏感检查系统处理后达到平衡状态。这两个通道失去平衡即可造成倒置重叠伪影，表现为观察视野内出现上下倒置的两个重叠图像，再重建可以消除。这种伪影在早期的模拟解调系统中易于出现。在现代数字正交解调系统中，采用精确控制的数控振荡器以及数字滤波可以避免，因而在现代数字化MR成像设备中，这种伪影不多见。

(5) 流体伪影：血流伪影主要有2种形式：一是流动移位伪影，由二次编码的时间差造成，即从^{1}H受激励到编码（相位和频率编码）的这段时间，血流产生距离，结果在成像层面内斜向流动的血液中的^{1}H沿相位和频率编码的位置不一致，使得血流信号成像在血管外。二是鬼影（ghost），由搏动性血流引起，较亮或较暗，且与血管形态相似，它是由于血流运动速度超过了扫描序列的相位编码变换速度引起，鬼影总是出现在相位编码方向，常表现为多个成串有序排列的圆形影或者环形影（图2-5-3），它可以通过改变扫描相位编码方向来改变鬼影出现的方向。加入流动技术、黑血技术或者区域预饱和技术可以帮助抑制血流信号，从而达到抑制伪影的目的。

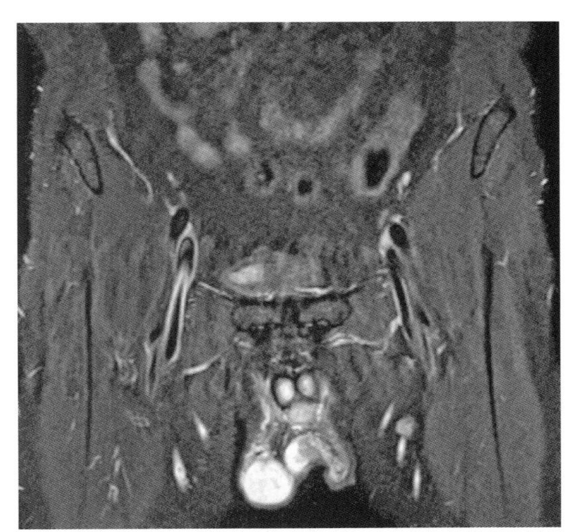

图2-5-3　**流动伪影**

流动血液产生的伪影信号强度取决于血流方向与切层平面之间的相互关系，以及血流速度与使用的TR、TE等参数间的关系。当扫描平面与血管走行方向平行时，血流伪影在相位编码方向上产生与血管形状类似的条状伪影。动脉血流伪影多为血管搏动引起，类似运动产生的伪影，预饱和技术可消除来自扫描层上下方的血流伪影。相位/频率方向交换可使伪影方向改变，以使病变区避开伪影干扰。脑脊液流动伪影与血流伪影的形成机制相同，梯度运动相位重聚（gradient moment rephase，GMR）技术可减少和抑制脑脊液搏动产生的伪影。

2. 受检者相关伪影　主要是运动伪影，包括人体生理性运动和自主性运动的伪影。

生理性运动伪影是生理周期性运动（心脏大血管搏动、呼吸运动、血流以及脑脊液流动等）的频率与相位频率一致，叠加信号在傅里叶变换时使数据发生空间错位，从而在相位编码方向上产生间断的条状或半弧形伪影。这种伪影与运动方向无关，而影像模糊程度取决于运动的频率、幅度、TR和采集次数。

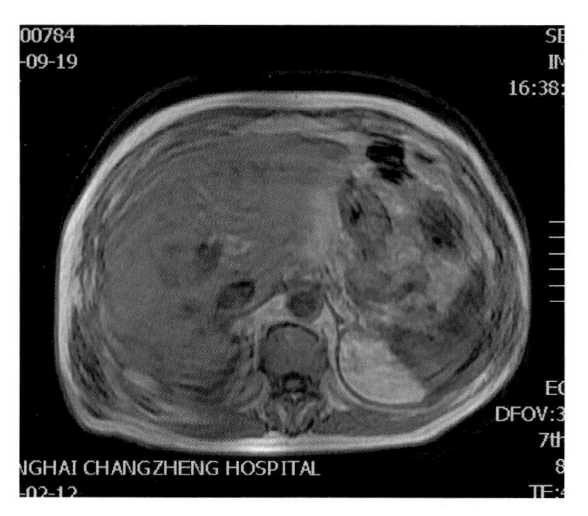

图2-5-4 呼吸运动伪影

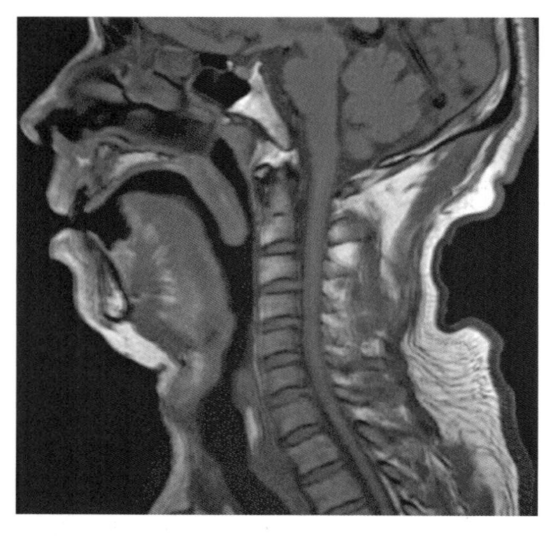

图2-5-5 吞咽运动伪影

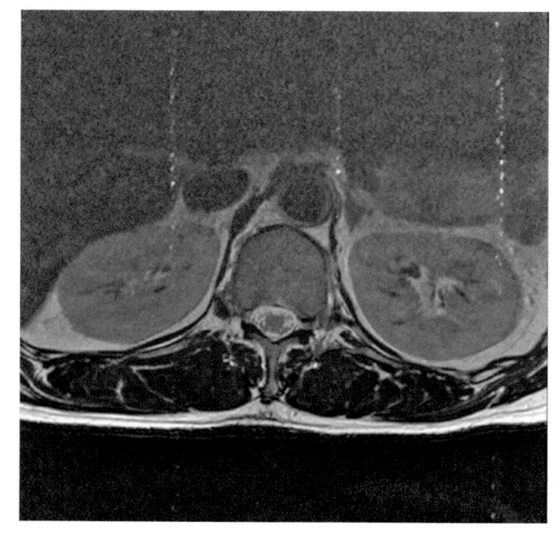

图2-5-6 射频泄漏伪影

心脏、大血管搏动伪影可采用心电门控加以控制。

(1) 呼吸运动伪影：常通过呼吸门控控制 (图2-5-4)，包括膈肌导航技术，或采用快速扫描技术一次屏气成像。腹壁运动伪影也可以通过呼吸补偿技术去除。

(2) 自主性运动伪影：主要指由于患者头部躁动、眼球运动、咀嚼吞咽运动 (图2-5-5) 等造成的运动伪影，可以通过缩短检查时间、训练患者以及镇静等手段来克服。

3. 设备相关伪影 层间串扰 (cross talk) 也称交叉对话伪影，通常存在于相邻层面间距很小时。由于射频脉冲轮廓的过渡带延伸到相邻层面内而导致相邻层面图像信号变暗，从而出现信噪比降低或者对比度异常。此时，通常选择层面奇偶分开采集或者增加层面间距的方式来避免。

干扰通常指射频干扰，射频能量进入到数据采集过程中，作为MR信号来源之一被接收，从而形成伪影 (图2-5-6)。常在垂直于频率编码方向上出现一条不均匀的亮噪声带，此伪影通过改变编码方向不能消除，并可有多种其他表现，甚为复杂。此时，通常需要检查屏蔽室是否存在射频泄漏，或者是非MR设备引入 (例如高压注射器、外部刺激器等)，以及其他可能的射频泄漏源。

4. 磁敏感伪影 不同组织内的^{1}H所处的分子环境不同，存在磁敏感性差异，其磁化率也随之不同。这种磁化率的差异可以破坏局部磁场的均匀性，从而导致图像变形而产生伪影，称为磁敏感性伪影。磁敏感性伪影来源于金属异物和人体自身结构两种情况。

金属异物尤其铁磁性物质造成外磁场不均匀，破坏了频率的线性排列，引起空间畸变，这也称为金属异物伪影。快速成像采用短TR与短TE，对磁场不均匀性特别敏感，受T_2^*的影响也很大，局部磁场不均匀使准T_2^*值大大缩短以至于无MR信号。例如，若患者衣服内有金属物质，邻近的皮下就会大片无信号或者局部压脂失败 (图2-5-7)。金属物体不慎进入磁体时，便在MR成像过程中产生涡流，在金属异物局部形成强磁场，从而干扰主磁场的均匀性，局部强磁场可使周围的质子很快散相，形成一圈低信号盲区，边缘可见周围组织呈现的高信号环带，图像出现空间错位而严重失真变形。

两种具有不同磁敏感性组织的交界面可形成抗磁性而造成磁场均匀性改变，导致图像变形，如空气与软组织界面、骨与软组织界面、液体与软组织界面等均可见到这种伪影。表现为SE序列长TR像上不同层面上高信号或

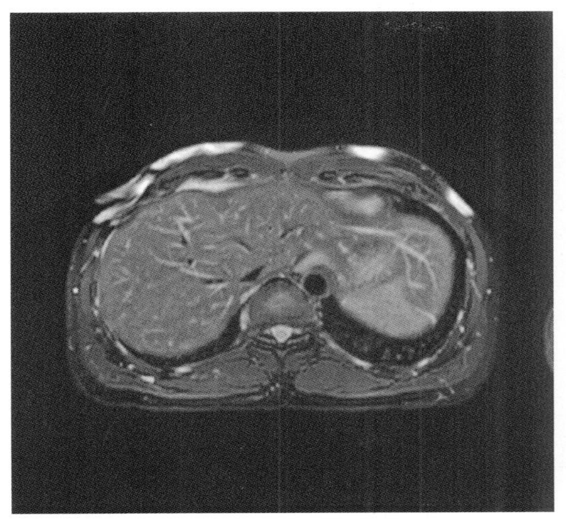

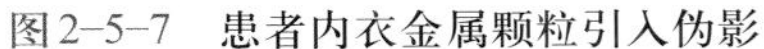

图2-5-7　患者内衣金属颗粒引入伪影

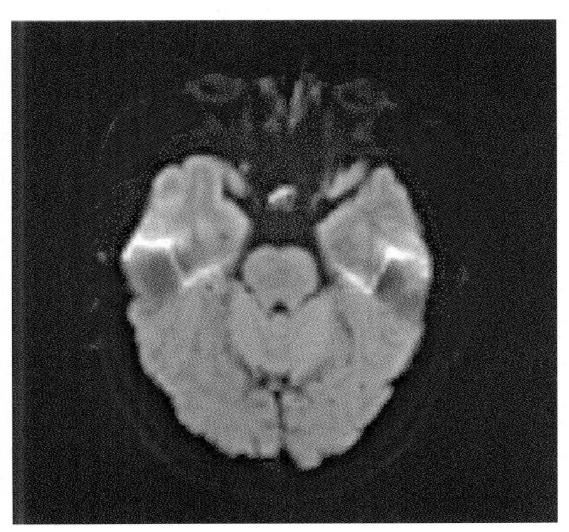

图2-5-8　磁敏感伪影

低信号，在GRE序列上多为低信号，在EPI信号上出现局部畸变，以及压脂的局部失败，并且在频率编码方向上最明显（图2-5-8）。

消除或减轻磁敏感性伪影的对策包括：① 有金属内植物者可考虑尽可能在低场机上完成检查，能去除金属物者则去除金属物。② 做好匀场，场强越均匀，该伪影越轻。③ 缩短TE。④ 用SE序列代替GRE序列。⑤ 其他减少伪影的方法，如口服对比剂减轻胃肠气体造成的磁敏感性伪影。

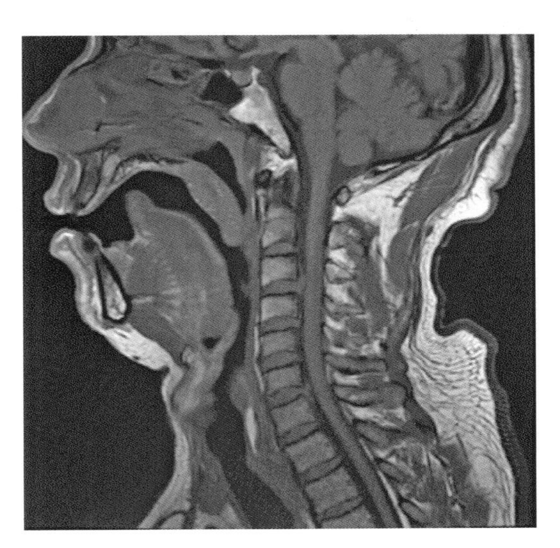

图2-5-9　化学位移（椎体与椎间盘间）伪影

5. 化学位移伪影　如前所述，化学位移伪影是由于不同人体组织存在化学位移造成共振频率的差异，表现为沿含水组织和脂肪组织界面处出现黑色和白色条状或月牙状阴影，如肾脏和肾周脂肪之间，沿频率编码方向上造成空间错位，一侧呈条形亮带，另一侧是条形暗带，场强越高，化学位移伪影越明显（图2-5-9）。该伪影可以通过改变相位/频率编码方向加以识别。

（赵洪波　李　琼　曹厚德）

参考文献

[1] 曹厚德.现代医学影像技术学［M］.上海：上海科学技术出版社，2016：189–197，932–948.

[2] 刘树伟.人体断层解剖学图谱［M］.济南：山东科学技术出版社，2003：205–216.

[3] 贾宁阳，王晨光.脊柱影像诊断学［M］.北京：人民军医出版社，2007：1–23.

[4] 杨正汉，冯逢，王霄英.磁共振成像技术指南［M］.北京：人民军医出版社，2007：524–546.

[5] 李月卿.医学影像成像理论［M］.北京：人民卫生出版社，2010：10–17.

[6] 李联忠，冯卫华，王国华，等.脊椎疾病影像诊断学［M］.第2版.北京：人民卫生出版社，2015：41–55.

[7] 周智洋，陈燕萍译.磁共振周围神经成像［M］.天津：天津科技翻译出版有限公司，2014：151–167.

[8] Eric D. Schwartz, Adam E. Flanders. Spinal Trauma: Imaging, Diagnosis, and Management［M］. United States: Wolters Kluwer/Lippincott Williams & Wilkins, 2007：60–295.

[9] Jamie Weir, Peter H. Abrahams. Imaging Atlas of Human Anatomy［M］. 3rd edition. United Kingdom: Mosby, 2005: 53–68.

第三章
脊柱外科虚拟手术操作技术

从20世纪60年代美国麻省理工学院研制了第一个头盔式显示器及力触觉反馈装置形成了虚拟现实的雏形，到1989年VPL公司的创始人之一Jaron Lanier提出了"Virtual Reality"（虚拟现实）这一名词并将基于HMD及数据手套的虚拟现实系统逐渐完善，再到今天虚拟现实技术与多学科交叉研究的深入融合且相关研究逐渐从实验室研究阶段走向实际应用，经过半个多世纪的发展，虚拟现实技术已经逐渐应用于科研、航空、医学、军事等人类生活的各个领域中。

虚拟现实技术综合了多门学科和多种先进技术的优势，在特定范围内生成逼真的具有视觉、听觉以及力触觉的虚拟环境，用户借助力反馈等硬件设备与虚拟对象进行实时交互，从而产生亲临真实环境的感受和体验。虚拟现实技术以其独有的多感知性、沉浸性、交互性、构想性特征，通过与现代医学的密切融合，对医学领域产生越来越重要的影响。

本章主要介绍了虚拟现实技术的组成与特点、虚拟现实技术在国内外的发展历程，以及虚拟现实技术在虚拟手术仿真领域的主要应用，特别是在虚拟手术规划及虚拟手术训练领域的应用，并总结了虚拟现实技术在手术仿真这一医学领域的优势。同时，针对脊柱外科手术虚拟训练系统，本章介绍了虚拟手术训练系统的组成以及该技术在脊柱外科领域的研究现状，特别介绍了基于力反馈的虚拟手术训练系统的关键技术，提出了手术操作力的精确建模和力反馈实时交互模拟等研究重点和难点，并对虚拟手术训练系统的性能、训练效果的评价方法进行了梳理，以有效地评价虚拟手术训练系统的逼真性、交互性、实时性、应用的可信度和有效性。最后，本章在视觉模拟的真实性方面、力反馈模拟的沉浸感方面和复杂模型的融合方面，对虚拟手术训练技术的发展前景进行了展望。

具有力触觉反馈的虚拟手术训练系统具有安全、高效、灵活的优势，用户通过与高逼真度虚拟环境全方位的实时交互，实现了视觉、触觉、听觉等多感知系统的实时反馈。虚拟手术仿真系统及虚拟手术训练系统的实现，为医师高效、安全地掌握手术技能提供了全新的训练方法，也为疑难手术提供了术前演练机会，对提高手术成功率、增大手术安全性具有重要的意义，是未来虚拟现实技术在外科领域的研究热点和重要发展方向。

第一节
虚拟现实与虚拟手术

一、虚拟现实技术

（一）虚拟现实技术简介

虚拟现实（Virtual Reality，VR）是一种沉浸式交互环境，它综合了计算机图形技术、图像处理技术、智能接口技术、传感器技术、多媒体技术、并行实时计算技术、网络技术、人机交互技术、仿真技术等多种学科，在特定范围内生成逼真的视觉、听觉、力触觉等一体化的、高逼真度的虚拟环境，用户借助必要的硬件设备与虚拟环境中的虚拟对象进行交互、相互影响，从而产生亲临真实环境的感受和体验。

一个完整的虚拟现实系统由虚拟环境、虚拟环境处理器（图形工作站）、视觉显示系统、力触觉反馈系统、听觉处理系统等功能单元构成，其核心设备是处理虚拟环境的图像工作站。视觉显示系统是用于产生立体视觉效果的关键外设，如光阀眼镜、三维投影仪和头盔显示器等；力触觉反馈系统主要用于实现与虚拟现实的交互功能，包括触觉数据手套、力反馈操纵杆、运动跟踪捕捉器等；而听觉处理系统则用于语音识别与合成等。

虚拟现实系统具有多感知性（multi-sensory）、沉浸感（immersion）、交互性（interactivity）及构想性（imagination）的基本特征。多感知是指除了一般计算机技术所具有的视觉感知之外，还有力觉感知、触觉感知、听觉感知、运动感知等，理想的虚拟现实环境应该具有人类所具有的所有感知功能。受限于传感技术的发展，目前虚拟现实技术仅限于视觉、听觉、力觉、触觉及运动等几种感知功能。沉浸感是指操作人员作为人机环境的主导者存在于模拟环境中的真实程度。理想的模拟环境应该使用户难以分辨真假，使用户全身心地投入到计算机创建的三维虚拟环境中，如同在现实世界中的感觉一样。交互性是指操作者与虚拟环境中所遇到的各种对象的相互作用的能力，包括操作者对模拟环境内物体的可操作程度和从环境得到反馈的自然程度。构想性强调虚拟现实技术应具有广阔的可想象空间，通过定性和定量的综合集成虚拟环境，引导人们去深化概念，开发人们的想象力和创造力。

虚拟现实技术始于军事和航空航天领域的需求，但近年来，虚拟现实技术的应用已逐步走进医疗、工业、建筑设计、教育培训、文化娱乐等方面，应用前景十分广阔，正在改变着我们的生活。

（二）虚拟现实技术发展

虚拟现实技术发源于美国，20世纪50年代产生的立体电影以及各种环幕、球幕电影是虚拟现实技术的雏形，具有深度感、大视野、环境感的电影图像加上声响的配合，使观众沉浸于屏幕上变幻的情节场景之中。

20世纪60年代，美国的麻省理工学院林肯实验室研制出第一个头盔式显示器（Head Mounted Display，HMD），随后又将模拟力和触觉的反馈装置加入到系统中。20世纪70年代，Frederick Brooks研制了具有力反馈的原型系统Grope-Ⅱ，用户通过操纵一个实际的机械手来控制屏幕中的图形机械手去“抓取”一个立体图像表示的物体，而且人手能感觉到它的重量。

20世纪60年代至80年代中期，虚拟现实技术的研究进展十分缓慢，直到20世纪80年代后期，虚拟现实技术才得以加速发展。这是因为图形显示技术已能满足视觉耦合系统的性能要求，液晶显示（Liquid Crystal Display，LCD）技术的发展使得生产廉价的头盔式显示器成为可能。自20世纪80年代后期起，美国VPL公司陆续研制出较实用的头盔式三维显示器、具有6个自由度的数据手套、立体声耳机及相应的计算机软硬件系统。1986年底，Scott Fisher成功研制出第一套基于HMD及数据手套的虚拟现实系统VIEW（Virtual Interactive Environment Workstation）。这是世界上第一个较为完整的多用途、多感知的VR系统，使用了头盔显示器、数据手套、语言识别与跟踪技术等，并应用于空间技术、科学数据可视化、远程操作等领域，被公认为当前VR技术的发源地。1989年，VPL公司的创始人之一Jaron Lanier，创造了“Virtual Reality”（虚拟现实）这一名词。

进入20世纪90年代以后，迅速发展的计算机硬件技术与不断发展的计算机软件系统极大地推动了虚拟现实技术的发展，使基于大型数据集合的声音和图像的实时动画制作成为可能，人机交互系统的设计不断创新，很多新颖、实用的输入/输出设备不断出现在市场上，为虚拟现实系统的发展打下了良好的基础。

国内对虚拟现实技术的研究起步于20世纪90年代初，到目前为止已初步取得了不错的研究成果。国内的一些科研单位，如北京航空航天大学、清华大学的临场感应技术重点实验室、国防科技大学、上海交通大学、浙江大学计算机仿真重点实验室、中国民航大学、空军第二航空学院、空军工程大学和解放军信息工程大学等对虚拟现实的研究取得了重要成果，在某些方面的研究已经接近国际先进水平。

二、虚拟手术仿真

经过近半个世纪的发展，虚拟现实技术已逐渐从实验室的研究阶段逐步走向实际应用，在军事、航空、航天、医学、教育、商业、娱乐和自动控制等领域有着广阔的应用前景，日益显示出巨大的社会和经济效益的潜力。近年来，虚拟现实技术以其独有的临境性、交互性、想象性以及与现代医学之间的密切融合而对医学领域产生越来越重要的影响，而虚拟手术仿真系统是虚拟现实技术在医学领域的一个典型应用（图3-1-1）。

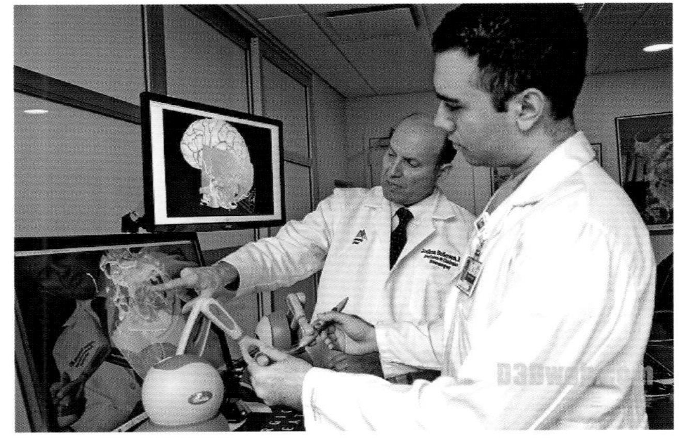

图3-1-1 虚拟手术仿真系统

虚拟手术仿真是由医学图像数据出发，应用计算机图形学重构出虚拟人体软组织模型，模拟出虚拟的医学环境，并利用触觉交互设备与之进行交互的手术系统。由于人体的几何、物理和生理等数据量庞大，各种组织、脏器等具有弹塑性特点，各种交互操作如切割、缝合、摘除等也需要

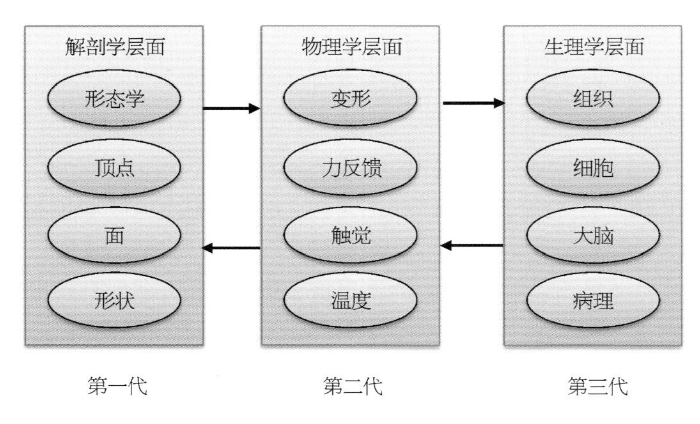

图3-1-2　三代虚拟手术仿真系统示意图

改变人体拓扑结构，因此构造实时、沉浸和交互的医用虚拟现实仿真系统具有相当难度。

Satava于1996年在第四届医学虚拟现实会议上提出了关于三代医学仿真系统框架的概念（图3-1-2）。第一代虚拟手术仿真系统着重于表现人体的几何特征，将虚拟现实技术中的漫游和沉浸概念用于人体解剖数据集中，提供有限的用户交互，在医护人员的教育和培训中得到了初步的应用。第二代虚拟手术仿真系统在组织建模时除了考虑人体的几何特征，还考虑了不同解剖组织的物理特征，不同的人体器官组织能够在外力作用下做出适当的变形，是目前的主流应用系统。第三代虚拟手术仿真系统则考虑了人体各器官的功能本质，进一步体现了手术器官的动态变化、交互性与真实感，更接近人体的生理功能，是虚拟手术仿真系统的最终研究目标。目前，研究人员对虚拟手术的研究处于其发展框架的第二代，即考虑器官组织物理特性的物理学仿真，已初步应用于虚拟手术规划、虚拟手术训练、虚拟解剖、远程诊疗等方面，某些应用已成为医疗过程不可替代的重要手段和环节。

（一）虚拟手术规划

在实施精确度要求较高的手术之前，如颈椎椎弓根置入术，需要医师对手术结果进行预测，这一类高精度手术连微小的偏差都不能有，否则会引起严重后果。传统上医师只能根据个人经验在手术前进行预测，而且有经验的医师也不能保证每次手术都能做出精确度较高的预测，这无疑增加了手术的风险。

近年来，随着计算机X线断层造影术（CT）、磁共振成像（MRI）等图像诊断仪器的发展，研究人员利用这些图像信息，通过图像处理后对目标组织进行三维重建，构架目标组织的虚拟三维模型，为外科医师进行手术模拟、手术导航、手术定位、制订手术方案提供了准确、直观、科学的手段。虚拟手术规划系统就是利用计算机虚拟现实技术为医师建立一个虚拟的诊疗环境，在这个虚拟环境下，医师能够通过人机交互界面观察病灶的位置，操作虚拟的手术工具，对制订的手术方案进行虚拟操作，实现对治疗方案的评价与完善，最终确定一个最佳治疗方案。总的来说，虚拟手术规划系统可以帮助医师在手术之前模拟手术的全过程，精准制订手术入路、置入角度及深度，同时也能根据仿真的结果对真实手术的结果进行更精确的预测。此外，医师还能通过手术前模拟来检验自己的手术方案是否存在问题，并及时调整，这对提高复杂手术的成功率有非常重要的临床应用价值。

随着计算机技术的飞速发展，最初的虚拟手术规划系统已经发展到可以针对不同的外科手术进行辅助计划，由原来的虚拟观摩方式，发展成为具有可操作、可交互的虚拟仿真系统。欧美国家一直在虚拟手术领域处于领先地位。除了知名研究机构（如斯坦福大学以及休斯敦医学中心）都有非常成熟的虚拟手术器械技术、虚拟显微镜技术以外，目前很多公司也在着手开发成型的手术模拟系统。此外，还有一些研究机构和商业公司也开发了许多辅助软件产品，它们将多种方式集中于一个系统环境中，可以实现配准、半自动分割、表面模型生成、三维可视化和定量分析，并且可以实现术前的手术计划和术间的手术导航，并在临床中得到成功应用。国内在计算机辅助手术系统的研究主要集中在科研院校和研究所，例如清华大学、浙江大学、上海交通大学、中国科学院自动化所等都成立了医学影像相关的实验室和研究院，研究方向大多集中在三维仿真、三维绘制以及软组织模拟等。

在脊柱外科虚拟手术规划方面，目前进行虚拟脊柱外科操作的软件有比利时Materialise公司开发的Mimics软件（图3-1-3）、麻省理工学院的David T. Gering等开发的3DSlicer软件产品等，基于这些虚拟手术规划软件，医师可以在三维模型上轻松完成脊柱测量分析、目标组织分割、移动与定位、手术设计、内植物设计等，确定手术的路径、组织的切除和移位、确定组织与器械间的位置关系，实现在脊柱目标部位进行相关的减压、截骨、内固定、融合等虚拟手术操作，使医师熟悉手术的路径与过程，避免由于脊柱微创手术操作中解剖结构不熟悉、部位不准确及操作过程引起过多的损伤等问题，从而提高了手术的精准性、安全性和微创性。

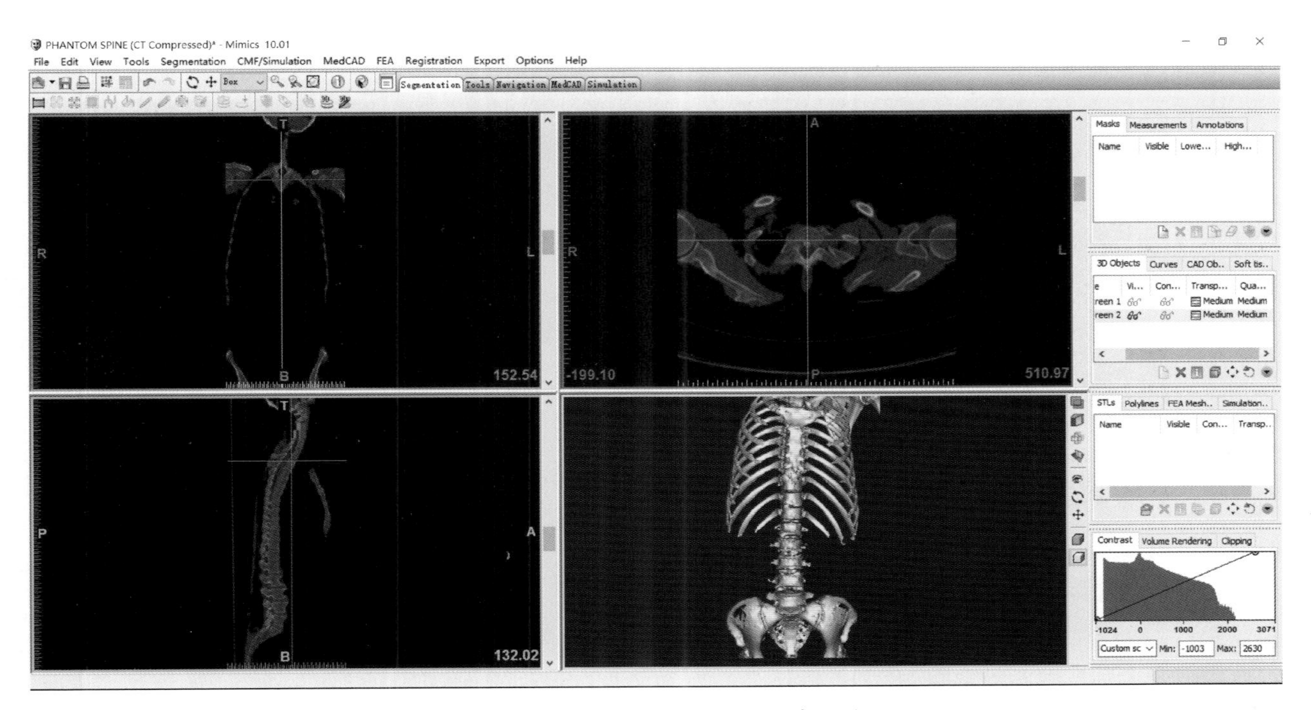

图3-1-3　使用Mimics软件进行手术规划

（二）虚拟手术训练系统

一名年轻医师要成为技术娴熟的外科医师，需要经过严格的训练和反复的实践，学习周期漫长且学习曲线陡峭。传统上，一名年轻医师需要经由手术观摩、用模型进行训练、用动物训练或在尸体上开展手术训练，在具备一定经验后，在有经验的外科医师监督下，逐步开展临床手术，进一步训练手术技能。传统的手术训练方法主要有：

1. 手术观摩　主要是通过观看手术视频或手术现场观摩，当前被广泛应用到手术培训中。医学生通过手术观摩来熟悉外科手术操作和手术流程，但是这种培训方法只能通过视觉、听觉来获取知识，不能锻炼医学生的双手操作能力以及双手与大脑的协调能力，培训效果极其有限。

2. 模型训练　主要是基于无机材料合成模型开展手术，这些模型可分为无生命模型和拟生物模型，在学习最基本和最简单的外科技能上有一定优势，例如外科打结、缝合等。某些手术可以全程得以模拟，例如骨折固定、关节置换等，但是这种培训方法不能满足各种手术的差异性，无法实现所有手术操作的模拟及培训，且手术模拟的真实感不强。

3. 动物训练　包括在动物尸体和活体动物上开展手术训练。动物尸体成本较低，有较少的伦理问题，但不能产生特定的生理现象，动物尸体解剖结构跟人不同，手术训练效果有限。活体动物成本比较高，不同动物解剖结构差异很大，与人体解剖结构相差甚远，而且存在伦理问题，必须遵循实验动物法律的规定，一些国家（如英国）严令禁止用活体动物进行手术操作练习。

4. 尸体训练　人类尸体能够提供一个真实的解剖结果，但是来源稀少、供应短缺，存在伦理问题，并且尸体与活体组织存在一定的解剖差异，对手术器械表现出的响应并不相同，例如不能产生流血等生理现象。

总的来说，这些基于模型、动物或尸体的传统手术训练方式存在效率低、成本高、灵活性差及安全性低等很多弊端，而且当今医患关系紧张，拿患者"练刀"的经验性外科培养模式必将逐步淡出历史。随着医疗事业的不断发展，医学教育与手术培训的规模日益扩大，可供手术训练的资源因受到经济和伦理学的控制而日益减少，这给传统的手术培训模式提出了挑战，如何使医师获得更真实、高效的手术训练，是医学界、工程界，也是全社会急需解决的迫切问题。

因此，基于虚拟现实技术和力触觉反馈技术的虚拟手术训练系统（Visuo-Haptic Surgical Simulator）应运而生，它通过构建虚拟患者模型和虚拟环境来模拟手术对象，采用力反馈设备为操作者提供力触觉模拟，并通过虚拟手术器械与虚拟手术对象间的虚拟力触觉反馈及组织形变模拟，仿真医师对患体进行切割、缝合、磨削、钻孔等手术操作时的视觉和力触觉感受，是一种全新的手术模拟和训练方式，也是数字医学领域近几年的研究热点。基于虚拟手术训练系统开展手术技能训练，可以有效减少手术时间和手术并发症的发生率，可以降低患者或者实验动物的发病率和死亡率，减少失误动作的发生，使手术操作更加精确、到位，使受训者的手术操作技能能够得到提高。同时，通过对手术训练过程的记录、回放、反馈、分析与评价等操作，可以客观地分析受训者的手术技能，为提高手术技能提供客观数据，大大提高手术训练效率。

理想的虚拟手术训练系统应具备高逼真度的视觉渲染和高保真度的力触觉交互模拟，其中虚拟视觉渲染技术在计算机视觉、图形图像处理领域已经得到广泛研究，而力反馈技术是近年来飞速发展的一种虚拟现实技术，由最初的军事领域飞行员、宇航员模拟训练发展到虚拟手术模拟与训练领域。虚拟手术训练系统应实现的基本功能有：① 虚拟手术环境的构建，包括虚拟患者构建、虚拟环境渲染及三维立体显示，医师可沉浸式地体验逼真的虚拟手术环境。② 力触觉的反馈模拟，医师通过力反馈设备终端，操作虚拟手术器械，实现对虚拟患者的虚拟手术操作。③ 实时形变模拟，虚拟手术训练过程中应实时模拟手术器械与虚拟模型间的交互形变，仿真手术过程中的视觉和力触觉。④ 其他感官的模拟，包括声音、气味等手术过程中的感官体验模拟，给医师完美的身临其境感觉。

虚拟手术训练系统主要具有以下几个方面的优势：

(1) 虚拟环境和虚拟患者解剖模型能够重复利用，而且受训者可以随时随地进行模拟训练，从而减少对昂贵实验对象和实验场地的需求，可以大大降低培训成本，缩短培训周期，提高训练效率。

(2) 通过制作医学手术数据库，受训者不仅可以参加常规手术案例的培训，还有机会接受高难度复杂手术或罕见手术类型的训练。

(3) 利用虚拟手术训练系统，可将医学专家在手术过程中的操作进行记录，通过数据再现，可以为受训者提供手术引导，实现手把手教学的目的。

(4) 利用网络技术及远程技术，还能实现医学专家对培训者的远程指导和评估。虚拟手术技术具有多项优点，成为未来外科培训的趋势。

近年来国内外许多研究机构对基于力反馈的虚拟手术训练进行了大量研究，主要集中在外科腔镜手术、关节镜手术、心血管疾病导管介入手术等针对软组织模拟的外科手术领域，其中不少研究已经有商业化的产品面世。国外已经存在一些比较成熟的手术仿真培训系统产品，如瑞典Mentice公司的MIST-VR腹腔镜虚拟手术训练系统、Surgical Science公司研发的LapSim系统（图3-1-4），美国Simbionix公司研发的LAP Mentor，爱尔兰Haptica公司研发的ProMIS VR Simulator系统，荷兰SIMENDO公司研发的SIMENDO Laparoscopy系统等。我国在虚拟手术仿真培训方面的研究开始得比较晚，但是发展迅速，已取得了一定的研究成果，主要有哈尔滨工业大学、上海交通大学、浙江大学、清华大学、中国人民解放军第一军医大学等高校和研究机构开展了相关研究。

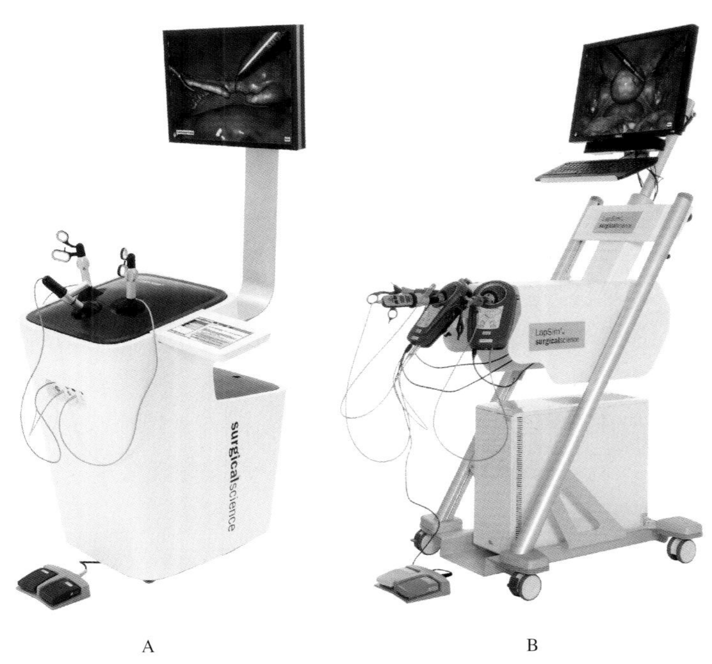

A　　B

图3-1-4　LapSim腹腔镜虚拟手术训练系统
A. 带力反馈。B. 无力反馈

然而，当前国内外绝大多数虚拟仿真培训系统的研究重点都是对腹腔镜和内镜手术中软组织切割和变形的模拟，对于骨组织手术操作这种对手感要求较高的手术模拟，由于必须建立骨组织的物理模型才能实现内部材质信息的模拟，对力反馈设备和软件算法的要求都比较严格，因此在虚拟手术技术研究初期并没有受到广大研究学者的关注。近年，随着力反馈硬件技术的发展和并行算法、基于GPU等加速算法的飞速发展，针对骨组织的虚拟手术训练技术研究逐渐开展。

第二节
脊柱外科虚拟手术训练系统

作为一种全新的手术训练方式，基于力触觉反馈的虚拟手术训练系统以安全、高效、灵活的优势为年轻医师快速掌握基础手术技能提供了训练平台，同时也为疑难手术提供了术前演练机会，从而提高手术成功率，增大手术安全性。然而，虚拟手术训练系统必须真实地再现手术过程并提供精确的操作手感才能实现有效的训练效果，否则无法达到手术训练目的，甚至可能适得其反。手术过程的真实再现依赖于视觉和力触觉的交互模拟，对于脊柱外科这类骨组织外科手术而言，在进行磨骨、钻孔等手术操作模拟时，力触觉的高保真模拟尤为重要，它是为用户提供精确操作手感的关键。因此，基于力触觉反馈的虚拟手术训练系统中手术操作力的精确建模和力反馈实时交互模拟是虚拟手术训练系统的关键。

目前，针对脊柱外科等骨组织手术的虚拟手术系统相关研究主要关注于目标组织的三维模型重建、术前规划和手术模拟，这样的虚拟模型只能为医师提供虚拟的视觉模拟，缺乏与虚拟环境全方位的实时交互，特别是缺乏手术中握持手术器械的力触感这样的“手感”，难以令用户产生“身临其境”的真实感，并且不能完整实现手术过程的再现。

以脊柱外科手术为例，脊柱后路椎弓根螺钉内固定手术是脊柱外科重要的手术方式，由于脊柱椎体解剖学特点使得椎弓根螺钉的钉道狭窄，置入螺钉的入钉角度可波动范围很小，必须精确地通过一条狭小的骨性管道才能安全置入前方椎体内部，稍有偏差或用力不当便容易引起脊髓的损伤，危及患者生命。这种钻骨操作要求外科医师必须具备敏感的操作、感知能力和娴熟的操作技术，施加恰当的操作力来操作手术器械，以避免手术中的过操作或误操作。这种精准操作“手感”的培养和训练，是外科医师成长的关键步骤。

一、脊柱外科虚拟手术训练系统发展

骨科虚拟手术训练系统是近几年的研究热点，相关学者针对骨科手术中的钻骨、磨骨和切骨等手术操作进行了力反馈模拟研究，涉及脊柱外科、口腔种植与修复、颞骨修整、下颌骨整复等骨科手术领域，现有研究主要关注于系统构建，特别是视觉渲染及力反馈实现。对手术操作力建模和力反馈交互模拟的研究还处在初级阶段，存在精度不够、实时交互感不足等问题。

在骨组织虚拟手术训练系统构建研究方面，国内外研究学者针对不同的外科手术开发了相应的虚拟手术训练系统。2006年日本大阪大学的Kusumoto等学者报道了虚拟口腔种植手术训练系统，研究了口腔种植手术中钻骨操作的力反馈模拟，并根据骨硬度对钻骨操作力予以不同的反馈。2007年，中国台湾的中原大学的Tsai等学者根据金属钻削理论提出了一种钻骨操作的力触觉模拟方法，将骨组织视为均一材质开展研究。2009年，俄亥俄州立大学的Kerwin等针对颞骨去除手术开展了虚拟手术训练研究，实现了磨骨过程的虚拟视、触觉渲染与交互。2010年，亚利桑那州立大学的Vankipuram等人研发了钻骨操作虚拟手术训练系统，其力反馈计算是基于外科医师的经验值来实现的。2012年，香港中文大学的Wang等人针对磨骨操作提出了一种基于脉冲绘制的模拟方法，这种方法采用表面网格模型来模拟磨骨过程，磨骨操作力的反馈计算并没有考虑骨密度的影响。目前国内的研究主要集中在软组织虚拟手术方面，哈尔滨工业大学、东南大学、天津大学等许多学者研究了软组织形变模拟及渲染等关键技术，然而针对人体硬组织的研究主要是北京航空航天大学王党校等人针对牙科手术开发的虚拟手术训练系统，建立了牙齿体素模型，并基于金属钻削理论计算手术操作力，实现了钻牙手术操作的力触觉模拟。

在脊柱外科虚拟手术训练领域，近年来国内外学者开展了积极的研究，研发了相关虚拟手术训练系统。美国俄亥俄州立大学的R. L. Williams团队从1999年开始骨科虚拟手术训练系统研究，是第一批运用力触觉和虚拟现实技术来研究脊柱外科手术培训的团队。他们研发了VHB (Virtual Haptic Back) 虚拟手术训练系统 (图3-2-1)。美国宾夕法尼亚州立大学与宾州米拉斯维尔大学合作研发了腰椎穿刺模拟器，实现了腰椎穿刺手术的虚拟模拟。德国汉堡大学的Farber M.等人开发了腰椎穿刺虚拟训练模拟器 (图3-2-2)，通过不

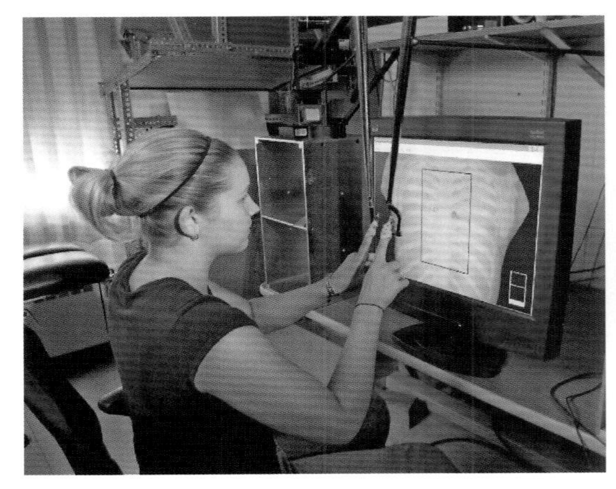

A

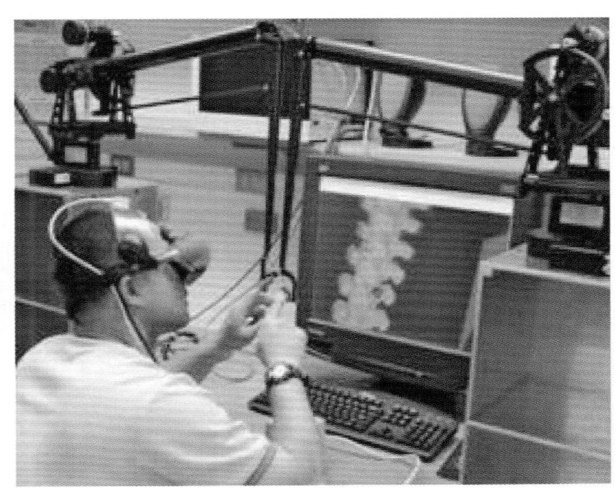

B

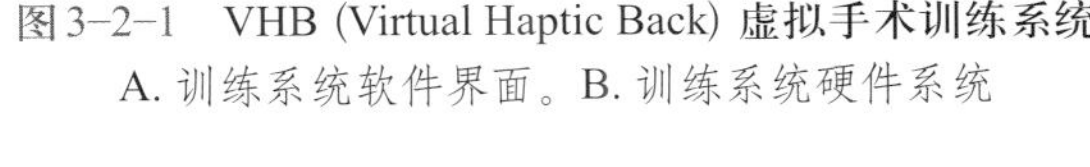

图3-2-1　VHB (Virtual Haptic Back) 虚拟手术训练系统
A. 训练系统软件界面。B. 训练系统硬件系统

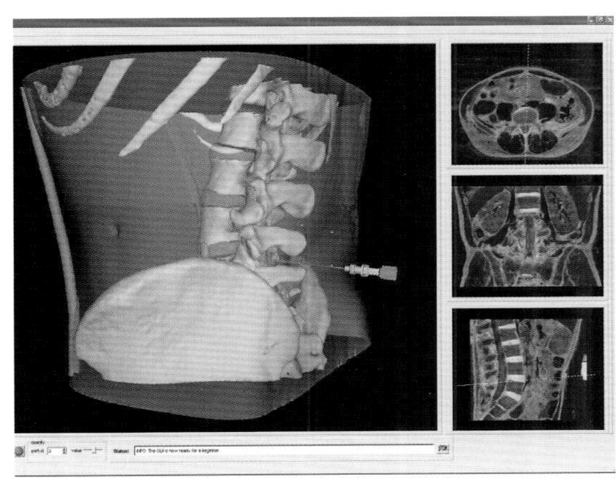

A

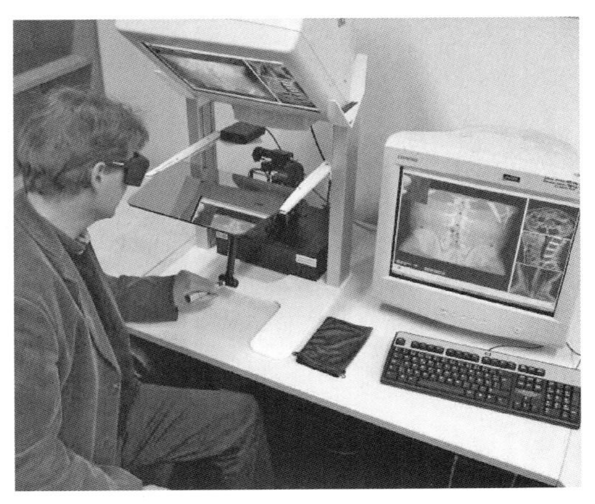

B

图3-2-2　德国汉堡大学的腰椎穿刺虚拟训练模拟器 (Lumbar Puncture Trainer)
A. 模拟器软件界面。B. 模拟器硬件系统

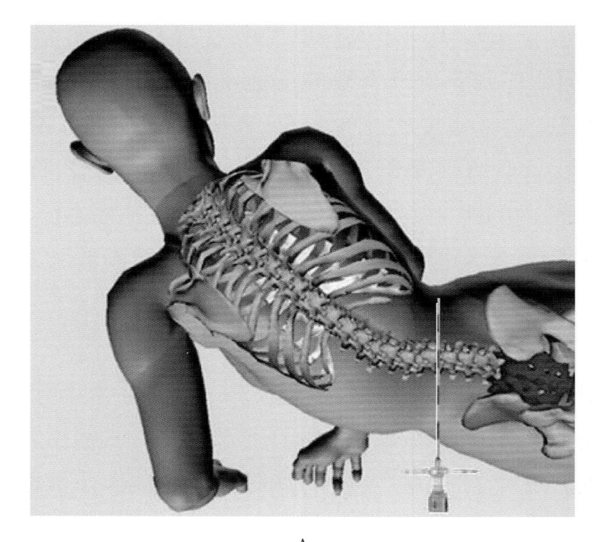

A

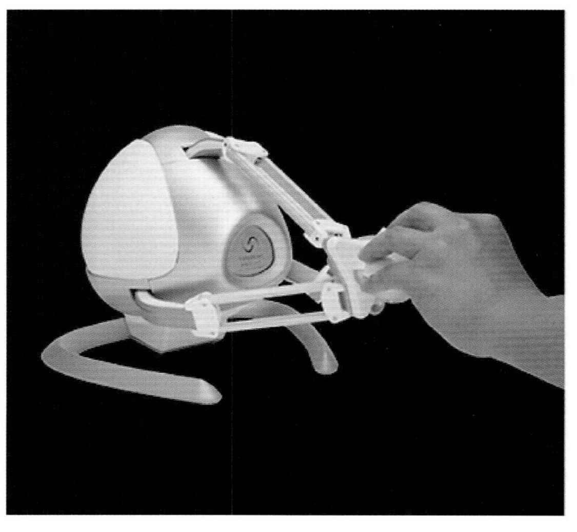

B

图3-2-3 硬膜外麻醉模拟器 (Epidural Simulator)
A. 模拟器虚拟环境。B. 力反馈输入设备

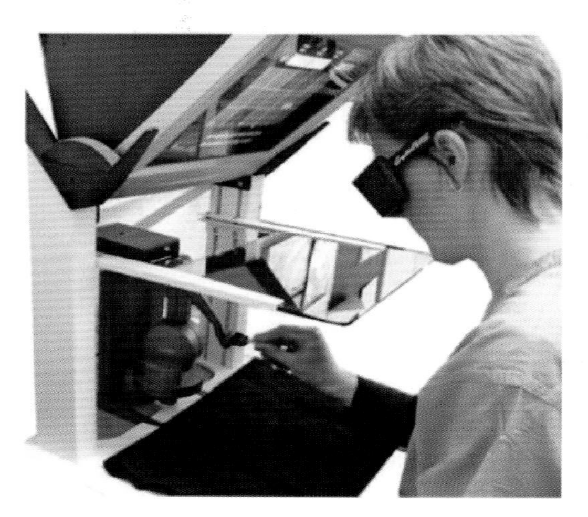

同的阻力和摩擦力，来模拟穿刺在插入不同组织 (如肌肉、脂肪、皮肤和骨骼) 的感觉、阻力和摩擦，并对其训练效果进行了评价，在视觉模拟、力触觉模拟方面获得了高用户接受度。英国伯恩茅斯大学研发的硬膜外麻醉模拟器 (图3-2-3)，通过视觉模拟和力触觉反馈，为医师提供了麻醉训练手段。2006年，爱尔兰利莫瑞克大学的U. Dreifaldt等人研发了椎管内麻醉注射模拟器 (图3-2-4)，利用力反馈设备实现了椎管内麻醉的交互模拟训练。

图3-2-4 椎管内麻醉注射模拟器

二、虚拟手术训练系统组成

一个基于力触觉反馈的虚拟手术训练系统的硬件部分主要由主计算机、虚拟显示终端及力反馈输入设备构成，软件部分主要提供虚拟环境渲染、图形绘制、变形计算、碰撞检测、反馈力计算等功能。其中系统的核心部分为主计算机，主要完成对虚拟环境的构建以及进行实时的人机交互，并为用户提供良好的人机界面，从而使用户具备实时构建并且参与虚拟环境的能力。系统的输入和输出设备主要有头盔显示器、立体屏幕、数据手套、力反馈装置以及触觉感受装置等，主要用来观察并且操作虚拟环境。

虚拟环境的构建主要为用户提供逼真的模拟与交互环境，在虚拟手术训练系统中主要包括构建虚拟患者模型、虚拟手术器械模型等。在模型数据获取方面，模型数据主要通过实际测量、数学生成或人工构造等手段获得，虚拟手术环境中的虚拟患者主要通过实际测量手段获得，如通过各种专业数据采集设备CT/MRI等，而虚拟手术工具则主要通过实际测量或数学生成获得，如通过数字化扫描方法（激光扫描等）与逆向工程/反求技术构造器械模型，或通过几何参数建模得到虚拟手术工具的CAD模型。在模型建立方面，需要构建的模型主要包括几何建模和物理建模，几何建模主要构建目标组织的几何形态并赋予其光照、材质、纹理映射等，物理建模在于体现目标组织的物理特性，包括弹性模量、阻尼系数、密度、组织特性等，通过将物理模型赋予黏弹性、各向异性、非线性等参数，将人体分为骨骼、肌肉、皮肤、血管、肌腱、筋膜等层次，并针对它们各自的特点建立不同的物理模型，真实反映器官组织在外力作用下产生的物理反应。

在虚拟环境显示方面，依据用户对沉浸感程度的高低和交互程度的不同以及用户的使用范围的大小，可将虚拟环境的场景显示分为4种类型：桌面式、沉浸式、增强式以及分布式。

1. 桌面式立体显示系统　利用普通PC机屏幕当作用户观察虚拟场景的一个窗口，运用一些低端的输入设备，如鼠标、立体眼镜等，实现用户与虚拟环境世界的交互，使用者使用计算机屏幕来观察虚拟世界的环境，并能够平移、旋转其中的虚拟目标。

2. 沉浸式立体显示系统　相对于桌面式是一种高档的、较为完善的虚拟现实系统，它主要是利用头盔式显示器和投影墙、立体显示器等设备，通过力反馈操纵杆、数据手套和声音等其他各种输入设备，实现视觉、力触觉等交互模拟，用户可以获得一个完整的沉浸感受，使参与者能够感受到就好像是置身于虚拟场景世界中一样，从而使用户真正地成为虚拟环境中的一员。

3. 增强现实虚拟现实系统　是计算机所建造的虚拟环境世界与真实环境相互融会的一种技术。增强式虚拟现实系统主要是在真实世界的基础上，为用户提供一种叠加的视觉效果，为了提高用户对现实环境的感受，当使用者在真实场景中移动时，虚拟环境中的物体也随之发生变化，从而将虚拟环境里物体和真实环境完美连接，不仅能够减少复杂虚拟环境的生成开销，又可以很方便地对虚拟世界环境中的物体进行操作，从而达到真实环境与虚拟世界的相互连接。

4. 分布式虚拟现实系统　是基于计算机网络的能够使位于不同方位并且相互独立的多个用户同时介入的一个分布式虚拟环境，处在不同方位的多个不同用户或多个不同虚拟环境经过网络接连起来，又或是多个用户同时加入一个虚拟环境世界中，每名参与者经过计算机和其他参与者进行交互操作，共同使用一个虚拟环境空间，相互配合工作。

在力反馈输入、输出设备方面，可用于虚拟手术训练系统的力反馈设备主要有力反馈操纵杆和触觉数据手套，目前应用最广泛的主流力反馈输入设备主要有美国Geomagic公司的Geomagic Touch系列产品（原Sensable Technologies公司的Phantom系列产品，于2012年被Geomagic公司收购），瑞士Force Dimension公司的Delta、Omega系列产品，以及美国Immersion公司的CyberClove（CyberForce）系列产品。Geomagic Touch力反馈设备是桌面级力反馈基本款产品，其中Geomagic Touch X（原Phantom Desktop）是一款具有优越性能、具有6自由度且符合人体工程学、支持所有常用的软件又同时兼具美感的低价位产品（图3-2-5）。Omega系列力反馈设备是Force Dimension公司的代表产品，其中Omega.6（图3-2-6）具有6自由度的输

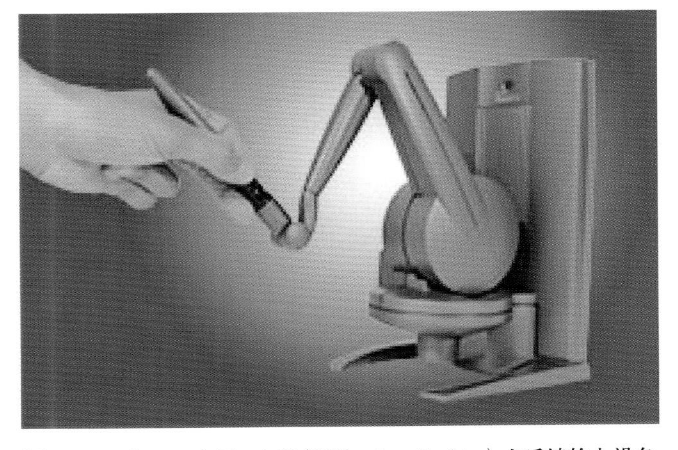

图3-2-5　Geomagic Touch X（原Phantom Desktop）力反馈输入设备

入和3自由度的力反馈输出。CyberClove (图3-2-7) 不仅可将逼真的力道从手掌传达到手臂，同时提供6自由度的位置追踪，可准确测量出三维空间中手掌的移动与转动。力反馈设备可以增加操作者与虚拟环境的交互信息，增强虚拟手术系统的沉浸感和真实感。

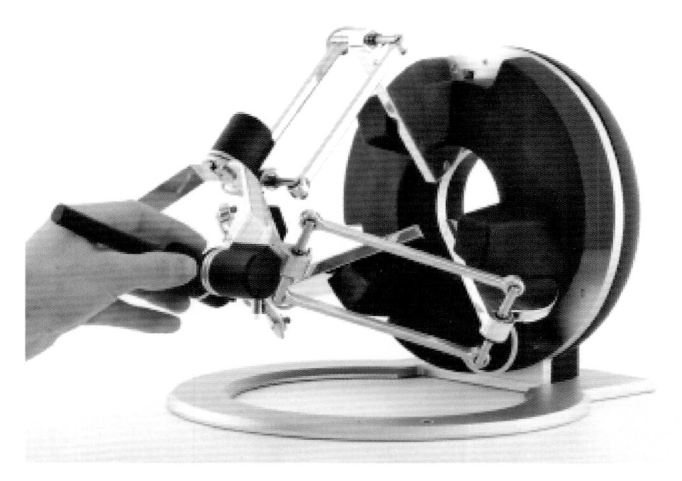

图3-2-6　瑞士Force Dimension公司的Omega.6力反馈输入设备

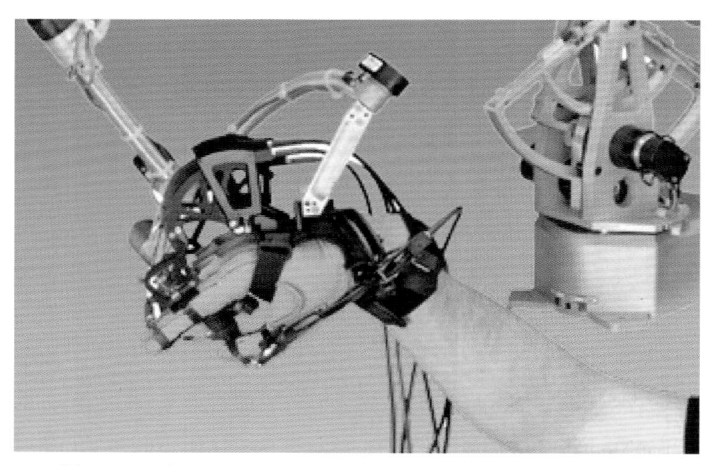

图3-2-7　美国Immersion公司的CyberClove力反馈输入设备

虚拟手术训练系统的执行过程为：用户激活力反馈操纵杆、数据手套等数据输入装置，使计算机能够获取力反馈设备输入信号，而相应的模拟软件接收从操纵杆力传感器或手套传感器传递过来的输入信号之后进行分析和处理，通过虚拟环境中虚拟工具与虚拟患者的空间位置实时更新与碰撞检测，实现虚拟环境的形变模拟和力触觉反馈模拟及声音模拟，并将新的视觉信息和力触觉信息及时传递给相应的输出设备，通过这种方式，实现与用户的视觉与力触觉交互，为用户带来身临其境的感受。

第三节
基于力反馈的虚拟手术训练系统研究

一、基于力反馈的虚拟手术训练关键技术

构建一个基于力反馈的虚拟手术训练系统，必须解决好虚拟环境（虚拟患者、虚拟手术器械等）建模问题、虚拟器械与目标组织间的实时交互模拟问题，其主要关键技术包括几何建模、物理建模、力反馈建模、碰撞检测、形变模拟、并行计算等技术（图3-3-1）。

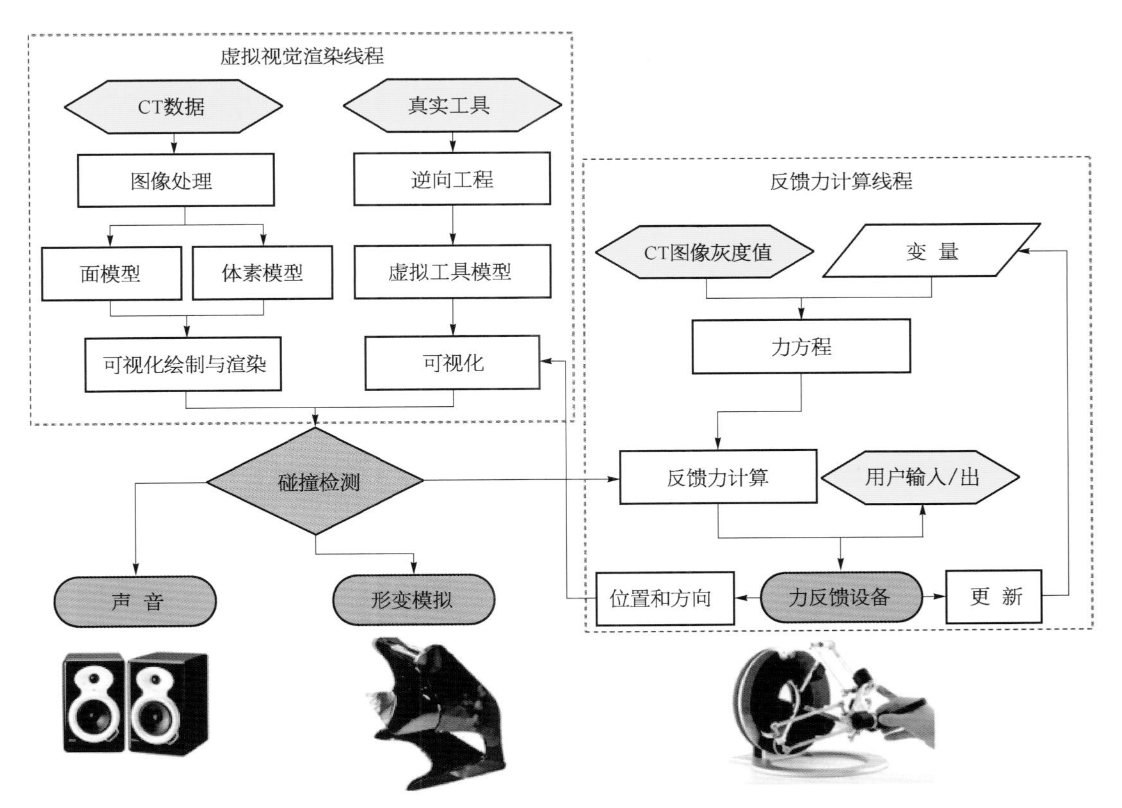

图3-3-1　虚拟手术训练系统实现示意图

（一）几何建模

几何建模是虚拟手术训练系统研究的基础，由于虚拟手术训练系统的实时性要求，在构建虚拟环境

需要综合考虑真实感和交互性的平衡。虚拟手术训练系统的原始数据一般来自医学图像（MRI、CT、X线等）数据集，通过对医学图像的处理和三维重建，完成对目标组织的几何建模。几何建模主要分为两类：一类是通过抽取中间面的表面绘制技术，即构建面模型；一类是基于体元的体绘制技术，即构建体模型。

1. 面模型　面模型是指用表面网格模型来表示目标组织，该模型只有表面信息，缺少组织内部体征。基于几何结构的面模型采用三角片网格表达模型，通过对目标组织几何表面的扭曲、拉伸、挤压等算法来实现结构的形变模拟。目前主要存在以下几种模型，质点弹簧计算模型（Mass-Spring）、中心线描述模型（Medial Representation）、锁甲形变模型（Chain-Mail）。质点弹簧计算模型将解剖组织建模为一组以弹簧相连的质点网络结构，压缩或拉伸时通过弹簧的弹性系数来计算形变；中心线描述模型采用中心原子（medial atom）承载大量几何信息的表示方法实现解剖组织大范围形变的建模，它的缺点是对于形变细节表达不足；锁甲形变模型将解剖组织建模成一环扣一环的锁甲，作用在解剖组织上的力相当于拉伸或者压缩这些锁甲环，从而产生牵引性的形变效果，该模型的优点在于实现简单，形变效果良好，但不够真实，而且依赖于用户的交互。总之，基于面模型的交互模拟算法复杂度低、易于实时实现，在软组织虚拟手术模拟领域得到了广泛应用，然而由于面模型仅仅构建了目标组织的表面数据，缺少组织内部特性（如材质、密度）等信息，难以实现密度不均匀骨组织手术操作力触觉的精确模拟。

2. 体模型　体模型是用相应的充满整个模型空间的三维单元体来构造目标组织模型。基于物理特性的体模型通过将每个体素赋予特征信息，如密度、组织类型、位置等，结合力模型实时反馈计算手术操作力，使得求解结果更接近于真实物理现象，可精确渲染骨组织切割、钻削操作的形变模拟和力触觉交互模拟。在体模型交互模拟研究中，弹簧-阻尼模型（Spring-Damper Model）、VPS模型（Voxmap-PointShell Model）和体素模型（Voxel-Based Model）是常用的体模型，这些体模型考虑了人体组织的体素特征，如骨密度信息等，为模拟人体组织在外力作用下的交互模拟提供了更加真实的效果。

总的来说，面模型和体模型各具优、缺点，面模型比体模型复杂度低，需要的计算时间少，但在模拟组织形变方面，体模型可以更好地模拟出目标组织的物理特性，然而，其代价是需要更多的计算时间。几何建模时主要考虑计算效率（实时性）和物理准确性（真实性）的平衡来选择面模型或体模型，对于虚拟手术仿真模拟中的切割、缝合、磨骨、钻骨等手术操作，由于存在几何及拓扑上的变化，体模型比面模型更加合适。

（二）物理建模

虚拟手术系统中，需要模拟目标组织在外力作用（如虚拟手术器械）下发生的形变，这种变形模拟与外科手术中的真实情况越接近，就越能为操作者提供更真实的沉浸感。物理建模就是为了控制目标组织与虚拟手术器械的交互性能。最简单物理模型是线弹性物理模型（Linear Elastic Physical Model），该模型中节点的应变和应力呈线性关系，适用于位移较小的情况下，同时线弹性模型相对简单，便于实时处理，在虚拟手术系统中应用广泛。而复杂情况的模拟只能使用非线性模型描述，如Maxwell模型和Voigt模型等这类黏弹性模型（Visco-Elastic Physical Model），它们用线性弹簧和黏性阻尼器的组合来描述非线性物理属性。在Maxwell模型中，从弹簧到阻尼器传递着相同的力，而在Voigt模型中，弹簧和阻尼器具有相同的位移。可以用这两种模型通过各种串联或并联的方法来得到一个描述复杂非线性关系的物理模型。

然而，由于人体不同部位组织存在物理特性的差异，且人体组织通常具有非均匀性、各向异性、黏弹性、非线性等特性，要真实模拟目标组织在手术器械作用下的变形极具挑战，过度复杂的物理模型会造成实际计算的困难，难以满足实时性要求，因此物理模型的选择必须在真实性和处理的实时性上得到折中。

（三）力反馈建模

虚拟手术系统中力反馈建模主要是手术操作力预测模型的建立，针对力反馈建模，国内外研究学者提出了不同的解决方案，这些解决方案主要可以分为四类：理论分析模型、经验模型、有限元模型和神经网络模型。

1. 理论分析模型　理论分析模型是通过对钻削、磨削机制的分析来建立的，综合考虑了钻头几何参数、钻头直径、进给速度、主轴钻速等钻削因素对钻削力的影响，使用这种模型可以避免大量实验，只需要基于少量实验即可标定材料特性对钻削力的影响因素。但是这种理论模型是针对均一材质进行分析建立的，没有考虑实验材料的不均匀性和复杂性。目前针对骨组织钻削力预测分析模型主要是基于牛骨、猪骨等开展了相关研究。

2. 经验模型　对临床手术操作中所涉及的力学参数进行测试是获得手术操作各项力学参数最直接的方法。国内外已有学者对动物或尸体骨组织进行了手术操作力的测试，研究结果表明钻骨过程中主轴力及扭矩与进给速度、钻头直径、主轴转速和骨骼密度关系密切，Jacob等很多学者已经证明钻削力及力矩随着进给速度增加和钻头直径的增大而增大，但随着主轴钻速的增大而减小。基于这些测试数据，学者们建立了钻削力预测的指数型钻削力经验公式，经验公式中影响因素的指数系数是通过正交实验进行数据回归处理后得到。因为影响钻削力的因素很多，要建立准确的经验模型必须通过大量的实验数据来拟合指数系数，目前的研究大多只针对骨皮质考虑了钻头直径、进给速度和主轴钻速因素，仅有李长树等人建立的经验公式考虑了骨骼密度、钻头直径、电钻转速、进给速度对钻削力的影响。

3. 有限元模型　有限元方法在切削机制研究方面的应用逐渐使之成为重要的模拟金属切削过程的工具，近年来也有许多学者利用有限元模型来预测钻骨操作的轴向力、力矩及温度变化等。诺丁汉大学的Lughmani等人建立了骨试件有限元模型，将骨皮质看作横向同性材料来预测钻骨操作力，实验结果验证了有限元模型的有效性，但无法真实反映钻骨过程由于组织不均匀引起的力波动。香港中文大学的Qi等人建立了骨组织有限元模型用于模拟钻骨过程并预测钻削力，为了降低模拟计算复杂度，他们也是将骨组织作为均匀且各向同性材料开展研究。现有的有限元模型都没有考虑骨组织的非均匀特性，同时钻骨过程中排屑及摩擦因素对有限元仿真的影响很难精确计算，因此用有限元方法针对各相异性的人体骨组织材料建立操作力的精确预测模型尚待开展深入的研究。

4. 神经网络模型　人工神经网络理论和应用研究的不断深入和扩展，为切削力的预测提供了新的思路。使用人工神经网络可以找到输入与输出之间的非线性映射，并建立可靠的预测模型，很适用于对复杂加工过程的模拟。目前国内外许多学者针对金属磨、铣、钻等加工过程建立了基于人工神经网络的预测模型。许立等用人工神经网络模型来预测高锰钢钻削加工的力和力矩，通过输入刀具直径、进给量和切削速度等参数，得到相应的钻削轴向力和扭矩。而用基于神经网络模型预测钻骨操作力的研究目前刚刚起步，仅有加拿大瑞尔森大学的MacAvelia针对人体骨皮质建立了钻削操作力的神经网格预测模型，输入参数仅考虑了钻头直径、进给速度和主轴钻速。实验结果表明，对于骨密度与训练样本接近时该模型可以很好地预测钻骨操作力，而当骨密度与训练样本差异较大时难以实现精确预测。国内在这方面还没有相关研究。总之，由于骨组织结构和材料的特殊性及钻削过程的复杂性，迄今还未能得到与实验结果高度吻合的钻削力预测模型。

（四）碰撞检测

在虚拟手术训练系统中，碰撞检测是最基本且至关重要的技术，它是操作力反馈、组织变形模拟的前提。碰撞检测的结果不仅为系统提供当前的基本情况，还要为下一步的力反馈及变形计算提供实时更新的碰撞信息。精确的碰撞检测对提高虚拟环境的真实感和沉浸感有着至关重要的作用，而虚拟环境自身的复杂性和实时性对碰撞检测提出了更高的要求。

在虚拟手术训练系统中，虚拟手术器械与目标组织间不可避免会出现碰撞。碰撞问题包括碰撞检测和碰撞响应，碰撞检测的目标是发现碰撞并报告，而碰撞响应是在检测到碰撞发生后，根据碰撞位置、目标组织特性、工具参数、运动参数等信息，通过系统计算，使碰撞对象发生相应的形变和力反馈，以反映外科手术过程中的真实效果。

在虚拟手术训练系统中，碰撞检测系统的输入模型为一个静态的环境对象（虚拟患者）和一个动态的活动对象（虚拟手术器械），其中静态的环境对象可以是刚体对象（骨组织），也可以是软体对象（软组织），它们的位置和方向不会发生变化，在外力的作用下将发生形变或变形。动态的虚拟手术器械由用户通过系统的输入设备控制，可以在虚拟环境中自由运动。碰撞检测的任务是确定在某一时刻静态环境对象和动态活动模型是否发生干涉。

常用的碰撞检测算法主要有空间分解法（space decomposition）和层次包围盒法（hierarchical bounding volumes）两类，它们的目的都是为了尽可能减少相交测试的对象对数，提高算法效率。空间分解法将虚拟环境中的虚拟空间划分为等体积的小单元格，只有当两个对象同时占据同一个单元格或相邻单元格时才进行碰撞相交测试。这种方法适合于稀疏环境中分布比较均匀的对象间的碰撞检测。层次包围盒法是用体积稍大但形状简单的几何体（如球体、长方体等，称为包围盒）来近似代替实际的几何特性，然后再构造这些包围盒的树状层次结构来逐步逼近对象的实际几何形状。在进行碰撞检测时，先检测任意两个对象所处的包围盒是否发生碰撞，如果包围盒间没有发生碰撞，则这两个包围盒内部的实际对象就不会发生碰撞；如果检测到这两个包围盒发生了碰撞，则需要进一步对包围盒内的基本几何体进行相交测试。这样的碰撞检测策略可以大大减少进行相交检测的对象数目，显著提高碰撞检测的效率，非常适合人体组织这样的不规则、多样化的对象，因此层次包围盒法在虚拟手术系统中得到了广泛的应用。

（五）形变模拟

形变模拟是结合物理模型所定义的目标组织物理属性，通过手术器械与目标组织的碰撞检测，计算出几何模型在手术器械作用下的形变和操作力，并将拇指组织的形变通过视觉反馈，将手术操作力通过力触觉反馈给用户，为用户带来沉浸感体验。

虚拟手术训练系统中形变模拟为用户带来的沉浸感主要依赖于系统的真实感和实时性，真实感主要由系统的几何建模、物理建模及碰撞检测决定，而实时性则依赖于系统的刷新频率及反馈速度，其中视觉的刷新频率不低于20 Hz，而力触觉的刷新频率一般为1 000 Hz，如此，这对系统模型的计算复杂度、算法效率等都提出了更高的要求，目前的研究都是在真实感和实时性上尽量平衡，以牺牲其中一个来达到另一个的性能提高。

软组织和硬组织的形变模拟要求不尽相同，其中，针对软组织这种非刚体自由形状物体而言，手术器械等外力的作用促使软组织发生变形并产生一定的反馈力，在模拟软组织切割、缝合等手术操作时对软组织在视觉上的变形仿真要求高。而针对骨组织这种刚性组织，形变模拟主要是仿真模拟在手术器械作用下骨组织的去除和计算相应的反馈力，需要解决硬组织材质去除导致反馈力的不连续性，从而产生反馈力的台阶感现象。

在形变模拟方法上，学者们提出了自由体变形方法（Free Form Deformation）、基于物理特性的变形方

法 (Physically Based Deformation) 等模拟方法。自由体变形方法的思想是通过变形物体所在的空间而实现物体的变形，这种方法不考虑对象的物理特性，仅通过几何的手段实现变形的效果，这种方法速度快、效率高、实时性好，但它只能产生全面的变形，而不能模拟局部的变形，因此真实性不高。基于物理特性的变形方法将对象的物理特性参数引入计算，在模拟目标组织在外力作用下的形变时，考虑目标组织的弹性模量、摩擦系数、阻尼系数等物理特性的影响，这种方法可以得到更加真实的模拟效果，但其建模速度慢、算法复杂度高，因此形变模拟实时性较差，还有待相关学者们开展更深入的研究。

二、虚拟手术训练系统效果评价

虚拟手术训练系统从实验室研究走向医学实际应用必须经过性能评价和功能评估，需要对虚拟手术训练系统的各种性能，如逼真性、交互性、实时性，特别是应用的可信度和有效性进行检验。

虚拟手术模拟的可信度即系统模拟结果与实际测量所得结果的一致性程度，是评价虚拟手术训练系统的一个主要指标。为了评估和检验虚拟手术训练系统中各种手术操作模拟的可信度，需要开展虚拟手术操作的信度检验实验，通过记录虚拟手术过程的反馈力和操作数据，将其与同条件下的真实手术操作数据对比，评估虚拟手术操作力及力矩反馈的可信度，进而优化虚拟系统力反馈方程，实现高信度的虚拟手术模拟。

虚拟手术模拟的效度即所模拟的结果反映所想要考察内容的程度，用以评价虚拟手术训练系统的训练效果，即检验虚拟手术训练系统是否达到预期的训练目的，检验用户通过在虚拟手术的反复训练，是否可以提高其操作技能和手术熟练度，最终是否可将手术训练效果体现在实际手术操作中。针对虚拟手术训练系统的有效性验证，学者们总结了表面效度 (face validity)、结构效度 (constructive validity) 和转化效度 (transfer validity) 等几种评价指标。

1. 表面效度　是检验虚拟手术训练系统的功能是否达到预先设计的期望和目的的指标。虚拟手术训练系统的功能就是要实时地模拟手术器械对人体组织的交互操作过程，提供逼真的视觉、力触觉及听觉反馈，并能够适应医师的操作习惯。表面效度评价通过设计详细全面的主观评价表格 (如调查问卷)，列出主要的评价指标 (如系统的逼真性)，包括视觉及力触觉反馈的真实感、力触觉反馈的稳定性，以及反馈的实时性、系统的使用方便性 (如易学性、是否符合使用习惯及系统对使用者的操作反映等)，以检验系统是否达到其预期设计的目的，如：虚拟构建的环境是否最佳地还原手术现场？系统是否有助于训练者学习某一手术操作？系统是否能有效地模拟手术过程？表面效度是一个主观评价指标，它是直接影响使用者合作程度的一个关键因素。

2. 结构效度　是一种常用的客观评价指标，其含义是：一个好的虚拟手术训练系统，受训者经重复训练后，可保证其手术技能得到提高，同时能够保证经验丰富的临床医师可以获得比初级医师更优异的操作表现。结构效度通过记录使用者的操作数据来客观评价其手术训练效果，检验虚拟手术系统是否达到预期的训练效果，如：系统是否可以区分不同水平的使用者？使用者经过多次重复训练，手术技能是否可以得到提高？一般评价结构效度时都是针对不同人群的对比操作试验进行的，将受训者分为两组，即高年资医师和医学院研究生。两组受试者在虚拟手术训练系统中执行相同的手术操作并记录其相关数据，通过数据统计分析来对比它们之间的差异，从而评价其结构效度。在结构效度评价中，常用的定量评价指标有手术操作时间、手术准确度、手术失误率等。例如，完成同一手术操作的时间减少则提示熟练程度提高，然而熟练程度的提高不能以牺牲准确度作为代价，因此往往同时还要记录错误数量或手术失误率。只有手术操作时间减少，同时手术失误率下降，才提示手术操作技术进步和手术技能的提高。

3. **转化效度**　也是一个客观评价指标，用于检验经过虚拟手术训练系统进行技能训练后的使用者在真实手术中的手术技能是否得到提高。检验虚拟手术训练系统的转化效度时，通常是通过对照组来进行对比操作试验，将医学院同水平的学生随机分为两组，一组（试验组）通过虚拟手术训练系统进行手术训练，另一组（对照组）不进行训练。试验组在通过虚拟手术训练达到训练指标后，在实际模型上开展手术操作，与对照组的操作数据进行对比，评价手术技能是否得到提高，从而评价系统的转化效度。

如何评价一个虚拟手术训练系统也是一个需要研究的问题。评价问题的研究不但将对虚拟手术训练系统的设计提出需求和设计准则，而且将探索其评价规范和评价标准，是从实验室样机成为实用的训练和考核工具的必要步骤。针对虚拟手术训练系统的各种性能建立合理的评价指标并确定合适的评价标准，是推动虚拟手术训练进步和应用推广的重要因素。

三、虚拟手术训练技术前景展望

虚拟手术训练技术属于多学科交叉研究领域，通过对虚拟手术训练系统的不断研究，将使虚拟现实技术逐步在医院和医学院校的教学和训练中不断得到应用和推广，为医学培训、手术训练提供虚拟环境，同时也为医师高效掌握手术技能提供了虚拟训练平台。

当前基于力反馈技术的虚拟手术训练系统在以下几个方面还需要进一步深入研究：

(1) 视觉模拟的真实性方面：主要存在的问题是仿真模拟的逼真度还有待进一步提高，特别是不同人体组织（尤其是软组织）的精确虚拟解剖结构和几何模型细节层次的建立以及三维实时显示算法仍有待进一步的改进和优化。

(2) 力反馈模拟的沉浸感方面：主要存在的问题是力反馈模拟的真实感和实时性的折中处理，在模拟虚拟手术操作时，特别是在基于物理模型的力反馈模拟时，还需要进一步完善方法和优化算法，以满足力反馈模拟的沉浸感需求。

(3) 复杂模型的融合方面：特别是多来源医学数据的融合和人体复杂模型的构建问题，针对不同组织、不同来源的医学影像数据，需要深入研究数据融合算法和复杂模型的优化方法，同时在基于个体化人体模型的虚拟手术训练方面，需要研究方便、高效的高复杂度个体化建模方法。

（林艳萍　王新伟　吴晓东）

参考文献

[1] 赵沁平. 虚拟现实综述 [J]. 中国科学，2009，39(1)：2–46.
[2] Farber M, Hummel F C, Gerloff C, et al. Virtual Reality Simulator for the Training of Lumbar Punctures [J]. Methods of Information in Medicine, 2009, 48(5): 493–501.
[3] Dreifaldt U, Kulcsar Z, Gallagher P. Exploring haptics as a tool to improve training of medical doctors in the procedure of spinal anaesthetics [M]. Paris: Eurohaptics conference, 2006.
[4] Hamza-Lup F G, Bogdan C M, Popvici D M, et al. A Survey of Visuo-Haptic Simulation in Surgical Training. in eLmL, 2011, The Third International Conference on Mobile, Hybrid, and On-line Learning. 2011.
[5] Coles T R, Meglan D, John N W. The role of haptics in medical training simulators: a survey of the state of the art [J].

Haptics, IEEE Transactions on, 2011. 4(1): 51–66.
[6] Sutherland, L M, Middleton P F, Anthony A, et al. Surgical simulation: a systematic review [J]. Annals of surgery, 2006, 243(3): 291.
[7] Vankipuram M, Kahol K, Mclaren A, et al. A virtual reality simulator for orthopedic basic skills: A design and validation study [J]. Journal of biomedical informatics, 2010, 43(5): 661–668.
[8] Sofronia R E, Davidescu A, Savii G G. Towards a Virtual Reality Simulator for Orthognathic Basic Skils [J]. Applied Mechanics and Materials, 2012, 162: 352–357.
[9] Wang Q, Chen H, Wu W, et al. Real-time Mandibular Angle Reduction Surgical Simulation with Haptic Rendering [J]. Ieee Transactions on Information Technology in Biomedicine, 2012, 16(6): 1105–1114.
[10] Kusumoto N, Sohmura T, Yamada S, et al. Application of virtual reality force feedback haptic device for oral implant surgery [J]. Clinical oral implants research, 2006, 17(6): 708–713.
[11] Tsai M D, Hsieh M S, Tsai C H. Bone drilling haptic interaction for orthopedic surgical simulator [J]. Computers in Biology and Medicine, 2007, 37(12): 1709–1718.
[12] Kerwin T, Shen H W, Stredney D. Enhancing realism of wet surfaces in temporal bone surgical simulation [J]. Visualization and Computer Graphics, IEEE Transactions on, 2009. 15(5): 747–758.
[13] 于歌，王党，张玉茹. 面向牙齿钻削手术仿真的体建模方法 [J]. 高技术通讯，2010，3：19.
[14] Lee J E, Gozen B A, Ozdoganlar O B. Modeling and experimentation of bone drilling forces [J]. Journal of biomechanics, 2012.
[15] Jacob C H, Bervy J T. A study of the bone machining process — Drilling [J]. Journal of Biomechanics, 1976, 9(5): 343–349.
[16] 李长树. 面向虚拟手术系统离体股骨干钻削力学参数的测试与研究 [J]. 南方医科大学,2014.
[17] Alam K, Mitrofanov A, Silberschmidt V V. Finite element analysis of forces of plane cutting of cortical bone [J]. Computational Materials Science, 2009, 46(3): 738–743.
[18] Qi L, Wang X, Meng M Q. 3D finite element modeling and analysis of dynamic force in bone drilling for orthopedic surgery [J]. International journal for numerical methods in biomedical engineering, 2014, 30(9): 845–856.
[19] MacAvelia, T, Ghasempoor A, Janabi-Sharifi F. Force and torque modelling of drilling simulation for orthopaedic surgery [J]. Computer methods in biomechanics and biomedical engineering, 2012 (ahead-of-print): 1–10.
[20] Basafa E, Farahmand F. Real-time simulation of the nonlinear visco-elastic deformations of soft tissues [J]. International journal of computer assisted radiology and surgery, 2011, 6(3): 297–307.
[21] Kim, K. Volume-based Haptic Model for Bone-drilling. International Conference on Control, Automation and Systems [M]. Seoul, Korea: International Conference on Control, 2008.
[22] Acosta E, Liu A. Real-time volumetric haptic and visual burrhole simulation [M]. in Virtual Reality Conference, 2007.
[23] Chandrasekaran M, Muralidhar M, Murali C K, et al. Application of soft computing techniques in machining performance prediction and optimization: a literature review [J]. The International Journal of Advanced Manufacturing Technology, 2010, 46(5–8): 445–464.
[24] Lin Y P, Yu D D, Chen X J, et al. Simulation and Evaluation of Bone Sawing Procedure for Orthognathic Surgery Based on Experimental Force Model [J]. Journal of Biomechanical Engineering, ASME, 2014, 136(3): 034501–1–7.
[25] Lin Y P, Wang X D, Wu F L, et al. Development and validation of a surgical training simulator with haptic feedback for learning bone-sawing skill [J]. Journal of Biomedical Informatics, 2014, 48: 122–129.

第四章
计算机导航辅助脊柱外科技术

1881年，Zernov利用其自制的脑测量仪并应用于临床，完成了人类最早的立体定向手术。1908年，Horsley和Clarke创建脑立体定向技术。1947年，Leksell设计的半弓形头架为脑立体定向外科的发展奠定了基础。

1979年，Brown发明了将定位框架与CT扫描一起配准，用于神经系统非功能性疾病的方法。1986年，Robert等首次报告了使用声波数字化仪跟踪手术器械或显微镜的方法，探讨了与CT图像、显微镜相结合的无框架定向手术系统观念。1991年，Kato报告了由三维电磁数字化仪、三维磁源、磁场感应器和计算机工作站构成的电磁数字化仪的设计原理和临床应用。1992年，美国将红外线数字化仪导航应用于临床，成为世界上首台光学手术导航系统。就在同一时期，HeilBrun等人利用三目和双目机器视觉原理，使用普通光或红外光成像系统实现空间定位。1999年，二维X线导航系统问世。2000年，开始步入临床应用阶段。

临床应用与技术进展几乎同步。在医用机器人研究方面，1991年，Taylor团队开发了ROBODOC系统，在传统工业机器人的基础上加以改进，并首次成功应用于全髋关节置换术。在临床医学可视化技术领域，1999年，Siemens公司制造了世界上第一台可移动的C型臂三维透视装置——IsoC30 Siemens移动C型臂。目前该公司又设计生产出了最新的实时三维数字化移动CT，即OSIREMOBIL Iso-C30/ARCADIS Orbic30。

脊柱外科领域迅速成为数字导航技术的用武之地。1990年，Medtronic公司推出全球第一台红外手术导航系统——Stealthstation。1992年，Kevin Foley将这一导航系统首先应用于脊柱外科。1993年，Steinann首次报道了导航技术在脊柱手术中的应用，这是脊柱外科发展史上的一个里程碑式的事件，标志着脊柱手术进入了一个全新的时代。1997年，welch、Foley报道了导航技术在颈椎临床成功应用结果。2000年，Nolte在实验室里完成了导航下腰椎椎弓根螺钉系统的手术。2年后，我国学者开始将计算机导航系统应用于脊柱椎弓根的定位，应用的范围包括上颈椎、颈椎椎弓根、胸椎及腰椎等。

近年来，数字外科技术取得了长足进展，在辅助脊柱外科医师完成日益复杂的手术和内固定操作中发挥着重要作用，成为当前脊柱外科领域中的一项方兴未艾的关键技术。就像腹腔镜、关节镜等技术在早期发展阶段一样，尽管在实际应用中还存在许多问题，但是发展趋势预示了导航技术的蓬勃生机。

第一节
计算机导航辅助脊柱外科技术的产生和发展

一、计算机辅助导航技术的原理

（一）数字导航技术的概念与原理

1. 基本概念　计算机辅助导航系统（computer assisted navigation system，CANS）是基于全球卫星定位系统（global positioning system，GPS）的技术基础，利用计算机辅助导航技术（以下简称“导航技术”）在术前获取手术组织、器官局部的CT、MRI、DSA和SPECT等多模医学图像，再进一步进行配准和融合后形成二维或三维可视图像。通过这一过程，在术前将多模图像数据统一存在同一个坐标空间中，即虚拟世界坐标空间。

2. 基本原理　目前使用的导航技术普遍采用以下工作原理：医师手持经过改进后的手术工具（一般来说装有标志点）对患者的手术目标实施操作，手术工具的空间立体定位及瞄准过程均在跟踪器的实时控制之下，而且跟踪器能够精确地给出术中解剖部位与术前或术中X线/CT/MRI等多模图像之间的位置关系，经过相应的坐标转换（平移、旋转等），控制手术工具达到要求的部位，从而实施相应的手术操作。术前，获得CT扫描图像，并将患者的模拟仿真数据导入计算机中。手术过程中，借助导航系统的帮助，通过定位器实时地确定手术区域的靶目标和手术器械的空间位置，这些空间位置建立在手术室中真实的坐标系下，被称为世界坐标系。将虚拟世界坐标空间与世界坐标系这两个坐标空间进行匹配，即将术前重建数据与术中立体定位空间数据配准。数字导航技术将人体三维定位系统、计算机医学图像处理以及三维可视化相结合，协助术者通过红外线光学定位或者电磁定位导航系统，实时了解手术对象的二维或三维结构信息，达到既充分实现手术目标，又最大限度避免破坏周围组织结构、减少继发性损伤的目的。它延伸了外科医师有限的视觉范围，突破了传统外科手术的界限，更新了外科手术和外科手术器械的概念。对于提高手术定位精度、减少手术损伤、优化手术路径及提高手术成功率等具有十分重要的意义。与当前“精准医学”与“微创手术”的理念十分契合。

（二）导航系统的组成

导航系统一般由4个部分组成。

1. 工作站　将虚拟坐标系与实际坐标系通过计算匹配，用于生成实时或虚拟的二维或三维脊柱图像，实时显示虚拟的导航工具和内固定位置。

2. 位置跟踪仪　通过接收光电信号来监视跟踪手术器械的位置。一般固定在手术部位的脊柱上，帮助系统跟踪手术工具的位置变化，并对由于呼吸、手术操作等因素导致的脊柱细微位移实时做出代偿调整。对于C型臂介导的导航设备还包括安装于C型臂的校准靶，用于记录扫描影像时C型臂与患者脊柱结构之间的相对位置。

3. 监视器　反映手术器械的位置和患者的影像资料。对于CT介导的导航而言，可实时探测导航工具的位置，把信号传到工作站并叠加在显示脊柱手术部位图像的屏幕上。不同厂商设备的探测方式不同：有的采用主动红外发射方式，如Braimab公司的Vectorvision系列；有的采用被动红外接收方式，如Stryker公司的NavSuite系列；C型臂介导的导航则探测手术工具的实时位置，如GE公司的FluoroTrak系列，采用电磁导航；而Medtronjc公司的Stealthstation系列则采用光学导航。

4. 手术导航工具　用于发射或反射光信号以确定手术工具的位置，用于器械校准、手术配准和辅助置入内植物等，其几何形状参数事先已经输入工作站。

（三）导航系统的分类

所有的计算机辅助手术均是导航工具与手术环境（包括医师）的交互操作，从而实现一定的空间位置关系。按照交互方式的不同，将手术导航系统分为主动式、被动式、半主动式3种。

1. 主动式结构　手术机器人可以归为该类，这是因为机器人在实施手术的过程中完全凭借机械手来进行操作，而不需要医师的人工干预。机器人可以按照手术计划进行精确的手术操作，但是必须有足够安全的保障措施来保护医师及患者免受任何可能发生的误操作危险。然而，机器人在灵活性方面却往往难以满足手术的复杂性要求，因而这限制了手术机器人的临床推广应用。在当前的外科手术导航系统中，被动式的手持式结构占据了主要的市场份额。

2. 被动式结构　该类型的导航系统在手术过程中起辅助作用，仅仅控制手术工具的空间运动轨迹，最终的手术操作还是靠医师来完成。空间立体定位技术是其关键技术，以确定手术器械及患者解剖结构之间的空间位置关系。实现该技术的方法主要有超声波定位法、电磁定位法和光学定位法，其中光学定位法是目前使用最广泛、精度最高的一种定位方法，它通过摄像机观察目标，然后根据立体视觉原理重建出目标的空间位置。

3. 半主动式结构　该类型的导航系统大多还处于实验研究阶段，在临床中尚未见到应用报道。它属于第二代的医用机器人手术系统，允许医师在机器人控制的安全范围内随意移动手术工具，既有机器人的精确性，又有人手的灵活性。

此外，按照导航信号类型的不同，可分为光学（红外线）定位、磁（电磁场）定位、声学（超声）信号定位、机械定位；按照导航影像建立的不同，可分为基于X线二维导航系统、基于X线三维导航系统（ISO-C^{3D}）、基于CT导航系统、基于MRI导航系统、完全开放式导航系统，将在下文逐一介绍。

二、导航技术的发展历程

（一）发展简史

医学“导航”的理念起源于神经外科，据文献报道，最早可以追溯到1881年，一名叫Zernov的学者利用其自制的脑测量仪并应用于临床，完成了人类最早的立体定向手术。1908年，Horsley和Clarke创建脑立体定向技术。1947年，瑞典科学家Leksell设计的半弓形头架为脑立体定向外科的发展奠定了基础。

真正意义上的导航技术一般认为产生于1979年，Brown发明了用定位框架与CT扫描一起配准的方法，用于神经系统非功能性疾病。1986年，Robert及其同事讨论的一种与CT图像、显微镜相结合的无框架定向手术系统的观念一出现，就迅速激起了设计制造无框架定向手术的热潮。此后，随着数字控制技术的应用，形成了一系列机械导航系统。1986年，Robert首次报告使用声波数字化仪跟踪手术器械或显微镜的方法。1991年，Kato报告了电磁数字化仪的设计原理和临床应用，该系统主要由三维电磁数字化仪、三维磁源、磁场感应器和计算机工作站构成。1992年，美国将红外线数字化仪导航应用于临床，成为世界上首台光学手术导航系统。

（二）系统分述

各类导航技术与系统按发展历程介绍如下（表4-1-1）。

1. 机械导航系统　机械导航系统包括框架式机械系统和无框架机械臂定位系统。框架式机械系统，又称为框架机械立体定向仪。其特点是精度比较高，但是设备比较笨重，患者比较痛苦，也会影响手术视野，妨碍医师的操作。目前，有框架立体定向手术系统仍广泛应用于神经外科的微创手术，完成如穿刺、高频电极治疗、定向放疗等需要高定位精度的微创手术。此后，随着数字控制技术的应用，又出现了无框架机械臂定位方式，这一系统在手术中不用机械框架进行定位，同时将机械臂技术和计算机技术紧密结合来实现实时定位。机械臂上有多个关节，手术中计算机通过测量关节的相对运动来确定机械臂的位置。缺点是机械臂使用不便，定位精度不够，限制了它的应用。

2. 超声波导航系统　超声波定位的原理是超声测距。这类系统一般由超声波发射器、接收器、手术器械和计算机组成。发射器安装在标架上，接收器安装在手术器械上，以固定声速计算发射器和接收器之间的相对距离，然后以发射器为中心，相对距离为半径做球面，球面的交点就是接收器的空间位置。采用阵列接收器，通过时间平移、缩放以及智能求和回波能量，可以构建高清晰度的图像。在严格的实验室条件下，超声波定位的精度可达到0.4 mm。超声波定位的缺点是易受环境噪声的干扰，而且因为系统假设超声波在空气中的传播速度是常数，所以空气温度、气流和非均匀性都会影响系统精度。

3. 电磁波导航系统　电磁波定位的原理，一般包含3个磁场发生器和1个磁场探测器。每个磁场发生器线圈定义空间的一个方向，探测器线圈检测由磁场发生器发射并通过空气或软组织的低频磁场，由各发生器间的相对位置和接收到的信号就可以确定探测器的空间位置，从而实现对目标的定位，其定位精度可达2 mm。这种定位方法造价低，方便灵活，探测器与发生器之间没有光路遮挡问题。缺点是它对金属物体很敏感，特别是对手术区域中的铁磁性仪器。由于手术室中监护仪、麻醉机、高频电刀等设备的频繁使用，使得空间中存在大量多频谱电磁波干扰，影响电磁导航的准确性和可靠性。

4. 光学导航系统　20世纪90年代出现了光学导航系统，HeilBrun等利用三目和双目机器视觉原理，使用普通光或红外光成像系统实现空间定位，这种定位仪的精度较高，应用灵活方便，但易受术中物体的遮挡、周围光线及金属物体镜面反射的影响。光学导航系统是目前手术导航系统中的主流方法，分为主动式和被动式两种，它们都以CCD摄像机作为传感器。主动式光学导航系统在手术器械上安装几个红外发光二极管，它们发出的红外光被摄像机采集。被动式光学导航系统是在摄像机周围安装红外光源，在手术器械上安装几个红外反光小球，由反光球反射的红外光被摄像机采集。

表4-1-1 各种导航系统比较

定位方法		优点	缺点
机械定位法		技术成熟 不会被阻挡 更换手术器械简便	自由运动有限 系统体积大 无法跟踪移动物体
超声定位法		价格便宜 校准方便	易受环境影响 精度差 存在干扰现象
电磁定位法		价格便宜 无遮挡 检测器的体积小	工作范围小 易受铁磁性物质干扰
光学定位法	被　动	手术器械不受妨碍 手术器械更换方便	背景光线和其他反射物体干扰 价格高 光点会被遮挡
	主　动	精度高 跟踪多个目标	带有电源线，医师感到不便 光点会被遮挡

三、导航技术系统设备的考察要素

现在市场上有多种导航系统，它们配备有不同的影像技术和示踪体系，但尚无公认统一的标准技术，现将继往和目前在用的手术导航系统基本技术设备要素做简要介绍，以方便读者在采购设备时参考。

（一）定位技术

市售的外科导航系统已开发出不同的定位技术。但使用光学红外线的全球定位系统和电磁技术是目前的主流。使用光学和电磁技术定位手术部位和器械各有其优缺点。与光学定位不同，电磁定位示踪技术不会产生由于使用光学示踪器而引起的视线受限，这使得某些设备如显微镜可在整个手术过程中使用而不影响导航。这种示踪不需要相机和示踪器，即不需要摄像或通过液晶显示步骤，从而节约了手术时间。电磁定位示踪技术也可用于示踪颅脑外科和耳鼻喉科手术中某些弹性的易折弯的手术器械末端。然而，由于术中未注意到手术室内金属设备的干扰，使得电磁示踪的准确性常常产生偏差。骨科手术中常有许多金属器械和内植物，这点在手术中尤为重要。为了将系统的偏差降到最低，常常需要特殊设计的金属材质少的手术室并使用特制的手术床和塑料性器械等。生产商目前开发的电磁波定位技术仅适用于耳鼻喉、神经、脊柱和创伤手术等。光学定位技术仍是目前应用最广的技术。

目前有用于定位示踪患者解剖位置的各种不同种类的定位方式，包括主动、被动、有线和无线示踪器。所有的被动示踪器都是无线的，通过他们的反射球面与导航臂之间交流信息，无须电源。除一家公司的产品外，所有的主动示踪器都是有线的。其优点在于示踪器和示踪器不断地发送讯息，两者双向讯息交流，以便定位。这样主动示踪器在术中可充当导航软件的局部控制者。无线主动示踪器由于没有导线干扰，在术中可提供更大的灵活性，但其需要电源驱动，一节电池仅能维持几台手术，故常需要检查和更换电池。被动示踪器却不需电源驱动，不会出现术中导线干扰问题；缺点是在手术中若反射球面被体液污染，则会影响定位示踪质量。而且，为了定位准确，其常常被设计成球状，这不利于器械的配套设计。在电磁定位中也有线控的主动传送和接收装置，它们要比同类光学装置纤巧，能同时支持多个示踪器的系统，便于医师在一个手术步骤中使用多个器械。这也使得医师术前可对多个手术器械进行校准。

（二）影像系统

手术室中每一相机系统对应的传感器数量和相机系统数量可分别影响定位的准确性和视野的大小。一些导航系统使用每个相机系统对应两个传感器来确定物体在三维空间中的位置，其第三维通常是基于计算的预测或估算。每个相机系统对应3个传感器的导航系统从理论上来讲会更精确些，但是通常情况下手术室的空间有限，试图使用一个相机系统监控整个手术室非常困难，甚至不可能。这点对于光学定位系统尤为突出，因为视野很容易被手术器械和手术室人员所遮挡。有些系统支持多相机系统，将它们放置于手术室的不同位置，扩大了视野，为手术提供便利。另外，当其中的一个相机视野被遮蔽时，系统会自动转到另一个相机系统。否则，用户需在手术中不断调整相机系统位置来观察液晶屏。一些公司正向市场推出具备这一功能的导航系统。电磁定位在示踪中不需要相机系统和示踪器来进行导航，其电磁波主动发射装置置于患者身上，接收装置置于示踪设备上，与光学示踪装置相比更加节省空间。

（三）图像技术

根据手术操作的要求、外科医师的喜好以及图像设备的配备情况，可选择与各种导航系统兼容的图像技术。CT、MRI和基于X线透视的导航软件已用于脊柱导航手术，而创伤手术主要是引用X线透视技术。至于全关节置换，绝大多数软件则是无图像或X线透视技术。无图像的全关节置换导航技术通过术中触诊和活动患者肢体，找到体表解剖标志和力学轴线的中心，并进行配准，这种方法适用于步骤不太复杂的手术。神经外科颅脑手术和耳鼻喉科手术中所使用的导航系统往往要求与CT或MRI兼容。目前最新的发展是一种三维X线透视镜ISO-C^{3D}的应用，与二维X线透视镜相比，它可以获得三维图像；其成像质量提高，而且可以提供术中患者解剖的三维视觉效果。但是完成三维重建需要获得50～100张图像，因此ISO-C^{3D}放射性照射剂量很高。有些制造商的导航系统软件支持这一图像技术，其中有一家公司提供了1 000×1 000像素高清晰度的像，所获得的数码图像可以直接反馈给导航系统。这种技术与参照坐标系相比可以提供更好的图像质量。

（四）解剖模型

通过研发的可以实时完全复制患者个体解剖以及力学轴线的软件系统，利用术中参照光学跟踪X线透视来捕捉图像，或在记录体表解剖标志之后通过数学运算得出解剖模型，也就是所谓的骨形态技术。此技术在复杂的外科手术中，如翻修或发育畸形等手术中非常有帮助。这一系统可以在屏幕上显示患者稳定实时的解剖图像，从而更为准确地确定力线、软组织平衡、活动范围以及假体的大小与放置情况。结合三维打印技术，应用前景愈加广阔。

（五）导航准确性

导航系统的精确性对准确安全的解剖操作很重要。以下几方面可影响导航系统的准确性：影像质量、注册方法、工具校对、导航硬件（如光学和电磁向标系统）、术中组织是否移动和是否正确使用导航系统等。影像注册和工具校对过程不精确、术中组织移动和不正确使用导航系统等都属于人为错误，可由医师监控纠正。其他为系统自身可能出现的问题，在购买时需注意并考虑。影像质量取决于获取影像的方法。CT影像的抗扭曲性好，MRI由于磁场不均可导致影像偏差，先进的MRI技术可减少此类偏差。薄层扫描及小区域显像可提高影像精确度，减少偏差。对于电磁感应示踪，感应器与电磁发生器有最佳的取像范围，电磁发生器与接收器也有最佳的距离。对于光学示踪，摄像感应头的准确性和容量可影响导航的准确性。导航摄像感应头不能示踪工具末端，而能示踪其标记物（例如液晶），然后根据液晶的相对位置示踪确定工具的末端位置。当电磁感应器、反射球或液晶不在它们原来的位置或被不恰当校对时，可发生偏差。任何以上位置的偏差均可造成工具末端定位更大偏差。当选择导航系统时，系统获取影像的方法和导航示踪的准确度是两个最根本的考虑要素。当然，整个导航系统的准确度取决于机器和人为因素两方面。

（六）界面友好性

人机交互界面的友好程度评价涉及内容较多且杂，一般包括是否双屏幕同步显示、输入系统、与假体或工具专配的软件研发。同步显示技术可确保不同位置的术者或参观者可以在第二个屏幕看到手术部位以及示踪工具，而具有平板触摸屏的导航系统也帮助外科医师和工作人员进行术中控制。在输入系统中采用内置式的触摸屏或者无线输入方式可在一定程度上解决传统鼠标输入带来的诸多问题，但是需要考虑到触摸操控和消毒问题，而声音识别系统或非触摸式输入系统的发展为导航手术的工作流程提供了便利。研发与假体或工具专配的软件较通用软件系统可提供更有针对性的术前和术中计划、预测假体大小及型号，从而改善手术流程、提高截骨及放置假体的精确度。此外，在购置设备时一般还需考虑到资料记录方式、可否提供术中即时动态录影和回放功能，以及是否采用中文使用界面等问题。

四、常用数字导航系统应用现状

一直以来，导航技术在医学领域的研究应用主要集中在两大开拓性的研究领域：一个是医用机器人研究方面，以美国的Taylor教授为首开发的ROBODOC系统最为典型，它在传统工业机器人的基础上加以改进，并于1991年首次成功应用于全髋关节置换术，至今已应用于髋关节手术、创伤手术等方面。同时开展的另一个研究领域是临床医学可视化技术，它能够帮助医师从计算机屏幕上获得手术的模拟仿真及手术操作的实时反馈。该技术在神经外科领域首先获得广泛应用，随后在脊椎的椎弓根钉置入手术获得运用并开发了相应的计算机辅助导航系统。早期的研究大都是术前对患者进行CT扫描，在此基础上制订手术规划，相继开发出基于CT的导航手术系统、基于荧光透视的导航系统，以及无须任何解剖图像的开放式的手术导航系统。

（一）CT导航技术及其临床应用

1. CT导航的技术优势　CT扫描分辨力高、对比度好，可清楚地显示病变大小、形状和位置。CT增强扫描可进一步显示病变的血供，以及病变与周围血管的关系。因此，尽管利用CT影像引导存在潜在的辐射损伤问题，但仍然在临床上获得广泛应用。以CT引导穿刺为例，传统的方法是，患者躺在CT检查床上，在病变部位体表贴定位栅，然后进行扫描。医师根据CT影像选择进针路线，然后徒手穿刺，凭经验判断穿刺针与病灶的相对位置。与传统的徒手穿刺不同，CT导航穿刺是利用CT导航系统进行穿刺，临床应用时将导航系统放置在CT检查床旁。CT导航系统主要包括空间定位系统、计算机以及相应的数据处理和图像处理软件。定位系统的作用是确定手术器械相对于人体的空间位置，为此首先需要确定患者的体位和解剖结构，并测量手术器械的空间位置，然后将这些信息输入计算机。计算机进行数据处理后，将患者的解剖结构与手术器械的空间位置联系起来，即实现所谓的"配准"。在CT导航系统中，患者的解剖结构通过CT影像来反映，手术器械以示意图的方式重叠显示在相应的CT层面上。医师通过计算机直观了解手术器械相对于病灶的位置关系，从而指导手术操作。

空间定位是CT导航系统的核心技术。CT导航系统常用的空间定位方法有机械定位、光学定位和电磁定位。机械定位法是最早应用于临床的测量手术器械空间位置的方法，从早期的框架式，到现在的机械臂式。框架式需要占用较大的空间，妨碍医师操作，现在已基本不用。机械臂式定位器可以在手术室内移动，比较灵活。机械臂一般具有3个以上自由度，由电脑控制其末端的空间位置和形态。手术器械固定在机械臂的末端，根据机械臂的数学模型，即能够推算出手术器械的空间位置和形态。光学定位法包括目标点和跟踪器。目标点被固定在手术器械和手术对象上以区别手术环境中的其他物体，使系统易于识别。跟踪器的作用是采集目标点的位置信息并传给计算机，计算目标点的空间位置。这种定位方法不受电磁干扰，精度能够达到1 mm，但是医师在操作过程中不能阻挡光线传播的路径，因此活动空间受到限制。电磁定位法包括发射源和接收源。发射源由一个三维线圈构成，分时发射直流磁场。接收源是三轴接收器，用来接收发射信号。系统根据接收信号的强度计算接收器的位置和形态。电磁定位法不受操作医师的影响，但可能受到周围磁场的影响，定位精度比光学定位略低，一般在3 mm左右。目前，空间定位技术已经相当成熟，如加拿大NDI公司的电磁定位系统和光学定位系统的成功应用，而在此基础上开发出来的医用导航系统正逐渐在临床上推广应用。

2. 脊柱导航技术典型工作流程　早在多年以前，邱贵兴院士就曾撰文介绍了CT介导的脊柱导航技术的典型工作流程。

(1) 数据采集：即对患者手术部位进行高精度CT扫描，获得相应的数据。

(2) 术前计划：把CT数据输入导航计算机，生成手术部位的各个断面图像和三维图像，选择并确定拟使用的椎弓根螺钉的长度、直径、进钉点及其深度和角度。

(3) 配准：暴露手术野后，按照系统提示匹配相应的脊椎表面参考点，通过该步骤，在实际的手术野与计算机按照术前CT数据重建的图像来建立对应关系。由于术前和术中患者的体位不同，各椎节间会发生细微的位移，且匹配的过程也存在着一定差异，导致术前计划中的虚拟图像和实际术野出现误差，该误差由计算机自动计算并提示。减少误差可以通过以下两方面来实现：增加配准点，即由关键点配准改为表面参考点配准；或者采用单椎体配准。

(4) 路线导航配准完成且精度符合要求后，手术工具及椎弓根螺钉的位置被实时显示在屏幕上，按照术前计划中制订的手术路线进行螺钉置入和内固定。

3. 常用CT导航产品介绍　随着医学影像技术的发展和微创介入手术对器械定位需求的增加，逐渐形成了利用影像学手段来引导手术操作的介入放射学。早期的手术辅助定位是利用机械框架或机械臂，通过看刻度来确定手术器械的位置，称之为机械式定位器。随着传感器和计算机技术的发展，机械定位器逐渐被电子传感器所代替，通过计算机处理、显示空间定位数据和医学影像，逐渐形成了目前的影像导航系统。典型的系统有DiGioia等开发的HipNav系统、Langlotz等开发的脊柱导航系统。

以下选取中国和美国各自研发的两套CT导航系统进行介绍。

(1) 美国Veran导航系统：是一套比较完善的CT导航系统。该系统采用电磁定位技术，主要硬件包括计算机、显示器、场频发生器以及不间断电源（uninterruptible power system，UPS）等。这些元件被安装在一个可以滚动的机架上，在临床应用时，将机架推到CT检查床旁边固定。将场频发生器悬置于患者身体斜上方，将数据采集片分别贴于患者胸骨和肋骨，然后对患者进行CT扫描，获得的影像被传至计算机。穿刺针上装有一个内置位置传感器的固定块，用来测量穿刺针的空间位置，测量结果通过一根细的电缆传送到计算机。信息经计算机处理后，结果显示在屏幕上，包括不同层面的CT影像和实时更新的穿刺针位置。导航系统还能够实时地监测患者的呼吸运动，以提高导航精度。

印度Perfint导航系统是利用机械臂来定位的。机械臂由计算机控制移动或转动，臂末端有一个夹子，夹子中间放置一个导向套，用于引导穿刺方向。使用时，医师将导航系统推到CT检查床旁边，对患者进行CT扫描，根据CT影像制订进针路线。导航系统通过计算机控制机械臂运动，使导向套的孔中心线与进针路线相重合，这样导向套就可对准病灶。医师将穿刺针插入孔中，沿导向套穿刺，即能到达患者的病变部位。

(2) 中国新奥博为CT导航系统Panasee：采用电磁定位技术。内置的位置传感器夹子固定于穿刺针杆上，通过一根细电缆将针的空间位置信息传送到计算机。导航系统能够将患者的解剖结构和穿刺针的空间位置以三维立体形式显示在计算机屏幕上，界面友好，操作方便。

4. 临床应用　影像导航技术最早应用于神经外科手术，之后逐渐推广到临床其他学科。目前CT导航系统在骨科的应用较多。在肿瘤微创介入诊断与治疗中，也开始应用影像导航系统。

下面以脊柱外科椎弓根螺钉置入和肿瘤诊疗为例，介绍CT导航系统的临床应用。

(1) 椎弓根螺钉置入：在脊柱后路手术中得到了广泛应用。椎弓根直径小，各节段大小、形态和角度差异较大。Rampersaud等利用几何模型计算出椎弓根螺钉安全置入所允许的最大位移和旋转误差，从T5的0.0 mm/0.0°至L5的3.5 mm/22.7°。当椎弓根螺钉放置位置不准确、螺钉破出椎弓根皮质特别是内侧和下方皮质时，将直接威胁到紧邻的神经，引起疼痛。Lonstein等在875例患者体内置入4 790枚椎弓根螺钉，椎弓根螺钉的破出率为5.1%，有2.4%的患者发生了与椎弓根螺钉直接相关的并发症。CT导航是椎弓根螺钉置入常用的影像导航方式之一。CT导航利用患者术前的影像资料，依靠计算机三维重建技术，在术中显示手术区域的解剖结构，并实时地追踪手术器械的空间位置。对于不能在直视下进行的椎弓根螺钉置入，导航系统能够清楚地显示椎弓根的位置，指导手术医师寻找合适的进钉点，控制钉道方向和深度。对于导航系统的临床应用价值，多数研究者认为导航系统的应用提高了椎弓根螺钉的置入精度。Kosmopoulos等采用meta分析回顾了130篇文献，发现使用导航系统辅助椎弓根螺钉置入的准确度中位数为95.2%，而这一数字在没有使用导航系统时为90.3%，为证实导航系统辅助椎弓根螺钉置入的准确性提供了依据。

(2) 肿瘤穿刺活检与消融治疗：是利用微创介入手术从患者病灶中取出一些组织，通过病理检查来确诊是否为肿瘤，并可以进一步确定肿瘤类型。活检结果的准确性与穿刺取材具有代表性与否密切相关，例如对于直径大于3 cm的病灶，其中心容易坏死，活检时应避免从中心取材；对于较小和较深的病灶，医师徒手穿刺需要多次进行CT扫描，调整穿刺角度，才能到达病灶，因此手术时间较长，患者受到的辐射也较多。CT影像引导消融技术，是近几年发展起来的肿瘤原位灭活技术。该技术是在影像引导下，通过化学药物或温度对单个或多个肿瘤产生作用，达到摧毁肿瘤组织的目的。与穿刺活检相似，肿瘤消融也需要将针形的手术器械插入病灶，并且手术治疗效果与针尖的位置精度密切相关。在传统的影像引导介入手术中，医师是根据术前规划，在头脑中想象肿瘤和针的相对位置，其精度在很大程度上依赖于医师的经验和责任心，因此，实际穿刺路径可能偏离术前规划的路线，导致实际的消融范围与理想状况存在偏差，造成消融不完全、肿瘤组织残留和复发。CT导航系统的临床应用，极大地推动了肿瘤微创介入诊断与治疗技术的发展。文献报道的体外模型实验、动物和临床实验都证明采用CT导航技术能够提高穿刺精度，降低患者所受辐射剂量，减少手术时间。Banovac等的体外模型实验和动物实验结果表明，CT导航降低了手术难度，不论医师是否有经验，均使用相同的手术时间，获得相似的穿刺精度。Widmann等对20例肝肿瘤患者做微波消融手术，共使用145根针，临床实验结果表明，应用CT导航后，获得了较高的多针立体定位精度。

（二）X线导航系统

X线导航系统是最早兴起和发展的导航系统，分为二维X线导航系统和三维X线导航系统两大类。

1. 二维X线导航系统　一般使用普通C型臂X线机，屏幕上显示的是二维图像，因此该系统指导操作的过程也是二维的，不能够给术者提供三维立体的比较对照，术者还需要参考导航仪显示的其他平面影像才能较为准确地完成手术目标。二维X线导航系统最早见于1999年，直到2000年才开始步入临床应用阶段。手术时首先使用C型臂X线机对手术部位进行多方位的透视，然后将透视的影像学资料传输至导航系统，这样术者就能多角度、多层面地观察导航器械和手术部位的相对位置，从而到达直视下手术的目的。X线导航系统不需要术前制订计划，也不需要术中注册，可以即时更新并贮存多个影像进行同步导航。但是比较肥胖的患者或者体内的积气，都会影响透视，从而影响导航的质量，另外，由于术中不能随意查看图像的层面和角度，也影响导航的质量。

2. 三维X线导航系统　该系统出现是具有划时代意义的，它采用的透视设备是C型臂三维X线机，又被称为术中CT系统。现在市场上出现的三维C型臂X线机可提供类似CT的影像，提高了导航影像的质量。最早出现的三维透视装置，是由Siemens公司于1999年制造并问世的。这是世上第一台可移动的C型臂三维透视装置——ISO-C^{3D}Siemens移动C型臂。目前该公司又设计生产出了最新的实时三维数字化移动CT，即OSIREMOBIL ISO-C^{3D}/ARCADIS Orbic^{3D}。这款产品目前在骨科领域是术中最先进的X光辅助透视设备。本次研究所使用的就是该产品。该系统工作时，C型臂首先对检查部位进行190°等中心高精度轨道旋转扫描，在1 min内低剂量扫描50或100次，再将扫描数据传输至导航系统，经过计算机处理，将这些扫描数据转化成12 cm^{3}容积范围的CT图像，最后呈现在显示屏幕上面。借助于处理软件，术者可以随意选择手术需要的角度和CT层面。

文献报道的C型臂介导的脊柱导航典型的工作流程为：

(1) 扫描影像：C型臂的视频输出接口通过视频电缆与手术导航计算机的视频输入接口相连，将C型臂扫描的脊柱数字图像传输到手术导航计算机。

(2) 测量患者和C型臂间的相对空间位置：导航工具探测器通过探测安装在患者手术部位上的动态参考环和安装在C型臂上的校准靶的位置，由系统计算出影像扫描时患者的脊柱和C型臂的相对位置。

(3) 配准：建立手术器械和患者术前影像之间的位置联系，将手术床上患者脊柱的结构和影像准确对应。

(4) 路线导航：系统跟踪手术器械位置，并以虚拟探针的形式将手术器械的位置同时在多幅图像上实时更新显示，引导内植物置入。

（三）MRI手术导航系统与技术

基于MRI术中成像的手术导航系统与技术初期主要应用于神经外科。无缝连接是指所有的影像在三维空间内没有重叠和遗漏，尤其在手术的区域内，不能因为图像处理而形成新的畸变、重叠和遗漏。整个手术包括手术治疗计划（计算机模拟）、影像导引的手术、手术结果的评价等步骤。手术前除了要尽可能地采集解剖学信息外，还要采集人脑认知功能的信息、神经纤维束走向的信息、脑内代谢和血流方面的信息等。把这些信息准确定位在解剖学结构上，以便让医师可以有效地区分正常组织和病理组织，保护好患者脑内的神经节和神经纤维束通路。患者进入手术室之后，手术过程中的关键技术主要是导航和定位。导航是要显示患者的病灶部位及其与相邻组织的关系，同时要显示手术器械运动的情况，如果能够标记病灶被切割的情况就更好。导航和定位的方法很多，核心是软、硬件的精确度，要求满足1 mm以下的定位精度，并要求不受外界的干扰。目前用于导航的工具包括红外光、普通可见光、超声波、电磁波等。术中采集的图像和手术计划图像之间的快速分割、配准、融合和显示技术是术中MRI成像期间要解决的另外一类问题，术中图像和计划时图像之间有很多差别，这种差别已经超越了常用的（包括形状和大小都已发生变化）但是仍然具有拓扑不变性的各种配准方法，涉及手术过程和手术之后的物质内部运动，包括病灶位置、神经节和神经纤维束的位置都有可能发生变化的情况。

（四）完全开放式的导航系统

完全开放式的导航系统则适合于那些解剖结构暴露充分的手术，典型的是全膝置换手术。该系统既不需要术前CT扫描，也不需要术中X线或超声波图像，只需医师在术中用探针点取解剖结构的特征点即可。Dessenne等于1995年最早将该技术应用在前十字交叉韧带重建手术，取得了满意的手术效果，随后该技术又不断得到拓展和发展，应用到全膝置换手术中。在患者股骨和胫骨上安装动态参考坐标系（反光标记球或发光二极管），利用股骨的旋转和标志点的空间运算能够精确地确定股骨头的空间位置，进而确定出股骨的运动力线。医师采用探针点取股骨及胫骨暴露的典型特征点，根据这些点，云数据可以选择假体型号，并确定切割方位及切割量。最近，研究人员又为该系统提供了全膝置换的软组织平衡及韧带功能重建的手术模拟和评价等功能。最后的患骨切削和韧带修复都是在导航系统的辅助下由医师完成手术操作。这种开放式的导航系统在欧美的实验机构试制成功后，很快就在许多医院进行了广泛的推广应用，尤其是在前交叉韧带功能修复和全膝置换手术中取得了很好的临床效果。

五、导航技术应用于外科手术的优势

（一）导航技术应用于外科手术的一般优势

1. 导航技术应用于外科的历史和现状　自1990年，Medtronic公司推出全球第一台红外手术导航系统Stealthstation以来，导航系统的应用迅速发展。手术导航系统最早应用于神经外科领域，近年来，随着导航技术的不断发展，其临床范围已逐步扩展到功能神经外科、脊柱外科（骨科）、耳鼻喉科、整形外科等。如：神经外科颅内肿瘤的切除（特别是肉眼难以分辨或血管丰富的小病灶、脑深部的病灶，以及脑内边界不清的病灶，如大型胶质瘤等），功能神经外科立体定向活检与运动性疾病的治疗（如帕金森病）；脊柱外科椎弓根钉置入，畸形矫正，颈椎手术，最新开发的经皮穿刺、关节置换等复杂的骨科手术；耳鼻喉科包括前颅底、侧颅底、骨瘤切除、幼儿鼻腔鼻窦等所有耳鼻喉科手术；整形外科颌面手术；口腔植入手术等。

2. 导航技术应用于外科的效果和优势　借助手术导航仪，医师可进行高精度的复杂手术操作，大大提高了手术质量。手术导航仪在医学临床应用上可以实现有关结构内部的“漫游”，也可进行介入微创手术模拟；开展基于导航的外科手术，可以提高手术的安全性和成功率；可为各种手术预期结果做出虚拟模型，预先展示手术结果；对复杂疑难的手术，可在有患者影像资料的虚拟人体上反复探究各种不同手术入路所遇到的问题，提高术前准备工作的质量。此外，还可为疾病诊断和新医疗手段的开发提供参考，促进形成新一代医疗高新技术产业。因此，外科手术导航仪具有广阔的应用前景。

3. 手术器械的高精度重建算法　传统手术器械利用标志点进行识别，然后利用标志点的位置求得手术器械的姿态，利用工作点与标志点的关系求得工作点位置。本文在此方法的基础上引入了手术器械三维重建环节，利用手术器械自身的结构信息对标志点的位置进行矫正，得到更高精度的标志点位置信息。传统手术器械利用标志点进行识别，然后利用标志点的位置求得手术器械的姿态，利用工作点与标志点的关系求得工作点位置。但由于光线变化、环境影响、地面震动、摄像机采集时的舍入误差、摄像机的标定误差、投影中心点与实际球心的不重合以及一些不可控噪声的影响，标志点的重建结果会有误差。

4. 小结　有研究总结了手术导航技术的四个主要优点：

(1) 术中配准患者实体和病灶部位三维重建后的数据，利用跟踪定位系统定位手术器械，可实时显示手术器械相对于病灶部位的位置。从而可以观察到病灶部位内部或者软组织覆盖下的结构。这使得手术可以做到微创，减短术后的康复期。

(2) 手术导航仪可以全程记录手术过程及术中各种数据，可用于术后分析。

(3) 可以借助手术导航系统执行异地手术，使得更多患者能享受到专家级的手术治疗。

(4) 手术导航系统促使了手术方式的革新，如内镜手术、微创手术和远程手术等。

(二) 导航技术应用于骨科手术的特殊优势

计算机辅助骨科导航技术在骨科领域的应用最早是利用CT图像重建辅助椎弓根钉置入，后来进一步用于髋、膝关节置换。10余年来该技术发展极其迅速，现几乎在骨科所有领域均已开展临床实际应用，并取得初步成效。在髋关节置换方面，可使臼杯放置的角度达到十分理想化的程度，且能使手术过程更加微创。在全膝关节置换方面，不需进入髓腔，截骨更加准确，特别是在术中可随时模拟截骨状态测量和调节两侧软组织的平衡。在脊柱外科方面，可准确、安全地置入椎弓根钉，特别是在齿状突骨折的固定等方面。在关节镜外科，它大大改进了前交叉韧带修复术的准确性。在创伤外科，它大大改善了骨盆骨折的疗效，尤其是髋臼骨折、陈旧性骨折等。

六、数字导航技术应用于脊柱外科的优势

由于脊椎手术本身特点及脊柱、脊髓的特殊解剖结构，手术难度和危险性很高。许多手术需要进行复杂的立体操作，这些操作在非可视的情况下进入脊柱的腹地，会进一步增加手术的风险。因此更可靠、更安全的智能技术成为大家追求的目标并逐渐变为现实。1992年，Kevin Foley将Stealthstation导航系统首先应用于脊柱外科。随着该技术的逐步发展完善，已显示出精确定位的明显优点，提高了手术的安全性，并且术中X线照射量显著减少。因此，越来越多的脊柱外科医师认可并接受了该项技术。对于脊柱外科而言，数字导航技术的优势显而易见。

(1) 有利于术前决策。术前决策时可通过CSSNS来模拟内植物的大小、方向和位置。对椎弓根螺钉而言，可以对其进钉点和进钉方向进行三维设计，以获得最安全和最佳生物力学的钉道。

(2) 有利于患者和手术者安全。脊柱外科手术方式和内植物正变得越来越复杂,如脊柱畸形中胸椎或颈椎的内固定。CSSNS则可以提高内植物的精确性和减小内固定相关的并发症。表明采用导航下置入的腰椎椎弓根螺钉较传统方法更加安全、准确,螺钉穿破皮质概率较低。即使是在穿破皮质的螺钉中,穿破的范围以及临床并发症也均较低,更多是穿破外侧壁而非危险的椎弓根下方或内侧壁,其可以改善置钉准确性和安全性的优势已获得认可。

此外,脊柱外科手术的操作过程中需要不断确定内植物的位置,而该过程中多次放射线透视会对靠近球管的手术医师造成伤害。在使用透视辅助置入椎弓根螺钉时,术者的躯干、颈部及手部均受到大量的放射线照射,特别是站在束源的同侧时。研究表明,采用导航技术的手术者所接受的放射照射要低于传统方法(当然,采用CT-based导航技术的照射剂量则高于传统手术)。采用适当的术前三维CT可以使放射线暴露增加得到一定的控制。有学者提出,导航技术应用早期置钉时间和手术时间并没有明显增加。而对解剖结构复杂的手术,由于术前的详细计划,应用导航技术则可以减少手术时间、减少术者的放射线暴露。

另外,数字导航技术不仅适用于复杂的脊柱手术,也同样适用于那些简单但使用频率高的手术(如神经根注射或者椎间盘照影术)。在病例选择适当的前提下,可减少重复的经皮穿刺和放射线暴露。Gebhard等比较了脊柱手术中使用计算机导航辅助手术与常规透视手术的结果,发现ISO-C臂计算机导航辅助手术医护人员的射线摄入量远远低于常规透视手术。

(3) 有利于微创脊柱外科的发展和青年医师训练成长。利用术中CT/荧光透视图像融合技术,可以尽量减少因放入内植物时需要暴露的伤口,也可进行经皮的手术。CSSNS实时的虚拟图像为指导医师提供了连续的监测,减少内固定相关的并发症及降低因学习曲线而对患者造成的危险。值得一提的是,曾经有一种观点认为导航技术只对脊柱外科初学者有帮助,但对于经验丰富的医师无明显帮助。然而,后续大量研究均表明:即使是经验丰富的医师,采用数字导航技术也能明显减小螺钉位置不良的概率。

七、数字导航技术在脊柱外科的应用现状

一般认为,导航技术于20世纪90年代开始被应用于脊柱外科领域。美国Steinann于1993年第一次报道了导航技术在脊柱手术中的应用,这是脊柱外科发展史上的一个里程碑式的事件,由此脊柱手术进入了一个全新的时代。在2000年,瑞士Nolte首先在实验室里完成了导航下腰椎椎弓根螺钉系统的手术,取得了令人满意的效果。随后,导航技术在脊柱手术中广泛应用起来,并有很多学者做了大宗病例的回顾性对照研究。术者凭借导航定位系统来分析术区局部的解剖结构、内植物和手术器械的相互空间关系。通过计算机实时提供的多个方向上的虚拟图像,可以帮助术者明确螺钉等内植物在体内的位置、方向。我国于2002年开始将计算机导航系统应用于脊柱椎弓根的定位,应用的范围包括上颈椎、颈椎椎弓根、胸椎及腰椎等。

具体操作层面,首先导航系统获取患者的医学图像数据,医学图像的采集方式可通过使用C型臂X线机、三维X线机、CT或是MRI。然后导航系统的图像工作站负责储存及处理影像数据,它可以重建三维图像,将图像分割、旋转,也可将CT及荧光透视图像融合等,使同一部位的不同模式图像能同时显示。影像注册是将患者的实际解剖结构和计算机重建的三维图像吻合起来。手术期间,位置探测装置(定位系统)能够识别已经注册的手术仪器及内植物的空间位置,同时还能侦察安装在患者身上的参考架,跟踪

患者空间位置的变化。透过显示屏，帮助术者了解内植物或手术仪器在患者体内的准确位置。

近年来，脊柱数字导航技术发展迅速，从最初应用于辅助腰椎椎弓根螺钉的置入开始，其在上胸椎和颈椎（特别是上颈椎）手术中的优势日益显现，在微创脊柱外科中的应用前景广阔。目前认为数字导航技术在脊柱外科应用的最佳适应证包括：

(1) 腰椎翻修手术：导航技术可克服初次手术对局部解剖结构已经造成破坏的问题。

(2) 骶椎椎弓根螺钉置入：导航技术可克服因东方人髂骨间距狭窄造成的骶骨螺钉置入钉道夹角较窄、容易穿破侧壁的问题。

(3) 上胸椎椎弓根螺钉置入：以往依赖术中C型臂X线机监测螺钉置入角度、位置比较困难。

(4) 上颈椎后路手术：避免椎动脉损伤所带来的风险。

从应用范围上讲，C型臂或G型臂透视二维图像导航多应用在腰椎及下胸椎。CT三维导航术在颈椎及上胸椎应用相对较多。术中即时三维导航（ISO-C臂）技术通过术中C型臂对手术段进行三维重建，并把图像传回导航系统进行自动匹配，无须进行人工点、面照合，可以克服CT三维导航术中因体位变化等人为因素对真实图像的影响，并克服点选择及人工选择之间的误差所带来的匹配不成功，越来越受到术者的青睐。

总之，数字导航技术凭借其创伤小、精度高、辐射少等优点，在辅助脊柱外科医师完成日益复杂的手术和内固定操作中发挥着重要作用，成为当前脊柱外科领域中的一项方兴未艾的关键技术。

第二节
计算机导航辅助脊柱外科技术
在颈椎手术中的应用

一、颈椎的解剖特点及对导航技术的需求

自从1997年美国医师Welch、Foley报道了计算机辅助导航手术技术（以下简称“导航技术”）在颈椎临床成功应用以来，导航技术在颈椎手术，特别是上颈椎手术中发挥了重要作用，这与颈椎的解剖特点与导航技术的优势契合密切相关。

（一）上颈椎解剖特点对导航技术的需求

1. 颅颈交界区畸形　颅颈交界区的解剖结构复杂，而且还涉及众多的生物力学问题，所以一直都是手术的难点，特别是腹侧，有延髓、颅神经、椎动脉等重要结构，易于受压。经口入路是一个较好的直接减压选择，但是这个入路方式危险性较大，而借助导航脊柱可准确地进行手术操作。Vougioukas等在Stryker公司导航系统下行经口入路为3例患者摘除颅颈交界区的肿瘤及为1例风湿性寰枢椎半脱位患者减压置钉，他们术前模拟手术方法和手术路线，使手术范围误差小于1 cm。Temier等报道了经口治疗斜坡及寰枢椎病变，包括唐氏综合征13例、先天性骨性畸形3例、斜坡肿瘤8例，他们应用Halo架上的固定环作为额外的注册标志点，大大提高注册准确度，结果显示导航系统的准确性可满足经口入路手术的需要。不过，临床上有的患者即使前方压迫解除，但由于关节失稳，仍可出现脱位导致加重，而且，先天性枕颈区畸形常伴有寰枢椎结构不完整，所以，为了获得良好的稳定性，需要跨越多节段行枕颈内固定融合术，常可采用后路融合的方式以维持关节的稳定。Yu等利用三维CT导航辅助下治疗复杂的枕颈畸形，也取得了不错的效果，置钉准确率达98.1%，校准精度可平均达到1.8 mm。Neo等通过实验对比得出结论：经验不足的医师在开展枕颈交界领域的手术时使用导航，手术精度更高，能更有效了解该区域的解剖变异，更好地掌握进钉深度，以保护相关组织，所以导航技术辅助下颅颈交界区手术还是一个安全的选择。

2. 寰椎骨折　据统计，寰椎骨折的发生率占上颈椎损伤的25%，在急性颈椎损伤中，寰椎骨折的比例为2%～13%，在脊柱骨折中，寰椎骨折的比例为1%～2%。寰椎靠近生命中枢，其损伤后导致的枕颈部不稳可导致高位截瘫，甚至危及生命，对于某些寰椎骨折，如伴横韧带损伤的Jefferson骨折、复杂的侧块骨折等，无法用寰枢椎有限固定。这时通常需要进行枕颈融合术。早期的枕颈融合术由于理念不成熟并且缺乏有效的器械，很难达到坚强内固定，术后必须用外固定长期辅助治疗直至骨折愈合，所以失败率较高。随着生物力学的发展，研究表明颈椎椎弓根内固定技术具备三柱固定的优越稳定性，

且在维持轴向旋转和后伸稳定性方面有明显优势。所以使用椎弓根螺钉技术来治疗不稳定性寰椎骨折成为大的趋势。但由于上颈椎椎弓根解剖结构变异大、毗邻关系复杂，潜在损伤周围神经血管的风险很大，比如，当使用寰椎后弓侧块螺钉时，必须小心寰椎后弓椎动脉沟，此处的骨质最薄，上方有椎动脉和静脉丛等血管组织通过，而在椎动脉下方和椎动脉沟之间则有支配头上斜肌、头下斜肌、头大小直肌的C1神经根穿出，所以如果手术过程中此处骨质被螺钉穿破，很可能会损伤到邻近的血管神经。因此，提高置钉的准确性和降低失误率成为椎弓根内固定治疗寰椎骨折的关键所在，也是手术的重点和难点。传统方法是及时术中透视或者动态透视下置入椎弓根螺钉，但是由于上颈椎的特殊解剖位置，透视效果不甚理想，常常会出现误差，这也就限制了该技术的发展临床推广。而计算机辅助导航技术为这一难题提供了新的思路和解决方法。

导航技术治疗寰椎骨折有以下明显优势：

(1) 通过前面对寰椎周围解剖结构分析，我们知道寰椎常用的定位标志如后弓结节和枢椎下关节突中点，变异较大，仅仅依靠经验和X线透视在术中不易准确定位，甚至会导致椎弓根螺钉置入错误。另外上颈椎的椎弓根解剖变异较大，Karaikovic等报道8.5%的C2以及75.5%的C3外椎弓根宽度≤4 mm，有国内学者报道枢椎的解剖学总体测量数据差异与身高的关系有统计学意义。而借助于三维导航系统可以在置入螺钉前了解椎弓根形态有无变异，从而确定螺钉的型号、方向和角度或改变固定方式。

(2) 导航下手术者可以及时调整进针的角度和方向，从而使螺钉的置入更准确；Kotani等报道导航辅助下颈椎椎弓根螺钉置钉与透视下颈椎椎弓根螺钉置钉相比，前者的准确率为98.8%，后者的准确率为93.3%。在我们的导航辅助手术中，所置入的70枚椎弓根螺钉仅有2枚是二类螺钉，准确率为97.7%，对比传统的依靠透视的椎弓根螺钉置入方法，显著提高了准确率。

(3) 借助于导航，减少了颈椎周围不必要的软组织剥离，从而减少了患者的创伤，也提高了骨折和植骨的愈合率。

(4) 上颈部后路手术，透视效果常常很不理想，导航系统很好地解决了这个问题。

(5) 术中X线透视一般只需两次，有效降低放射危害。

(6) 缩短手术时间，减少术中失血，缩短麻醉时间，利于患者术后恢复。

3. **寰枢关节与齿状突骨折** 寰枢关节由寰齿关节（齿状突和寰椎前弓构成）和两侧寰枢关节突关节构成。颈椎旋转活动中寰枢关节功能占50%，属于活动范围较大的椎体间关节。齿状突骨折属于寰枢关节前方结构中寰齿关节结构损伤，关于这类损伤，各种文献报道治疗效果、并发症发生率及死亡率差异较大，目前尚未形成统一的治疗方案，尤其是Ⅱ型齿状突骨折的治疗争议颇多。目前文献研究发现齿状突骨折不愈合风险因素包括：骨折端向后或者向前移位≥5 mm、骨折成角畸形≥10°、Hadely描述的ⅡA型齿状突骨折（Ⅱ型齿状突骨折伴有前方或者后方粉碎性骨块）、患者有全身代谢性疾病（如骨质疏松、糖尿病、类风湿关节炎）等，对于这些骨折采用保守治疗方法出现骨折不愈合风险较大，严重时会发生脊髓压迫，出现神经功能障碍。

骨质的完整性对寰枢椎的稳定起重要作用，齿状突骨折会造成寰枢间的不稳定。前路螺钉固定齿状突骨折，螺钉可对骨折线直接加压促进其愈合，从而恢复寰枢椎的稳定性，同时保留了寰枢椎间的活动，特别是旋转功能，是一种较为理想的术式。对于稳定性差、保守治疗愈合率低的Ⅱ型和浅Ⅲ型骨折，前路齿状突螺钉固定具有良好的治疗效果。但该术式中螺钉固定缓冲空间小，一般齿状突的大小仅能容纳1枚螺钉通过，而周围又紧邻具有重要功能的上位颈髓和延髓，一旦损伤，将引致严重并发症，甚至死亡。随着前路齿状突螺钉固定技术应用的不断增多，与内固定相关的并发症报道也逐渐增多。同时传统的齿状突螺钉固定术中，强调在整个置钉的全过程中都应对上颈椎进行持续的X线监测，使得术者和患者都处于较大剂量的放射线暴露环境之中。计算机导航辅助手术技术的应用可以使上述内固定的精度显著提高，同时手术安全性明显增强。

（二）中、下颈椎前路经椎弓根螺钉内固定解剖学基础

日本学者Abumi等人在1994年报道了下颈椎椎弓根螺钉内固定技术，因为其具有优越的生物力学性能。自此，这方面的课题吸引了众多学者与临床医师的重视，开展了一系列的科学研究。随着问题的深入探讨，大家逐渐意识到所有的课题开展都必须建立在颈椎的解剖学基础上。颈椎解剖不同于脊柱其他部分，有其自己特殊的地方。椎弓根手术时由于各种原因损伤椎血管而导致手术失败，这是最严重后果之一。颈椎的形态变化较大，开展颈椎椎弓根内固定手术比较困难；加上颈椎周围毗邻结构（如椎动静脉、脊髓等），更加大了椎弓根内固定的难度。因此，在做此类手术之前要求对每例病例都必须做个体化的相关数据的测量，来决定相关手术策略，尤其是前路手术。正因为此，有学者提出，设计颈椎前路经椎弓根螺钉内固定的个性化导航模板，能够为我们提供准确的进钉点和进钉方向，提高了前路椎弓根螺钉内固定的精确性，从而减少手术风险。

颈椎椎弓根周围毗邻重要神经血管，如椎弓根钉道偏内，容易损伤颈髓，钉道偏外，容易损伤椎动脉，如钉道偏上，则容易损伤紧贴椎弓根上壁向外行走的颈神经根。本研究中，有4枚螺钉穿破椎弓根内侧皮质（Ⅱ级），但是未出现颈髓损伤的临床表现。分析原因，考虑椎弓根内壁皮质较厚，穿破概率小。即使内壁被穿破，由于硬膜囊与椎弓根内壁存在潜在间隙，还有脑脊液做缓冲，并且颈髓组织本身的逃逸功能，使得颈髓直接受损的机会很少；即使颈髓和螺钉有轻微接触，固定后受压的硬膜囊和颈髓处于一种静止状态，不会因为移动而发生水肿改变出现临床症状。Abumi等观察669枚置入的颈椎椎弓根螺钉，仅21枚穿破椎弓根内壁，远低于外壁穿破，未见脊髓损伤表现。颈椎椎弓根螺钉置入的另外一个重要并发症是椎动脉损伤。本研究中有8枚螺钉穿破椎弓根外侧皮质，4枚螺钉穿破椎弓根内侧皮质，表明外侧壁较内侧壁易穿破。分析原因主要有以下两点：① 解剖数据显示外侧壁皮质较其他侧皮质尤其是内侧皮质薄，同时椎弓根外侧壁有滋养血管孔，使得外侧壁容易穿破。② 颈椎椎弓根螺钉固定时，由于受到两侧项部肌群的限制和模块高度的影响，内倾角不容易达到理想的角度。因此，手术切口显露要充分，制作导航模块导向孔高度要合适，我们认为一般导向孔高度在1.2 ～ 1.5 cm比较合适，过低会降低钉道的准确性，过高会影响手术操作，内倾角难以达到理想的角度。然而，即使螺钉轻微偏外，患者出现的临床症状并不多。本组也未发现椎动脉损伤。这除了椎动脉为圆柱状，容易从螺钉侧方滑过外，侯黎升等认为这与横突孔四界的空间结构相关：椎动脉并未占据整个横突孔空间，螺钉轻微偏外并非说明椎动脉一定受压，在椎弓根螺钉主要通过的主三边界区域，横突孔没有外界，椎动脉受压后可以向外侧移动；四边界区域位于椎弓根钉道下方，仅占整个椎弓根高度的1/4左右，椎动脉在此平面很少受到压迫；椎动脉周围为静脉窦样结构包绕，也对缓冲椎动脉损伤起到一定作用。

二、导航技术与上颈椎后路手术

1. 导航技术下寰枢关节固定　导航技术下置钉，能把Magerl寰枢椎经关节螺钉等术式的优势安全地发挥出来，并可减少手术时间、出血量及螺钉穿破皮质的概率。例如，Uehara等利用CT三维导航

下Magerl技术治疗寰枢椎不稳，螺钉穿孔率仅为2.6%，没有神经症状，远期随访没有患者产生不适，全部病例均能融合。Yang等把24例寰枢椎不稳的患者随机编入ISO - C^{3D}导航组，并与微创组进行比较，两组均使用寰椎侧块及枢椎椎弓根钉棒系统，导航组的平均手术时间为 (130 ± 5.4) min，平均出血量为 (304.2 ± 47.9) ml，远低于微创组，术后6个月亦均取得骨性融合。而结合打印出来的三维导航模板来进行手术，则加大了手术安全性与准确性。Attia等利用O型臂辅助脊柱导航在儿童的寰枢关节创伤性旋转脱位进行椎弓根置钉，效果亦相当不错，7例病例中均无螺钉穿透皮质。临床研究表明，透视下或解剖标志下置入上颈椎螺钉的骨皮质穿出率可达29%～47%，尽管出现报道的神经、血管并发症较少，但是通过骨科导航技术下置钉，这些意外往往能更少。

Kelleher等采用三维导航技术置入寰枢关节治疗寰枢关节不稳，60例患者置入109枚螺钉，术后CT检查显示所有螺钉位置均满意，没有一例患者术中出现置钉并发症。在三维导航技术辅助下依据术中实时三维图像结构置入寰枢关节螺钉，能够确保手术安全性和准确性，避免出现螺钉误置。三维导航技术术中采用三维C型臂采集术区解剖结构图像后，不需要再进行透视工作，而传统方法需术中反复透视来确定导针方向位置，在方向位置不当情况下还需不断调整，既延长手术时间又增加术者和患者射线暴露。有研究报道，总体放射剂量和射线的暴露时间成正比，并且三维导航操作过程中射线的放射剂量在不同脊柱外科手术中均比传统C型臂透视小。

2. **导航技术下寰椎椎弓根固定**　王建华等对3例齿状突骨折并枢椎前脱位及1例齿状突旋转性脱位的患者在导航下行后路寰枢椎椎弓根钉棒固定术，他们在术前CT扫描寰枢椎薄层，将所得图像输入Mimics软件三维重建模型，再进行寰枢椎结构分析，设计好钉道，同时采用逆向工程技术设计相应导航模板，并将其打印出来设计以作为术前、术中参考，也取得了相当良好的效果。而儿童的寰椎后弓相对于成人而言更加狭小，置钉更具挑战性。有学者报道了CT引导下行寰枢椎椎弓根螺钉置钉过程。在手术室内预先安装一台滑动式CT扫描机，患者平卧在可透X线的手术床上。碳纤维头架固定头部。检测CT与红外线无线导航系统 (BrainLab)，连接良好后进行CT扫描，导航自动完成注册过程。所有患者均在术中导航下行背侧减压手术，术中导航活动参考架 (dynamic reference frame, DRF) 固定于头架左侧。术区骨质显露充分后，无菌单完全覆盖患者保护无菌区域进行CT扫描，CT扫描影像自动注册到导航系统，并在中心工作站上行图像处理，根据导航结果决定手术下一步方案。获得导航数据后，用导航探针接触骨性解剖标志验证导航准确性无误后，在破骨皮质锥和螺钉隧道锥上安装导航参考架。然后在影像导航下确定进钉的部位、方向、角度和深度，直接将进钉隧道成形。每次塑形进钉道前必须重新验证导航准确性，无误后在导航下做第二枚螺钉导向孔，同理依次进行。若在操作时用力过大，会造成患者体位移动，影响导航准确性，所以必须随时验证。术中如果发现导航与实际有偏差，影响导航的准确性，需重复CT扫描，重新注册。进钉隧道全部成形后，插入克氏针，再次术中CT扫描。图像处理后确认进钉位置、角度和深度无误后，选择合适长度螺钉，通过进钉隧道拧入，安装连接棒，调节头位，在复位状态下旋紧螺帽固定。完成后再次行CT扫描确认进钉位置良好后，导航结束。

三、导航技术与上颈椎前路手术

导航技术下实施的上颈椎前路手术主要用于齿状突骨折时选择前路放置齿状突螺钉和椎体肿瘤切除等情况。

1. 导航技术下齿状突螺钉固定的操作方法　国内有学者对ISO-3D技术的使用方法进行了较为详细的描述，现引述如下。术前所有患者均行颈椎开口正位和侧位X线平片、颈椎CT密扫并多角度重建和颈椎MRI检查，以确定齿状突骨折类型、移位情况、神经损伤情况。对有明显移位的病例，术前行枕颏吊带牵引进行复位。气管插管全麻下实施手术，患者仰卧位，Mayfield架牵引、固定头颈，并使头颈悬空以利透视观察和导航图像采集。透视下调整Mayfield架和头颈位置，使骨折复位，并保持牵引。取C5椎体水平横行切口，分离显露直达椎前，向上显露C2-C3间隙，切开部分C2-C3前纤维环清晰显露C2椎体前下缘。在C5椎体上牢固安装导航示踪器Mayfield架，完成导航各器械的注册后，ISO-C^{3D}采集图像传入导航仪形成重建导航图像。在该图像导航指引下确定螺钉入点和方向以及螺钉长度；打入导针，沿导针置入空心螺钉，完成固定。在置钉过程中，应避免导针与螺钉一同深入发生意外。各项操作应轻柔准确，避免引起导航示踪器或颈椎体间发生位移，引起导航图像“漂移”使导航失误。考虑到Mayfield架固定头颈十分稳定，且C2更接近颅骨，我们将导航示踪器固定于Mayfield牵引架上，使示踪器固定更为稳固，也避免了示踪器在C5椎体上对手术操作的影响。此时可使用较粗的器械在C2齿状突直接开孔，并直接置入实心螺钉固定，减少了置入导针的步骤和风险，使用实心螺钉也可增加固定强度。在固定完成后，可再次扫描图像并多角度重建，以确切了解骨折固定情况和内固定位置。研究证实，使用ISO-3D等数字导航技术可在较短时间（3 min）内完成图像采集、传输和重建，大大节省了时间。同时，螺钉入点和方向的确定、导针和螺钉的置入均是在导航图像的指引下连续完成，节省了传统手术中反复透视确认所花费的时间。在导航辅助手术中，螺钉的置入均是在虚拟图像指引下完成的，使术者的放射暴露剂量显著降低。在内固定完成后，利用该技术还可重新采集图像并重建，与传统常规透视相比，可以更为准确地显示骨折固定和内植物位置状况。

2. 导航技术下齿状突螺钉固定的经验总结　齿状突螺钉可对骨折线加压起促进愈合作用，既能恢复寰枢椎的稳定性，也能保持寰枢椎的旋转活动功能，但置钉时固定空间较小，周围紧邻颈髓和延髓，再加上齿状突的先天性狭小缺损等变异，无疑会增加手术的风险。传统的手术靠术中X线透视置入导针，一旦导针位置偏差或错误，难以固定牢靠，而且需保证一次置钉到位，因为退出后重新置钉可使螺钉松动，甚至术后退出。术中即时导航技术用双光束可显示多方位影像，动态模拟进钉手术路线及位置，提高手术的准确性，避免了因导针位置错误重置造成的骨不连等并发症。

目前常用的ISO-C^{3D}导航技术颈椎前路空心螺钉治疗齿状突骨折的适应证主要有：① 齿状突横向骨折：Ⅱ型、某些Ⅲ型（如基底部横型骨折）。② 齿状突不愈。

陈孝均报道了他们ISO-C^{3D}导航下颈前路空心螺钉治疗齿状突骨折的成果，20例单螺钉固定和7例双螺钉固定均达到理想置钉位置，术后均骨折愈合，无并发症的发生。Pirris等在术中即时导航技术下进行颈椎前路手术，术中使用两套系统，包括BrainLAB系统（BrainLAB，Westchester，Illinois）及Stealth系统（Medtronic Inc，Littleton，Massachusetts），对22例病例（包括前路寰枢椎不稳行齿状突螺钉固定等）进行切开、减压、前路齿状突螺钉置钉，术后导航置钉位置比非导航组位置好，术后无一病例需要翻修。而治疗陈旧性齿状突骨折往往因其不愈合率而不得不放弃前路而用后路融合方法，但贾宏磊利用导航技术的精确性在使用前路齿状突螺钉治疗陈旧性骨折取得一定的效果，3例患者均得到骨性融合。他们得出的经验是，在导航下置齿状突螺钉，若骨折线为横行、移位不大时可用1枚螺钉固定。但1枚螺钉难以维持稳定位置时，比如粉碎性骨折或游离骨折，需双钉固定。而鉴于前路注册失败率相对较高的情况，张波等探讨使用ISO-C^{3D}导航前路齿状突螺钉手术时发现，把导航示踪器放在Mayfield头架上，可有效避免术中不小心触碰产生图像的“漂移”误差，提高注册准确性。

四、导航技术与中、下颈椎手术

目前影像辅助导航系统中，基于CT图像导航、基于X线透视荧光导航、ISO-C^{3D}导航等系统均可用于中、下颈椎椎弓根固定术中。

（一）基于CT图像导航系统

刘亚军等对X线透视下和计算机导航系统引导下颈椎椎弓根螺钉内固定的精确性进行对比研究。X线透视引导组螺钉置入满意率为91.7%，CT三维导航系统引导组螺钉置入满意率为97.5%；两组病例均未出现明显的神经血管损伤并发症。Richter等研究计算机辅助置钉技术在颈椎的使用，C3、C4有96%的螺钉完全位于椎弓根皮质内部，4%的通道置入椎弓根外侧皮质。Ludwig等比较三类下颈椎置钉方法的精确性。根据解剖学标志法和椎弓根开窗法置入下颈椎椎弓根螺钉的精确性较差，分别是12.5%、45%；而计算机辅助导航技术的置钉精确性是76%。前两者的误置率很高；而计算机辅助导航技术的误置率是10.6%。Ludwig等认为计算机辅助置钉技术的精确性为：82%的螺钉位于椎弓根的内部，而18%的螺钉发生严重的穿孔。利用Abumi技术精确性为：88%的螺钉位于椎弓根的内部，12%的螺钉发生严重的穿孔。Kotani等回顾性分析180枚螺钉，其中有45枚发生穿孔，发生率是6.7%。计算机辅助的穿孔率为1.2%，显著低于徒手置入的6.7%。

（二）基于X线透视荧光导航系统

术中C型臂实时采集患者的透视X线颈椎图像进行导航定位。2008年，Reinhold等对比两种基于荧光导航辅助颈椎椎弓根螺钉置入方法。第一，定制目标框架配合传统的X线技术。第二，目标工具配合计算机图像导航系统。实验采用实验室保存的6具尸体标本。术前在多层CT上测量60个椎弓根的数据，其置钉的误置率分别为7.1%和33.3%。

（三）ISO-C^{3D}导航系统

术中C型臂采集患者X线图像资料重建成三维图像进行注册和定位导航。克服了基于X线透视导航技术影像质量差的缺点。Ho等对30例患者应用术中ISO-C臂进行颈椎手术，术后表明具有和基于CT图像导航一样的精确性。大多数病例无须术后X线/CT扫描。30例患者共计置入96枚螺钉，其误置率是2%。Ho等应用术中基于三维X线辅助导航技术，辅助颈椎椎弓根螺钉置入。直径大于3.5 mm的椎弓根螺钉可以置入到63%的颈椎（C3 ～ C7）。共计置入171枚螺钉，97.2%的螺钉没有发生穿孔。Liu对比通过基于X线荧光透视辅助和基于CT的导航系统，观察术中ISO-C^{3D}导航辅助置钉的精确性。基于X线透视导航技术，24例患者，共计置入145枚螺钉。96枚（66.2%）螺钉完全位于椎弓根内部，37枚（25.5%）螺钉穿破皮质小于1 mm，12枚（8.3%）螺钉穿破皮质大于1 mm。而基于CT导航技术的29例患者，共计置入159枚螺钉。141枚（88.7%）螺钉完全置入，14枚（8.8%）螺钉可以接受，4枚（2.5%）螺钉穿孔超过1 mm；29例患者，共计置入140枚螺钉，应用ISO-C^{3D}导航系统。127枚（90.7%）螺钉完全置入，13枚（9.3%）螺钉穿孔小于1 mm。以上病例均没有神经血管并发症。得出结论，认为基于CT导航技术与基于ISO-C^{3D}系统具有同样的置钉精确性。Holly等研究C1 ～ C7标本ISO-C^{3D}辅助导航的精确性和可行性。共3例患者，置入42枚螺钉。97.6%的螺钉被精确置入。基于核磁图像导航系统，基本的原理是计算机辅助导航系统的研究证实这类三维的导航系统可以显著提高图像的质量，对颈椎外科置钉有显著帮助。

（四）导航模板辅助置入

1. 导航模板辅助置入的优点概括　研究者总结个性化导航模板辅助颈椎椎弓根螺钉置入具有以下优点：

(1) 置钉准确率、螺钉可接受率、手术安全性高。

(2) 导航模板为单椎体单侧定位导向孔设计。设计时均未超过单个椎体所在区间，不会因为手术中体位的改变及相邻椎体之间的相对移动导致定位失败。手术中可以任意改变患者的体位，避免导航模板在患者体位改变时影响其准确性。单椎体单侧定向孔的设计包括关节突、椎板及部分棘突，与颈椎骨质接触有一定的有效匹配面积，进钉准确率更高。同时，导航模板的应用会更加灵活，不会因为某些椎板的不平整（如骨质增生、骨赘形成等）而出现模板贴附不紧现象。

(3) 导航模板体积小，消毒方法简单，只需低温等离子消毒即可。使用方便，术中只需要紧密贴合于相应解剖结构上，即可完成对手术区的准确定位和定向，对内固定操作有一定经验的医师很容易完成整个手术操作。

(4) 制作好的导航模块无须注册，避免因人工注册产生精度变化，置钉完成后仅需侧位透视1次（由于头架遮挡，无法正位透视），大大减少了医护人员和患者在术中X线的暴露时间。

(5) 对一些特殊病例，如骨性结构变异、畸形的患者，解剖标志定位困难的患者，导航模板更有其应用价值。

(6) 3D打印机的打印材料为全生物降解塑料原料，材料成本低，不会过多增加患者的医疗费用。

2. 导航模板辅助置入的注意事项　导航模板和颈椎相应骨性结构是否贴附吻合，是手术准确定位、置钉成败的关键。故在手术当中，必须将相应的颈椎棘突、椎板、侧块背侧的软组织剔除干净，使得模板能够紧密贴附于骨性结构。模块导向孔直径一般为2.0 mm，与钻头相匹配，为了减少孔道的阻力，术中放置石蜡油润滑，有利于钻头顺利通过。由于应用手动钻头，容易产生晃动，导致模板移动，因此建议应用电钻。但是钻头最好标示刻度或做好标记，以免过度钻入，损伤颈椎前方的食管和气管。另外，导航模板在制作过程中有两个环节可能会影响其准确性，包括颈椎三维模型重建时可能产生的误差（主要是CT扫描所采用的层厚、螺距，所选用的骨组织灰阶值，CT连续断层图像数据.dicom格式向.stl格式的转化等因素的影响造成）和快速成型机本身的成型精度所产生的误差。有研究表明，快速成型模型和实物之间的误差范围在0～1 mm。由于上述误差的存在，模块对椎弓根的定位、定向难免会出现轻微的偏差。在手术前术者必须在模型上进行模拟操作，确定钉道没有偏离椎弓根后，方可应用于临床。并且在术中应用探针对置钉通道四壁及底部进行探查，置钉完成后常规透视以验证螺钉的位置是否正确，确保手术安全。

3. 导航模板辅助置入的经验总结　研究表明，导航模板具有很高的精确性。D'Urso等在脊柱外科中应用生物模型立体定向技术。模板的误差是0.82 mm，可以满足临床使用。陆声等依据逆行工程原理和快速成型技术制作出个性化导航模板，在C2～C7颈椎共置入88枚椎弓根螺钉。术后CT扫描显示71枚螺钉正确置入，14枚螺钉偏置距离小于2 mm，1枚螺钉偏置的距离是2.4 mm。尹庆水等采集13例患者颈椎.dicom格式图像，利用逆向工程原理，以聚苯乙烯为原料制作出椎弓根置钉导向管与三维互补模板，提高了寰枢椎椎弓根内固定置钉的安全性和准确性。Radermacher等根据术前的CT图像，设计出与椎体后部结构相匹配的个性化导航模板。两例标本置钉后均没有发生穿孔。Schiffers等依据患者的CT数据设计出辅助椎弓根螺钉置入的个性化导航模板，与传统的手术方式相比，个性化的导航模板可以减少手术时间和术中X线的暴露。Bimbaum等对比导航模板技术与传统X线/CT图像导航技术的实用性和精确性。导航模板的精确度使个性化导航模板的手术准备时间低于传统手术时间并且效费比较高。Goffin等研究证实，导航模板制作是简洁的，效费比高，能够缩短手术时间，并且提高C1-C2经关节螺钉置入的精确性。Berry等运用术前CT设计与单个椎体相匹配并带有螺钉通道的C5的个性化导航模板。CT评价所有的椎弓根螺钉位于椎弓根内部，没有发生偏置。

第三节
计算机导航辅助脊柱外科技术在胸、腰椎手术中的应用

一、胸、腰椎手术对导航技术的需求

文献复习可以发现，导航技术在脊柱外科领域中的应用最早、最多集中于胸、腰椎椎弓根螺钉置入的研究，故本节以胸、腰椎骨折为治疗对象，进行论述。胸、腰椎爆裂型骨折是临床常见的脊柱创伤，多由高能量暴力所致，如高处坠落伤、车祸伤等。椎体爆裂型骨折对脊柱稳定性破坏较多，常累及脊柱三柱，骨块侵占椎管，压迫脊髓并继发椎管狭窄，治疗目标主要是脊髓及神经根的减压和脊椎稳定性重建以及生理曲度的恢复。

椎弓根螺钉固定是治疗脊柱不稳定的有效方法，在胸、腰椎中广泛应用。椎弓根螺钉置入技术研究已有很多，它们主要集中在螺钉置入的安全性，因此如何安全有效地置入螺钉一直是基础和临床应用研究十分关注的课题。胸、腰椎后路椎弓根螺钉内固定术由于能够提供理想的矫形效果及可靠的固定强度而得到广泛应用，但精确置入椎弓根螺钉需要术者具有丰富的操作经验、完善的解剖知识和周密的术前计划，否则会有导致置钉失败甚至损伤神经组织的潜在风险，因此椎弓根螺钉的精确置入是手术成功的关键技术。

腰椎椎弓根螺钉的置钉参数较多，主要有进钉点、螺钉直径、钉道长度、水平面进钉角、矢状面进钉角等。传统上，依据解剖标志定位，结合术者经验和术中的影像学或神经监测，可获得较高的置钉成功率，文献报道可达90.3%～94.1%，然而，椎弓根解剖形态存在种族差异和遗传变异。此外，某些病理情况如退行性变或骨质破坏时，即使内固定置入前计划周密、术中小心操作，使用传统定位方法仍有置钉失误可能。

陈旧性胸、腰椎骨折伴后凸畸形是脊柱外科最常见的畸形，处理比较棘手。近年来，采用后路经椎弓根闭合楔形截骨术治疗陈旧性胸、腰椎后凸畸形取得了很好的疗效。但由于该术式截骨过程需使用高速磨钻在椎体皮质壳内进行，椎体内截骨角度难以精确，影响截骨面对合；截骨深度不能直视下判断；胸椎椎弓根解剖结构狭小，椎弓根螺钉安置的准确率也难以精确。内固定位置不良、松动常造成矫正力下降，引发术后畸形矫正度再丢失。由于脊柱各个节段椎体椎弓根的解剖结构的复杂性和变化性，给椎弓根螺钉的准确置入带来了一定困难。有报道表明，根据解剖定位置入椎弓根螺钉的误置率在20%～30%，采用影像导航技术辅助椎弓根螺钉置入，其误置率在4%以内。我国于2002年开始将计算机导航系统应用于脊柱椎弓根的定位，应用的范围包括上颈椎、颈椎椎弓根、胸椎及腰椎等，报道的结果认为，计算机导航技术提供了以往临床经验无法比拟的准确性和多角度实时信息。

二、导航技术与胸、腰椎开放手术

有学者对胸、腰椎椎弓根定位数字化导航模板进行了设计和实施，其步骤方法引用如下。① CT原始数据与椎骨三维模型的建立：取患者64排CT连续扫描数据集，扫描条件为电压120 kV、电流150 mA、层厚0.625 mm、512 × 512矩阵。将CT连续断层图像数据导入三维重建软件Amira3.1，首先灰度分割提取椎骨边界轮廓信息区，然后应用区域分割再次提取椎骨信息区，采用系统默认的最佳重建模式三维重建椎体模型，以.stl格式导出模型。② 进针模板的建立：在Imageware12.0平台打开三维重建模型，定位三维参考平面。设计椎弓根的最佳进钉钉道：提取椎板后部的解剖形态，在软件中建立与椎板后部解剖形状一致的反向模板，将模板、椎体与椎弓根钉道拟合，观察钉道与椎弓根对应的准确性。③ 导航模板的制作：利用激光快速成型技术将模型和模板同时制作出来，体外将模板和椎体贴合，进行椎弓根进针模拟，观察模板的准确性。通过上述方法，可以成功建立腰椎单椎体的三维模型，确定椎弓根的最佳进钉方向，将椎体的后部和椎弓根的进针通道相结合，制作出带有进针通道的反向模板，将导航模板和椎体相结合。将椎体和导航模板同时制作出来，使模板和椎体的后部完全贴合。通过将制作的椎体和导航模板相贴合，根据模板的导向置钉，具有很强的准确性。利用导航孔置入克氏针，以证实导航模板的准确性。有学者指出，该方法从CT扫描、椎弓根导航模板的设计到实物模型的制作需要3 h。

(一) 胸、腰椎椎弓根置入

以1993年Steinmann等首次报道在计算机导航下成功置入椎弓根螺钉为标志，目前对于腰椎椎弓根螺钉固定术中是否建议常规使用导航技术尚无统一意见。

1. 不同置入方法的比较　胸椎椎弓根螺钉内固定方法目前主要有徒手法、漏斗法 (椎板开窗法)、C型臂透视辅助法、导航法等。Carbone等应用C型臂透视辅助法治疗41例胸、腰椎外伤患者，共置入椎弓根螺钉252枚，术后CT扫描22例患者 (126枚螺钉)，椎弓根皮质穿破率为12.7%，椎体前方穿破率为5.6%，无神经、血管损伤等并发症。Lim等报道应用导航法对融合的腰椎椎体进行椎弓根螺钉固定，术后CT扫描35例患者 (231枚椎弓根螺钉)，其中置入腰椎的椎弓根螺钉122枚，椎弓根皮质穿破率为4.1%，无因椎弓根螺钉位置不良引起的神经并发症发生，他们认为采用导航法可显著提高腰椎融合椎体的置钉准确率。Austin等分别采用漏斗法、C型臂透视导航法和CT导航法三种方法在椎体 (T6 ～ S1) 行椎弓根螺钉固定，结果漏斗法在融合与非融合椎体椎弓根皮质穿破率分别为21.43%和14.29%，C型臂透视导航法在融合与非融合椎体椎弓根皮质穿破率分别为8.33%和10.00%，CT导航法在椎体椎弓根皮质穿破率为6.25%，在融合椎体椎弓根置钉准确率为100%，他们认为导航法可显著提高胸、腰、骶椎椎弓根螺钉置钉准确率，尤其是采用CT导航法，在局部解剖关系不清楚的病例中特别有价值。Sagi等将徒手法、C型臂透视辅助法与电磁导航法在新鲜尸体模型上进行了对比研究，将16具新鲜尸体分成两组，共在L1 ～ L5椎体置入椎弓根螺钉140枚，结果徒手法置钉准确率为83%，C型臂透视辅助法置钉准确率为78%，导航法置钉准确率为95%，三组严重椎弓根皮质穿孔率分别为15%、22%、5%，C型臂透视辅助法皮质穿破距离为3.8 mm，电磁导航法皮质穿破平均距离为1.8 mm。

2. 导航下置入的利弊　有学者对相关文献进行系统评价meta分析后认为，计算机导航定位组在胸、腰椎椎弓根螺钉固定术中的置钉精度高于传统定位技术手术组，两组间差异有显著性意义。但导航组依然存在一定的置钉失误率。汇总各纳入文献，失误原因主要有以下几方面：配准时软组织剥离显露欠佳致配准精度下降；术中导航参考基线或工具定位器松动致导航精度下降；术者操作欠熟练或完全根据导航图像置钉而忽视置钉手感等传统置钉技巧。此外，对于腰椎失稳的患者，由于置入治疗前影像学检查时多采取仰卧位，而术中俯卧位时椎体移动，可导致内固定前影像学资料与术中红外引导图像匹配困难，甚至导航失败，腰椎失稳患者因体位变动引起的导航精度下降是计算机辅助导航技术难以克服的缺陷，近年来出现的内固定过程中三维透视型（亦有文献称为“O型臂”）计算机辅助导航技术可以在内固定过程中患者俯卧位时进行图像采集，明显提高了导航精度。

有meta分析认为导航组与传统技术手术组相比并未显著增加手术时间。相比解剖标志定位传统置钉方法，导航技术的不同之处在于手术步骤中包含图像配准过程，该过程有时较为费时，特别是在退行性病变严重、软组织剥离不充分以及椎体失稳的患者中尤为如此。此外为保证置钉精度，置钉过程中常需多次配准，也增加了手术时间。然而一旦配准完成，术者可依据直观的导航图像，结合经验与手感进行精确的定位、开路和置钉等操作，无须反复暂停手术操作检视钉道准备及置钉情况，从而使得总的手术用时并不会因为前期烦琐的配准工作而显著增加。有文献提及导航组的单颗螺钉平均置钉时间少于传统手术组。不仅如此，随着术者对导航系统的熟悉，配准过程将越来越准确，手术人员配合也将越来越熟练，亦可明显减少总的手术时间。

Meta分析的结果也表明，计算机导航手术组的术中出血量少于传统技术手术组，两组间差异有显著性意义。分析这种差异的原因，可能有以下因素：首先是手术时间特别是置钉时间的缩短减少了术中出血的机会，其次是置钉精度的提高避免了术中因置钉失误损伤椎旁血管及反复调整钉道而增加术中出血的情况，另外，导航技术使经皮小切口准确置入腰椎椎弓根螺钉成为可能，可有效减少术中出血。

此外，有文献还分析了与置钉相关的手术并发症发生情况，虽然随机效应模型下两组间术后并发症发生率并无统计学差异，但部分纳入文献的研究结果认为导航组术后并发症发生率低于传统方法组，同时，目前尚未见文献报道计算机辅助导航腰椎椎弓根螺钉固定术的远期预后，因此，该技术的终末治疗效果是否具有优势尚待进一步研究。

（二）导航模板设计原理及精确性控制

激光快速成型（rapid prototyping，RP）技术是一种集成计算机、数控技术、激光技术和新材料等新技术而发展起来的基于离散堆积成形思想的新兴的成型技术。目前在医学领域广泛应用于创伤、先天性疾病、关节外科、组织工程和颌面外科等，取得了以往无法想象的优势。利用RP技术将计算机三维重建和逆向工程技术获得的椎体及导航模板精确地生产成实物模型，具有个体化设计和生产的优势，精确性高。在临床应用的过程中需要将在设计和生产中影响椎弓根定位的精确性进行严格控制。模板的精确性主要在两个环节需要注意，首先是制作导航模板的方法中有几个环节可能影响其准确性，包括在建立椎体三维模型的过程中可能出现误差（CT扫描的层厚、层间距、螺距及轮廓的勾勒等）、在RP过程中.stl格式的转化精度、RP的精度和RP材料变形的控制等。通过对上述环节的精度控制，目前RP技术的变形误差基本在0.1 mm左右，完全可满足对于脊柱椎弓根定位的精度要求。其次是在临床使用中应注意：① 模板应紧密地和椎板的后部贴合。② 椎板后部的软组织应尽量剥离，减少模板和椎板后部之间的缝隙。③ 在使用导航孔定位时尽量减少晃动，钻孔定位时使用电钻，进入15 mm后改用手钻，根据手感钻入。在模板的制作中模板的精度可以控制，主要是在临床应用中应当将数字化模板紧密地和椎板后部贴合。

（三）导航模板的临床应用

D'Urso等通过制作椎体的三维实体模型在术前模拟手术的实施，在术前将手术过程向患者演示，患者一致表示能更好地理解手术部位的解剖和手术计划。通过制作的实体模型利用塑性材料制作椎弓根螺钉的反模，进一步提高了手术的精确性。通过逆向工程的方法寻找的椎弓根具有很好的准确性，同时将导航模板制作出来，通过临床试验充分证实了该种方法的科学性和精确性。在模板的设计中为了增加模板的准确性，定位需要暴露棘突，采用一个模板定位双侧椎弓根，此时需要将棘上韧带和棘间韧带切开，减少了脊柱稳定性。在后期的设计中采用单侧模板置入椎弓根钉，不需要将棘上韧带和棘间韧带切开即可进行椎弓根的定位，临床结果发现两种方法的准确性相当。由于在制作导航模板时采用了单椎体定位的方法，体现了个体化的原则，不会因为术中体位的变化而导致定位失败，术中可以任意改变患者的体位。手术时减少了透视的时间和射线量，早期使用中由于需要验证方法的准确性，在置入时同时需要透视，后期只需在椎弓根内固定完成后透视一次即可，所以极大地提高了手术的准确性，减少了手术时间和放射量。数字化导航模板的建立为胸、腰椎椎弓根内固定的定位提供了一种新方法，该方法以全新的理论为骨科导航做了初步尝试，目前的结果是鼓舞人心的，值得在临床进一步推广应用，下一步需要前瞻性的对照实验来验证该方法的准确性。

导航模板首次应用于髋和膝的手术，一些研究也描述了导航模板在脊柱手术中的应用。Goffin等设计了一个带有架子的模板与颈椎后表面相衔接。Owen等介绍了一种导航模板，其设计与颈椎后表面相匹配，能够提供很大的接触面积，从而提供更好的稳定性。与其他的模板设计相比，我们成功介绍了一种新颖的、具有更好匹配的导航模板用于脊柱椎弓根螺钉的置入，临床应用该技术证实有很高的准确性。基于每例患者独特的椎体形态，通过术前CT扫描定制每枚螺钉置入的模板，高清晰度的CT扫描和先进技术的应用使得导航模板有很高的几何精度。

三、数字导航与胸、腰椎微创手术

现代脊柱外科领域医学的发展及人们对健康的愈加重视，使微创手术技术迅速发展并越来越深入人心，截骨矫形手术逐渐普及，这使得手术部位越来越深入，手术操作向非可视化、立体化的方向发展。然而，技术的发展虽然为脊柱外科医师对于各种疾病的治疗提供了更好的手段和更多的可能性，但也使得医师在医疗工作中无法面面俱到，面对一些疾病若需要某种技术手段时往往力有未逮。另外，如今患者对疗效提出了更高的要求，医师在工作中的容错率越来越小，因此，对于一名外科医师，精准的手术操作显得越来越重要，对能够提高外科医师手术操作精确性而又可以普及化的技术手段的需求迫在眉睫。

腰椎后路微创手术主要包括经皮穿刺系统（如Sextant）和经套筒系统（如X-Tube），与切开手术相比，其最大的优势是保护多裂肌及其他椎旁肌肉和软组织。常规切开手术常会引起术后腰痛及腰部僵硬、活动受限等并发症，成为术后影响患者生活质量较突出的问题。近年来许多学者发现，术后腰背僵硬、疼痛可能与切开手术术中需要剥离多裂肌止点造成术后肌纤维瘢痕化、肌肉功能下降、肌纤维水肿及失神经改变有关，这些改变影响术后腰部活动，造成术后慢性下腰痛。有学者通过对腰椎后路微创手术和切开手术术后肌酶及炎性因子的变化进行定量分析证实，微创手术对肌肉的损伤要明显小于切开手术。

（一）导航辅助经皮椎弓根螺钉置入术

1. 技术优势　导航辅助微创经皮穿刺椎弓根内固定术治疗胸、腰椎骨折与常规切口固定手术相比，具有以下优势：

(1) 减少患者和术者在X线下暴露时间。

(2) 手术切口小，仅为工作通道大小。

(3) 对后柱软组织及骨性结构的副损伤小，保留椎旁肌肉在棘突及椎板上的附着点，术后早期恢复时间短。

(4) 手术时间短而且出血量少。

(5) 在计算机辅助红外线导航下可以做到精确定位，优于徒手置入椎弓根螺钉，尤其是在胸椎，可以减少神经损伤的发生，并且可以达到相同的后凸矫正。

(6) 患者心理上易于接受，有利于术后恢复。

2. 适应证

(1) 胸椎或腰椎双柱骨折，但不需要椎管减压。

(2) 胸、腰椎单柱骨折，后凸严重，Cobb角大于30°。

(3) 椎体前缘高度压缩超过50%，不易保守治疗的患者。

(4) 普通胸、腰椎单柱骨折，患者不能接受长期卧床保守治疗，要求早期手术治疗。

根据我们以往的经验，对于有以下情况的患者，应选择常规切开固定手术，不宜选择微创经皮椎弓根内固定术：

(1) 胸、腰椎骨折，椎管内有明显神经压迫，必须减压手术治疗的患者。

(2) 骨折有明显脱位或小关节绞锁。

(3) 陈旧性骨折，继发严重后凸畸形，矫正困难。

(4) 虽无神经症状，但椎管内有明显的骨折碎片，矫正后凸畸形可能引起神经损伤者。

研究证实，导航辅助微创经皮穿刺椎弓根内固定术不但能够达到与切开手术同样的疗效，而且安全有效，术后残留症状少，回归社会早，术后腰背疼痛轻，患者心理接受程度高，充分体现了微创手术的各项优点。在严格掌握手术适应证的前提下，导航辅助微创经皮穿刺椎弓根内固定术是治疗胸、腰椎骨折微创且安全的方法。

（二）导航辅助经皮椎体成形术

椎体成形术的关键在于如何准确而安全地向椎体内注入骨水泥，椎体成形术后患者出现下肢运动功能障碍，多与术中椎弓根穿刺位置不佳导致椎弓根破裂、骨水泥流入椎管所致。这就要求手术医师具有丰富的椎弓根穿刺技术以建立准确的骨水泥注入通路。而老年患者常合并有脊柱侧弯、旋转等严重的退变畸形或压缩程度过大、椎弓根过细等，手术难度将进一步增加，即使C型臂X线机反复换位多次投照，也很难达到手术精度的要求。若术中椎弓根骨皮质不慎被穿破，骨水泥渗漏的概率将大大增加，一旦损伤到神经组织，将会出现灾难性后果。而且术中反复多次透视，不仅延长手术时间，对术者和患者的皮肤、角膜、甲状腺及性腺也存在很大危害。脊柱导航系统则可将患者术前或术中影像数据和术中患者的解剖结构准确对应，术中跟踪手术器械，并将手术器械的位置在影像上以虚拟探针的形式实时显示，让医师对手术器械与患者解剖结构的位置关系一目了然，从而使手术更加精确、安全、快速，充分体现了现代微创外科的要求和特点。

另一方面，熟练掌握导航技术后，加之手术定位准确，减少了不必要的操作程序和重复，可明显缩短时间，减少透视次数。越是解剖结构复杂、脊柱畸形严重的病例，越能体现术中三维影像导航的优势。以往认为胸椎压缩程度＞50%、腰椎压缩程度＞75%者不适合行椎体成形术，原因是过度压缩导致穿刺及注入骨水泥困难，但是在脊柱导航指引下同时多方位、动态观察导针的位置和方向，大大提高了手术的精度和安全性，在行球囊扩张或Sky撑开时，可准确地将扩张器置入压缩椎体空间内实施撑开，所以，在导航辅助下仍然可为这类患者行椎体成形术，以减轻此类患者的病痛。有研究报道病例中椎体最大压缩达到80%，仍能在导航引导下很精确地实施手术，这说明随着导航技术的普及，一些基于传统透视方法而制定的适应证可适当放宽。

四、导航技术与脊柱陈旧性骨折手术

研究指出，在治疗陈旧性脊柱骨折造成胸、腰椎后凸畸形方面，经椎弓根闭合截骨术对比前、后路联合手术可以获得更大的矫正率，同时可节省手术时间，减少术中出血和死亡率。但仍存在一些操作困难：首先，使用磨钻进行截骨的全部过程都是在经椎弓根狭小的管状入口进入，许多步骤不能直视下进行操作，截骨的对合面难以完全吻合，易影响术后愈合；其次，在对椎体的腹侧皮质进行最后的合页状截骨时不能完全直视下操作，很大程度上依靠术者的感觉和经验，易造成腹部大血管的损伤。另外，胸椎畸形由于有肋骨等结构的支撑，截骨矫正需要更强大的矫正力，而大部分胸椎的椎弓根尤其是中、上胸椎，解剖结构狭小，椎弓根钉置入点变异大，选择最佳的位置置入椎弓根螺钉具有一定困难，影响对后凸畸形的充分矫正。术后由于椎弓根钉的位置不良造成的松动也易引发矫正度再次丢失。采用导航技术辅助操作很好地解决了以上问题。

（一）技术优势

计算机导航辅助经椎弓根截骨具有以下优点：① 截骨在三维可视条件下操作，实时了解椎体内截骨的范围，避免术中“盲操作”带来的风险，最大程度上减少了神经及血管的损伤，增加了手术的安全性。② 真正的三柱截骨可以做到后凸矫正的最大化，并且可以控制。③ 截骨面对应精确、对合好，可充分闭合上、下骨松质床，融合率高。④ 可增加胸椎椎弓根置钉的准确性，增加畸形矫正力，避免内植物松动、矫正力丢失。⑤ 可在导航指引下对靠近腹部大血管的椎体前侧皮质进行截骨，既能避免截骨不充分而影响畸形矫正，也可减少对腹部大血管的损伤。本组术后优良率为95.6%，后凸畸形平均矫正24.63°，随访时丢失1.25°，与国内外报道相一致，无一例发生神经血管损伤。

（二）经验总结

对于经椎弓根截骨矫正后凸畸形采用计算机辅助导航能进行准确的术前设计，根据后凸角度测算确定截骨范围。后凸畸形较重的患者尤其要评估下腰椎代偿范围，避免术后出现过伸畸形。根据脊柱不同节段的生理曲度设计术后矫形效果。按照解剖学规律：胸椎后凸，腰椎前凸，胸、腰段曲度较小，应保留T11-T12后凸2.5°，T12-L1近于直线，L1-L2前凸1°，截骨要根据不同节段进行个性化设计。有学者总结使用导航技术的经验：① 理论上应该100%准确，但是操作不熟练、参考点照合不准确或示踪器移动会导致失败。② 位置误差为0.23 ～ 0.56 mm。③ 熟练后导航设定时间为10 min左右。计算机导航辅助下经椎弓根闭合楔形截骨是一种治疗陈旧性脊柱骨折伴后凸畸形有效而安全的方法，在导航技术的辅助下，可以实时了解截骨程度，准确置钉，增加手术安全性，减少手术并发症，使经椎弓根闭合楔形截骨术最大限度地发挥优势。

第四节
计算机导航辅助脊柱外科技术在脊柱矫形手术中的应用

一、脊柱侧凸矫形手术对数字导航技术的需求

脊柱侧凸是危害患者尤其是青少年的常见病。由于累及胸椎等部位解剖结构变异，周围有肋骨、肩胛骨遮挡致使术中C型臂X线机影像显示不清，加之胸椎椎弓根周径较小，这些因素均给椎弓根螺钉置入带来较大困难，手术难度和危险性很高。而椎弓根螺钉的准确置入是内固定系统发挥最大固定效率的关键。因术中椎弓根螺钉置入操作失败等失误导致的脊柱侧凸矫治失败占了近三成，极大损害了患者的利益。后路椎弓根螺钉内固定术应用于脊柱矫形手术以来，由于其相比其他内固定技术具有更强的矫形能力及更佳的生物力学效应，在脊柱矫形方面取得了更加优良的效果。然而，在脊柱畸形患者中普遍存在骨性结构及椎管内容物的不对称，且这种异常在顶椎区域尤为明显。有研究报道：特发性脊柱侧弯患者上胸弯及主胸弯顶椎凹侧的椎弓根直径较凸侧窄，且硬膜囊在顶椎区域更加靠近凹侧。另外，椎体旋转在脊柱畸形患者中也是一种非常普遍的现象。异常的解剖导致了椎弓根螺钉技术应用于矫形易出现置钉错误，并由此带来神经血管损伤、内固定生物力学效应减弱及社会经济负担加重等一系列不良后果。

数字化技术在脊柱畸形手术中采用个体化导航模板有以下优势：

(1) 外科医师可以基于畸形椎体椎弓根独特的形态学确定螺钉的位置、方向和型号。研究观察证实不同患者间椎弓根差异很大。因此，术前CT评估被视为精确外科手术计划的一个重要步骤，对于每枚椎弓根螺钉直径应恰当选择。采用个体化导航模板能帮助我们成功地按照术前计划实施手术，从而帮助术者选择正确的螺钉和确定每枚椎弓根螺钉置入的方向。

(2) 该技术应用简单，医师不需要较长的学习曲线，术前准备的导航模板能够用于术中帮助手术导航和器械准确放置。

(3) 相对于影像引导技术，个体化导航模板排除了术中需要复杂的设备，减少了手术时间。

(4) 螺钉准确置入减少螺钉置入的并发症。对于椎弓根非常狭窄的脊柱畸形患者，该技术在放射解剖标志看起来变形或模糊的脊柱侧弯手术中起重要作用。

(5) 螺钉置入时可以免除透视，从而明显降低医师的辐射量。

二、数字导航与脊柱侧凸椎弓根置入

（一）导航技术脊柱侧凸椎弓根置入的操作方法

1. 术前计划　术前对每例患者进行脊柱畸形部位三维CT扫描，其中层厚0.625 mm，层距0.35 mm，图像以.dicom格式保存，然后转换到Mimics软件里生成需要的脊柱三维重建模型。根据三维模型对脊柱的旋转、轴向、长度以及椎弓根的直径进行测量并决定手术计划。根据椎体椎弓根和椎板的解剖情况决定手术方案，根据脊柱侧凸类型确定融合节段。T5 ～ T8椎弓根经常出现变形，被视为最难置入椎弓根螺钉的区域，如果椎弓根很窄可以选择in-out-in技术。

2. 术中实施　根据术前计划，利用计算机辅助技术、快速成型技术及技术设计个性化导航模板置入脊柱畸形螺钉，对于复杂畸形同时用快速成型技术将模型制作成实物模型，以直观地观察手术模型。将虚拟的三维脊柱模型以.stl格式输出并在逆向工程软件UG中打开，从而确定最佳的螺钉型号和位置。将1枚虚拟的螺钉置入三维脊柱模型内，虚拟螺钉入点和孔道被放置在椎体中心而没有侵犯皮质。模板面被制成与棘突、椎板和横突相对应，从而类似一锁模式匹配脊柱表面实际铸件；圆柱的内径被制成能容纳预先进行钻孔的孔道。一旦完成，一个钻孔模板被设计成有一个面与脊柱后部结构相对应。计算机模型以.stl格式输出，通过激光快速成型机（西安恒通智能机器有限公司）用光敏树脂制作出导航模板实物模型。

3. 操作过程　脊柱两侧进行骨膜下暴露，截至横突。对于胸椎、小关节处的软组织，要清除彻底以保证骨结构清楚显示。然后模板放置在棘突、椎板及横突上，模板与对应棘突匹配很好。高速电钻沿着导航隧道进行椎弓根螺钉钻孔。采用手钻将椎弓根螺钉的孔道仔细钻到与术前计划一致的深度。术前将直径和长度都合适的椎弓根螺钉沿着相同的孔道仔细拧入。在螺钉置入和畸形纠正后，所有暴露的椎板进行去皮质，自体髂骨移植。

（二）导航技术脊柱侧凸椎弓根置入的经验总结

导航技术在脊柱外科的应用提高了后路椎弓根螺钉技术治疗脊柱畸形的安全性，使得椎弓根螺钉误置带来的手术风险大大降低。

1. 术中三维CT导航技术　术中三维CT导航技术可克服C型臂透视二维图像导航、术前CT图像导航、ISO-C臂术中三维导航、术中MRI导航、机器人导航等其他导航技术的许多缺点，提供术中高清实时三维影像，数据获取时间短，可行全脊柱扫描，自动注册，避免工作人员的射线暴露，学习曲线相对简单。

2. 术中CT导航下置钉　可提高脊柱畸形手术中的置钉精确性。据报道，在术中CT导航技术辅助下，脊柱矫形手术胸、腰段椎弓根螺钉误置率为1.2%。由于在椎弓根螺钉置入完毕后，术中CT的应用可使误置的螺钉得到及时的纠正，因此理论上避免了再次手术的发生；且国外研究表明，在椎弓根螺钉平行于终板时，可最大程度优化其把持力，而术中CT导航的应用可方便术者选择合适型号的螺钉及正确的钉道，从而提高整体的生物力学强度。进一步研究表明，导航组胸椎螺钉破出率为6.6%，全脊柱螺钉破出率为5.3%，而在非导航组，此比例分别为13.7%和11.6%，并且导航组的误置翻修率也明显低于非导航组；分别为2.4%和6.1%。在影响脊柱畸形椎弓根置钉准确性的诸多原因中，椎体旋转是一个较为重要的因素，因为椎体旋转会导致置钉方向的变化，增加神经血管受损的风险，且椎体旋转通常表现于三维空间而不仅仅是横断位，且往往伴有椎弓根的形态学异常，如椎弓根不对称、骨性解剖标志缺失等等，都会增加进钉点及钉道方向的不确定性，增加置钉难度。术中CT导航技术的应用利于提高置钉安全性，它可以在三维角度清晰地呈现导航器械或内植物与椎弓根壁及椎体的相对位置。所以，我们认为此技术可以有效提高脊柱矫形手术，尤其是重度畸形矫形术的置钉准确性。Tian W等学者于普通腰椎模型试验中发现，徒手置钉准确性与腰椎旋转角度间存在负相关关系，在旋转角度相同时，导航技术能提高置钉准确性。国内学者的研究提出，术中CT导航技术应用于脊柱矫形手术，可提高置钉准确性，降低相关风险，尤其在胸椎椎弓根置钉及椎体有旋转现象时，相比于徒手置钉，CT导航技术置钉准确性明显提高。

三、脊柱侧凸半椎体切除

对一些畸形严重的患者需行半椎体切除、经椎弓根螺钉内固定融合术。但是半椎体的上、下终板切除不彻底或截骨间隙未完全闭合，术后可能发生假关节、内固定松动及矫形失败。同时此类患者均不同程度存在椎弓根较细、椎体旋转、椎体发育不良等情况，对椎弓根螺钉的置入带来困难。导航系统提供的脊柱三维可视化，弥补了术者术野的局限性，便于术者及时发现骨结构变异，并引导精确的手术操作。

（一）导航技术半椎体切除的手术过程

患儿采用插管全身麻醉，俯卧位于导航专用的碳素纤维床。脊柱导航系统置于手术台尾端，术前将三维C型臂X线机与脊柱导航系统连接，并调整至工作状态。按传统后正中入路显露脊柱后方结构，将导航参考基固定于需椎弓根螺钉固定节段的下一个椎体棘突根部。随后采用三维C型臂X线收集手术区域脊柱二维资料，采集完毕后将影像资料传输至脊柱导航系统工作站。用探针笔确定半椎体及半椎体切除的范围并确定椎弓根螺钉入钉点及轨迹，设定预置椎弓根螺钉的直径及长度（直径通常为3.5 ～ 4.5 mm，长度30.0 ～ 35.0 mm），在导航仪中标出预置入螺钉的位置。在导航的引导下进行开道、攻丝、置钉。在凹侧用棒临时固定，防止凸侧加压时凹侧过分张开以及半椎体切除后发生脊髓剪切损伤。切除半椎体的棘突、椎板、横突和椎弓根，利用探针笔在导航引导下了解半椎体位置及其上、下椎间隙，确定切除半椎体的截面及方向，通常是半椎体上、下椎间隙。用骨刀沿探针笔确定的截面完整切除半椎体，并用刮匙充分刮除剩余椎间盘组织及软骨板。放置凸侧棒，加压闭合楔形空间。用切除的骨松质行椎板、关节突及横突间植骨融合。术后进行CT扫描，观察椎弓根螺钉置入情况、半椎体切除情况及楔形闭合后的矫形效果。

（二）导航技术半椎体切除的技术优势

半椎体切除可直接去除致畸因素，控制侧后凸进展和获得即刻矫形。可进行完整椎体、椎间盘及软骨的切除。通过固定区的永久性骨融合更是保持矫形效果的关键。术中半椎体切除不彻底，造成截骨面闭合不全是儿童先天性侧后凸畸形矫形失败的原因之一。术中三维脊柱导航系统使半椎体的切除更加完整。

本组手术在术中脊柱三维导航系统引导下对18例患儿23个半椎体进行全部切除。传统透视只能获得二维图像，不能很好地确定半椎体切除的范围。而脊柱导航系统可以很好地解决这个问题。本组手术术前将手术部位脊柱的CT资料输入导航系统中心控制器。系统软件对脊柱影像进行三维重建，包括前后位、侧位、额状位和三维图像。术中将患者置于碳素纤维床上，数分钟内获得细腻清晰的三维图像，能够准确定位半椎体及半椎体切除的范围。在手术过程中能从不同的平面、不同的角度对半椎体及其周围结构进行详细观察、分析。使后路半椎体切除变得更简单，半椎体切除更为完整。由于术中三维脊柱导航系统引导下能彻底切除半椎体及周围椎间盘组织，同时由于椎弓根螺钉置入更加精准、把持更有力，因而能获得更好的矫形效果。王升儒等认为手术中应将半椎体、两端软骨终板及对侧椎间盘切除干净，否则会增加矫形过程中螺钉所受的应力，导致椎弓根断裂及螺钉切割，影响矫形效果。朱泽章等认为。在低龄儿童中，椎弓根非常细小，如果椎弓根螺钉置入位置不良，在半椎体切除后截骨面闭合过程中，容易发生螺钉切割，将影响矫形效果。Shono等报道12例先天性脊柱侧后凸畸形的患者行一期半椎体切除椎弓根内固定矫形术。术后冠状位节段性侧凸矫正率为64%，节段性后凸的矫正率为57.5%。Zhang等对56例先天性侧后凸的患儿行58个半椎体切除矫形术后发现，节段性侧凸改善72.9%，节段性后凸改善70%。本组病例节段性侧凸矫正率78.2%，节段性后凸矫正率76%，短期随访中也没有发生与内植物失败有关的并发症，矫形效果好于文献报道。

总之，术中实时三维影像脊柱导航引导经后路矫治先天性脊柱侧后凸畸形置入椎弓根螺钉准确率高，半椎体切除完整，安全性高，畸形矫正满意，较普通透视优越性明显。

（三）导航技术半椎体切除的注意事项

在应用导航系统时，术前要求对脊柱侧凸患者进行C7 ～ S2范围的全脊柱CT连续薄层扫描，以获取图像数据进行图像三维重建。CT扫描层厚应小于2.25 mm，笔者建议采用0.625 mm或1.25 mm层厚，虽然数据量较大，但确保术中重建图像清晰度及准确性大大提高。术中操作应注意：

⑴ 手术室中正确放置导航仪，智能追踪摄像系统应放在易于观察的位置，注意前方不要有物体遮挡，确保最佳红外线示踪信息接收效果。

⑵ 术中参考夹或参考架夹取位置要准确，且固定必须十分牢靠。如术中参考夹或参考架夹取位置不当，将导致点注册时所需的点位置被占用而无法获取，使得注册无法完成而需重新注册，或注册虽勉强完成但精确度降低，大大增加手术时间；如术中参考夹或参考架发生松脱或位置变动，将导致定位不准确，可发生错误置钉，使脊髓、神经或血管损伤，此时要求重新注册后方能再次行椎弓根螺钉置入。

⑶ 参考架上的红外线反射球要求保持干燥，勿沾染血液，否则会影响注册匹配精度。如沾染血液等，建议生理盐水纱布轻拭或更换反射球。反射球有条件建议一次性使用，多次使用容易导致反射球受损失效，使得注册失败或需反复多次注册。

⑷ 术中要尽量将手术节段脊椎重要骨性解剖结构标志显露清晰以便易与导航重建图像做点对点匹配，缩短注册时间，使之容易达到所需匹配精度要求。

⑸ 在临床应用中，笔者发现，如椎体畸形变异不明显，且匹配精度高，则术中对单节段脊椎进行点对点匹配、注册后，行该节段椎弓根螺钉置入后可直接行邻近另一脊椎椎弓根螺钉置入，而不必再行邻近另一脊椎点对点匹配、注册，这样就可缩短注册时间，大大缩短手术时间。但如椎体畸形变异明显时，笔者仍建议对每一个需置入椎弓根螺钉的脊椎节段单独进行点对点匹配、注册，而后再行椎弓根螺钉置入术。

⑹ 目前临床所用的椎弓根螺钉置入工具有时会与导航工具如参考夹等不匹配，或术中导航仪无法识别椎弓根螺钉置入工具，这些需要研究者改进或研发设计专用的导航用工具。

⑺ 笔者认为，术者应经过专业培训并非常熟悉所应用的脊柱导航系统，了解适应证，学习曲线需足够量的病例数，这样才能安全开展，禁止没有经验或没有经过培训的骨科医师使用。

四、新设备与新趋势

(一) ISO-C^{3D}导航系统

1. 系统介绍　ISO-C^{3D}导航系统，该系统是在C型臂透视导航系统和CT三维导航系统的基础上发展而来，与CT三维导航系统不同，ISO-C^{3D}导航系统主要利用电动C型臂在术中对需要手术的部位连续旋转190°采集影像图像，将图像资料传输至导航仪上并自动进行三维重建再传输至导航仪上。该系统主要采用红外线光学原理，精确识别术野中已注册过的器械和动态参考基上发出的红外信号，精确计算和动态显示器械和骨结构在横断位、冠状位、矢状位的相对位置关系，实时指导手术器械正确方位，如脊柱后路内固定中椎弓根螺钉置钉方向。该系统与前两者相比有许多优势，其受体位变化影响较小，术中系统可以进行自动匹配，不需要人工进行点、面一一匹配，不增加术者和患者在术中的放射量，对脊柱解剖结构没有要求，理论上，越复杂越能体现该系统的优越性。随着该技术的逐步完善，有可能逐渐替代其他两种导航模式。

2. 现实意义　随着ISO-C^{3D}导航系统的发展，骨科手术步入了电子信息可视化时代，特别是将其应用于各类脊柱手术中椎弓根钉的置入。由于脊柱侧弯患者脊柱解剖结构的变异、椎体旋转、椎体缺如、椎管变形等异常情况，椎弓根螺钉一旦置入发生偏差，即可导致灾难性结果。ISO-C^{3D}导航系统的出现显著提高了椎弓根钉置入的精确性和安全性，从而降低了脊柱侧弯矫形手术的风险性。ISO-C^{3D}导航技术的问世，可以使患者在术中的相应解剖三维结构清晰地呈现在术者面前，这无疑提高了手术的时效性和精确性，帮助术者以更加精确、更加安全的手术方式进行各种复杂的脊柱侧弯手术（表4-4-1）。

表4-4-1　各种导航模式的优缺点对照

项　目	CT三维导航	C型臂X线透视导航	ISO-C^{3D}导航
优点	术前设计 减少X线辐射量 提供多种手术路线 提供三维信息 三维图像分辨率高	不需术前获取图像 不需手动注册可进行 术中可随时更新图像 适于经皮微创手术 操作简便，节约时间	不需术前获取图像 不需手动注册 提供三维信息 可进行术中设计 适于经皮微创手术
缺点	术前获取图像必须手动注册 术中不能更新图像 步骤复杂，容易产生误差	不能进行术前设计 无三维图像参考 图像分辨率差	三维图像分辨率较差 设备昂贵 摄像范围有限

3. 注意事项

(1) 术中应避免工具上参考基发生松动或移动，否则椎弓根螺钉轨迹在导航仪上的显示将发生误差，造成误导。

(2) 术中应避免导航参考基松动，若参考基与固定棘突发生位移，则虚拟的解剖结构和实际解剖结构之间将产生误差，椎弓根置钉准确率将下降。

(3) 术中正确放置导航仪，确保最佳红外线示踪信息接收效果，若前方有物体遮挡，将影响红外线接收信息效果。

(4) 红外线反射球勿沾染血液或其他染色物，必须保持干净，建议红外线反射球一次性使用。因为如果反射球沾染血液或多次使用，可导致注册匹配精度下降，容易发生注册失败，影响手术时间。

(5) 操作应按监测仪上显示的轨迹轻柔进行，特别是在局部脊柱操作时。

（二）O型臂三维导航系统

1. 系统介绍　与传统的二维C型臂、三维C型臂和诊断CT相比，O型臂导航的特点和优势更加明显，O型臂导航能够提供每个手术部位的三维信息，并对手术过程实施全程跟踪，是肉眼和任何透视技术无法比拟的。O型臂导航系统提供可视的患者解剖（相当于“地图信息”）结构与手术器械之间的位置关系。在特定手术区域内，及时找到重要的解剖结构，被称为手术中的“GPS”。O型臂导航综合了CT的图像质量，又有C型臂的灵活移动性。脊柱严重畸形手术难度大，神经损伤并发症高，是脊柱外科具有挑战性的手术。O型臂为脊柱畸形矫形提供了实时的置钉导向性，增加了安全性，提高了矫形效果。

2. 主要优点

(1) O型臂导航运用CT数据通过患者手术位置来获得实时更新数据。术中通过计算机系统生成脊柱三维图像，弱化了术前CT评估的重要性。O型臂的使用，可使术者不只依靠术前CT评估患者解剖形态，降低了由于患者体位变换而致解剖形态结构的细微变化所致的手术难度。

(2) 术者在置钉过程中应用O型臂图像系统对手术节段进行扫描与重建高精度三维图像，并可实时观察钉道在冠状面、矢状面及横断面上的位置，以及时发现并修正不当操作，从而减少手术并发症的发生，也避免患者因术后不适甚至发生并发症而重返手术室。

(3) O型臂的图像质量与CT相当，方便术者更好地观察患者的解剖形态。

(4) 术者无须在术中反复拍摄正、侧位X线片验证定位针位置、确保钉道处于最佳位置，减少了手术医师辐射暴露量，手术人员的放射安全性显著提高。相关资料报道，放射组平均X线拍摄次数为6（5 ～ 8）次。

(5) O型臂移动方便快捷，节省手术时间。

3. 使用经验　在应用O型臂导航之前，术者常根据经验、术前CT评估椎弓根的解剖结构，但术中因为患者体位的改变，可导致椎弓根解剖形态与术前CT有较大差异，显著增加了穿破椎弓根内壁的风险，尤其是凹侧，椎弓根变异性较明显，椎体旋转，神经根偏移凹侧，椎弓根置入更为困难，神经损伤风险相对更高。O型臂导航的出现，为推动脊柱矫形的发展起了巨大的作用。相比“徒手”置钉和术前CT置钉，O型臂导航下手术治疗严重脊柱畸形，术中可更全面、更准确地实时观察患者椎弓根解剖形态，无线探针定位能帮助术者快速准确地判断椎弓根螺钉置入的理想位置，降低了由于椎弓根解剖变异造成的穿破椎弓根内壁，进而造成神经根、脊髓损伤的风险，明显提高了手术安全性，有效减少术中出血量，缩短手术时间，减少术中、术后并发症的发生。最新（2016年6月）的一项研究，对25例严重脊柱畸形患者临床资料进行回顾分析，共置入326枚椎弓根螺钉，其中，T3 8枚、T4 12枚、T5 20枚、T6 22枚、T7 28枚、T8 30枚、T9 30枚、T10 32枚、T11 30枚、T12 28枚、L1 20枚、L2 22枚、L3 20枚、L4 16枚、L5 8枚。根据NEO分级，0级即椎弓根螺钉没有穿破椎弓根皮质的有280枚（92%），1级即椎弓根螺钉穿破椎弓根皮质＜2 mm的有44枚（8%），2级即椎弓根螺钉穿破椎弓根皮质＞2 mm但＜4 mm的有0枚（0%），3级即椎弓根螺钉穿破椎弓根皮质＞4 mm的为0枚（0%）。

此外，总结文献报道，O型臂导航系统已可在经关节突关节螺钉寰枢椎内固定术、经皮椎间孔镜治疗腰椎间盘突出症、椎弓根钉的置入、人工椎间盘的置换等方面具有相当重要的应用价值，并且拓展了椎间孔镜技术的适应证范围。

第五节
计算机导航辅助脊柱外科技术在脊柱复杂手术中的应用

一、脊柱复杂手术对导航技术的需求

以腰、骶椎椎弓根置入术为例，目前尽管大多数的脊柱外科医师能够熟练地掌握腰、骶椎椎弓根螺钉置入技术，但由于椎弓根局部解剖变化多端，神经血管分布复杂，徒手置入螺钉的失误率仍然高达13.4%。尤其是一些先天畸形和二次脊柱手术翻修的病例，由于骨性标志的变异和缺失，椎弓根螺钉置入的失败率明显增加。椎弓根螺钉置入的失误可导致严重的并发症，如内脏、大血管、脊髓及神经根损伤，硬膜撕裂及脑脊液漏等，此外，由于椎弓根解剖结构受破坏、力学稳定性下降最终可能导致螺钉松动、移位或断裂。因此，如何提高置钉精度和降低置钉失败率是脊柱外科医师需关注的重点。

计算机导航系统是近十几年发展起来的手术辅助工具，在脊柱外科应用上已取得显著效果。它给术者提供了多个立体视角的手术导航图像，能将手术器械的相对位置、进钉点角度和深度的变化、内植物的长度及直径以虚拟的形式实时显示更新，并能模拟手术器械的前进和后退，引导内固定螺钉准确置入椎体，减少术中X线对人体的辐射。在一些先天畸形、多次手术翻修的高难度的腰、骶段手术中，使用导航系统毫无疑问能够提高置钉的优良率。但在常规的腰椎手术中，某些术者认为，腰椎椎弓根相对粗大，椎管宽，骨性标志明显，导航在腰椎椎弓根螺钉置入中意义不大，且延长手术时间。但综合国内外文献报道发现，使用导航系统也能明显减少腰椎椎弓根螺钉置入的失误率，尤其是腰椎畸形和发育异常的病例，以及严重骨质疏松影响置钉手感的病例，即便是有相当经验的脊柱外科医师，面对这样的病例，徒手置钉失败甚至损伤神经组织的潜在风险也明显增高。

二、导航技术在腰、骶椎椎弓根置入中的应用

(一) 技术简介

芬兰医师Laine等最早将导航系统应用于骶髂关节。CT导航腰、骶椎椎弓根螺钉内固定结合了临床医学、影像学、工程学及材料学等多门学科，需要术者具备丰富的计算机知识及手术经验，术者应充分理解导航原理，并在实践中提高操作技巧。由于导航术中需固定参考架、匹配注册、钉道准备等，每枚螺钉平均置入时间可能会超过传统方法置钉时间。有研究发现，在使用导航的初期阶段，由于匹配注册耗时比较长，每枚螺钉平均置钉时间需10 ～ 20 min。通过近20余例病例应用后，匹配注册时间明显缩短，均在5 min内完成。掌握导航技术存在明显的学习曲线，因此反复的模拟操作以及半年左右近20例的导航

手术对于初学者很有必要。分析研究国内外文献所报道的数据发现，在导航技术下腰椎椎弓根螺钉置入的失误率显著下降。有人统计，在腰、骶段手术中椎弓根螺钉安置不准确、螺钉穿破骨皮质的概率由应用导航前的21%～31%降低至5.5%。Schulze等对50例采用传统置钉术的患者术后行CT扫描评估置钉精确性时发现20%的螺钉突破皮质。段新民利用计算机三维技术精确设计钉道，腰椎置钉成功率高达98.8%，远高于传统手术组的81.4%。本文203例患者均在术前CT三维重建虚拟导航引导下行腰、骶椎椎弓根螺钉固定治疗，置钉准确率达到98.2%，也明显优于文献所报道的徒手置钉的准确率。

（二）注意事项

(1) 参考夹必须稳定地夹持在骨性棘突上，手术操作中注意不要触碰到参考夹以免发生影像漂移，参考夹如果发生移位需重新匹配注册。

(2) 操作者及助手不要遮挡器械的红外线，接收器信号要保持绿灯状态，使用有线的导航器械是一种不错的选择。

(3) 匹配注册完成后，最好用导航器械点击指示手术野中明显的骨性标志物，如棘突、关节突等，观察导航的精度，标志物如明显偏移需查找产生误差的原因，如椎体序列错误等。

(4) 导航成像质量受患者手术体位、体表脂肪、骨密度、C型臂电压等诸多因素影响，成像质量的好坏直接影响置钉准确率。

三、导航技术在人工椎间盘置换手术中的应用

人工椎间盘置换作为一种非融合技术，为颈、腰椎退行性椎间盘疾病的治疗提供了新的选择。为达到保留手术节段的活动度、避免相邻节段退变加速的手术预期目的，正确的置换位置至关重要。McAfee等报道在100例临床病例中有17%的患者椎间盘置换位置不准确（中心偏移距离＞3 mm），易出现假体移位、下沉、邻近椎间盘退变等并发症，致使手术效果不理想。图像引导技术可以为医师找到椎间盘置入最佳位置提供参考。Marshman等率先开展评估手术导航系统应用于椎间盘置换手术精准性的临床研究。他们选择了20例经保守治疗6个月以上无效的慢性椎间盘性的下腰痛患者，其中6例实施了基于术前CT导航系统引导下的椎间盘置换手术，其余14例应用传统方法进行手术。通过测量中心偏移距离、轴向旋转度、冠状面倾斜角度等评价指标并进行统计学分析，结果显示，应用手术导航系统进行椎间盘置换术的手术精准度显著高于传统手术精准度，但两组手术时间没有显著性差异。Michael等通过对比研究比较应用手术导航系统与非导航系统置换椎间盘的精准度，分别在5具尸体标本3个腰椎节段进行15例椎间盘置换手术。其中，非导航组有3个椎间盘出现＞3 mm的偏移距离，而导航组无一发生。结果提示，在手术导航系统辅助下人工椎间盘置换的精准度更高，或许会成为提高椎间盘置换手术成功率的有效措施。

四、导航技术在脊柱畸形或翻修术中的应用

（一）应用现状

在先天性脊柱脊髓畸形矫正术及椎板切除术后脊柱不稳的翻修术中，由于解剖结构的变异或缺如使

椎弓根螺钉内固定面临更大的难度和风险，而且准确性也很难保证，进行椎弓根螺钉固定面临的难度和风险成倍增加。医师只能通过反复透视来确保螺钉置入的准确性，更增加医师和患者的X线暴露量。导航技术的出现，为这些复杂病例的椎弓根螺钉快速精确置入提供了可能，明显提高椎弓根螺钉置入的精确性和安全性。Laine等在100例T9 ～ S1椎弓根螺钉固定的患者中随机比较了脊柱导航和传统方法置钉的准确性。导航组椎弓根螺钉穿破率为4.1%，而传统技术组穿破率为15.9%。国内学者分析比较术中三维影像导航技术和传统技术在腰椎椎弓根螺钉中的应用发现：导航组椎弓根螺钉穿破率为3.1%，穿破均小于2 mm，且不需要重新调整；而传统技术穿破率为14.4%，其中6.5%螺钉穿破大于2 mm，需要重新调整。更有后续研究报道，在426枚椎弓根螺钉中409枚位置准确，准确率为96%，进一步证实，在椎弓根影像解剖标志显示不清的颈椎、上胸椎及脊柱重度屈曲旋转畸形的病例和其他解剖结构变异或缺如的复杂病例中，导航技术可明显提高椎弓根螺钉置入的精确性，减少螺钉置入相关并发症，缩短手术时间，较传统X线透视法有明显的优越性。

（二）操作方法

手术床和体位垫均能透X线，导航红外相机置于手术台头端，工作站置于术者对面，术前将三维影像系统与脊柱导航系统连接，并调至工作状态。按传统后正中入路显露脊柱后路结构，将导航参考基固定于需行椎弓根螺钉固定节段的相邻头端一椎体棘突根部（若此棘突缺如可再向头端上移1个椎体固定，固定必须确切），术中应用三维影像系统采集手术区域脊柱三维资料（自动等中心旋转190°，采集256帧二维影像图片，重建三维图像，共2 min。三维影像系统软件升级后缩短至1 min），采集完毕后将影像资料传输至脊柱导航系统工作站（1 min）。根据导航监测仪实时动态显示确定最理想椎弓根螺钉预定轨迹，将椎弓根开路器置于预定轨迹螺钉进针点，按照监测仪上显示的轨迹依次置入椎弓根探针和攻丝，根据图像显示，选择合适粗细、长度的椎弓根螺钉，沿开放好的椎弓根通道拧入。记录每枚螺钉置入的时间(min)（每枚螺钉置入的时间＝螺钉置入总时间／螺钉数），螺钉置入总时间从三维影像系统采集资料起至三维影像系统评估螺钉位置满意止。记录手术总出血量和时间，观察术后近期并发症。置入所有螺钉后，即刻采用术中三维影像系统进行扫描，计算准确率。

五、导航技术在脊柱微创手术中的应用

CT导航是利用医学影像和空间定位技术，引导手术器械，对患者病变部位进行操作的医疗技术。导航一词最初用于航空领域，指利用无线电信号引导飞行器按照一定航线飞行。与常规的开放性手术不同，微创介入手术只是在患者体表开一个小切口，或者使用针状手术器械，医师无法直接看到患者的内部器官。因此，在微创介入手术中，需要借助影像学方法来显示患者的解剖结构，利用空间定位和导航技术来引导手术器械对病灶进行操作。CT导航应用于微创介入手术，能够使医师了解手术器械与患者解剖结构之间的相对位置关系，使手术操作可视化、精确化。脊柱微创内固定的最大问题是不能直视下找到骨性结构作为参考，固定部位的定位困难。而三维导航可以非常快捷地辅助定位，微创下进行患者示踪器的固定也很容易。两者结合有非常好的应用前景。

微创化、精准化是脊柱外科发展的方向，通过微创脊柱手术的术野，医师很难像在开放手术中直视或触摸脊柱的解剖标志一样进行手术，因此年轻医师的微创脊柱手术学习曲线较为陡峭。而图像引导技术

可以帮助医师迅速找到手术部位，精准地完成手术操作，更快地掌握经皮椎弓根螺钉置入等微创手术操作。借助手术导航系统，医师可以开展更多方式的微创脊柱手术，以减少手术对患者的创伤、加速患者术后功能的恢复，并努力保持脊柱正常解剖结构的完整性。

六、导航技术在脊柱肿瘤手术中的应用

（一）技术介绍

脊柱脊髓肿瘤是影响患者生存质量甚至生命的常见病之一。目前手术切除仍是主要的治疗手段。随着科学技术的发展和经济水平的提高，人们对手术治疗的效果乃至体表切口的范围都有很高的要求。微创技术的发展正是适应了这些需要，而导航技术为完善这一发展提供了可靠的保证。对于脊髓病变而言，大多数病例在术前或术中应用X线片即可确定病变对应的脊椎节段。因此，导航技术在提高定位精度的同时更重要的作用是可提高术者对于脊柱解剖结构的辨认能力，特别是在突向脊柱侧方的病变或经过脊椎小关节手术中，脊柱导航技术有助于术者了解脊柱的局部解剖结构，保护正常结构，彻底切除病变。

（二）操作过程

以Tealthstation System系统为例介绍主要操作过程如下。

1. CT扫描　患者均行脊柱CT扫描。

2. 影像数据处理　将患者的CT资料录入导航系统工作站，进行脊椎及病变的三维重建。

3. 选择定位点　在重建的脊柱三维影像上选择4 ～ 10个定位点。

4. 计划手术入路　利用影像资料和三维模型设计最佳手术入路，以减少组织损伤。

5. 设备连接注册　患者全身麻醉后取侧俯卧位或俯卧位，常规手术暴露棘突和椎板，安置棘突夹和带齿支柱，固定参考环，连接有线探针。

6. 定位标志联合注册　用有线探针按标记顺序逐一注册病变区脊柱的定位标志。

7. 导航下病变切除　在导航实时监测下以最小的损伤完成暴露和切除病变。

（三）技术优点

应用导航技术切除椎管内、外肿瘤具有以下优点。

1. 定位精确，减少损伤　根据导航系统所确定的病变位置确定切口，有利于避免过去经验性切除椎板范围过大的弊病，特别有利于准确判定位于髓内或局限于椎间孔内的较小病变。术后反应轻，功能恢复快。如肿瘤位于椎间孔内，在导航系统下可顺利地全切肿瘤。

2. 有利于缩短手术时间　在应用脊柱导航手术早期，由于操作不熟练，可能会在一定程度上增加手术时间，熟练掌握后，加之手术定位准确，减少不必要的操作，可使手术时间大大缩短。

3. 提高脊柱外科医师对手术部位脊柱解剖结构的辨别能力　随着脊柱脊髓外科的发展，术者也需要了解未暴露部位的脊柱解剖结构，能够准确定向——传统的后正中入路只能暴露部分椎管，满足常见的椎管内肿瘤、椎间盘突出等手术的要求，辅助导航技术可拓展后正中入路的适用范围，特别是用于处理某些累及椎体和椎旁的病变。脊柱外科医师对于脊柱三维解剖结构的了解程度有所不同，微创脊柱脊髓外

科的发展，要求医师应全面了解脊柱脊髓的解剖，还要能够解释术前和术中的影像学表现。脊柱导航技术的应用可提高术者对手术部位脊柱解剖结构的辨别能力，提高手术质量。

（四）经验总结

有学者提出，当病变范围超过3个椎体以上时，为避免椎体间相对运动产生的误差，可以采用椎体逐一注册的方法，提高导航的准确率。Rajasekaran等报道了4例在微创条件下应用ISO-C^{3D}手术导航系统引导切除骨样骨瘤的临床案例，术后2例患者进行CT扫描显示肿瘤组织完全清除，全部患者疼痛缓解，2年随访未再出现类似症状。结果指出，手术导航系统可精准定位肿瘤组织并引导医师完全切除病灶，而不影响脊柱的稳定性。但导航系统应用于脊柱肿瘤手术的案例报道较少，其精准性与可行性仍需进一步评估。

第六节
计算机导航辅助脊柱外科技术的不足与未来趋势

尽管计算机导航辅助脊柱外科技术（以下简称"导航技术"）自问世以来不断进步，临床适应证范围日益广泛，但这项技术目前还远远没有达到完善的地步，在临床应用中还存在许多不足，仍面临许多问题需要解决。

一、导航技术的不足

（一）导航技术的普遍问题

1. 技术标准　尽管导航技术的商品化产品不断更新换代，手术数量不断增加，但目前尚缺乏有关此类商品设备技术的标准、手术操作规范和临床疗效评价标准。尽管器械生产厂商都宣称自己产品在追踪技术、定位和旋转准确性等方面如何先进，但其产品的有关参数和指标并无统一的标准。这使得临床医师在比较不同临床应用结果时也存在一定困难。例如，在评价内植物方面，常规使用的X线片方法对评价内植物的位置不够敏感，因为其误差已远远大于导航技术所用设备设计参数所报告的精确程度。此外，目前仍缺乏同类型设备的手术操作规范。一个理想的脊柱外科导航技术标准，应该至少包括三个方面的内容：测量导航系统定位准确性的标准方法、导航系统的分类标准和标准术语。此外，还希望制定出在手术室使用导航系统的详细规范、校准的方法以及具体的脊柱外科手术适应证，并从基础与临床、标本与活体等多方面对现有的导航系统进行研究和评价。令人感到高兴和振奋的是，正在本书的编写过程中，由中华医学会骨科学分会制定的《计算机导航辅助脊柱外科手术指南》（见本章后附）已正式发布。规范的脊柱外科导航技术标准的建立将有力地推动导航技术的发展。

2. 绩效成本　在我国，包括导航技术在内的计算机与机器人辅助手术的研究与临床应用最初主要集中在神经外科领域，在骨科等其他外科起步较晚。尽管在过去的20多年里，随着导航系统的临床广泛应用和长足发展，国内的骨科学界也逐步开始关注此领域并接受外科导航的计算机辅助手术系统，但导航技术在脊柱外科仍然无法普及，一大主要原因是费用问题。回顾导航技术理念和设备系统的发展史不难看出，早期手术导航技术的应用与研究大多集中在西方发达国家，尤其是在美国和欧洲。从本质上讲是"富人的玩具"。商业化的脊柱外科导航设备于21世纪初前后开始面向市场推广，全套设备一般包括计算机工作站、成像及追踪系统、配套的专用手术器械及相关应用软件等。由于当前国内医院基本使用的是进口导航系统，其价格过于昂贵，大大超出了大多数医院的承受能力，使得医患双方负担较重，以目前国内众多中、小型医院的承受水平尚难有充足的资金购置，极大地限制了使用范围，因此在一定程度上限制了此项技术的广泛开展。

除了昂贵的导航设备带来的费用问题之外，还需要考虑到其他多方面的因素。即使对于有购置实力的大型医院来说，医护团队掌握操作与维护技术也并非易事。一方面，是导航系统与现有设备的兼容性问题。为降低初期的投资而不限制术者对内植物的选择，导航技术相关设备需要与医院现有的设备（包括C型臂X线机和CT机）相兼容。如在旧型号CT机上采用光盘作为储存媒介，再通过一个兼容的光驱来将图像数据转到导航系统，在此过程中需要确认图像格式可以被导航系统识别。而以目前设备的创新发展速度，不需要太多时间之后设备可能已经更新，旧技术与系统可能面临淘汰，手术操作已经熟练的医师团队又将面临新的技术学习和兼容的挑战。另一方面，目前脊柱导航系统手术的适应证较窄，往往只作为一种准确的定位手术辅助工具，并不能完全代替经验丰富的脊柱外科医师独立完成手术。而导航技术由于有安装示踪器、注册工具、采集图像等增加步骤，使用初期其手术时间较传统手术时间显著延长，进而可能增加手术出血量和切口感染率。此外，诸如医师培训费用、导航设备对手术室空间的占用、导航设备的维护、手术翻修费用、过度医疗等因素等应综合考虑。鉴于我国卫生资源有限，仍处于发展阶段，在导航技术引进、设备添置、诊疗实施等方面的绩效成本都是医疗单位在开展导航技术之前和过程当中不得不考虑的重要问题。

3. 辐射暴露　患者的辐射吸收剂量过高是导航技术的一大缺点，尤其是CT导航技术。国外学者研究表明，CT扫描可增加人群癌症罹患风险。尽管最理想的术中三维CT导航技术行一次CT扫描的放射剂量可减少常规CT扫描剂量的30%，且根据相关研究结果，可通过限制扫描范围和降低扫描电压，使得患者的有效吸收剂量也在可以接受的范围之内，但对于患者来说，这种程度的辐射暴露仍然过高。另外，在使用术前三维CT导航技术时，因为影像数据来源于常规CT扫描，因此患者的辐射暴露更加严重。理论上讲，三维影像重建技术的进一步发展可以减少患者的放射吸收剂量。以往临床上最常用的三维重建技术为滤波反投影（filtered back projection，FBP）重构技术，原因是该技术使用较为简便快捷，缺点是对放射剂量要求较高。而更加先进的重建技术，如迭代重建算法（algebraic reconstruction technique，ART）等具有一些领先FBP技术的优势，如影像重建所需投影数据少（不完全投影数据重建）。国外研究证实，更加先进的重建技术在取得质量相近的三维重建影像的同时可以减少约50%的辐射剂量。我们有理由相信，随着今后计算机数字化产业的进一步发展以及三维重建方法的进步，导航技术使用过程中的患者辐射暴露问题有望得到解决。

4. 学习曲线　学习曲线问题是每项新技术在临床应用过程中都需要面对的重要问题，导航技术也不例外。导航技术若想充分发挥其在临床治疗工作中的优势和长处，不可避免地需要度过学习曲线这一难关。这也是制约手术导航技术应用和推广的因素之一。由于导航技术操作本身比较复杂，改变了外科医师已习惯的手术流程，对操作医师的计算机应用技巧、外语水平以及影像学知识提出了更高的要求。有学者提出，从开始到实际熟练应用，一般需要经过三个阶段：首先在尸体标本上操作，掌握要领后可用于手术当中作为第二套监视系统及术中测量使用，待基本熟练后才能开始用于临床手术操作当中并发挥主导作用。而上述过程一般要半年以上的相对较长时间。其中，对导航设备操作技术的掌握是关键环节。研究指出，由于导航设备的使用贯彻在导航技术辅助下的脊柱外科手术中全过程，因此，导航技术的操作难度和术中各种需要注意的细节涉及手术过程的各个方面。一些医师在最初使用导航系统设备时，并不能达到预期的理想效果。传统开放式手术需要面对的解剖困难同样也适用于导航技术。国外研究就发现，在导航技术辅助下行胸椎椎弓根置钉时，学习曲线最为陡峭部分与胸椎解剖结构复杂有关。而术中需注意的细节通常包括：摄像机的位置选择、参考架的固定、导航不精确、术中消毒铺单、手术具体流程、术中重新进行注册扫描、导航和追踪设备的使用是否严格遵循生产商说明等多方面的问题。较为一致的观点认为，操作导航技术的术者必须具备徒手置钉的技术和水平，手术操作不能完全依赖导航技术。由于不熟悉导航系统工作原理、特点或不能熟练掌握导航系统设备的操作时，会导致采用导航技术的脊柱手术用时较传统开放式脊柱手术长。总之，熟练掌握脊柱导航技术有着明显的学习曲线，需要必要的时间积累并要求术者具有丰富的计算机知识和临床经验。

需要指出的是，目前对于脊柱导航技术存在着两种认识上的误区：一种是认为脊柱导航技术尚不成熟，片面地排斥导航系统的使用；另一种是对脊柱导航技术盲目乐观，认为其完全可以取代传统的脊柱外科手术技术。脊柱外科医师应该清楚地认识到导航系统只是作为一种精确地定位并能完成部分操作的手术辅助工具，并不能替代外科医师的临床经验。包括脊柱外科医师在内的骨科医师应把思考的重点放在将自己的临床理念与先进的科学技术有机地结合起来，更好地发挥包括导航技术在内的脊柱外科新技术的专长和优势。

（二）导航技术的操作问题

1. 术中遮挡　尽管不同导航系统采用的技术不尽相同，但从原理上讲都是由追踪系统来定位手术器械及手术对象的解剖位置。一些追踪系统主要采用光学系统操作，如红外线发光二极管或反射红外线的反射半球。实际应用中如果遇到任何遮挡就会出现问题，如血迹覆盖发光二极管或反射半球、助手及护士的遮挡、手术室其他强光源的影响等，因此术中常需重新确认定位，由此造成手术时间大大延长。所以，保证导航系统的运行稳定常常成为导航准确、手术成功的关键。在早期采用主动红外发射型示踪器进行的研究中，由于设备体积较大，术中示踪器的位移将产生较大的图像误差，故术中应避免对其进行碰触，使手术操作受到一定限制。有时研究者不得不将示踪器固定在Mayfield架上，使其固定更牢固，避免了固定在椎体上对手术操作的影响和发生碰触位移的危险，以确保手术操作更为准确和安全。

2. 图像漂移　漂移现象指手术对象的解剖位置在三维空间内相对移动，是术中组织结构移位造成导航系统的虚拟图像与真实的位置不相符而产生的误差，漂移1 mm就会使导航系统产生1 mm的误差，这是以“精准”为招牌的导航技术存在的最大隐患。根据相关研究显示，在一些特殊情况下其发生率最高可达66%。导航技术的图像显示基于术区解剖结构是固定的、不可活动的坚硬物体原则和手术器械不可折弯的假设。然而，在实际操作中，许多细小的器械，比如克氏针、钻头等却很容易发生折弯，如按照导航系统提示的方向打入，克氏针发生弯曲就会出现偏差，从而降低了手术的精确度。这种情况下尽量使用保护套筒来纠正，但即便如此，术者也要充分了解这种情况。最大的弊端在于受C型臂、传输路线及术中组织结构移位的影响，可出现影像“漂移”现象，使计算机辅助导航系统出现定位误差，显著降低了手术的精准度和安全性。因此，在应用导航技术时，要求术者除了具有丰富的临床经验，还需要熟悉导航系统的工作原理，掌握其特点及不足的地方，规范操作程序，一旦发现与经验性临床操作存在较大差别时，必须分析可能出现的因素，灵活应对，切记不能盲目依赖导航系统。

3. 定位错误　导航系统的示踪器需要牢固固定在骨性结构上，并保持在整个手术过程中始终不变，如果术中移位（骨折块移位、骨质疏松等），则会发生定位错误。示踪器每次只能固定一根骨或一个骨折块，螺钉需要在骨骼形态未被改变前置入，因为后者会影响骨骼与CT图像的匹配。暴露解剖标志后，通过传统方法置入螺钉，置入时严格参考解剖标志以及螺钉进入的感觉。在引导螺钉置入角度以沿着椎弓根轴向时导航图像最有效。尤其是在骶椎、腰椎和胸椎有明显的解剖标志变异时，如成角型脊柱后凸或脊柱侧凸中严重的旋转畸形。若要治疗像多发性腰椎骨折这样的情况，则要一个接一个地处理，每一次都要移动并重新固定示踪器，这些都会使手术操作复杂、手术时间延长。

4. 数据偏差　在使用CT导航技术情况下，由于患者体位变化、椎板咬除等因素，往往容易使手术的定位产生偏差，导致术中与术前测量得出的数据匹配出现偏差，需要重建数据，而且其追踪系统常常容易受强光影响、血迹遮挡而造成干扰。国内学者曾报道，在36例拟行导航技术下脊柱椎弓根螺钉固定术的患者中，最终有9例未能实施，其中7例因为三维注册误差＞1.5 mm而不得不选择放弃，2例因为导航设备提示的进钉点与解剖标志明显不符而失败。

值得注意的是，国内学者在临床实践中还发现，由于脊柱手术导航系统使用的软件所采用的脊椎解剖数据及参数、参考范围等是以欧洲人为基准的，而与国人的脊椎解剖结构、测量数据及参数、参考范围存在一定的差异，匹配时导航工作站所提供的拟合脊椎形态有时与工作站CT三维图像重建的国人脊椎形态拟合不良，点对点注册时匹配误差过大导致注册无法完成，而无法继续进一步应用该导航系统，影响导航的精确性，因此，会大大增加手术时间。而脊柱侧凸手术椎弓根螺钉置入要求精度极高，如模拟匹配精度较差、误差较大，这对于寰枢椎、上胸椎等高危部位的手术置钉都存在安全隐患。

（三）导航技术的设备问题

1. 以CT为基础的导航技术存在的问题　早期的医用机器人及计算机辅助手术系统大多是基于术前CT扫描并应用于某一临床手术。作为一种常见的医学成像系统，CT扫描能够提供较高分辨率的骨与软组织影像，而且借助于计算机软件能够快速准确地重建出解剖结构的三维影像。基于CT的导航系统一般包括术前手术计划和术中手术干预，尽管在临床上积累了一定成功的案例，但其仍存在一些明显的缺陷，影响其临床应用与发展。

其一是术前的CT三维模型与术中患骨解剖结构之间的配准精度较低（至少1 mm以上）、实时性较差、手术时间较长，严重影响了医师使用的积极性。另外，术前CT扫描也增加了患者的经济负担。

其二是导航技术的计算机系统与医师经验之间的矛盾。以往没有导航系统时，医师完全凭经验进行手术。使用导航技术后，医师对手术器械位置的判断，则主要依靠计算机提供的影像。术前—术中的配准过程大大影响了手术的精度和实时性，术中的组织移位问题至今还没有很好的解决办法，一旦计算机出现差错或故障，则有可能引起“误导”。而以CT图像作为术中导航通常是以三个假设条件为基础前提，一是假定术前影像可以准确地反映术中情况，二是假定影像可准确反映手术部位骨结构的情况，三是假定在手术导航过程中这种相关性不变。如果以上三条中有一条不满足，导航系统可能提供错误的反馈导航信息。有学者就此指出，术者必须准确判断导航设备显示的结果是否正确及是否符合现实情况，否则就可能酿成错误。在实际应用中最常遇到的问题是配准或注册过程错误，即在将术前获得的影像学资料与术中实际发现的解剖位置进行匹配的过程或步骤中发生的错误。通常采用的配准方法有配对点配准或表面注册法。例如在脊柱手术中通常以某一椎体的上、下关节突为配对标志点，假如两个相邻椎体关节突之间的距离恰巧相等时，电脑就可能由于无法分辨哪个是拟实施手术侧椎体而发生定位错误，如将L3认为L2。即使在同一椎体也可发生不配准的情况。如术前定位的标志是横突和上关节突，术中用器械定位横突时位置内移，导致两者之间的距离发生变化，电脑则不能确认手术椎体，需术中重新调校确认。另外还需特别注意，在配准或注册过程中软组织层可能阻碍定位器械与骨性结构的接触，而骨质疏松患者定位器械的尖端常会陷入骨皮质表面，这些都可能造成解剖位置的错误确认。因此，如何将计算机引导与医师的经验相结合，也是一个值得研究的问题。

2. 以X线片为基础的导航技术存在的问题　以X线片影像为基础的导航技术与以CT图像为基础的

导航技术机制不同。它是以术中实时得到的影像学资料作为基础，解剖位置的注册登记是根据C型臂X线机的标尺自动进行的。因为普通C型臂X线机的射线束呈圆锥形，所以成像器上的图像是扭曲和变形的，故用于导航技术的C型臂X线机的成像器要有双平面的立体笼形校正标尺。在这点上，双向定位荧光影像电视系统（G型臂X线机）有其自身的优势。在实际使用时要特别注意，由于术中搬动等物理原因可能造成标尺的变形，从而导致解剖位置的定位偏移。另外，特别值得注意的是，术中如果需要根据导航仪的提示操作器械，必须保持患者的解剖位置不变，因为导航仪所提示的器械操作是根据所获得的影像学资料来进行的，如果其后患者的位置发生改变，导航仪的提示就没有意义了。需要强调的是，普通C型臂X线机的图像是二维的，其所提示的器械操作只是平面的，并没有提供立体的对位对线，术中操作时还必须参考导航仪显示的其他平面影像。部分三维C型臂X线机虽可提供类似CT的影像，提高了导航影像的质量，但每次照相要2 min左右的时间，并需麻醉师配合使患者停止呼吸才可，其术中实际应用价值有限。

3. 不需影像学资料的导航技术存在的问题　此类导航技术在电脑内已有解剖部位的通用模型，不需要术前或术中将X线图像输入电脑形成解剖模型。由术者在术中根据电脑的提示将真实的解剖位置与电脑内的模型一一对应注册登记，所以配准的准确性完全是由术者决定的。这一技术常用的方法有两种：一种是由术者用一个类似旧式唱片机的唱针，置于电脑提示的解剖位置，然后用脚踩下确认开关。这要求操作时有足够的连续性，实际位置与要登记的位置必须绝对匹配，尤其在多点注册登记时，必须手脚协调配合。另一种方法是通过被动活动肢体和关节来确认骨的轴线和关节的中心，这是以假定正常的球窝关节或铰链关节为前提的。但在某些病理情况下，正常的关节结构被破坏，如在关节边缘可能有病理改变阻碍运动，导致电脑不能确定正确的旋转中心。此外还需要肢体有一定范围的活动度才能可靠计算旋转中心和运动轴，但当病变导致肢体活动受限时，导航系统可能无法计算出正确结果或得出错误结论。需要指出的是，电脑内的解剖模型是正常的解剖结构，如果患者的解剖结构过度异常，导航系统将无法建立真实的反馈图像，导致无法发挥正常作用。

4. 导航模板存在的问题　有学者总结了文献报道的导航模板存在的主要问题：

⑴ 导航模板术前设计较复杂，需要熟练掌握相关计算机软件同时具有脊柱外科专业知识的人员才能完成。

⑵ 导航模板的设计和制作时间较长，一般要1～2天才能完成，不利于需要急诊手术的患者。

⑶ 导航模板体积小，与颈椎椎板接触面积较少，如果模板和颈椎骨性结构不够贴紧时，钻孔时容易出现钉道偏差。

二、导航技术的发展趋势

如前所述，由于目前导航技术采用的系统与设备仍有许多不完善之处，如费用昂贵、学习曲线长、操作烦琐、辐射暴露大等普遍问题和不少定位及校准的方法还属于有创、追踪系统易受影响及干扰、提供完全实时动态反馈存在困难等具体问题。对于一项新兴技术来说，存在这样那样的不足是必然的。我们始终相信发展中的问题最终还要靠发展来解决。比如，为了克服基于CT的导航系统自身缺陷，同时也为了满足其他临床需要，人们又相继开发了基于X线荧光透视的导航系统及开放式的导航系统，解决问题的过程和结果保持了导航技术旺盛的生命力。展望未来，导航技术在系统设备进步、操作经验总结、相关技术协同等方面还处在不断发展和完善的阶段，存在广阔的上升空间。

（一）设备进步

近年来，计算机产业科技技术进步日新月异，有力地推动了导航技术在脊柱外科手术治疗领域的广泛发展。导航技术临床应用与研究的热点也从最初的“导航技术能否提高手术操作的精确度”转变成“如何改进导航技术及提高相关系统的临床实用性”。各方观点已趋于共识，即研究开发适用不同手术的导航设备、优化导航系统的操作流程、制定导航系统设备的技术标准和评价标准、统一导航系统的使用规范、提高导航系统的实用性等是当前需要解决的问题。同时，还需继续深入开展国人脊柱与导航技术相关匹配研究，按照国人开展导航技术脊柱外科手术时匹配精度最高标准来收集整理所需的解剖学及CT影像学等相关数据，以使导航技术能更好地辅助国人接受实施脊柱外科手术。在此基础上，尽早研制开发出具有完全自主知识产权的导航系统并将其有效应用于临床实践也是摆在我国医学和工程领域工作人员面前的一个重要课题。

（二）经验总结

导航技术使用经验的总结一方面来自术者自身的学习和临床实践，另一方面来自临床研究的相关文献。例如，曾有学者认为导航技术耗时长，而增加的时间主要在设置和注册上。虽然随着设备和技术的进步，导航技术正变得更容易使用。但考虑到学习曲线问题，建议初学者在临床实际操作的起步阶段，采用开放入路行导航技术下的腰椎手术。实际上，文献报道和我们的经验都发现，当医护团队熟悉导航技术系统设备及操作流程后，对常规手术来说，导航技术在置钉时间和手术时间上并没有明显增加，而对解剖结构复杂的手术，由于术前的详细计划，导航技术可以有效节约手术时间。众多学者的研究也证实，计算机导航技术可以提高外科医师的医疗水平和临床疗效，避免许多医源性医疗错误，防止部分并发症的出现，有效提高手术的安全性。

虽然已有文献对导航技术在安全性、精确性等方面的优势进行了短期的临床验证。但是，导航技术无论在数量上还是在循证医学等级上仍缺乏足够规模的长期临床应用及实验研究。如已广泛实施的导航腰椎椎弓根螺钉固定术的远期预后目前尚少见相关报道。作为一种新的手术辅助技术，由于缺乏目前与之相关的高质量临床研究报道，将导航技术作为脊柱外科的常规化手术来使用仍需谨慎对待。而导航技术的使用和推广也不能降低对于脊柱外科医师使用传统置钉技术进行精确徒手置钉操作的要求。随着临床治疗病例的积累和研究的不断深入，大样本、长时间随访和真正实现随机化分组的临床随机对照试验 (RCT) 等高等级循证医学研究的开展，上述理念和空白都存在接受挑战和填补的广阔空间。

（三）技术协作

从某种意义上讲，导航技术预示了脊柱外科智能化手术技术的起点和脊柱外科手术技术的一个新纪元。随着计算机技术、立体定向技术、人工智能技术的发展，导航技术在脊柱外科手术中的应用会日趋完善，并为脊柱手术朝着微创、精准、安全的方向发展提供可靠的保证。目前，导航技术正逐渐与虚拟内植物、内镜技术相结合，与手术机器人、远程遥感手术等数字化技术相结合，发挥协调作用。相信，随着导航技术系统设备稳定性和安全性的提高，以及导航手术的规范化、标准化，其必将与数字化、智能化的新型技术实现深度融合。

综上所述，手术导航技术的发展历史不长，可以说还处在幼儿阶段，但它已展现了令人鼓舞的一面。

就像腹腔镜和关节镜技术在早期发展阶段一样，尽管在实际应用中还存在许多问题，但是发展趋势表明导航技术的蓬勃生机。展望未来，我们有理由相信，导航技术的功能将进一步完善，实用性更好、精确性更高、可操作性更强，对临床工作的帮助也更加显著，这必将有力地促使脊柱外科治疗技术的发展实现新的革命性飞跃。

附：

计算机导航辅助脊柱外科手术指南

中华医学会骨科学分会

（2016.6）

指南背景：中华医学会骨科学分会自2009年开始组织全国50余位骨科与计算机导航领域专家对计算机导航辅助脊柱外科手术的精确性、安全性及其影响因素等14项课题进行调查研究，同时开展循证医学研究。2010年，中华人民共和国国家卫生和计划生育委员会（原中华人民共和国卫生部）全国医疗服务标准委员会立项，制定《脊柱外科计算机导航技术》。期间邀请全国30个省、市、自治区50余位专家开展了多次研讨，完善该操作标准。2009～2012年，开展多中心大样本的临床实证研究，对操作标准进行进一步优化。2014年，中华医学会骨科学分会及《中华骨科杂志》编辑部启动制定"计算机导航辅助脊柱外科手术指南"项目，经过多次会议，邀请国内各地多位骨科知名专家及方法学和计算机导航技术专家进行讨论研究，最终形成现有版本。

因脊柱外科手术部位深在，脊柱结构复杂，毗邻重要神经、血管组织，且脊柱发育变异、畸形或退变常见，故如何提高脊柱外科手术安全性和精准性一直是临床关注的重要问题。自1995年计算机导航技术应用于脊柱外科手术，显著提高了脊柱外科手术的置钉精确性，降低了术中辐射剂量，并明显提高了脊柱微创手术的安全性。近年来，随着"精准医疗"概念的兴起，作为骨科精准医疗重要应用的脊柱外科导航技术也随着立体定向、图像配准、机器人以及计算机技术等的不断发展而日益成熟。作为一项新兴技术，目前国内外尚无计算机导航辅助脊柱外科手术的临床应用指南，影响了此技术的进一步推广普及。因此，为更好地指导脊柱外科导航技术在临床规范化推广应用，中华医学会邀请全国30个省、市、自治区的专家收集近年来相关循证医学证据，讨论撰写形成本指南。

本指南仅为学术性指导意见，临床应用必须依据患者具体情况制定。

一、适用人群

本指南的适用人群是参与计算机导航脊柱外科手术的医师、技师以及护士等人员。

二、流行病学

采用传统手术技术与采用计算机导航辅助脊柱外科手术的精确度情况见表4-附-1。研究结果显示：计算机导航辅助脊柱外科手术可显著降低术中医师和患者的辐射剂量，并提高脊柱外科微创手术的精确度及安全性。

三、定义

（一）计算机导航技术（computer-assisted navigation technique）

指融合现代计算机、立体定位和医学影像技术等的一种外科手术辅助技术，用于引导手术医师进行精确的手术规划和操作。

（二）红外线光学导航系统（infrared optical navigation system）

指采用红外线立体定位技术的光学导航系统，是目前脊柱外科计算机导航技术中应用最广泛的系统，分为：① 主动红外线光学导航系统（active infrared navigation system），指红外线发光二极管安装在各个示踪器和智能手术器械的导航系统，其发射的红外线信号由位置传感器接收后传至导航工作站进行处理。② 被动红外线光学导航系统（passive infrared navigation system），指红外线被动反射球安装在各个示踪器和智能手术器械上，红外线发射装置安装在位置传感器上的导航系统，位置传感器发射的红外线被反射球反射后再折返至位置传感器，由位置传感器接收后传至导航工作站进行处理。

（三）示踪器（tracker）

指在手术过程中通过发射或反射红外线信息至位置传感器，用于追踪坐标信息的器械。

表4–附–1　采用传统手术技术与采用计算机导航辅助脊柱外科手术的精确度情况

分　类	精　确　度（%）
传统手术技术	80.4 ～ 86.6
导航方式	
透视二维导航	81.0 ～ 92.0
透视三维导航	93.4 ～ 93.7
CT导航	90.8 ～ 94.4

1. 患者示踪器（patient tracker）　指在术中与患者解剖结构连接的示踪器，发射或反射红外线信息至位置传感器。

2. C型臂示踪器（C-arm tracker）　指经工程师校准并安装于C型臂X线机上的示踪器，扫描的图像可由导航系统自动注册。

3. 通用示踪器（universal tracker）　指在术中与手术器械连接的示踪器，发射或反射红外线信息至位置传感器。

（四）指点器（pointer）

指在手术过程中用于指引患者的世界坐标系与影像虚拟坐标系的配准，在导航时对患者空间位置进行定位的器械。

（五）智能手术器械（smart tool）

指安装有示踪器的手术器械，可在导航图像中显示相应坐标。

（六）位置传感器（position sensor）

指将通过跟踪示踪器发射或反射的红外线信号传输至导航工作站，确定相应坐标信息的硬件。

（七）匹配（match）

指将术中患者解剖结构与获取的影像学图像，或将不同时间、不同传感器（成像设备）或不同条件下获取的两幅或多幅图像进行对应、叠加的过程。

1. 点匹配（point-to-point matching）　术中用指点器接触若干手术椎体表面解剖标志清楚的参考点，与虚拟图像中相应位置进行匹配。

2. 面匹配（surface matching）　术中用指点器接触能够覆盖完整椎板结构表面的若干个随机点，与相应部位CT图像三维表面模型进行匹配。

（八）配准（registration）

指通过对影像内容、特征、结构、关系、纹理及灰度等的对应关系，通过对相似性和一致性的分析，寻求相似影像目标的方法。在计算机导航辅助脊柱外科手术中是指通过一定算法在术中解剖结构的世界坐标系（空间的绝对坐标系）与导航影像的虚拟坐标系间寻找对应的同名点的过程。

（九）示踪（track）

指通过指点器与智能手术器械上的示踪器，在虚拟坐标系中反映出其实时坐标的过程，用于引导手术操作。

（十）C型臂X线机透视二维图像导航（two-dimensional C-arm fluoroscopy-based navigation）

在手术过程中，使用C型臂X线机获取相应脊柱透视图像，传输至导航系统，引导手术操作。

（十一）术前CT三维图像导航（preoperative three-dimensional computed tomography-based navigation）

在手术前，按照一定的参数要求，采集CT图像，传输至导航系统，引导手术操作。

（十二）术中即时三维图像导航（intraoperative real-time three-dimensional fluoroscopy-based navigation）

在手术过程中，使用C型臂、O型臂X线机或CT等获取三维图像，传输至导航系统，引导手术操作。

（十三）图像漂移（image drift）

指因目标组织形变、位移或者红外光线传输异常而导致的图像位置与实际位置不符。

（十四）计算机导航辅助微创脊柱外科手术（computer assisted minimal invasive spine surgery，CAMISS）

指将计算机导航辅助外科技术与微创脊柱外科技术相结合的手术方法，能保障微切口手术在精确安全的条件下实施。

四、计算机导航辅助脊柱外科手术适应证

计算机导航辅助技术适用于大部分脊柱外科手术领域，包括脊柱创伤性疾病、退变性疾病、脊柱畸形、脊柱肿瘤、脊柱感染等，主要作用是提高内植物置入的精准性及明确病灶范围。在骨性解剖标志不明确或骨性解剖变异、畸形的情况下，计算机导航辅助技术更能显现其优越性。尤其适用于脊柱微创手术及脊柱翻修手术。

（一）脊柱创伤性疾病

例如：齿状突骨折、不稳定Hangman骨折、下颈椎骨折、胸（腰）椎骨折等。

（二）脊柱退变性疾病

例如：颈椎间盘突出症、颈椎管狭窄症、颈椎后纵韧带骨化症、胸椎黄韧带骨化症、腰椎间盘突出症、腰椎管狭窄症、腰椎滑脱症等。

（三）脊柱畸形

例如：上颈椎畸形、先天性重度腰椎滑脱、脊柱侧弯、脊柱后凸畸形等。

（四）脊柱肿瘤

例如：脊柱椎体肿瘤、椎管内肿瘤。

（五）脊柱感染性疾病

例如：脊柱结核。

五、计算机导航辅助脊柱外科手术禁忌证

（一）全身性疾病

包括：①严重出血性疾病。②严重心脏疾病。③严重呼吸系统疾病。④其他不能耐受麻醉或手术者。

（二）患者不耐受脊柱手术的体位要求，如脊柱后路手术，患者不耐受俯卧位。

（三）患者不能接受术中射线辐射。

（四）示踪器安放位置无法满足手术要求。

（五）无法获得满足手术要求的图像质量。

六、学习曲线

计算机导航是一项手术辅助技术，需要通过一定量的训练，并掌握其要领，才能真正掌握该技术。在使用计算机导航初期，手术时间及置钉准确性会受到学习曲线的影响，经过一段时间的积累，术者熟练掌握后可缩短手术时间并提高置钉准确性。

七、计算机导航设备与患者的摆放位置

导航工具消毒灭菌，使用时置于手术台上。位置传感器置于手术床一侧，位置高于并朝向术野，且不能被托盘或头架遮挡其视野；C型臂X线机使用时从手术床一侧进入，建议有地面标志，以指引合适的摆放位置，减少调整视野次数，节省时间；计算机导航系统操控台和C型臂X线机操控台可以远离手术区域，以方便技师操作；仔细安排设备位置，以满足各种设备（如电生理监护、自体血回输）的摆放要求。导航设备与患者的摆放见图4-附-1。

八、计算机导航辅助脊柱外科手术操作流程

本指南针对不同类型的导航系统（包括C型臂X线机透视二维图像导航、术前CT三维图像导航和术中即时三维图像导航），将其整合制定为临床实用性强的操作流程（图4-附-2），用于在手术中指导医师正确操作，提高导航系统的临床实用性和临床精度，缩短导航技术的临床学习曲线。

（一）术前设计

使用术前CT三维图像导航需进行术前设计，在手术开始前完成。

1. CT图像采集　术前按一定参数获取手术部位CT扫描图像数据，经移动存储或网络连接导入计算机导航系统。CT图像扫描建议参数：无倾角扫描，在满足手术要求情况下尽量缩小扫描范围，以减少外围组织的干扰，层厚1 mm。

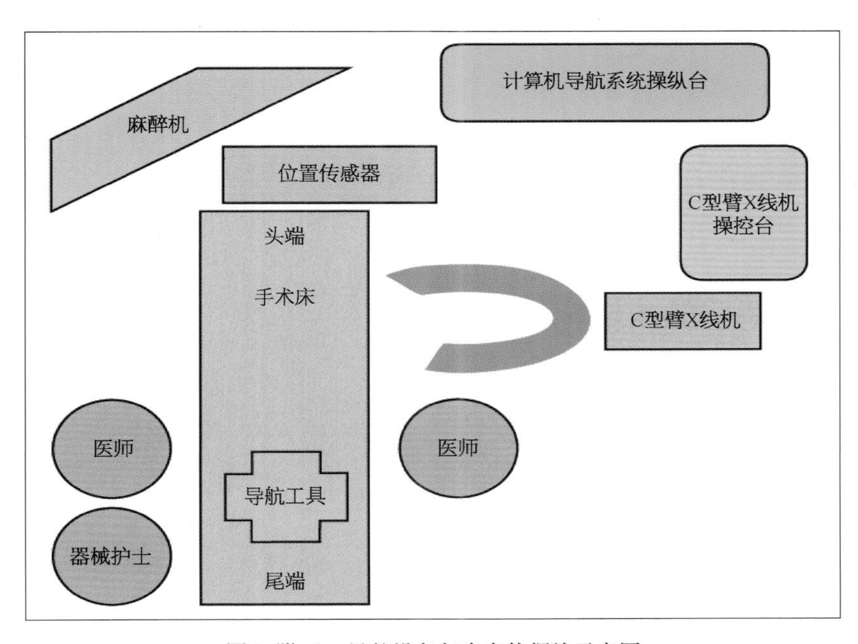

图4-附-1　导航设备与患者的摆放示意图

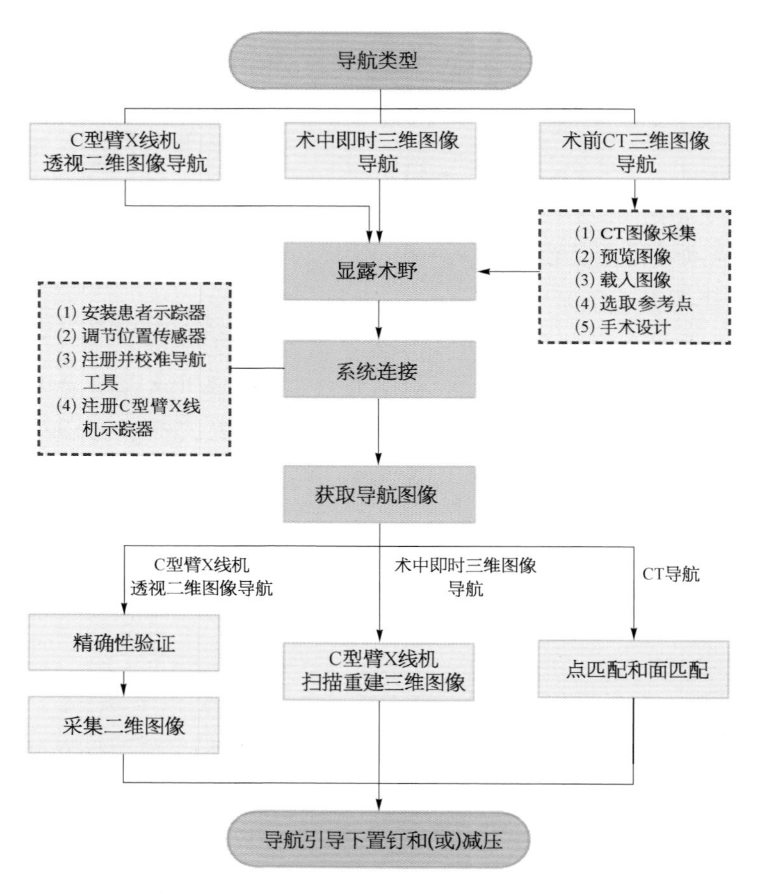

图4-附-2　计算机导航辅助脊柱外科手术操作流程图

2. 预览图像　在导航软件中点击进入“图像预览”界面，检查图像的标记顺序和图像所示患者位置方向之间是否匹配。

3. 载入图像　当图像被选中并按顺序排列后，将图像载入患者记录中，并自动进行冠状位、矢状位重建。

4. 选取参考点　根据其三维重建图像，在拟手术椎体后方表面结构分别选取至少3个解剖标志清楚的参考点，待术中进行点匹配。

参考点选取的注意事项：① 参考点应易于显露。② 参考点表面软组织必须充分去除。③ 参考点选取后需经主刀手术者确认。④ 各参考点之间相距至少1.5 cm。⑤ 多节段操作时应对每个手术椎体节段分别选取参考点。

5. 手术设计　按手术目的，通过软件设计截骨部位、病灶切除或减压范围、虚拟螺钉置入位置、长度和直径等。

（二）术中操作

1. 患者体位　患者体位同传统手术，根据手术具体部位采取俯卧位、仰卧位或侧位。

2. 系统连接

（1）安装患者示踪器：夹钳是连接棘突和患者示踪器的固定装置。选择合适形状的夹钳，一端在体内固定到显露的棘突上，另一端在体外连接患者示踪器，对于某些上颈椎手术患者可根据具体情况选择体外固定夹钳。拧紧两端的螺栓，安装牢固，并将患者示踪器开关打开。患者示踪器尽量不妨碍术者操作且不易被术者或助手遮挡。需要注意的是，因皮肤的牵扯可能造成夹钳轻微位移，故夹钳不应紧挨皮肤。

(2) 调整位置传感器位置，面向术野和患者示踪器。

(3) 注册并校准导航工具（指点器、尖锥、开路器），打开一件导航工具开关，打开注册校准工具开关，将工具尖端对准注册校准工具的校准靶心，依次对每一件导航工具进行注册和校准。对于非智能工具，可使用通用示踪器，通过通用注册台进行注册和校准。

(4) 注册C型臂X线机示踪器并连接导航系统和C型臂X线机系统。

(5) 将C型臂X线机示踪器、患者示踪器以及智能工具安放到最佳可视位置——三者之间无障碍物遮挡，三者均显示于导航系统图像显示器的中心区域，患者示踪器与位置传感器相距约1.5 m。患者示踪器必须牢固固定，避免术中移动，否则精确性降低，需要重新进行导航系统注册操作。

3. 获取导航图像

(1) 精确性验证（仅应用于C型臂X线机透视二维图像导航）：进入系统精确性验证程序，首先获取一幅透视图像并且在可视状态下检测患者示踪器或操作工具的影像能否准确覆盖校准图像上的影像轮廓。

(2) 点匹配（仅应用于术前CT三维图像导航）：根据术前设计的参考点，进行点匹配。

(3) 面匹配（仅应用于术前CT三维图像导航）：用指点器接触患者解剖结构表面至少35个点，并在完成每一点操作时按下工具上的选择按钮。需要注意的是：每次点按操作时必须稍做停顿，确保点按时指点器无移动；匹配点选取应覆盖整个椎板后方骨性结构。

(4) 图像采集和注册（应用于C型臂X线机透视二维图像导航或术中即时三维导航）：① C型臂X线机透视二维图像导航：采集患者前后位、侧位和双斜位的二维图像并将图像传输至导航系统，即可使用。图像与患者之间的配准是自动完成的，无须进行人工点匹配和面匹配。② 术中即时三维导航：在计算机操作界面选择需扫描的部位、患者体位和C型臂X线机位置。按照计算机操作界面的提示，手动旋转C型臂X线机，确定扫描结束位置和扫描起始位置，踩住脚踏开关开始三维扫描。C型臂X线机自动连续旋转190°采集100幅数字点片图像并自动重建三维图像。C型臂X线机的整个图像采集过程耗时1或2 min。将图像传输至导航系统，系统同时进行自动注册。图像传输完毕即可使用，无须人工进行点匹配和面匹配。

4. 置钉和（或）减压操作

(1) C型臂X线机透视二维图像导航在二维虚拟影像引导下，以指点器确定螺钉入点和矢状角，进行螺钉置入。

(2) 术中即时三维导航：① 将导航工具移入导航区域并打开开关，在导航图像上即出现导航工具影像，此过程可重复进行。② 根据骨性标志点粗略估计入钉点，将导航工具尖端放置于入钉点附近，在三维重建图像上确定入钉点位置，使用尖锥刺破入钉点处的骨皮质。如果入钉点处陡峭，使用磨钻或咬骨钳处理平整后，再用尖锥刺破骨皮质。③ 将开路器尖端放置在入钉点处，在矢状位和横断位图像上选择最长的钉道，尽量使钉道在椎弓根的中心位置，按照确定好的角度，使用开路器进行钻孔。开路器前进过程中，可随时停顿和调整。在重建图像上确认钉道位置是否合适，并使用导航软件设计螺钉直径和长度。④ 用小球状探子探查孔壁无误后，将合适的螺钉拧入钉道，之前可用丝攻攻丝。⑤ 待置钉完毕后，透视确认置钉效果，视病情需要行椎板减压和融合术。

（3）术前CT三维图像导航：导航系统自动测算系统精确度。如果误差可接受（导航精确度在0.5 mm以内），则进入下一步骤，在CT三维重建影像引导下，选择最佳椎弓根螺钉入点和方向，并在其引导下置钉，方法同上。

（4）术前CT或MRI与术中影像融合导航：根据手术需要，对于骨肿瘤病灶切除术，可将术前CT或MRI与术中影像融合，进行导航操作。

九、计算机导航辅助脊柱外科手术的优势

与传统切开技术相比，脊柱外科计算机导航辅助技术可以提高椎弓根螺钉等内植物置入的准确性，并降低对医护人员的电离辐射剂量；熟练掌握后使用，并未增加出血量和延长手术时间。在脊柱微创、翻修、畸形及胸椎手术中，计算机辅助导航技术更具有优势。

十、注意事项及推荐解决方案

（一）手术医师基本要求

应用计算机导航辅助脊柱外科手术的医师需有传统手术经验，术中应具有相关解剖知识判断导航系统是否准确，并在导航系统出现硬件或软件故障无法继续使用时有能力转为传统手术。

（二）手术台基本要求

手术台应能透过X线，推荐使用全碳素手术台，避免金属伪影对手术操作产生影响。此外，手术台底座不应妨碍术中影像设备采集术中图像。

（三）导航系统定期维护

1. 数据线　认真检查各传输数据线接口是否存在松动或脱落，数据线若老化需及时更换。

2. 电池　为确保术中导航系统工作正常，术前需检查电池是否电量充足。

3. 导航工具　术前需认真检查导航工具是否存在金属疲劳，以防工具在术中折断。

4. C型臂X线机示踪器　术前需认真检查示踪器固定螺母是否松动，若松动将出现图像采集空间坐标错误，严重影响导航精确性。

5. 系统自身精度　需定期进行精度校准。

（四）图像漂移

导航图像的显示是基于坚硬物体原则，导航图像一旦获取就要求手术对象的解剖位置在三维空间内相对固定。任何因素导致术中或操作中出现手术对象组织结构位置变动，或者由于机器摆放原因造成红外光线传输距离过远而出现图像位置发生与实际不符的变动均视为图像产生漂移。手术医师应具备判断导航图像有无漂移的能力。具体做法是当怀疑存在图像漂移时，选择明显解剖标志点，如对棘突顶点、关节突关节或横突根部进行验证，若导航准确则可继续使用；如果是不可纠正的漂移，则需要重新扫描定位。常见的图像漂移原因包括以下几点。

1. 手术对象相对患者示踪器出现相对位移

（1）对活动度较大的部位（如颈椎等）施行手术时，若手术医师用力过大或过度牵拉软组织，会造成骨性结构间较大的相对位移，因此术中操作需轻柔，工具每前进适当距离就应完全松开导航工具及牵拉器械，验证工具位置是否准确。

（2）减压或截骨操作会破坏脊柱本身的稳定性，造成解剖结构间相对位移，如果术中情况允许，建议先行临时固定避免图像漂移。若仍不确定准确程度，可选择解剖标志点进行验证。

（3）长节段固定时，进行远端椎体操作会造成解剖结构间相对位移，建议术中操作应由远离患者示踪器位置向靠近患者示踪器位置进行。

(4) 因麻醉原因造成患者术中苏醒将可能造成解剖结构空间位置改变，需待患者再次麻醉安静后再选择解剖标志点对导航系统精度进行验证。

2. 患者示踪器出现松动移位　患者示踪器需要保持与患者解剖结构的牢固固定，如果术中工具或手术医师本身不慎移动或碰触示踪器，或者在微创手术中皮肤牵拉造成示踪器松动移位，可能导致导航精度下降或导航操作失败，这是最常见的导致导航不准的原因。此种情况应重新进行导航注册操作。

3. 通用示踪器出现松动移位　一些导航系统允许将通用示踪器连接在其他工具，如磨钻、套筒上，通过注册使导航系统能够识别这些工具。通用示踪器连接的手术器械必须是刚体，若手术器械出现形变，将会导致导航不准确。同时，如果在操作中通用示踪器同工具连接不牢固，出现松动移位，将导致导航图像漂移。因此，在使用连接通用示踪器的工具前，需认真检查示踪器连接是否紧密、示踪器位置是否妨碍手术操作。手术操作期间应注意避免触碰通用示踪器，一旦触碰需及时检查是否松动，并选择解剖标志点对导航精确性进行验证。

(五) 术前和术中体位不一致

患者行CT导航时术前采集图像为仰卧位，若术中体位为俯卧位，则会因解剖结构位置关系变化而导致导航不准确。因此，在术中操作时建议尽可能单椎体注册，以保证导航精确性。

(六) 导航光线问题导致的失准

导航操作必须保持红外线有良好发射、反射和接收。如果出现角度、距离超出良好接收范围、其他光线干扰以及相对位置变动过大，则均有可能造成导航失准。建议调整位置传感器，使手术野位于其探测范围中央；避免强光照射导航工具及位置传感器；若发现导航工具红外线发生器或反射球被血渍污染，则应及时清除。

(七) 导航系统硬件或软件故障

导航系统出现故障，需首先联系专业工程师，并在工程师指导下进行初步排查。若故障无法解决，需停止使用导航设备，转为传统手术方式。常见故障原因：① 图像无法传输，检查数据线连接是否牢固。② C型臂X线机扫描失败，检查C型臂X线机初始和结束位置是否均可被位置传感器探测。③ 系统拒绝再次扫描，检查C型臂X线机主机内存是否已满。精准医疗是医疗领域的未来发展趋势。计算机导航辅助脊柱外科手术是精准医疗的重要组成部分。本指南的编写与发布将有利于此技术的推广普及。随着脊柱外科手术智能化的发展，导航技术未来的重要发展方向是将导航技术与手术机器人技术相结合。鉴于该领域发展迅速，建议今后每两年组织专家更新证据来源，依据最新证据对本指南进行修订。

参与制定人员名单(以姓氏汉语拼音排序)

池永龙，陈忠强，高忠礼，郭华，侯树勋，胡永成，姜保国，姜建元，李明，李宜照，林建华，刘波，刘亚军，刘忠军，刘文勇，张庆，罗卓荆，马迅，梅伟，邱贵兴，曲铁兵，沈慧勇，宋跃明，孙天胜，田伟，汪光晔，翁习生，王欢，王自立，夏群，杨惠林，杨军林，杨茂清，严世贵，俞兴，张树栋，张英泽，赵建武，周东生，周跃

一、指南制定委员会成员组成

指南制定委员会的组长由中华医学会骨科学分会主任委员田伟教授担任，主要负责指南的总体设计、制定方案、工作分配和组织协调等工作。指南制定工作组成员由中华医学会骨科学分会指派，强调多学科合作的原则，成员主要包括脊柱外科临床专家、生物医学工程学专家、统计学专家、流行病学专家以及文献检索专家等，并经伦理学专家和法律学专家审阅。指南制定工作组会定期召开会议，就指南制定

流程和方法学进行交流与培训。工作组成员通过电子邮件和电话等联系方式进行相关问题的讨论与交流。为指导和督查相关制定工作，成立了指南制定专家组，成员包括全国31个省、市、自治区60家不同等级医疗机构的骨科专家和专业人员及中华人民共和国国家卫生和计划生育委员会、中国国家标准化管理委员会和北京市科学技术委员会相关人员等。指南制定专家组定期召开研讨会，内容包括确定指南涵盖的主题、构建临床问题和最终表决推荐意见的形成，并邀请中华人民共和国卫生和计划生育委员会、中国国家标准化管理委员会以及北京市科学技术委员会相关人员进行指导。

二、文献检索和数据整合

针对计算机导航辅助脊柱外科手术相关的临床问题，指南制定工作组均会安排两组成员单独进行文献检索，检索策略的制定须有文献检索专家的参与。若两组成员检索的最终文献存在分歧，通过小组讨论会议的形式解决。文献发表的时间要求在1995年1月1日至2015年12月31日。首先检索最近3年发表的高质量系统评价，若有相关文献可直接使用其结果。若无新近发表或系统评价质量较差时，则需制定或更新系统评价，包括原始文献的检索、评价和整合(meta分析)。检索的原始文献类型必须是临床随机对照试验，Jadad评分不能低于3分。检索的英文文献数据库需包括Medline、Embase、Pubmed、Cochrane library、SienceDirect、ProQuest、ESBSCO、Springer。中文文献数据库需包括中国期刊全文专题数据库(CNKI)、中国生物医学文献数据库(CBMDISC)、万方数据库和中文科技期刊数据库(VIP)。指南数据库需包括Agency for Healthcare Research and Quality(AHRQ)、National Institute for Health and Clinical Excellence(NICE)、Scottish Intercollegiate Guidelines Network(SIGN)、北京大学医学部公共卫生学院循证指南评价中心。检索完成后需通过手工筛选，提取重要数据，制定文献摘录表。文献摘录表需包括文献特征、研究类型及质量评价、研究对象治疗情况、疗效评价、安全性评价。

(摘编自《中华骨科杂志》2016年7月第36卷第13期817～825页)

(梁　磊　王建喜　田　野)

参考文献

[1] Amiot L P, Labelle H, DeGuise J A, et al. Computer-assisted pedicle screw fixation. A feasibility study [J]. Spine (Phila Pa 1976), 1995, 20(10): 1208–1212.

[2] Tian N F, Xu H Z. Image-guided pedicle screw insertion accuracy: a meta-analysis [J]. Int Orthop, 2009, 33(4): 895–903.

[3] Verma R, Krishan S, Haendlmayer K, et al. Functional outcome of computer-assisted spinal pedicle screw placement: a systematic review and meta-analysis of 23 studies including 5, 992 pediclescrews [J]. Eur Spine J, 2010, 19(3): 370–375.

[4] Tian W, Liu Y, Zheng S, et al. Accuracy of lower cervical pediclescrew placement with assistance of distinct navigation systems: a human cadaveric study [J]. Eur Spine J, 2013, 22(1): 148–155.

[5] Tian N F, Huang Q S, Zhou P, et al. Pedicle screw insertion accuracy with different assisted methods: a systematic review and meta-analysis of comparative studies [J]. Eur Spine J, 2011, 20(6): 846–859.

[6] Shin B J, James A R, Njoku I U, et al. Pedicle screw navigation: a systematic review and meta-analysis of perforation risk for computer-navigated versus freehand insertion [J]. J Neurosurg Spine, 2012, 17(2): 113–122.

[7] Gelalis I D, Paschos N K, Pakos E E, et al. Accuracy of pediclescrew placement: a systematic review of prospective in vivo studies comparing free hand, fluoroscopy guidance and navigation techniques [J]. Eur Spine J, 2012, 21(2): 247–255.

[8] Helm P A, Teichman R, Hartmann S L, et al. Spinal navigation and imaging: history, trends, and future [J]. IEEE Trans Med Imaging, 2015, 34(8): 1738–1746.

[9] Gebhard F T, Kraus M D, Schneider E, et al. Does computer-assisted spine surgery reduce intraoperative radiation doses? [J]. Spine(Phila Pa 1976), 2006, 31(17): 2024–2027.

[10] Kraus M D, Krischak G, Keppler P, et al. Can computer-assistedsurgery reduce the effective dose for spinal fusion and sacroiliacscrew insertion? [J]. Clin Orthop Relat Res, 2010, 468(9): 2419–2429.

[11] Bandela J R, Jacob R P, Arreola M, et al. Use of CT-based intraoperative spinal navigation: management of radiation exposure to operator, staff, and patients [J]. World Neurosurg, 2013, 79(2): 390–394.
[12] Smith H E, Welsch M D, Sasso R C, et al. Comparison of radiation exposure in lumbar pedicle screw placement with fluoroscopy vs computer-assisted image guidance with intraoperative three-dimensional imaging [J]. J Spinal Cord Med, 2008, 31(5): 532–537.
[13] Kim C W, Lee Y P, Taylor W, et al. Use of navigation-assisted fluoroscopy to decrease radiation exposure during minimally invasive spine surgery [J]. Spine J, 2008, 8(4): 584–590.
[14] Wu J, Mao J B, Kong X Y, et al. Contrast analysis of the radiation between navigation and fluoroscopy in the operating room [J]. Journal of Medical Imaging, 2013, 23(10): 1631–1634.
[15] Villard J, Ryang Y M, Demetriades A K, et al. Radiation exposure to the surgeon and the patient during posterior lumbar spinal instrumentation: a prospective randomized comparison of navigated versus non-navigated freehand techniques [J]. Spine (Phila Pa 1976), 2014, 39(13): 1004–1009.
[16] Yu E, Khan S N. Does less invasive spine surgery result in increased radiation exposure? A systematic review [J]. Clin Orthop Relat Res, 2014, 472(6): 1738–1748.
[17] Klingler J H, Sircar R, Scheiwe C, et al. Comparative study of C-arms for intraoperative 3-dimensional imaging and navigation inminimally invasive spine surgery part II-radiation exposure [J]. J Spinal Disord Tech, 2017, 30(6): E669–676.
[18] Spetzger U, Von Schilling A, Winkler G, et al. The past, present and future of minimally invasive spine surgery: a review and speculative outlook [J]. Minim Invasive Ther Allied Technol, 2013, 22(4): 227–241.
[19] Liu Y J, Tian W, Jin P H, et al. Navigation-assisted minimally invasive transforaminal lumbar interbody fusion versus traditional fluoroscopy-assisted open transforaminal lumbar interbody fusion for adult lumbar spondylolisthesis — a randomized controlled trial [J]. Chin J Orthop Trauma, 2014, 16(3): 194–198.
[20] Lang Z, Tian W, Liu Y, et al. Minimally invasive pedicle screw fixation using intraoperative 3-dimensional fluoroscopy-based navigation (CAMISS technique) for hangman fracture [J]. Spine (Phila Pa1976), 2016, 41(1): 39–45.
[21] Tian W, Xu Y F, Liu B, et al. Computer-assisted minimally invasive transforaminal lumbar interbody fusion may be better than open surgery for treating degenerative lumbar disease [J]. J Spinal Disord Tech, 2017, 30(6): 237–242.
[22] Tian W, Han X, He D, et al. The comparison of computer assisted minimally invasive spine surgery and traditional open treatment for thoracolumbar fractures [J]. Chin J Surg, 2011, 49(12): 1061–1066.
[23] Tian W. CAMISS — the trend of treatment spine injury [J]. Chin J Orthop Trauma, 2012, 14(3): 185–187.
[24] Li Q, Tian W, Liu B, et al. Percutaneous pedicle screw fixation in thoracic-lumbar fracture using mini-invasive pedicle screw system guided by navigation [J]. Natl Med J China, 2007, 87(19): 1339–1341.
[25] Yu X, Xu L, Bi L Y, et al. Application of spinal navigation with the intra-operative 3D-imaging modality in pedicle screw fixation for congenital spinal deformity or spinal revision [J]. Chinese Journal of Spine and Spinal Cord, 2008, 18(7): 522–525.
[26] Zou D, Zhang K, Ren Y, et al. Three-dimensional image navigation system-assisted anterior cervical screw fixation for treatment of acute odontoid fracture [J]. Int J Clin Exp Med, 2014, 7(11): 4332–4336.
[27] Tian W, Weng C, Liu B, et al. Posterior fixation and fusion of unstable Hangman's fracture by using intraoperative three-dimensional fluoroscopy-based navigation [J]. Eur Spine J, 2012, 21(5): 863–871.
[28] Lang Z, Tian W, Yuan Q, et al. Percutaneous minimally invasive pedicle screw fixation for cervical fracture using intraoperative three-dimensional fluoroscopy-based navigation [J]. Chin J Surg, 2015, 53(10): 752–756.
[29] Hott J S, Papadopoulos S M, Theodore N, et al. Intraoperative Iso-C C-arm navigation in cervical spinal surgery: review of the first 52 cases [J]. Spine (Phila Pa 1976), 2004, 29(24): 2856–2860.
[30] Lee H Y, Lee S H, Son H K, et al. Comparison of multilevel oblique corpectomy with and without image guided navigation for multi-segmental cervical spondylotic myelopathy [J]. Comput Aided Surg, 2011, 16(1): 32–37.
[31] Yuan Q, Zheng S, Tian W. Computer-assisted minimally invasive spine surgery for resection of ossification of the ligamentum flavum in the thoracic spine [J]. Chin Med J (Engl), 2014, 127(11): 2043–2047.
[32] Nakashima H, Sato K, Ando T, et al. Comparison of the percutaneous screw placement precision of isocentric C-arm 3-dimensional fluoroscopy-navigated pedicle screw implantation and conventional fluoroscopy method with minimally invasive surgery [J]. J Spinal Disord Tech, 2009, 22(7): 468–472.
[33] Luo W, Zhang F, Liu T, et al. Minimally invasive transforaminal lumbar interbody fusion aided with computer-assisted spinal navigation system combined with electromyography monitoring [J].Chin Med J (Engl), 2012, 125(22): 3947–3951.
[34] Guppy K H, Chakrabarti I, Banerjee A. The use of intraoperativenavigation for complex upper cervical spine surgery [J]. Neurosurg Focus, 2014, 36(3): E5.

[35] Tian W, Han X G, Liu B, et al. Posterior reduction and monosegmental fusion with intraoperative three — dimensional navigation system in the treatment of high-grade developmental spondylolisthesis [J]. Chin Med J (Engl), 2015, 128(7): 865–870.
[36] Ughwanogho E, Patel N M, Baldwin K D, et al. Computed tomography-guided navigation of thoracic pedicle screws for adolescentidiopathic scoliosis results in more accurate placement and lessscrew removal [J]. Spine (Phila Pa 1976), 2012, 37(8): E473–478.
[37] Ruf M, Wagner R, Merk H, et al. Preoperative planning and computer assisted surgery in ankylosing spondylitis [J]. Z Orthop Ihre Grenzgeb, 2006, 144(1): 52–57.
[38] Kalfas I H. Image-guided spinal navigation: application to spinal metastases [J]. Neurosurg Focus, 2001, 11(6): e5.
[39] Arand M, Hartwig E, Kinzl L, et al. Spinal navigation in tumorsurgery of the thoracic spine: first clinical results [J]. Clin Orthop Relat Res, 2002(399): 211–218.
[40] Moses Z B, Mayer R R, Strickland B A, et al. Neuronavigation inminimally invasive spine surgery [J]. Neurosurg Focus, 2013, 35(2): E12.
[41] Ryang Y M, Villard J, Obermuller T, et al. Learning curve of 3D fluoroscopy image-guided pedicle screw placement in the thoraco-lumbar spine [J]. Spine J, 2015, 15(3): 467–746.
[42] Wood M J, McMillen J. The surgical learning curve and accuracy of minimally invasive lumbar pedicle screw placement using CTbased computer-assisted navigation plus continuous electromyography monitoring — a retrospective review of 627 screws in 150 patients [J]. Int J Spine Surg, 2014, 1: 8.
[43] Bai Y S, Zhang Y, Chen Z Q, et al. Learning curve of computer-assisted navigation system in spine surgery [J]. Chin Med J (Engl), 2010, 123(21): 2989–2994.
[44] Liu Y J, Tian W, Liu B, et al. Accuracy of CT-based navitation of pedicle screws implantation in the cervical spine compared with X-ray fluoroscopy technique [J]. Chin J Surg, 2005, 43(20): 1328–1330.
[45] Laine T, Lund T, Ylikoski M, et al. Accuracy of pedicle screw insertion with and without computer assistance: a randomised controlled clinical study in 100 consecutive patients [J]. Eur Spine J, 2000, 9(3): 235–240.
[46] Tian W, Liu Y J, Liu B, et al. Experimental study and clinical applications of computer assisted navigation technique in spinal surgery [J]. Chin J Orthop, 2006, 26(10): 671–675.
[47] Holly L T, Foley K T. Intraoperative spinal navigation [J]. Spine (Phila Pa 1976), 2003, 28(15 Suppl): S54–61.
[48] Mendelsohn D, Strelzow J, Dea N, et al. Patient and surgeon radiation exposure during spinal instrumentation using intraoperative computed tomography-based navigation. [J]. Spine J, 2016, 16(3): 343–354.
[49] Rajasekaran S, Vidyadhara S, Ramesh P, et al. Randomized clinical study to compare the accuracy of navigated and non-navigated thoracic pedicle screws in deformity correction surgeries [J]. Spine(Phila Pa 1976), 2007, 32(2): E56–64.
[50] Härtl R, Lam K S, Wang J, et al. Worldwide survey on the use of navigation in spine surgery [J]. World Neurosurg, 2013, 79(1): 162–172.
[51] Langoltz F, Nolte L P. Computer-assisted surgery [M]//Aebi M, Arlet V, Webb J K, eds. AO Spine Manual, Principles and Techniques. New York: Thieme, 2007: 571–587.

第五章
脊柱外科手术机器人系统

医疗机器人是集医学、生物力学、机械学、机械力学、材料学、计算机图形学、计算机视觉、数学分析、机器人等诸多学科为一体的新型学科交叉型高科技产品。部分外科手术机器人的临床使用，技术已经十分成熟，但是脊柱外科手术机器人目前临床使用仍然处于启蒙阶段。本章共分为三节，从外科手术机器人的设计与发展，骨科手术机器人系统的应用现状，脊柱外科手术机器人的发展史、现况、临床应用前景三个方面，进行了全面详细的记录和介绍，反映了数字化手术机器人的设计理念、技术原理，以及机器人技术在临床外科的应用与研究方面的最新学术成果。

本章节着重对脊柱外科手术机器人的设计原理、发展现况、临床应用、临床前景等方面进行详细讲解，尤其对目前临床使用较成熟的SpineAssist脊柱外科机器人进行了全面讲解。在脊柱外科领域，机器人技术应用研究最多的是经椎弓根固定操作，目前通过FDA和CE认证且在市场上销售的只有SpineAssist系统，因其采用了更为安全可靠的导航及辅助手术方式，可以为脊柱融合术中的椎弓根螺钉置入提供精确的方向导引，用于椎弓根螺钉手术和经椎板关节突螺钉固定手术。虽然类似研究很多，但机器人系统研发、改型加上获取认证的高昂费用和困难，使得许多有兴趣公司望而却步。

在20余年的脊柱外科机器人发展时间里，我们看到：针对脊柱外科需求的专科机器人受到越来越多的关注；经椎弓根固定仍是研究的重点；椎弓根螺钉置入方面整体趋势是机器人辅助定位，医师执行手术操作。在技术方面，机器人系统能提在术前进行数据处理整合，详细了解脊柱整体发育和退变情况，预判手术难度和风险，制订最佳置钉角度和长度，进一步提高手术精度；同时能够有效减少术中X线暴露时间，降低医患辐射摄入量。

数字骨科学是一门新兴的前沿交叉学科，目前的研究成果及临床的初步应用已显示出其重要的临床价值与发展前景。希望通过本章节的学习，读者能够系统全面地了解外科机器人，尤其是脊柱外科手术机器人的发展，给大家提供一个新的理念和新的技术，促进我国脊柱外科手术机器人的进一步发展，给临床带来更好的帮助，体现个性化、微创化、精准化的现代医学理念。

第一节
外科手术机器人系统的设计与发展

医疗机器人是集医学、生物力学、机械学、机械力学、材料学、计算机图形学、计算机视觉、数学分析、机器人等诸多学科为一体的新型交叉高科技产品。在外科手术机器人方面，1992 年美国Integrated Surgical Systems 公司推出了ROBODOC™机器人系统。1994 年，美国Computer Motion公司研制成功AESOP™手术机器人。该系统能够模仿人手臂的功能。1996年初，该公司利用研制AESOP™系列机器人积累的在计算机和机器人方面的关键技术，推出了ZEUS™遥控操作机器人外科手术系统，用于微创手术。2000年1月9日，美国Intuitive Surgical 公司成功开发出Da Vinci™外科手术机器人系统，它是目前为数不多的商品化的实用产品之一。机械臂为外科手术机器人的工作形式，目前主要包括以下几种系统，AESOP、ZEUS、Da Vinci、AOBO等手术机器人系统。

一、达芬奇（Da Vinci）机器人微创外科手术系统

达芬奇（Da Vinci）机器人微创外科手术系统是目前世界范围应用广泛的一种智能化手术平台，适合普外科、泌尿外科、心血管外科、胸心外科、妇科、五官科等进行遥控微创手术。该系统可完成7个自由度的操作，有外科医师在远程工作站进行遥控，具有整合三维成像、触觉反馈和宽带远距离控制等功能。

这种外科手术系统的最大特点是：采用医师坐式姿态（远程）遥控机器人系统进行手术，这样的手术方式突破传统的手术方式，由“触觉外科”向“视觉外科”转变，标志着人类微创外科技术的革命性飞跃。其核心技术包括：① 高清手术视野（视觉）：具有6～10倍的三维高清手术视野，为医师提供清晰的结构和深度感觉空间。② 仿真机械手：其动作空间具有7个自由度，包括臂关节上下、前后、左右运动与机械手的左右、旋转、开合、末端关节弯曲共7种动作。其配置了各类型手术器械，可满足抓持、钳夹、缝合等各项手术操作要求。③ 直觉运动控制技术：是达芬奇机器人独有的计算机辅助控制技术。眼-手协调、手-机械手端实时同步，使得术者手指动作幅度自动缩小，操作更加稳定精细，并且手术医师的手部抖动信号会被自动过滤。

达芬奇机器人外科微创手术系统是21世纪微创外科技术、远程遥控手术技术的革命性标志，代表了当今世界最先进的外科医疗技术。自2007年，解放军总医院心血管外科运用达芬奇外科手术机器人成功实施不开胸心脏手术后，我国相继有多家医院应用达芬奇机器人，已进入世界前列。

二、宙斯(ZEUS)机器人手术系统

是由美籍华裔王友仑先生于1998年成功研发，进入中国市场的宙斯机器人手术系统包括：伊索(AESOP)声控内镜定位器、赫米斯(HERMES)声控中心、宙斯(ZEUS)机器人手术系统(左右机械臂、术者操作控制台、视讯控制台)、苏格拉底(SOCRATES)远程合作系统这几部分。宙斯机器人监控屏上手术画面能放大15～20倍，可模拟医师的手部动作，宙斯手术抓持手是仿照人类手腕设计的机械手，能够做抛掷、推动、紧握等动作，可以使医师从5～8 mm的小切口进入患者体内进行微创手术，这给许多患者带来很大福音。2001年，美、法两国医师实施了一次跨大西洋的机器人辅助远程胆囊切除手术。在我国，第一台宙斯机器人辅助胆囊切除术是在2004年由深圳市人民医院完成的。

三、伊索(AESOP)机器人手术辅助系统

伊索声控机器人手术辅助系统AESOP1000也是由王友仑先生研发，1996年11月第二代AESOP2000研发成功。目前，在中国各大医院仍在使用的多为第四代AESOP3000，主要由机械手掌、机械臂、机械躯体和电脑语音识别系统几部分组成。AESOP实际上只是一种具有语言识别能力的内镜定位器声控自动装置。医师在手术前把各种指令记录在一张声卡上，手术时只需将这张声卡插入AESOP机器人的控制盒内，手术医师就能用声音直接控制AESOP内镜的各种动作。如“move in(前进)”“move back(后退)”“move left(左移)”“move right(右移)”等，它能听懂几百条指令。

四、我国手术机器人的研究现状

我国在手术机器人的研制方面取得了一定的成果。国内最早的手术机器人尝试是从1997年开始的，由中国人民解放军海军总医院的神经外科专家田增民医师和北京航空航天大学机器人专家王田苗教授主导。该神经外科机器人采用PUMA 262被动式五关节机械臂，1998年进入国家863计划课题。最新一代名为Remebot，目前已投入临床使用。

由天津大学、南开大学和天津医科大学总医院联合研制的“妙手A”(McroHand A)是国内首次研制成功的具有自主知识产权的微创外科手术机器人，在机器人系统机械设计、主从控制、立体图像系统集成等关键技术上有了重要的突破：① 4自由度小型手术工具可适应微创手术需求，完成复杂的缝合打结运动操作。② 研制成功微创外科手术机器人三维立体视觉系统，替代了传统的平面成像系统，使手术视野立体清晰。③ 设计机器人系统与人体软组织变形仿真环境，实现主从操作虚拟力反馈与手术规划，使机器人的操作手臂有了力学反馈，医师操作有了触觉，提高了手术的精确程度。④ 采用多自由度传动技术，实现主从操作手本体轻量化设计；基于异构空间映射模型，实现主从遥控操作。北京航空航天大学与中国人民解放军海军总医院联合研发的手术机器人系统(computer and robotic assisted surgery, CARS)已完成研制和临床应用，并通过互联网顺利实现了远程操作。

2005开始由北京航空航天大学和北京积水潭医院合作研发的“天智航”机器人系统，为首款双平面骨科机器人。双平面骨科机器人主要适用于股骨颈空心钉内固定术、骨盆骶髂关节螺钉内固定术等骨科手术，解决传统手术中需要反复X线透视、定位困难和操作缺乏稳定性等问题。在针对骨盆骨折、长骨骨折等复杂部位骨折的螺钉固定术中，机器人可以在髓内钉插入长骨髓腔之后，辅助确定远端螺孔的位置和方向，进而提高手术精度。术中引入C型臂实时X线图像，再结合光电、电磁、机器人等不同的定位系统确定髓内钉远端孔的位置，有效降低术中辐射。2004年，利用该骨科机器人，在积水潭医院成功完成了我国第一台机器人辅助骨科手术——胫骨骨折髓内钉内固定手术。截至目前，全国共完成近2 000例骨科机器人手术临床应用。随后，研究者对这台机器人又进行了功能拓展升级研究，2015年8月12日，由北京积水潭医院院长田伟带领科研团队，将该款自主研发的骨科手术机器人首次用于临床，成功实施了一例寰枢椎经关节突螺钉内固定手术，其精确度达百分百。实现了基于术中实时三维影像的机器人精准定位，误差不到1 mm，性能指标达到国际领先水平。

2008年，第三军医大学与机器人学国家重点实验室(沈阳自动化所)合作，在Stäubli机器人系统的基础上进行改进，添加了握持气钻部位作为末端执行器，添加了医师控制主端和术野影像，从而构成了一套主从式遥操作机器人系统。该系统由医师在术中远程遥控机器人完成打孔操作，可避免操作过程中的X线损伤，应用于塑骨、牛骨、人脊骨的实验结果表明，该系统操作稳定，打孔精度满足临床需求。2010年7月，研制成功的第一代全遥控型脊柱微创手术机器人在第三军医大学重庆新桥医院诞生并投入临床试验研究。主要用于脊柱微创手术中CT引导下椎弓根螺钉的置入固定，并将逐步用于复杂的骨盆、髋臼骨折，骶骨骨折脱位，髓内钉远端固定和股骨、胫骨骨折螺钉固定等。该机器人主体机械臂形如人体手臂，能轻松到达脊柱椎体和骨骼相关部位的任何位置，根据手术需要安装骨钻、骨刀等手术器械，并带有摄像头和照明光源，实时传输手术界面至控制台。医师在控制台操作即可完成精确手术操作。

2015年，上海工程技术大学和上海交通大学报道其研制的一种新型的7自由度外科手术机器人(AOBO)，设计了每个关节的动力机构以及专用的手术器械。AOBO机械臂本体可以沿着丝杠上下运动，即产生了1个垂直方向的滑动自由度，被称为冗余自由度，利于末端手术器械达到更大的工作空间，肩关节机构、肘关节机构和腕关节机构各具有1个转动组件和摆动组件构成的2个旋转自由度，使得整个外科手术机器人具有7个自由度，因此可以在实际手术操作中更进一步地达到准确定位和精确操作；在肩关节机构处通过1个谐波减速器使得整体运动更加平稳，负载能力更大；大臂和小臂采用高强度低质量的碳纤维材质制造可以减少由于臂长给电机增加的负载，使得整个结构运作起来更加安全可靠。同时专用的AOBO手术镊子可以在空间中达到更大的工作范围，极大地方便了医师的操作及减少了机械臂本体关节之间的相互配合运动，真正做到运动范围大、动作灵活。

2016年5月24日，由包括成都大学在内的多家高校和单位参与系统研制的微创骨科机器人“天机”投入临床试用，为一例骨盆受伤的患者进行了治疗。这套“骨科机器人导航定位系统”拥有完全自主知识产权，是在国家863等项目和省部级课题支持下，突破了影像导航、手术机器人、远程遥操作等关键技术群而诞生的技术成果，目前多项功能仍在进一步完善和拓展中。

综合来看，国内的医疗机器人产品普遍进入了高校科研和临床试验向产业化过渡的重要时期，目前国内还有一些科研成果正在转化或将过渡到临床应用，如哈尔滨工业大学研制的微创外科手术机器人系统、沈阳自动化研究所研制的脊柱外科机器人系统等。虽然我国在手术机器人的研制方面取得了一定的成绩，但在适用范围和实用性方面还有许多问题需要解决，而这也是我国降低手术机器人使用成本的重要途径之一。

第二节
骨科手术机器人系统的应用现状

机器人在外科领域应用具有许多优点，如精确定位器械、操作稳定，在有毒环境或者医师不能甚至无法进行手术操作的特殊空间中也能够进行远程操控。因此，自20世纪80年代，许多学者致力于将高级机器人技术应用于辅助骨科手术的研究。Tayler等率先开发出早期的机器人系统——ROBODOC，随后通过Integrated Surgical系统将其商业化，并在1992年完成全髋关节置换术。随着现代触控技术发展，新一代触控机器人系统RIO由Mako公司开发并替代ROBODOC完成了全膝关节和半膝关节置换手术。正是由于触控技术，使得手术医师能够更加灵活地控制、操作RIO系统。

一、工作原理和基本概念

现代的骨科用机器人系统已经不再单纯使用机械臂进行工作，它们通常是在三维导航引导和触控技术下工作。在术前骨骼模型基础上，三维导航技术能够精确指导机器人切割骨骼。与图像导航技术相比，触控导航更具有主动性，与手术医师的互动更好，进而指导手术操作，并能在紧急情况下纠正手术、保护患者。典型的现代骨科机器人系统包括机器人操作台、视觉跟踪系统、机器人控制系统和远程控制系统。

骨科机器人手术系统应包括以下几个方面：

(1) 数据采集：图像对于手术器械导航具有重要意义。图像在病理识别、手术器械位置显示、手术器械路径规划及修正等方面是不可或缺的。无论术前CT/MR图像，还是术中X线图像，至少应获取其中之一作为引导手术机器人操作的参考指标。

(2) 精确的手术器械跟踪：手术器械的精确定位和测量完全依赖于手术器械的跟踪。只有以精确的手术器械跟踪作为基础，拥有专业的机器人配套器械，才能完成手术导航系统对于手术机器人的引导。

(3) 空间标定和坐标系转换：对于导航手术机器人，其手术环境至少包含机器人坐标系、患者坐标系和图像坐标系，这些坐标系之间的转换精度对于手术机器人完成手术的效果有着较大的影响。任何坐标系转化误差都会被累计，最终导致较大的手术误差，甚至手术失败。由于骨组织并非透明组织，也就是说，内镜系统无法完全观测骨组织内部结构。如此，使用内镜系统进行导航对于骨科手术不具备明显的意义，并且电磁定位的缺点在于定位易受到金属材料的影响，从而降低跟踪和导航的精度。所以，光学定位以其高精度和使用方便等特点成为骨科手术机器人导航系统空间定位设备的主要发展方向。

二、骨科手术机器人的导航方式

骨组织及其特性决定了内镜和电磁定位的导航方式并不适合骨科手术机器人。目前应用的骨科手术机器人导航方式都需要使用外部的标志点或者具有光学性质的标志点进行手术图像和手术空间的标定。按照在术中是否对手术器械进行主动的跟踪定位来区分，目前广泛应用于骨科手术机器人的导航可分为主动和被动两类。

（一）基于被动导航系统的手术机器人

被动的导航系统在初始的空间标定后，手术过程中不再进行器械与骨结构的相对定位测量，只是作为一种术中提供信息的系统，不会影响医师在术中的操作。这种方式相对便于实现，技术成熟度高。被动导航的关键是如何在手术开始时通过标定等方式，建立术前规划与患者的实际体位的对应关系。英国Imperial College研究开发的ACROBOT半自主机器人系统，采用与ROBODOC相似的导航技术，在术前CT图像上进行规划，并需要将用于固定基准点的夹钳连接在股骨和胫骨上，实现坐标系配准，主要用于全膝关节置换和微创膝关节单髁置换术。与ROBODOC的不同在于，手术过程中，由医师通过力反馈操纵杆控制手术机器人，根据术前规划和术中器械定位，完成手术。

目前唯一在脊柱手术临床应用的商业化手术机器人系统SPINEASSIST采用了更为安全可靠的导航及辅助手术方式，可以为脊柱融合术中的椎弓根螺钉人工置入过程提供精确的方向导引，用于椎弓根螺钉手术和经椎板关节突螺钉固定手术。SPINEASSIST系统是在以色列Technion开发的MARS系统基础上由Mazor医疗技术公司研发并推出。SPINEASSIST系统中利用脊柱棘突钳或Hover-T架将一微型并联机器人固定在患者脊柱上后，用C型臂采集术中患者的正、侧位图像，传输到工作站系统完成全自动图像配准，并在术中透视图像上集成显示术前规划。同时，控制机器人到达规划位姿，建立精确的器械导引通道。其后的手术过程中机器人完全锁定，无法运动，手术操作完全由医师操作手术器械在导引通道下完成。

（二）基于主动导航系统的手术机器人

基于主动的光学定位跟踪的手术导航系统，用于辅助医师完成某些复杂的需要精确定位的手术，如微创神经手术、微创骨科手术等。尽管目前通用、西门子、飞利浦、美敦力等大型医疗器械公司均已推出自己的手术导航系统，但在临床中均未得到广泛推广，人工操作烦琐且影响精度是主要的问题。因此，将光学定位导航技术与机器人技术相结合，成为一种趋势。

基于主动导航的骨科手术机器人系统，要求使用某类医学图像进行手术规划和手术机器人定位。因此，可以根据骨科常用的医学图像将基于光学的手术导航系统进一步划分为二维图像导航和三维图像导航。CASPER手术机器人系统是较早在三维CT图像上进行导航的系统。其手术的过程包括定位钉的置入、术前扫描、路径规划、软组织固定以及机器人实施手术。CASPER使用红外相机对标志点进行实时位置跟踪，若手术过程中标志点发生偏移，手术机器人启动急停装置终止手术，这对于提高手术机器人的安全性有重要意义。经临床试用验证，认为CASPAR相对于传统人工手术技术和计算机辅助手术设备有明显的优势。

美国Mako公司开发的RIO手术系统用于微创髋膝关节假体置换，可以使用患者个性化的数据，在术前应用三维图像技术，精确设计假体的大小、形状、位置和力线，提前设计并限定截骨范围，并在导航系统引导下精确植入假体，从而更好地恢复髋、膝关节的自然运动。

近年来，O型臂技术逐渐成熟，并推出临床设备。由于O型臂可以在手术过程中实时建立患者的三维模型，因此与光学跟踪定位系统集成应用，可大大简化常规导航系统的配准、注册等环节，提高导航系统的实用性，为基于三维图像的机器人光学导航提供新途径。表5-2-1为常用骨科手术机器人导航技术分析。

表5-2-1　常用骨科手术机器人导航技术分析

机　器　人	主从式系统	自动系统	三维图像	二维图像	术前、术中图像	主动导航	被动导航	力感知系统
ROBODOC		★	★				★	
BRIGIT	★						★	★
PINTRACE				★			★	
ACROBOT	★		★				★	★
SPINEASSIST			★	★	★		★	
十字韧带重建手术机器人	★		★	★	★	★		
双平面手术机器人				★			★	
CASPER		★	★			★		
RIO		★	★			★		
基于O型臂的光学导航手术系统	★		★		★	★		

但传统的图像引导骨科机器人手术存在一些缺陷，例如需要在骨骼中置入定位螺钉，可能带来额外创伤及潜在并发症，手术中坐标定位器的移动或者晃动，直接影响导航的精确性，产生导航误差。近期，许多学者致力于提高机器人导航手术的精确性。一些学者在末端执行器上增加超声探头，收集超声图像，通过采集这些图像与机械臂记录的空间位置，利用注册后途径，通过特殊的骨性标志，自动计算出机器人工具框架与CT图像间的变形位移。还有学者报道高精度激光扫描器，并将其添加至机械臂上获得骨骼的三维图像，然后将其注册至骨骼图像中，从而计算机器人与图像框架之间的变形位移。

（三）触控引导骨科机器人手术

触控技术起源于感知技术。触控仪器能够与视觉环境整合进而产生跳跃、缓冲、滞后等物理效果。MakoSurgical首先研发触控导航技术辅助骨科手术。它们研发的RIO系统在2008年获得FDA批准用于辅助骨科手术。触控导航技术形成“虚拟固件”(virtual fixture)进而将骨骼模型表面化、引导切割骨骼、表面抛光的过程非常重要。该技术通过形成坚固的侧壁防止医师过度切割骨骼。这些机械臂具有一些特点，如末端执行器重量轻、可逆传动并可使传动扭矩直接传递到末端执行器。

尽管获得广泛应用，即使是商品化的触控导航手术仍然存在一些缺陷。由于技术原理不同，在机器人的末端执行器上难以获得等体积的触觉感知。这意味着即使是在自由空间中，医师在切割骨骼时也会感受到不同的抵抗力。另一个缺点是末端执行器无法提供高刚性的触觉。其物理学原因在于：高刚性的互动意味着，末端执行器在非常短的距离内，需要施加极大的作用力才能开始工作。当末端执行器高速运动时，应力控制器需要获得更快的反馈信息以获得所需的刚性。而许多应力控制器却无法提供，因为这将导致系统不稳定。目前，这仍是一个尚未解决的技术难题。

但是，随着未来医学机器人和医学成像技术进一步发展和结合，具备图像引导等导航功能的骨科手术机器人必然会成为微创骨科的发展方向和趋势。导航系统的稳定性和安全性将成为手术机器人发展的重中之重。

第三节
脊柱外科手术机器人的前景展望

在骨科疾病中，脊柱疾病与创伤是常见病症。我国罹患脊柱相关疾病的人数超过1亿人，每年新增1 000多万人，需要外科手术治疗人数占患者总人数的60%～70%。由于椎弓根的特殊解剖结构使其具有控制脊柱运动并将力传递到前部椎体的功能，通过两侧椎弓根进入椎体的螺钉，不但可以获得骨组织的牢固融合，并且可以有效控制整个椎体，具有三维固定和矫形的功能，因此，经椎弓根进行脊柱固定或椎体成形等手术方式广泛应用于临床。但椎弓根四周均毗邻重要的神经、血管，一旦操作失误，将导致如椎动脉、神经根、脊髓神经和内脏等人体重要组织结构的灾难性损伤。所以，要求手术操作必须具备极高精确性、安全性和可靠性。除此之外，这种操作还面临着如椎弓根骨折、术野显露困难、医护人员和患者术中X线暴露时间较长等问题。

与医师徒手操作相比，机器人具有更高的几何运动精度、稳定性和可重复性以及不疲劳、抗辐射与抗感染等优点，不仅能精确、安全完成手术操作，而且能反复透视X线，辅助医师较好地完成手术操作。

一、椎弓根螺钉内固定术应用系统

（一）在工业机械臂基础上改型的手术机器人

1. PUMA260　最早的脊柱外科机器人系统由1992年法国的Sautot等研制，通过对一种工业机器人PUMA260进行改装，在其机械臂末端执行器（end-effector）部位安装一个把持激光引导器的装置，通过激光指引医师在椎体打孔。术前，医师在CT影像基础上设计出打孔通道；术中，通过X线影像进行机器校准和影像注册。此系统在椎体塑料模型上进行了测试，测试中使用了两个CCD照相机代替术中X线影像设备，结果显示该系统精度在亚毫米级别，满足临床需求。

2. Stäubli　2008年，第三军医大学与机器人学国家重点实验室（沈阳自动化所）合作，在Stäubli机器人系统的基础上进行改进，添加了握持气钻部位作为末端执行器，添加了医师控制主端和术野影像，从而构成了一套主从式遥操作机器人系统（图5-3-1）。该系统由医师在术中远程遥控机器人完成打孔操作，可避免操作过程中的X线损伤，塑骨、牛骨、人脊骨实验结果表明，该系统操作稳定，打孔精度满足临床需求。2010年7月，该机器人第一代全遥控型脊柱微创手术机器人在第三军医大学重庆新桥医院诞生并投入临床试验研究，目前仍处于试验研究阶段。

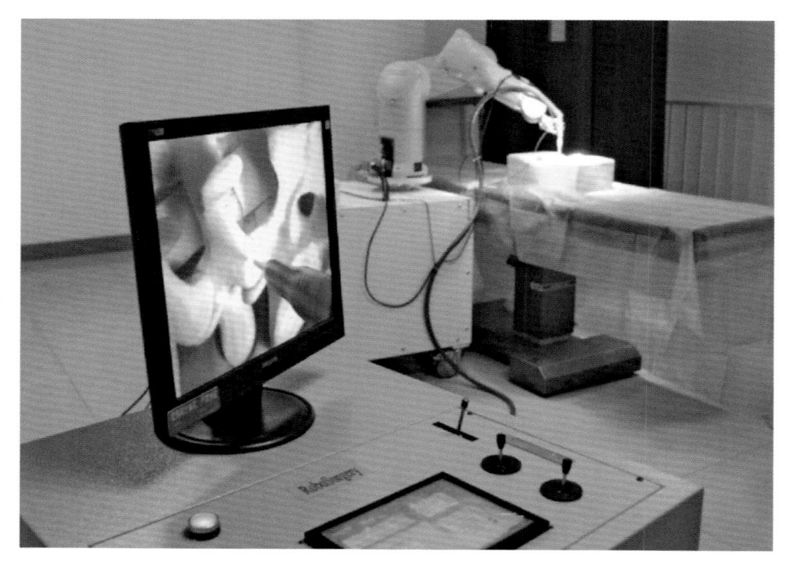

图5-3-1　微创脊柱手术机器人系统原理样机

（二）应用光电导航的机器人系统

1. SPINEBOT、SPINEBOT v2和CoRA系统　2005年，汉阳大学的研究团队展示了能自主钻孔的SPINEBOT系统（图5-3-2），该系统除了机器人之外，还采用了独特的内部规划软件和基于球面反射标志物的视觉定位跟踪系统。规划软件HexaView，允许医师使用患者的CT或MR信息从6个不同视角规划螺钉的置入方案。视觉定位跟踪系统被NDI（Waterloo，Ontario，Canada）商品化，在原嵌入式编码器的基础上为了便于机器人的冗余定位控制，添加了频率为30 Hz的反馈。机器人系统包括笛卡尔定位器、平衡环和一个工具把持装置，共有7个自由度。该机器人在定位后提供两种操作方式：保持原位辅助医师打孔与自主打孔。此外，该系统还包括一个基于视觉反馈的运动纠正系统，用以纠正由患者呼吸引起的偏离运动。据称，呼吸运动引起的偏离振幅约3 mm。相关实验表明，运动纠正系统能以 ±0.15 mm范围跟踪目标，视觉定位跟踪系统误差为0.35 mm，机器人自主操作精度比辅助医师操作略高，但两种情况偏差均在1 ～ 2 mm范围内。

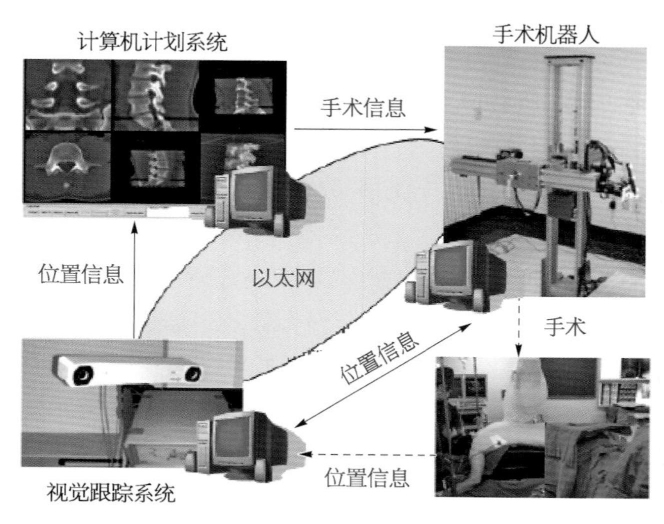

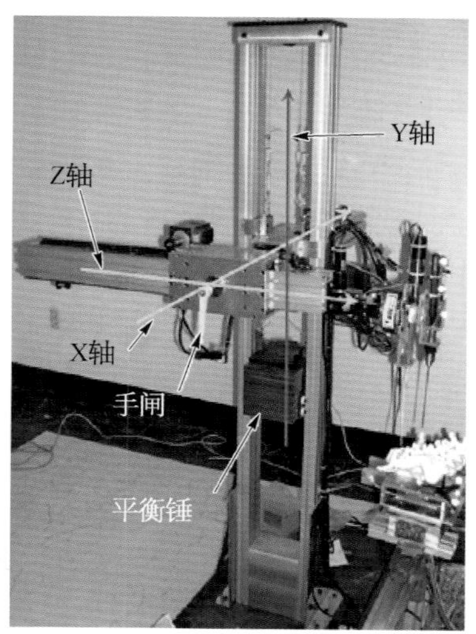

图5-3-2　VectorBot/Kinemedic 系统

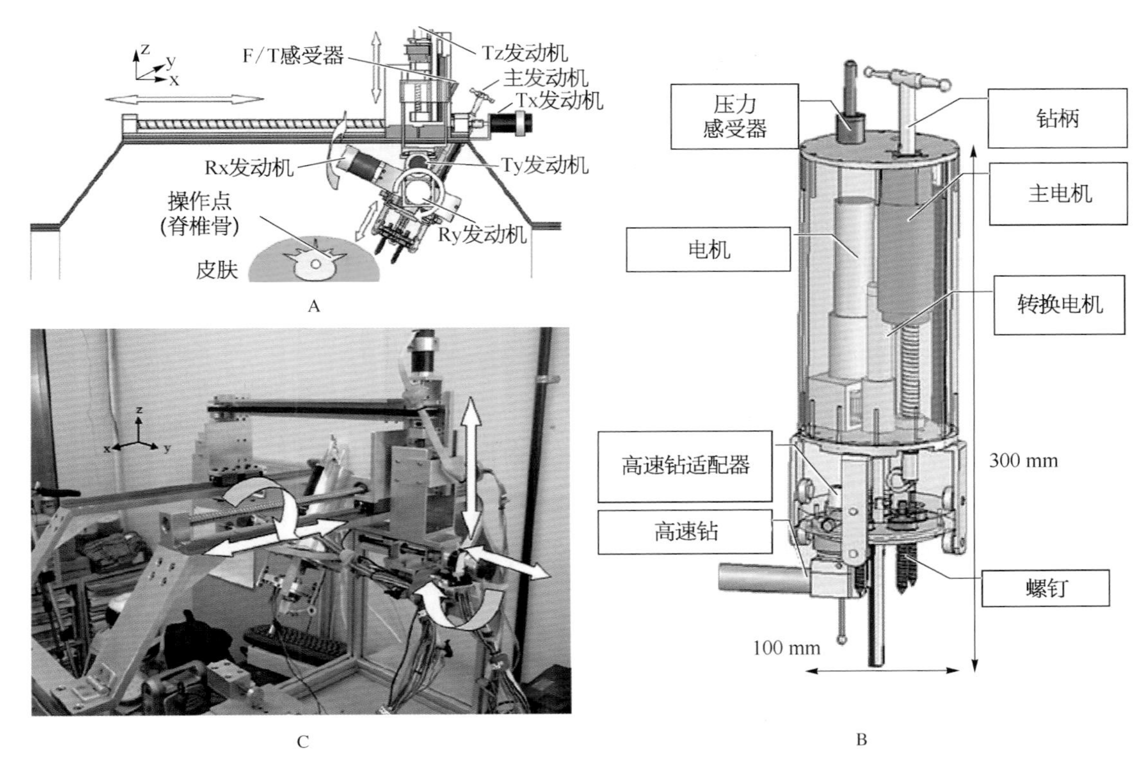

图5-3-3　CoRA系统

A. 系统整体组成。B. 系统结构说明。C. 末端执行器

2009年，浦项理工大学的研究团队使用SPINEBOT的规划与跟踪系统，结合一种能自动钻孔和螺钉置入的机器人系统，研制了合作机器人辅助系统（cooperative robotic assistant, CoRA）（图5-3-3）。为了能承受更大的反作用力，该系统框架更为粗犷，这样也阻碍了医师接近患者。除了机器人自主操作模式之外，该系统还提供了具有真实触觉反馈能力的远程操作模式。由于采用了和SPINEBOT相同的规划与跟踪系统，研究者希望能得到与SPINEBOT打孔精度相近的螺钉置入精度。但相关实验仅验证了相关概念，并没能对系统精度等进行定量分析，而且目前为止也未见模型或尸体实验报道。

2010年，完全重新设计的SPINEBOT系统（SPINEBOT v2）（图5-3-4）被用于尸体研究，该系统使用了更少自由度的机械臂并去除了自主钻孔功能。这个新的机器人只有5个自由度，1个柱状关节和4个旋转关节，系统末端使用握持装置替代了之前的末端执行器。规划软件也进行了重新设计，跟踪系统被特制的双平面透视仪器所取代。该仪器类似于G型臂机，但为保持系统的稳定性，将形状改为圆形，以透视影像测量患者和手术工具的位置关系，并使用了传统的2D-3D匹配算法。实验室评估该系统的定位偏差情况为1.38 ± 0.21 mm。尸体实验则针对2具尸体14个椎体打入28枚螺钉，其中，26枚定位精确，没有突入椎管的情况，轴向和侧方平均角度偏差分别为2.45° ± 2.56°和0.71° ± 1.21°。

2. RIME系统　2005年，Boschetti等提出了一个医疗环境机器人项目（Robot In Medical Environment, RIME）（图5-3-5）来完成经椎弓根螺钉固定操作。该环境由触觉反馈控制主端、从端机器人、视觉跟踪系统和主控单元构成。医师通过远程机器人设备实施钻孔操作，过程中由触觉反馈引导：当椎体移动时，视觉跟踪设备测量椎体位姿，产生一个力并再现到医师把持的触觉反馈主端，这样医师便可以对手术工具的位姿进行调整，而从端机器人系统也会相应调整，从而完成远程操作。在2007年，Rosati等在相距35 km的两座城市进行了系统触觉反馈灵活性以及从端机器人系统控制测试，但并没有尸体或动物实验的结果报道。

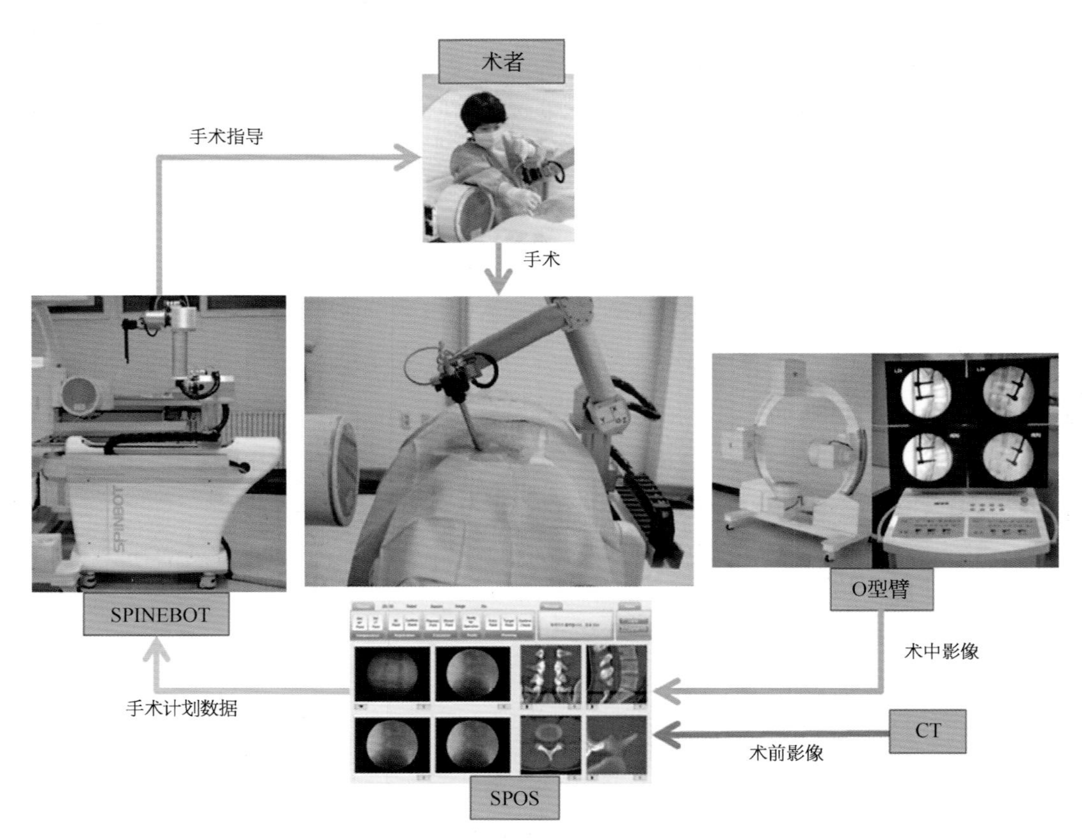

图 5-3-4　SPINEBOT v2 系统

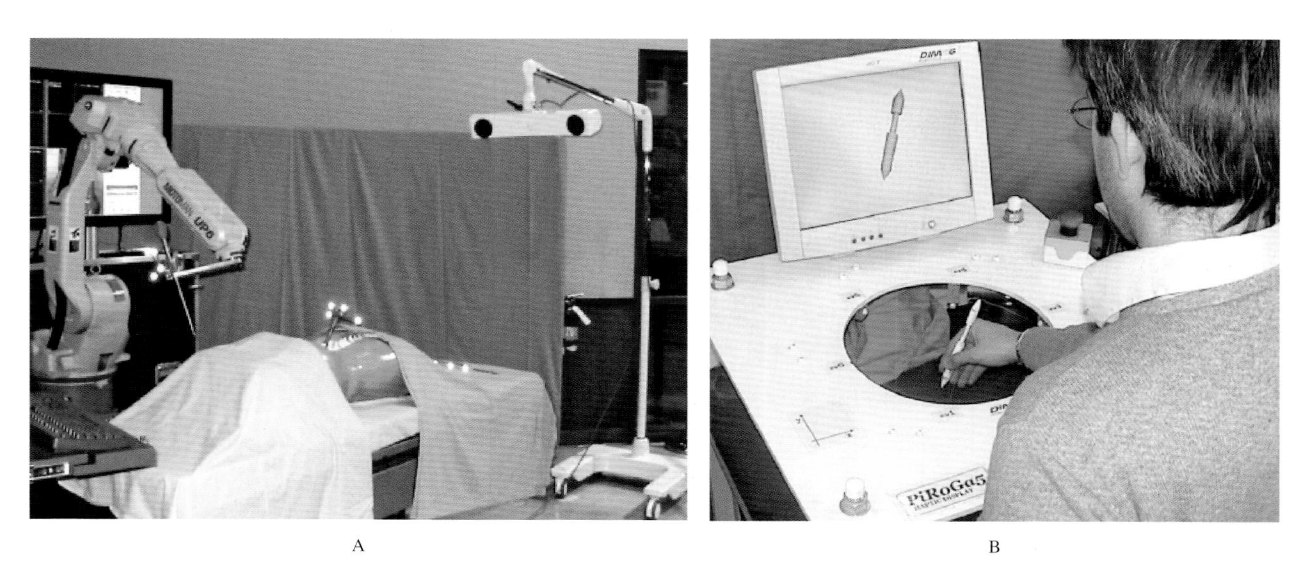

图 5-3-5　RIME 系统
A. 系统整体组成。B. 触觉反馈控制端

3. RSSS系统 2011年，靳海洋等提出了一种新的椎弓根螺钉置入手术机器人系统，命名为机器人脊柱手术系统(robot spinal surgical system, RSSS)(图5–3–6)。该系统主要包含一个具有触觉反馈功能的5自由度的机器臂、光电定位系统和主控单元。该系统提供了一个自动钻孔控制策略，能根据机械臂末端受力情况进行判断，并在穿破椎体之前停止。该系统羊脊骨模型打孔结果显示，32枚螺钉均未穿破椎弓根，与打孔计划相比，进钉点的轴向和矢向平均距离偏差为0.50 ± 0.33 mm和0.65 ± 0.40 mm，平均角度偏差为1.9° ± 0.82°和1.48° ± 1.2°。

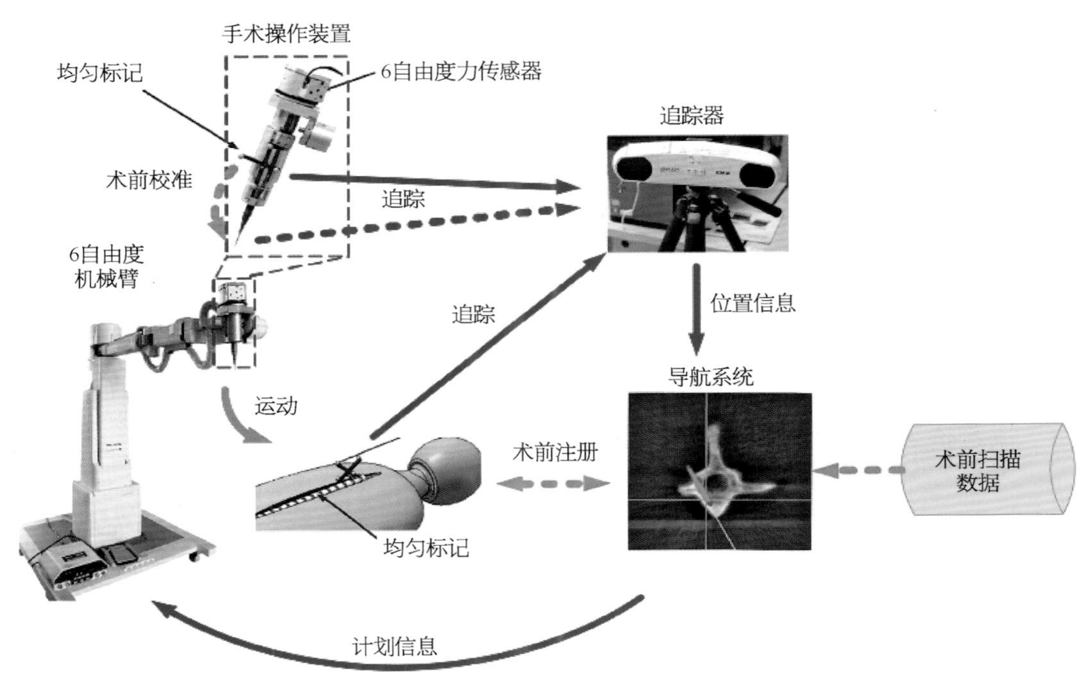

图5–3–6 RSSS系统

(三) 商品化的脊柱椎弓根手术机器人

1. Evolution系统 2001年，来自弗劳恩霍费尔研究所(Fraunhofer Institute)的研究人员开发了Evolution–1手术机器人，商品化之后称为通用机器人系统(universal robot systems, URS)(图5–3–7)，在德国多个临床机构进行了应用。尽管Evolution–1是为神经外科手术设计的，也有人在Robots and Manipulators for Medical Applications项目的支持下试图将该系统应用于脊柱外科。然而，不久后URS破产，由于系统维持和技术支持的缺失，原本的用户也不能继续使用它们的机器人系统了。

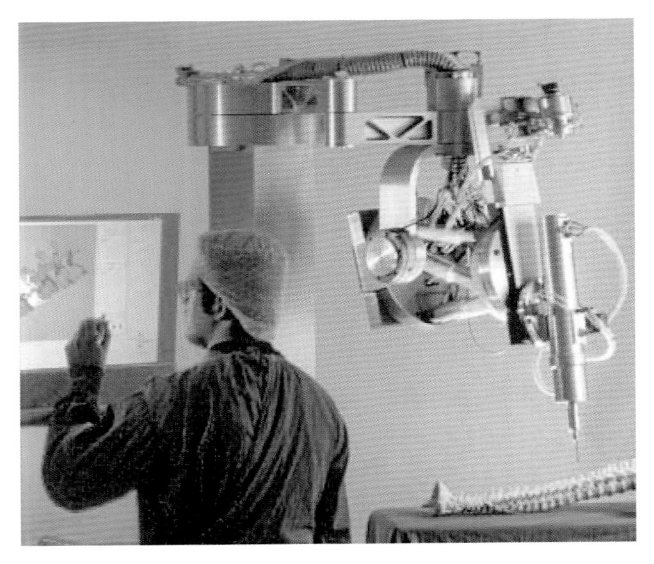

图5–3–7 Evolution–1系统

2. SpineAssist/Renaissance系统 2003年，以色列团队展示了一个并联机器人系统(MARS)，并被Mazor Robotics公司商业化，称为SpineAssist，之后

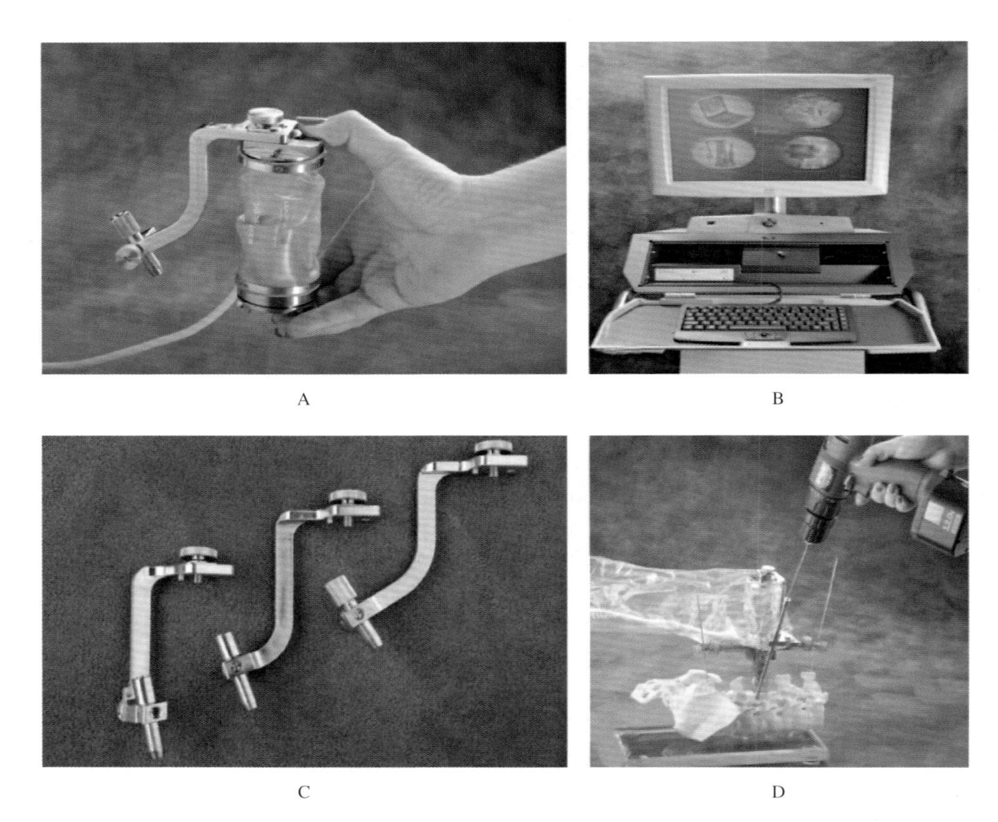

图5-3-8　SpineAssist系统
A. 手术机器人。B. 机器人操作系统。C. 机器人自由臂。D. 电钻在模型上演示

又对该系统的软件和人机界面进行了全面升级，称为Renaissance（图5-3-8）。该系统专门针对脊柱手术设计，可用于脊柱活检、经椎弓根固定、脊柱侧凸、椎体成形等手术，是目前唯一一个市场上可以买到的脊柱机器人系统，并通过了FDA和CE认证。

SpineAssist/Renaissance系统主要由机器人本体、控制机器人运动及执行手术规划与配准的工作站、不同角度的打孔引导装置、术前/术中影像匹配与机器人固定支架等组成。机器人本体是一个并联结构的6自由度机械臂，其主体为圆柱形，底面25 cm^2、高8 cm、重约250 g，定位精度在0.1 mm之内。工作站内整合了机器人控制、手术规划、术中机器校正、术中影像匹配等内容，并融合成一整套人机界面，方便医师进行操作。打孔引导装置主要分为3个型号，分别对应不同的臂长和角度，在辅助打孔过程中，系统在配准后工作站会自动给出打孔建议，其中包括使用哪个型号的打孔引导装置。术前/术中影像匹配装置主要包括固定在C型臂机上的标定盘和固定在患者身上的标定架（正位、60°斜位）；机器人固定支架是将患者脊柱和机器人结合在一起的桥梁，在开放方式下，机器人通过夹子和桥直接固定在脊柱上，微创方式下，机器人则固定在类似Hover-T的支架上。

该系统工作流程主要包括四步：

(1) 术前在患者CT影像的基础上进行最优打孔位置以及内植物的设计。

(2) 术中安装引导轨道：在患者骨性位置安置所需的机器人固定支架。

(3) 三维同步安置C型臂标定盘和患者正侧位标定架，拍摄正位、60°斜位片，术中影像将自动与术前影像注册，并同步手术计划。

(4) 安置机器人系统并打孔。将机器人系统和特定的打孔引导装置固定在支架上，机器人系统会自动到达手术计划位置，医师在机器人辅助下进行打孔操作。

在近十年左右的时间里，SpineAssist/Renaissance系统已在颈椎、胸椎、腰椎等完成超过2 500例手术，放置了超过15 000个内植物，并没有神经损伤的报道。该系统能提高打孔精度，减少医护人员术中X线下操作时间，且熟练掌握后不会延长手术时间（无统计学差异），但其仍面临着几个问题：① 系统工作空间小，对于某些特殊位置难以达到。② 机器人固定不牢，在选用床旁固定方式时，由于机器人系统仅由1枚克氏针固定，可能出现机器人系统与患者之间的相对移动。③ 打孔通道的移位，由于软组织牵拉、进钉点固定不牢，均可以导致打孔通道的移位。

（四）其他脊柱外科机器人系统

Spine Bull-eye Robot　2012年，张春霖等展示了使用椎弓根标准轴位视角（pedicle standard axis view，PSAV）进行胸、腰椎椎弓根螺钉置入的机器人系统。该系统由一个7自由度、末端有类似瞄准镜的中空的机械臂和主控单元组成（图5-3-9）。医师可远程操作调整机械臂位置。打孔时，先调整C型臂位置，使其位于PSAV，再通过机械臂辅助置入引导针，最后通过引导针置入椎弓根螺钉。尸体实验中，由于所用标本均已脱钙，因此并未置入椎弓根螺钉，而所有引导针均置入椎弓根内，实际置入情况与术前计划无统计学差异。

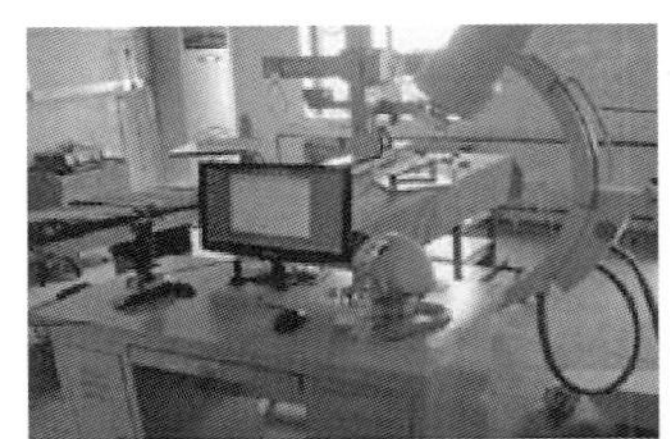
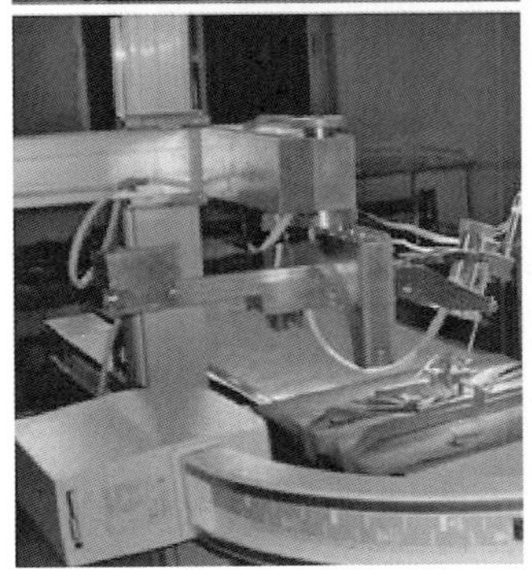

A

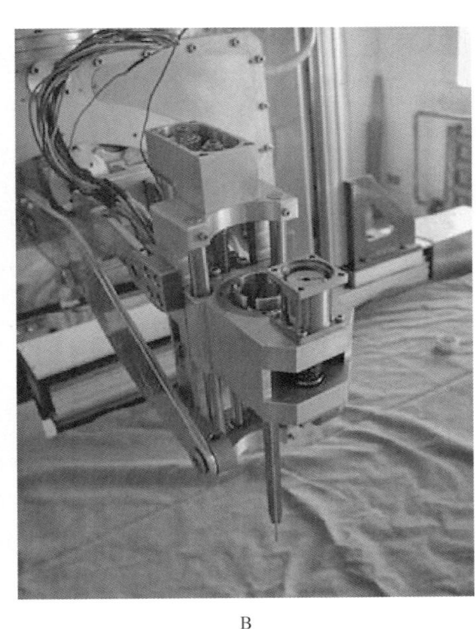

B

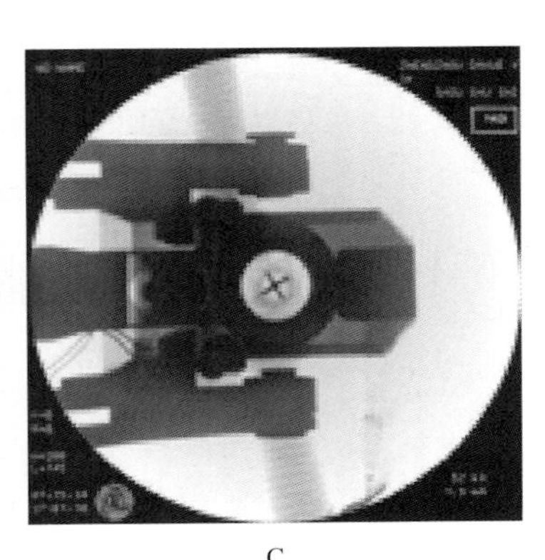

C

图5-3-9　Spine Bull-eye Robot
A. 系统整体组成。B. 末端执行器。C. X线透视影像

二、椎体成形术与活检机器人

1. AcuBot　2002年，Cleary等提出了一个开发脊柱外科微创系统的计划，并引领了AcuBot系统的研发。他们先对微创脊柱手术操作进行分析，认为在此类手术面临着术中轴向透视影像资料缺失、CT和MR影像融合困难、倾斜的置入轨道缺乏可视化、脊柱定位跟踪系统不适用、器械置入缓慢且困难以及缺少适当的软件等问题。针对这些问题，他们提倡使用术中CT影像设备、三维可视化技术、视觉定位跟踪系统、手术器械机器人夹持器等，并开发相应的软件与之配合。

2003年，AcuBot (图5-3-10) 研制成功，该系统由机械臂、被动固定装置、远程运动中心、显示器、控制杆以及相应软件构成，可以在透视影像引导下经皮穿刺进行活检、神经根/关节突封闭等操作。机械臂共有6个自由度，其中3个自由度支持直角坐标操作器，2个自由度支持远程操作中心，在末端执行器上还有1个自由度用以实现沿着针的轴向平移功能。被动固定装置固定在直角坐标操作器和远程控制中心之间，供医师手动调节，使穿刺针尽量靠近插入点。显示器和遥控杆供医师远程控制机器人。该系统已通过FDA认证。2005年，Cleary等对20例患者进行了随机研究。这些患者由于腰痛需要进行神经根封闭，作者将他们随机分为两组，每组10人，1组采用传统方法进行操作，1组采用AcuBot系统进行操作。结果显示两组穿刺精度和患者疼痛的缓解程度均类似。但由于样本量较小，无法进行肯定的判断。目前，该系统的研究重点已经转移到可旋转穿刺针夹持器的开发，以加强对穿刺针途径器官的保护，而对脊柱手术操作的关注度已明显下降。

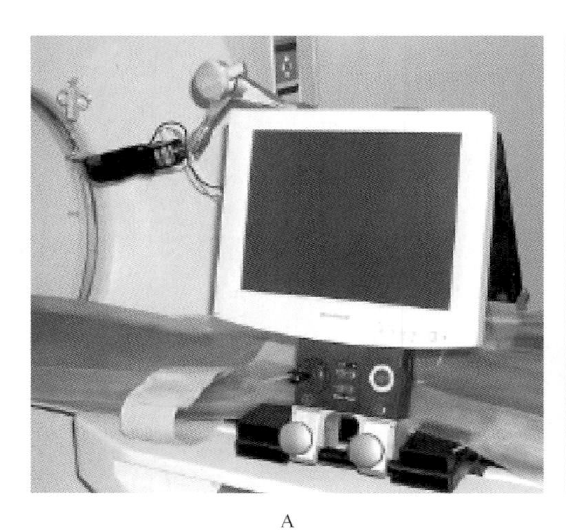

A

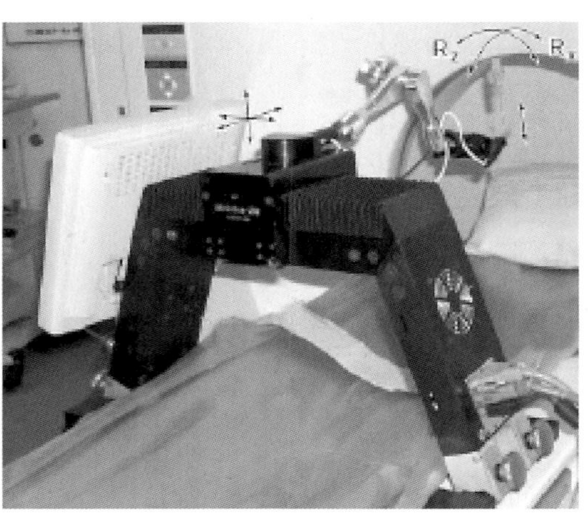

B

图5-3-10　AcuBot
A. 控制系统。B. 固定在CT床上的机械臂

2. Innomotion　磁共振影像能提供更好的软组织对照，并且对患者没有辐射损伤，在与机器人系统结合方面有着很好的优势。但在强磁场中机器人的设计却更为复杂，需要选用与其兼容的材料、感受器和驱动器等机器人研发必备零部件。此外，为适应磁共振仪的磁孔，机器人体积必须足够小才行。这些都是与磁共振仪兼容的机器人研发所面临的挑战。2003年，Hempel等为介入放射学研发了一个由聚醚醚酮和增强纤维环氧树脂材料制作的框架，通过超声和风力驱动，具有核磁兼容性感受器的机械臂系统 (Manipulator for Interventional Radiology)。

2008年，Meizer等在这个系统基础上研发了Innomotion系统 (图5-3-11)。该系统为一个在MR引导下可完成导管和探针的插入的远程操作机械臂，可用于活检、引流、输送药物、肿瘤毁损等方面。动力学方面，主要包含一个连接在环形轨道上的5自由度机械臂，该轨道直接固定在磁共振仪的扫描床上。系统还装备着线性气压传动装置、光学限位开关以及旋转和线性编码器。该系统的末端手术器械夹持器是一个2自由度的运动控制中心，并填充了一圈钆以完成核磁影像下的图像分割，便于检测夹持器的位姿。该系统由Innomedic GmbH公司 (Herxheim, Germany) 引入市场，通过了CE认证，该公司于2008年被Synthes (Solothurn, Switzerland) 收购。2010年该系统的商业化停止，2012年由IBSmm Company (Brno, Czech Republic) 重启，目前正在进行机器人的改进工作。

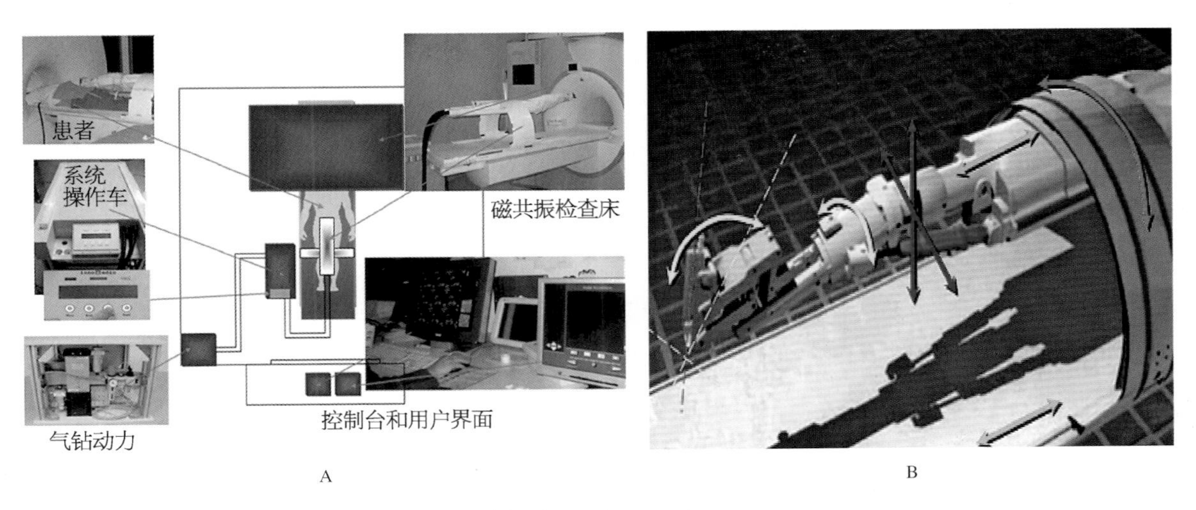

图5-3-11　Innomotion
A. 系统整体组成。B. 机械臂系统

该系统模型实验中放入了25枚穿刺针，使用尺子测量到的偏离为2.2 ± 0.7 mm。动物实验结果显示轴位偏离在 ±1 mm范围（最小0.5 mm，最大3 mm），角度偏离在 ±1°范围（最小0.5°，最大3°）。临床实验有2例在脊柱周围进行，1例是髂棘骨活检，1例是L5-S1节段脓肿引流，均成功实施。6例临床试验未见相关并发症。

3. LWR Ⅲ　DLR的轻量机器人（图5-3-12）被KUKA商业化，并被越来越多的手术机器人项目采用。Tovar-Arriaga等研发的用于脊柱活检和椎体成形术的机器人系统就采用了这个机器人，除此之外，还包括视觉定位跟踪系统以及旋转C型臂机（术中获取三维放射影像以引导机器人）。相关实验结果显示，工具尖端位置和机器人控制器之间校准平均误差为0.23 mm，最大0.47 mm；而工具尖端在模型上的偏离范围在1.2 ± 0.4 mm范围，最小0.3 mm，最大1.98 mm。尽管视觉采样精度和低采样率限制了系统精度，

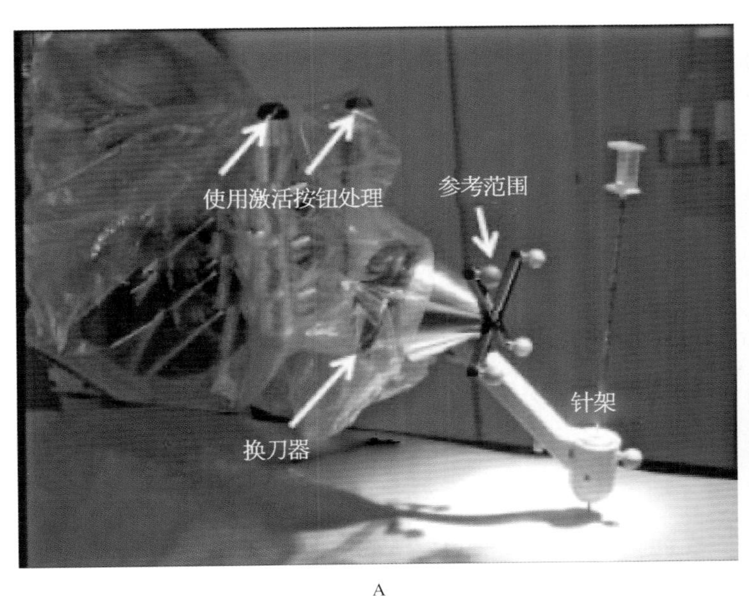

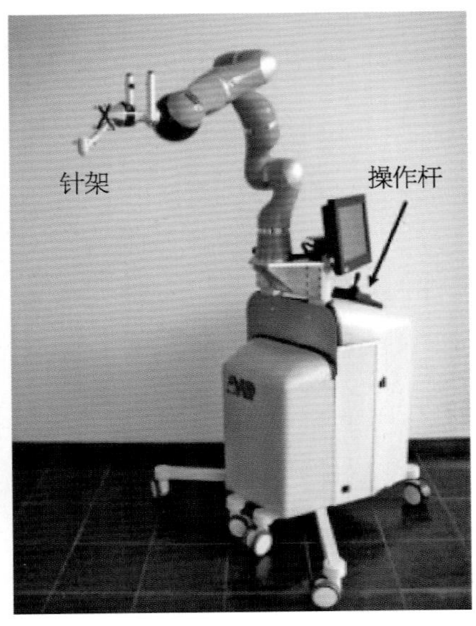

图5-3-12　LWR Ⅲ
A. 系统整体组成。B. 末端执行器

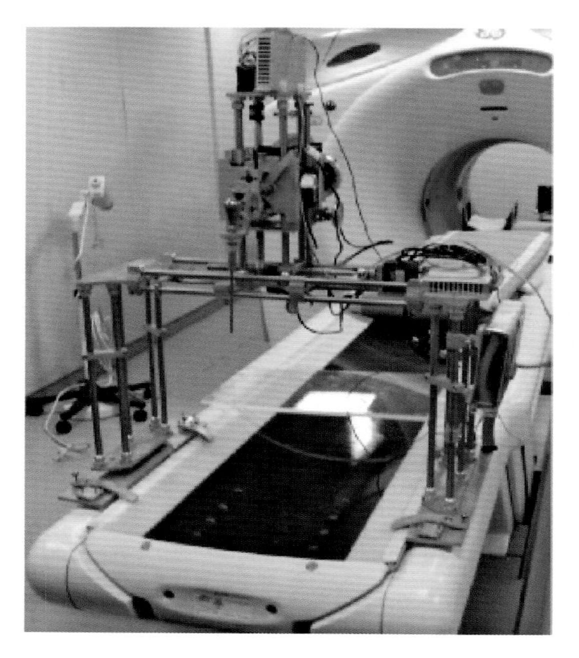

图5-3-13 SpineNav

但目前该系统精度已可满足手术需求。

4. SpineNav 2008年，南开大学与天津医科大学总医院合作研制了SpineNav系统（图5-3-13），一个专门为经皮椎体成形术设计的机器人系统，它能自动插入穿刺针。该机器人系统需与CT配套使用，由安置在CT床上的5自由度机械臂、固定在CT床上的金属标定装置以及主控单元组成。其通过金属标定装置能轻易分割术中影像以评估机器人的基础位置和姿势以及与患者的相对位置关系。相关精度测试结果显示该系统定位误差为0.89 mm，最大1.14 mm。目前没有尸体或临床应用报道。

三、椎板切除术机器人

2010年，王田苗等提出了用于椎板切除术中“开窗”操作的手术机器人系统（图5-3-14）。这类操作需要磨削脊髓附近的骨质，因此，为避免损伤脊髓，需要高度的精确性。该机器人系统有2个能自动对椎板加工的平移自由度，并能在突破椎管前停住，遗留一个很薄的骨皮质层，医师可以手动去除。该机器人装备了力感受器并定制了相应算法，能根据感受器测量的力学数据特征确定是否继续对骨质进行磨削。该系统牛脊骨标本实验显示，磨削遗留骨层厚度平均为1.1 mm，并没有突破椎管的现象出现，机器人磨削时间为10 ～ 14 min，类似于传统操作的时间。

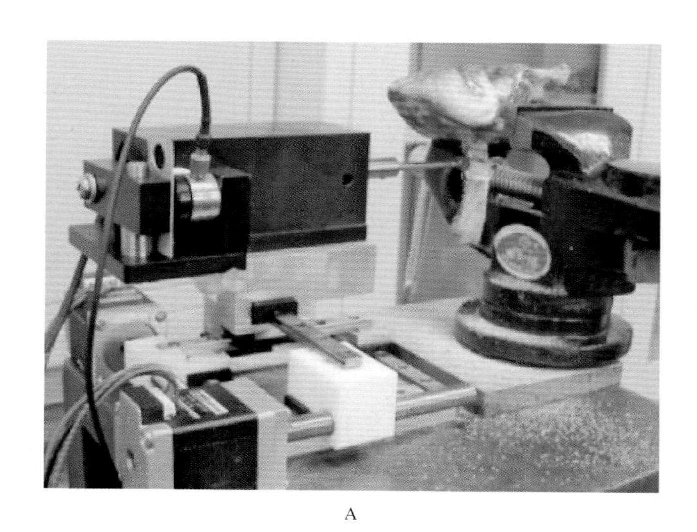

A

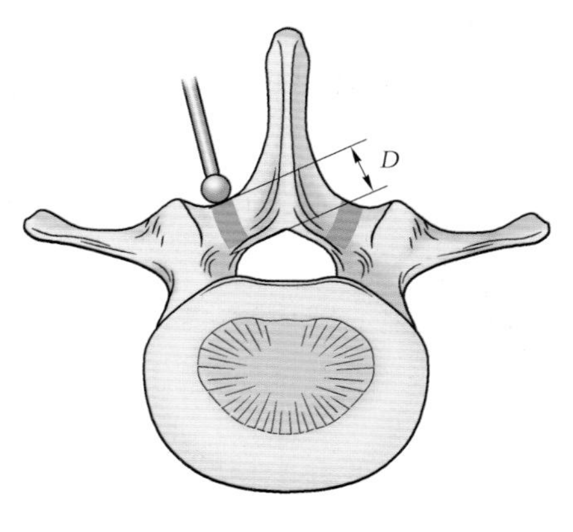

B

图5-3-14 磨削操作机器人系统组成
A. 系统整体组成。B. 模型图

四、适用于内镜手术的脊柱机器人

1. MINOSC-sub-arachnoid space exploration　Ascari等研发了一个蛛网膜下腔内镜机器人，其可为医师提供直接术野，包括脊髓、血管、神经根，也允许在镜下进行局部电刺激操作。该系统由欧洲微型脊髓神经内镜项目支持，其研究的关键在于蛛网膜下腔仅几毫米宽，且被很多易受损伤的精密结构所包绕。该系统使用图像加工技术分析其周围物体，并反馈给控制单元，能避免触碰那些内镜视野内看不到的障碍物。相关实验对该系统原型机所有亚系统进行了验证，虽然目前离临床应用仍有很长一段路，但主要技术问题已经解决。

2. Da Vinci (达芬奇) 手术机器人 (Intuitive Surgical, Sunnyvale, CA, USA)　是较成熟的内镜机器人系统，目前广泛应用于泌尿外科、普通外科、妇产科等科室。虽然该系统主要针对内镜下软组织的操作设计，并不适于骨骼钻孔，也没有相应的脊柱手术器械，但仍有一些成功应用该系统进行手术的报道。Yang等使用达芬奇系统成功行椎旁肿瘤切除术；Lee等在尸体上进行了经口咽入路行寰枕关节减压的尝试；Ponnusamy等在猪身上通过后方入路成功行椎板切开术、椎板切除术、椎间盘切开术、硬脑膜缝合术等操作；Kim等在猪身上施行了前路腰椎融合术 (anterior lumbar interbody fusion, ALIF)。据了解，目前正在进行该领域机器人的研究和设计工作。

五、放射手术机器人系统

尽管放射手术机器人系统最初是用于治疗颅内深在部位的肿瘤，但目前，该手术方式也用于脊柱肿瘤占位和髓内动静脉畸形等治疗。该系统常使用重型机器人在患者周围移动一个线性加速器 (linear accelerator, LINAC)，该加速器依照之前的计划发射高能能量束，在最小化周围健康组织损伤的同时对深在部位肿瘤进行消融。这种手术方式有效且耐受良好，一项393例患者的研究显示，86%的人疼痛获得了长期控制，88%的人肿瘤获得了长期控制，且未发现因放射导致的神经损伤。

第一个商业化的放射手术机器人系统是伽马刀系统 (GammaKnife, Elekta AB, Stockholm, Sweden)，引入市场后受到世界范围的认可。目前市场占有量最大的是射波刀系统 (CyberKnife, Accuray Inc., Sunnyvale, CA, USA) 和诺力刀系统 (Novalis, BrainLAB, Heimstetten, Germany)，这些系统不需要立体定位框架辅助，可以直接在术中影像引导下进行操作。影像手术系统应用的图像引导技术不需要任何形式的标志物，且精度较高，研究显示基于基准 (fiducial-based) 的脊柱放射手术平均精度为0.7 mm，而基于图像 (image-based) 的脊柱放射手术平均精度为0.5 ～ 0.6 mm。

第四节
小　　结

在脊柱外科领域，机器人技术应用研究最多的是经椎弓根固定操作，目前通过FDA和CE认证且在市场上销售的只有SpineAssist系统，其采用了更为安全可靠的导航及辅助手术方式，可以为脊柱融合术中的椎弓根螺钉人工置入过程提供精确的方向导引，用于椎弓根螺钉手术和经椎板关节突螺钉固定手术。虽然类似研究很多，但机器人系统研发、改型加上获取认证的高昂费用和困难，使得许多有兴趣公司望而却步。

在20余年的脊柱外科机器人发展时间里，我们看到：针对脊柱外科需求的专科机器人受到越来越多的关注；经椎弓根固定仍是研究的重点；椎弓根螺钉置入方面整体趋势是机器人辅助定位，医师执行手术操作。在技术方面，机器人系统能在术前进行数据处理整合，详细了解脊柱整体发育和退变情况，预判手术难度和风险，制订最佳置钉角度和长度，进一步提高手术精度；同时能够有效减少术中X线暴露时间，降低医患辐射摄入量，还能达到以往难以达到的区域（如蛛网膜下腔等）。

虽然机器人系统有众多优势，但目前仍存在3个问题。第一，由于术中影像系统分辨率、注册精度、椎体移动等问题，使得实际使用中脊柱机器人辅助手术精度在1～2 mm，但难以达到亚毫米级别，可能会造成严重的医源性并发症。第二，尽管目前有光学和影像两种定位跟踪方法，但都存在问题，目前仍没有精度高、侵入性小、X线暴露时间短的技术出现，有待于进一步研发。第三，目前脊柱外科机器人辅助手术的费用较高，且相关费用-效益分析未见报道。

如何在以后的发展中去解决这些问题，成为脊柱机器人改革创新的着手点。随着现代化数字技术的飞速发展，脊柱外科手术机器人技术势必会取得长足进步，更方便、快捷使用，大众化的机器人诞生，将更加促进脊柱外科的革新。

（樊　勇　方国芳　桑宏勋）

参考文献

[1] Schep N.W.L, Broeders I.A.M.J, van der Werken C. Computer assisted orthopaedic and trauma surgery: State of the art and future perspectives [J]. Injury, Int. J. Care Injured, 2003, 34: 299–306.
[2] Elias D, Douglas B, Martin S. Minimally invasive surgery in trauma: technology looking for an application [J]. Injury, Int. J. Care Injured, 2004, 35: 474–478.
[3] Cleary K, Nguyen C. State of the Art in Surgical Robotics: Clinical Applications and Technology Challenges [J]. Computer Aided Surgery, 2001, 6: 312–328.
[4] Kuang S L, Leung K S, Wang T M, et al. A novel passive/active hybrid robot for orthopaedic trauma surgery [J]. Int J Med Robotics Comput Assist Surg, 2012, 8: 458–467.

[5] Wang Y, Kuang S.L, Liu W.Y, et al. The DEA-based Efficiency Evaluation of HybriDot: An Active-Passive Hybrid Surgical Robot for Orthopaedic Surgery [C] //IFMBE Proceedings, 2012, 39: 2174–2177.
[6] Wang Y, Yun C, Hu L, et al. DEA-based efficiency evaluation of a novel robotic system for femoral neck surgery [J]. Int J Med Robotics Comput Assist Surg, 2009(5): 207–212.
[7] Yen P.L, Davies B. Active constraint control for image-guided robotic surgery [C] //Proceedings of the Institution of Mechanical Engineers. Journal of Engineering in Medicine, 2010, 224(5): 623–631.
[8] Ochs B.G, Gonser C, Shiozawa T. Computer-assisted periacetabular screw placement: Comparison of different fluoroscopy-based navigation procedures with conventional technique [J]. Injury, Int. J. Care Injured, 2010, 41: 1297–1305.
[9] Sautot P, Cinquin P, Lavallee S, et al. Computer assisted spine surgery: a first step toward clinical application in orthopaedics [C] //Proceedings of the Annual International Conference of the IEEE, Engineering in Medicine and Biology Society. Paris, France. 1992: 1071–1072.
[10] Santos-Munné J J, Peshkin M A, Stulberg S D, et al. A stereotactic/robotic system for pedicle screw placement [C] // Proceedings of the Medicine Meets Virtual Reality III Conference, Morgan K, Satava R, Sieburg H, et al. IOS Press/ Ohmsha: San Diego, CA. 1995: 326–333.
[11] Zhang H, Han J D, Zhou Y. Drilling experiment on cattle spine by using Spinal Minimal Invasive robot System [J]. Zhong Hua Gu Ke Za Zhi, 2011, 13(12): 1166–1169.
[12] Ortmaier T, Weiss H, Hagn U, et al. A hands-on robot for accurate placement of pedicle screws [C] //Proceedings, IEEE International Conference on Robotics and Automation, 2006 (ICRA 2006). Orlando, Florida. 2006: 4179–4186.
[13] Chung G B, Kim S, Lee S G, et al. An image-guided robotic surgery system for spinal fusion [J]. Int J Control Autom Syst, 2006, 4(1): 30–41.
[14] Lee J, Hwang I, Kim K, et al. Cooperative robotic assistant with drill-by-wire end-effector for spinal fusion surgery [J]. Indust Robot Int J, 2009, 36(1): 60–72.
[15] Kim S, Chung J, Yi B-J, et al. An assistive image-guided surgical robot system using O-arm fluoroscopy for pedicle screwinsertion: preliminary and cadaveric study [J]. Neurosurgery, 2010, 67(6): 1757–1767.
[16] Kostrzewski S, Duff J M, Baur C, et al. Robotic system for cervical spine surgery [J]. Int J Med Robot, 2012, 8(2): 184–190.
[17] Boschetti G, Rosati G, Rossi A. A haptic system for robotic assisted spine surgery [C] //Proceedings of IEEE Conference on Control Applications, 2005 (CCA 2005): 19–24.
[18] Jin H, Wang L, Hu Y, et al. Design and control strategy of roboticspinal surgical system [C] //IEEE/ICME International Conference on Complex Medical Engineering, 2011. Harbin, China. 2011: 627–632.
[19] Niesing B. Robots for spine surgery [J]. Fraunhofer Mag, 2001, 46–47.
[20] Lieberman I H, Togawa D, Kayanja M M, et al. Bone-mounted miniature robotic guidance for pedicle screw and translaminar facet screw placement: part I-technical development and a test case result [J]. Neurosurgery, 2006, 59(3): 641–650.
[21] Shoham M, Burman M, Zehavi E, et al. Bone-mounted miniature robot for surgical procedures: concept and clinical applications [J]. IEEE Trans Rob Autom, 2003, 19(5): 893–901.
[22] Zhang C, Wang Z, Chen F, et al. Spine Bull's-Eye Robot guidewire placement with pedicle standard axis view for thoracic and lumbar pedicle screw fixation [J]. J Spinal Disord Tech, 2012, 25(7): E191–198.
[23] Cleary K, Watson V, Lindisch D, et al. Precision placement of instruments for minimally invasive procedures using a 'needle driver' robot [J]. Int J Med Robot, 2005, 1(2): 40–47.
[24] Melzer A, Gutmann B, Remmele T, et al. INNOMOTION for percutaneous image-guided interventions: principles and evaluation of this MR- and CT-compatible robotic system [J]. IEEE Eng Med Biol Mag, 2008, 27(3): 66–73.
[25] Tovar-Arriaga S, Tita R, Pedraza-Ortega J C, et al. Development of a robotic FD-CT-guided navigation system for needle placement-preliminary accuracy tests [J]. Int J Med Robot, 2011, 7(2): 225–236.
[26] Onogi S, Gotoh M, Nakajima Y, et al. Vertebral robotic puncture for minimally invasive spinal surgery: puncture accuracy evaluation for vertebral model [J]. Int J Comput Assist Radiol Surg, 2009, 4(suppl 1): 121–122.
[27] Song Y, An G, Zhang J. Positioning accuracy of a medical robotic system for spine surgery [C] //2nd International Conference on Biomedical Engineering and Informatics, 2009. Tianjin, China. 2009: 1–5.
[28] Wang T, Luan S, Hu L, et al. Force-based control of a compactspinal milling robot [J]. Int J Med Robot, 2010, 6(2): 178–185.
[29] Ascari L, Stefanini C, Bertocchi U, et al. Robot-assisted endoscopic exploration of the spinal cord [C] //Proceedings of the Institution of Mechanical Engineers, Part C. J Mech Eng Sci, 2010, 224(7): 1515–1529.

[30] Yang M S, Jung J H, Kim J M, et al. Current and future of spinal robot surgery [J]. Korean J Spine, 2010, 7(2): 61–65.
[31] Lee J Y K, O'Malley B W, Newman J G, et al. Transoral robotic surgery of craniocervical junction and atlantoaxial spine: a cadaveric study [J]. J Neurosurg Spine, 2010, 12(1): 13–18.
[32] Ponnusamy K, Chewning S, Mohr C. Robotic approaches to the posterior spine [J]. Spine, 2009, 34(19): 2104–2109.
[33] Romanelli P, Adler J R. Technology Insight: image-guided roboticradiosurgery — a new approach for noninvasive ablation of spinallesions [J]. Nat Clin Pract Oncol, 2008, 5(7): 405–414.

第六章
脊柱外科术中监测技术与术后康复技术

1848年，Du Bois-Reymonl第一次描述了神经电活动电位，并记录了肌肉的电活动，即肌电图。1875年，Caton记录并阐述了脑部电活动。1928～1929年，Han Berger记录了人类脑电活动的示踪信号。在此后的1939～1950年，Herbert Jasper和Wilder Penfield应用皮质脑电图进行了癫痫病灶切除手术的功能定位和监测。1947年，Dawson记录了躯体感觉诱发电位，并对其他各种诱发电位有了深入的了解。1978年，首次报道了应用脑干听觉诱发电位进行神经电生理的术中监测。随着电子技术的发展，神经电生理技术在术中监测的应用得以进一步发展和完善。

计算机的快速发展使仪器的设计体积减小，更加方便术中监测的应用和普及。前置放大器的改进，克服了周围环境电磁场的干扰，使得在大电场背景活动中采用信号叠加技术可以记录到微小的诱发电位信号，并实现了即时、快速、多导信号输入，可同时记录脑电、肌电、心电和诱发电位等多项电生理数据。

神经电生理术中监测技术包括躯体感觉诱发电位、运动诱发电位、脑干听觉诱发电位、视觉诱发电位、肌电图、皮质脑电图。

超声技术在手术中的应用最早开始于20世纪60年代。其技术应用的发展经历了三个阶段。第一阶段是20世纪60年代，应用的是A型超声或非实时性的B型超声；第二阶段是在20世纪的70年代后、80年代初，在术中推广应用实时的B型超声技术；第三阶段是20世纪90年代应用最新的超声技术，在术中应用内镜和彩色多普勒超声技术。在脊柱手术中，超声作为一项影像技术，具有实时动态、安全无创等特点。可提高手术的安全性和治疗效果。近10年来，两种新的超声技术被引用到术中超声监测，即彩色多普勒术中监测及内镜超声技术，这更进一步拓展了术中超声监测的应用。

术中导航是信息技术与现代医学相结合的产物，目前更加广泛地应用于神经外科、脊柱外科、整形外科及肝胆外科。手术导航的目的在于提高手术定位精度，减少术中损伤，降低手术后的并发症。

脊柱外科手术导航技术有两类：一类是以C型臂X线机为基础，通过X射线透视获得手术区域的图像资料，并将其转存到图像工作站中，形成导航参考图像；另一类是基于三维CT的术中导航模式。三维计算机导航技术最早应用于神经外科手术。近来应用于脊柱外科的颈、胸、腰、骶部的手术治疗。

第一节
神经电生理监测技术

一、诱 发 电 位

诱发电位是根据检查需要，设计和应用各类刺激作用于神经系统，经平均、叠加后记录的诱发电位波，是同一神经动作电位在容积传导中的电流发放。脑诱发电位与刺激脉冲具有锁时关系。临床常规的诱发电位检查根据采用刺激方式不同，分为躯体感觉诱发电位、视觉诱发电位及脑干听觉诱发电位。

随着电子计算机技术发展，诱发电位技术得到了广泛普及和应用。它的主要用途是：

(1) 用于周围及中枢神经系统疾病或损伤的鉴别诊断，如脱髓鞘疾病、脊髓或颅内占位性疾病、外伤导致的神经损伤。

(2) 对一些先天性及退行性疾病进行神经功能评价及预后判断。

(3) 正常能力的客观评价，如听力、视力及躯体感觉，也用于功能性与器质性病变的鉴别诊断。

(4) 神经外科、骨科、心脏外科及麻醉深度的术中监护。

(5) 术后监护和危重患者监护及脑死亡的判定。

(6) 诱发电位检查：事件相关电位，用于高级心理功能的研究。

体感诱发电位的波幅因个体差异变化较大，临床主要根据潜伏期变化来分析检查结果。

根据国际脑电图协会制定的诱发电位波形分析标准，上肢体感诱发电位必须记录N9、N13、P14、N18和N20波，测量N9–N20，N9–P14及P14–N20波间潜伏期。N9–P14波间潜伏期反映了从臂丛到下脑干的神经传导功能，P14–N20反映了从下脑干至皮质主要感觉区的神经传导功能，N9–N20反映的是从臂丛到皮质主要感觉区的传导功能，N13波反映的是颈髓下段的活动状态。与波间潜伏期比较，由于N9潜伏期受到手臂长度影响，绝对潜伏期缺少实际应用的价值。对于刺激胫后神经记录体感诱发电位，国际脑电图协会规定至少应记录腰部固有电位和皮质主要感觉区的波形成分P37，测量各波潜伏期和腰部固有波到P37的波间潜伏期。后者接近于腰髓至皮质主要感觉区的传导时间。因此，应测量P31和腰固有波至P31及P31–P37波间潜伏期，分别评价从腰髓至脑干及从脑干至皮质主要感觉区的传导时间。对于下肢体感诱发电位的周围和脊髓传入通路因个体高度不同而各异，有些实验室依据身体高度来调节腰部记录的体感诱发电位结果分析正常值。患者身高与P37绝对潜伏期的相关性意义，要远远大于与SLP–P37波间潜伏期的相关性。判断体感诱发电位异常的主要指标是波形成分的消失和波间潜伏期延长。通常限定波间潜伏期大于2 SD。上肢体感诱发电位N9–N13波间潜伏期延长，提示神经根或颈髓损害。当N13–N20波间潜伏期延长时，提示损害在颈髓与大脑皮质之间。N13波幅降低或消失，则提示病变部位在颈髓。

下肢体感诱发电位记录时，如果N8正常，而腰部电位消失，提示病变的部位在腰部脊髓或马尾。N22–P37或N22–P31波间潜伏期延长，提示病变在腰髓或胸、腰髓。体感诱发电位是一种客观的神经功能评定方法，反映的仅是本体感觉神经传导通路的功能状态。当体感诱发电位异常时，则提示病变的部位。

（一）躯体感觉诱发电位

躯体感觉诱发电位是神经系统对电刺激的特殊反应。与常规记录感觉和运动神经传导速度相似，可以在周围和中枢神经多个部位记录，通过刺激较大的混合神经及肌皮神经，应用平均叠加技术，记录波幅为1～50 μV的周围神经、神经丛、脊髓和皮质诱发电位，并可重复记录。

1. 上肢躯体感觉诱发电位　在刺激正中神经时，它反映的是C6～T1节段的脊髓功能状态，当刺激尺神经时，记录的N11电位反映的为C8获得的神经反应电位。在颈部最常用的方法是在C5或C7安放记录电极来记录脊髓和脑干动作电位。一般可以记录到3个负相波N11、N13和N14。N11是产生于神经后根进入脊髓后角的突触前电位。刺激上肢正中神经及尺神经后，可以在肘部、Erb点、颈部、颅顶记录到神经动作电位。应用双极电极在肘部记录的为N5波，可作为测定周围混合神经传导速度。在Erb点（锁骨中点上2 cm）记录的N9波，是顺向传导的感觉纤维和逆向传导的运动纤维经过臂丛的电活动，而在C5记录的N13电位反映相应节段感觉上行纤维在脊髓后角的突触电位。当电极位于兴奋点后方时，记录的波形为负相，记录点在兴奋点前方时，记录的波形为正相。病理状态下N13波幅可能降低，但由于在颈段的信号放大效应，仍可记录到正常的脑干和皮质电位。N14电位是在颈延连接部位内侧纵束或楔束核记录的动作电位。从颈前记录，可以使N13和N14清晰分开，在颅顶采用非头皮参考电极记录远场电位时，波形反转为P13和P14。颅顶记录的远场电位N19/P25是产生于皮质躯体感觉神经元与传入丘脑–皮质束的同步突触后电位，分别产生于皮质的顶叶和额叶。当怀疑皮质病变时，采用非头皮参考电极，在C3′、C4′记录，在额叶可以记录到一个阳性波P22，随后是一个大的负相波N30（图6–1–1）。

2. 下肢躯体感觉诱发电位　刺激胫神经后，在腘窝、L1脊椎、头皮分别记录到体感诱发电位N8、N18、N22、P31、N34及P37波。N8是产生于周围神经的动作电位，N18是通过在腰、骶部马尾和后柱的

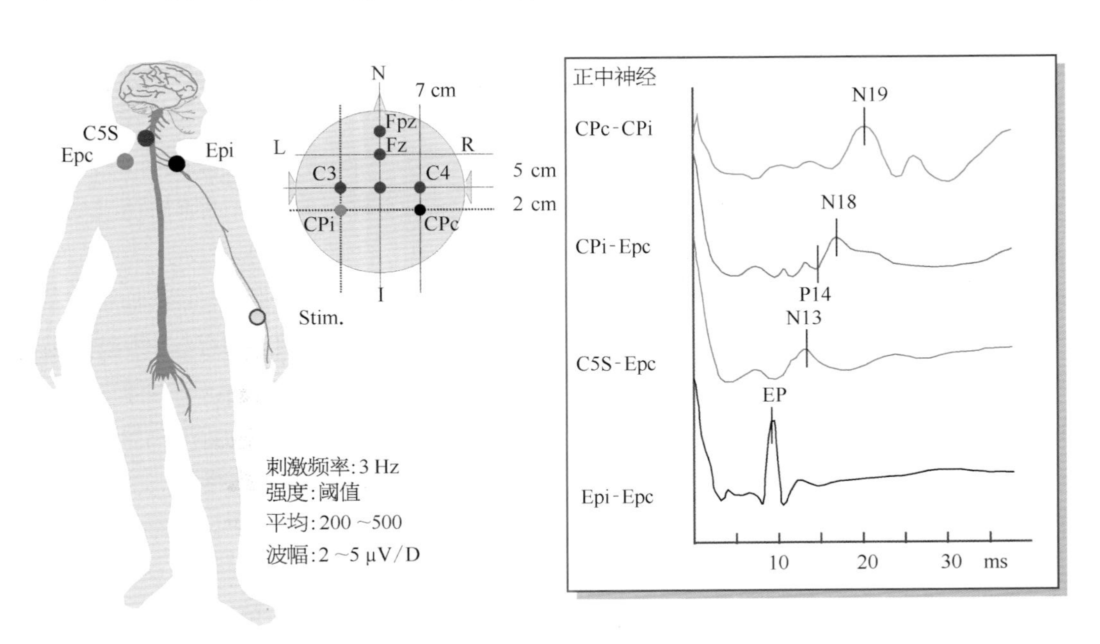

图6–1–1　正常上肢体感诱发电位的记录

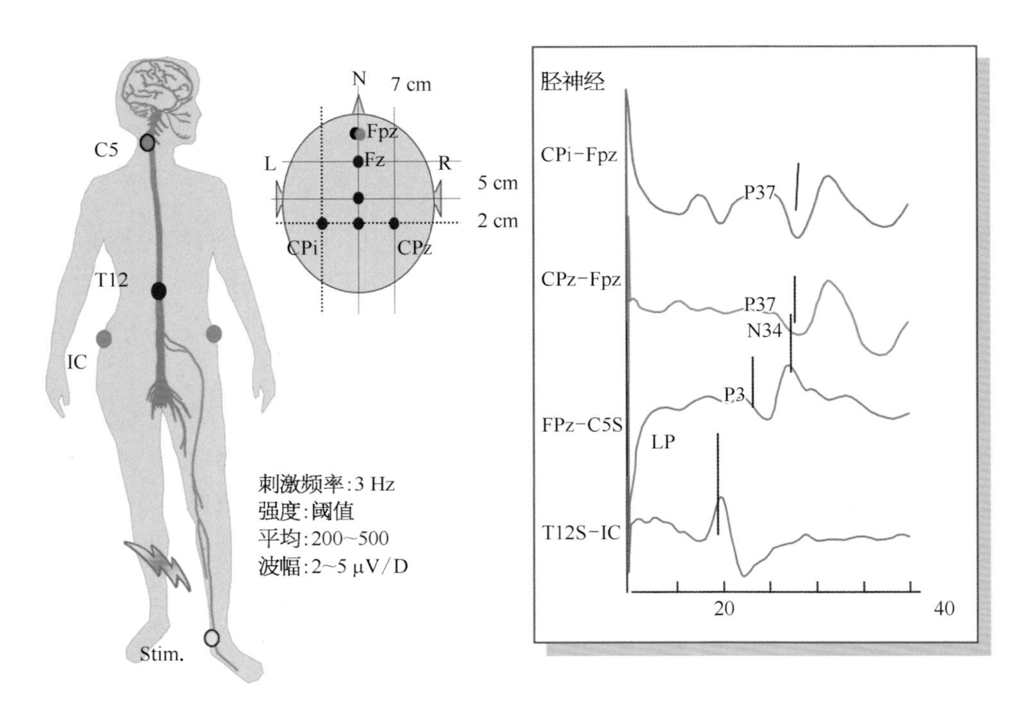

图 6-1-2　正常下肢体感诱发电位记录

传导反应波；另一个重要的波形成分是N22，为脊髓后角的突触电活动，类似于颈段的N13；在颈段记录的N33电位则反映了脊髓小脑通路和薄束核的电活动。正常情况下，由于后柱上行性传导冲动的分散和肌肉伪差，记录P31比较困难。下肢体感诱发电位的皮质投射点位于大脑内侧裂深部感觉皮质区，采用C_z–F_z连接首先记录到N34，随后是P37。在踝部刺激腓神经后，可以记录到类似于腰髓的短潜伏期电位N11、脊髓N19电位，及皮质的P37电位（图6-1-2）。

3. 神经系统病变的体感诱发电位

(1) 周围神经病变：周围神经病变时，在周围和中枢记录的体感诱发电位波幅均降低，绝对潜伏期延长，而波间潜伏期正常。在脊髓小脑变性、脑白质营养不良、感染性神经病、B_{12}缺乏所导致的亚急性联合变性及脊髓神经根压迫时，周围感觉神经动作电位消失。此时，体感诱发电位由于中枢放大作用，可见残余电位，利用其来测定周围感觉神经传导速度，帮助明确诊断。在一些遗传性神经病时，用体感诱发电位测定周围神经近端节段传导速度，有助于疾病的诊断。另外，在周围神经外伤后，体感诱发电位可以先于感觉神经动作电位出现来判断神经轴索的再生。

(2) 臂丛神经损伤：体感诱发电位可用于常规肌电图、神经传导速度的测定，可以确定臂丛损伤的部位和判断预后。体感诱发电位的异常包括N9波幅降低或消失，肘部、鹰嘴的所有反应波减低，N9–N13波间潜伏期延长。皮质体感诱发电位波形存在，并见有异常的感觉神经传导速度，提示在周围和中枢神经系统之间有部分联系。相反，感觉神经传导速度和体感诱发电位的Erb点电位正常，而颈部和头皮电位消失，提示神经根完全撕脱。由于外伤后，同时伴有神经丛节前和节后几个节段的损伤，所以很难做出精确的定位判断。当仅有1或2个神经根损伤时，进入到脊髓的混合神经是经过多个神经根传入，因此刺激正中神经或尺神经记录的诱发电位可以正常。虽然通过单个节段刺激可以解决上述问题，但必须与对侧记录的结果相对照，同时正常人有时记录N9和N13电位也比较困难。

(3) 神经根病变：在诊断颈神经根病变方面，刺激正中神经、尺神经、桡神经记录体感诱发电位的灵敏性低于肌电图检查。采用指端刺激记录体感诱发电位具有高灵敏性、低特异性。在患有脊椎病所导致的颈神经根病及脊髓病变者，80%～90%刺激胫神经和尺神经记录体感诱发电位异常。表现为刺激胫神经记录的N22、P38波幅降低，波间潜伏期延长；刺激尺神经记录的N13消失，N20波幅降低及N9–N13、N9–N20波间潜伏期延长。在患有胸廓出口综合征的患者，临床检查、肌电图和神经传导速度测定可以是正常的，体感诱发电位检查有异常发现。一般表现为低波幅的N9电位，伴有N9–N13波间潜伏期延长；也可以是N9波幅正常，N13波幅降低，同时N9–N13波间潜伏期延长。刺激尺神经时记录的异常结果多于正中神经。由于体感诱发电位是由多个混合神经所产生的，采用肌皮神经刺激记录的脊髓和皮质诱发电位对诊断神经根病变较肌电图更为灵敏。

(4) 中枢神经系统疾病：许多中枢神经系统的疾病可以导致体感诱发电位异常。脊髓病变时，表现为潜伏期的异常变化；轴索损害时，首先表现为中枢波幅的变化。由于神经重叠支配，体感诱发电位的结果并不能明确提示病理状态，具有一定局限性。但在各种外科手术中，仍可作为监测脊髓、脑干及大脑皮质功能状态的方法。

(5) 脱髓鞘疾病：体感诱发电位可以帮助确定临床怀疑而无症状的多发性硬化。大约2/3多发性硬化患者刺激正中神经记录的体感诱发电位为异常，而这些患者中有一半临床无症状或无感觉受累的体征。在下肢白质传导通路较长，体感诱发电位对多发性硬化的诊断灵敏性高于上肢。对患有脑白质不良患者，体感诱发电位异常主要表现为中枢传导时延长。

(6) 压迫性病变：由于脊椎病变导致的颈段脊髓压迫，采用刺激尺神经和胫神经记录体感诱发电位较刺激正中神经敏感。在临床检查缺少客观体征时，体感诱发电位表现异常，通常N13波幅降低或消失。而在枕骨大孔病变（Arnold-Chiari畸形或肿瘤）时，体感诱发电位N13存在，N13–N20波间潜伏期延长。在脊髓外伤后早期，诱发电位的变化可以帮助判断临床预后。

(7) 脊髓内病变：在脊髓内缓慢生长的肿瘤不影响感觉神经传导通路，体感诱发电位可以正常。在动、静脉畸形时，体感诱发电位可以帮助确定重要的侧支循环来选择栓塞和手术切入点。在脊髓空洞症患者，胫神经体感诱发电位常为异常。

（二）视觉诱发电位

视觉诱发电位是由视觉刺激后在枕部记录的诱发反应电位。视觉诱发电位可由闪光刺激、半视野图形翻转及全视野图形翻转组成。闪光刺激用于患者不能配合固定注视全视野图形翻转刺激者。由于闪光刺激的潜伏期变异较大，因此，仅作为视觉传导通路的评价。由于全视野刺激是采用单眼分开刺激，适用于前视路病变检测，半视野刺激适用于视交叉旁病变的定位诊断。

闪光刺激将常规脑电图的光刺激器放置在患者前面，让患者闭上眼睛，使强光通过眼睑作用于视网膜。完整闪光刺激记录的视觉诱发电位反映了从视网膜到外侧膝状体的神经传导通路。如果采用图形翻转可重复记录到视觉诱发电位，并不采用闪光刺激。图形翻转刺激是让患者坐在黑白翻转的中等大小的棋盘格刺激器前，在枕部记录诱发电位。但诱发电位反应受到下列因素影响：棋盘格大小影响视觉诱发电位潜伏期；刺激视野大小影响诱发反应灵敏度；棋盘格翻转的频率影响诱发电位主波潜伏期；刺激器的亮度降低可导致诱发电位波幅降低；刺激器的对比度过低将导致P100波幅降低，潜伏期延长；患者视点固定不好，也可导致波幅降低。

1. 正常视觉诱发电位波形　正常视觉诱发电位检查一般显示3个稳定波形，N75、P100、N145。临床常规分析大约在100 ms左右出现正相波，而N75、N140并不作为常规分析指标（图6–1–3）。

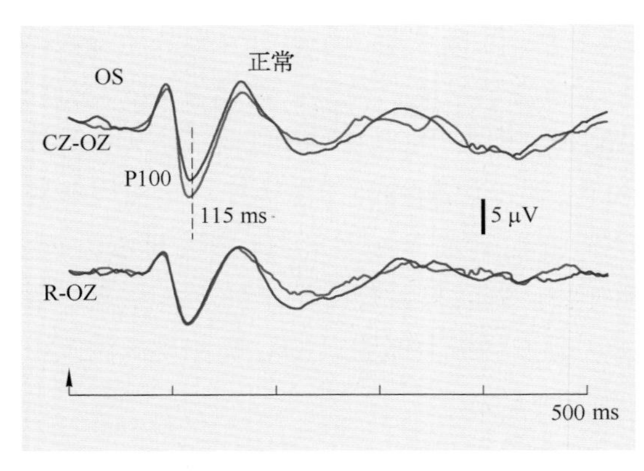

图 6-1-3 视觉诱发电位示意图

2. 波形变异 在视觉诱发电位有两种常见波形变异，即波形分裂和波形翻转。两种变异产生的原因，都是由于视觉皮质及视放射的解剖变异。如果波形分裂较窄，而潜伏期正常，则视觉诱发电位为正常。视觉诱发电位主要用于评价视觉通路前部的功能状态，当单眼视觉诱发电位的P100潜伏期延长时，一般提示为视交叉前病变。如果双侧P100潜伏期均延长，则提示病变可为视神经或视交叉及广泛性视交叉后病变，采用半视野刺激，可以对这些不同部位的病变进行鉴别。当P100绝对潜伏期超过117 ms时，则考虑P100潜伏期延长。两眼间的潜伏期差对临床诊断的意义比绝对潜伏期更大。如果两眼之间的差值超过13 ms，尽管绝对潜伏期值正常，仍考虑为异常。

3. 视觉诱发电位异常的临床意义

(1) 视神经炎：视神经炎的视觉诱发电位典型异常变化是P100潜伏期延长，单侧视神经炎仅表现为单眼P100潜伏期延长，如果在无症状的眼睛记录到P100潜伏期延长，提示存在亚临床视神经炎。视神经炎急性期后视觉诱发电位转为正常的较少。

(2) 多发性硬化：大约有15%视神经炎患者最终出现其他多发性硬化的症状。对患有视神经炎的患者，进行体感诱发电位检查，可以发现亚临床病灶。当临床出现中枢神经系统其他部位损害，提示多发性硬化诊断时，应进行视觉诱发电位的检查，以检测出亚临床性损害病灶。约40%多发性硬化患者视觉诱发电位P100潜伏期延长，但并没有视神经炎的病史。事实上所有患视神经炎的患者，其患侧的P100潜伏期均延长，即使绝对潜伏期正常，两侧波间潜伏期差也是异常的。

(3) 肿瘤：影响到视觉通路的肿瘤通常是由于对视神经和视交叉的压迫。视野障碍在各眼之间可以不同，但视觉诱发电位始终是异常的，视敏度与视觉诱发电位之间没有相关性。视觉诱发电位的异常可以是绝对潜伏期或相对潜伏期延长，也可以表现为波形或波幅变化。潜伏期的变化较波形和波幅的变化更可靠。肿瘤影响到后视路时，很少出现视觉诱发电位异常。在患有偏盲的患者，全视野棋盘格翻转刺激通常是正常的。

(4) 假性脑瘤：假性脑瘤患者可出现颅内压增高，但脑结构并没受到损害。如肿块或阻塞性脑积水，如果高颅压没有得到及时有效治疗，可造成视神经损害，如果治疗有效，视觉缺失症状可以得到改善，如果颅内压持续增高，可导致视神经持续性损害。大多数患有假性脑瘤患者的视觉诱发电位正常，少数在视觉损害早期出现诱发电位异常。但诱发电位并不作为颅内压的监测手段。

(5) 功能性疾病：在怀疑功能性视觉缺失时，可以用视觉诱发电位做出评价。正常视觉诱发电位可以反映视觉通路的完整性，闪光刺激的正常视觉诱发电位仅提示到外侧膝状体的视觉传导通路正常，但并不能排除皮质盲，应采用半视野刺激方可确定功能性视觉障碍。

（三）脑干听觉诱发电位

脑干听觉诱发电位是由脑和听神经对声音刺激后产生的复合性电位，波形主要成分起始于脑干。脑干听觉诱发电位主要用于评价患者患有听力降低或怀疑脑干病变时，尤其对听神经瘤检测，是一种灵敏和经济的检查方法（图 6-1-4）。

1. 脑干听觉诱发电位临床应用　在听觉诱发电位，主要分析Ⅰ波至Ⅴ波的波形及潜伏期、波间期。因此，应首先确定Ⅰ波和Ⅴ波。Ⅰ波是由听神经远端部分所产生，一般在刺激后2 ms左右出现，Ⅲ波是由上橄榄核至外侧膝状体的投射纤维所产生。Ⅴ波是产生于脑桥至中脑的投射纤维，一般出现在刺激后6 ms左右，随着刺激强度降低，Ⅴ波最后消失。各波潜伏期较波幅更为重要。主要测量Ⅰ波、Ⅲ波、Ⅴ波潜伏期及Ⅰ～Ⅲ波和Ⅲ～Ⅴ波的波间潜伏期。Ⅰ波潜伏期延长多见于听神经远端损害，但并不多见于听神经瘤。Ⅲ波潜伏期延长提示听神经近端至脑桥内侧受累，病变可能为听神经或脑干病变，但常见于听神经瘤。Ⅲ～Ⅴ波波间潜伏期延长，提示病变位于脑桥至中脑之间。Ⅰ～Ⅲ波和Ⅲ～Ⅴ波波间潜伏期延长，提示病变影响到双侧脑干、脑桥末端以上或脑桥末端及听神经，多见于脑桥病变。Ⅰ波消失，Ⅲ波、Ⅴ波正常，提示周围听力损害，不作为脑桥末端听力传导损害的评价。Ⅰ波消失，伴有Ⅲ波、Ⅴ波潜伏期延长或波形消失，提示病变部位在听神经至脑桥末端的传导性损害，但是由于缺少Ⅰ～Ⅲ波波间潜伏期，对客观听力评价比较困难。如果Ⅲ波消失，Ⅰ波、Ⅴ波正常，Ⅰ～Ⅴ波波间潜伏期延长，损害可存在于听神经至中脑的任何部位。Ⅴ波消失，Ⅰ波、Ⅲ波正常的情况并不常见，但如果出现，则提示病变位于脑桥以上的听觉传导通路，同时应伴有Ⅲ～Ⅴ波波间潜伏期延长。

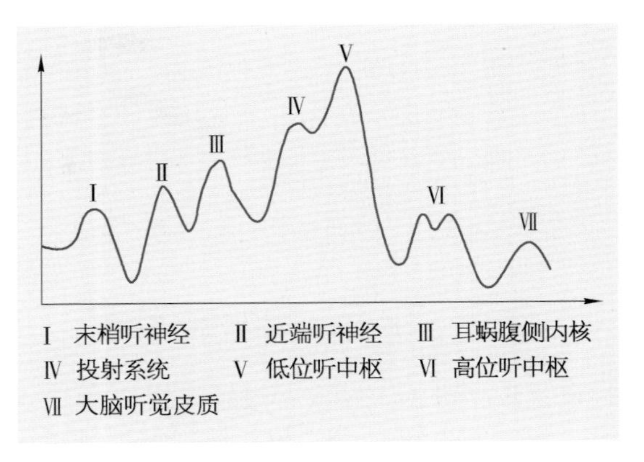

图6-1-4　脑干听觉诱发电位示意图

2. 特殊疾病的听觉诱发电位的改变

(1) 听神经瘤：脑干听觉诱发电位对大多数听神经瘤诊断是非常敏感的。在早期，听觉诱发电位可以正常，当肿瘤较大时，Ⅰ波后的各波形可完全消失。

(2) 脑干肿瘤、脑梗死：大多数脑干内肿瘤患者的脑干听觉诱发电位均为异常，特别是当脑桥受累时，通常为Ⅲ波、Ⅴ波消失以及Ⅰ～Ⅴ波和Ⅲ～Ⅴ波波间潜伏期延长。在脑干梗死时，大多脑干听觉诱发电位异常，少数病例的脑干听觉诱发电位可正常，但诱发电位波幅降低。50%影响到后循环的短暂性脑缺血，脑干听觉诱发电位潜伏期可以正常，约50%脑干血供恢复后，听觉诱发电位可恢复正常。

(3) 多发性硬化：对临床怀疑患有多发性硬化的患者，脑干听觉诱发电位没有视觉诱发电位和体感诱发电位敏感，脑干听觉诱发电位的异常表现为Ⅴ波波幅降低及Ⅲ～Ⅴ波波间潜伏期延长。大多异常为单侧。脑干听觉诱发电位不能区别脱髓鞘疾病与肿瘤及脑梗死。

(4) 昏迷和脑死亡：如果脑干听觉诱发电位Ⅰ波后的波形完全消失，则可判断为脑死亡。大约10%脑死亡患者可记录到完整的Ⅱ波，因为Ⅱ波是由听神经颅内段所产生，当Ⅱ波存在时，评价脑死亡应结合临床其他体征及脑干诱发电位其他波形的变化。

(5) 其他各种疾病：脑膜炎、维生素B_{12}缺乏、癫痫、酒精中毒及糖尿病时，脑干听觉诱发电位可以出现各种不同的异常改变。

二、肌电图

肌电图是记录运动单位电位的一种方法。根据记录结果，可以鉴别疾病时不同失神经支配状态，用

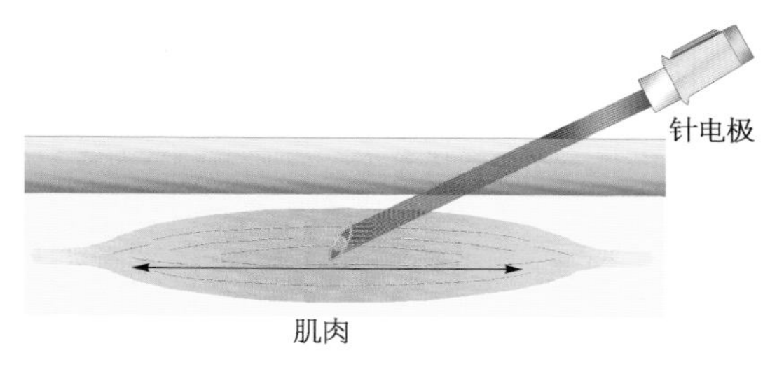

图6-1-5　同芯针电极记录肌电图示意图

于区别神经性疾病与肌源性疾病及肌病的分型。肌电图检查常用的电极有表面电极和针电极。针电极又包括单极针电极、同芯针电极和单纤维针电极等（图6-1-5）。

单极针电极除针尖裸露外，均全部绝缘隔离。绝缘物质通常采用聚合塑料，针电极的尾端与多股导线连接到信号放大器。单极针电极记录时需要一个参考电极，因此，要将一个盘状或金属电极安放在所记录肌肉的皮肤表面。同时在记录电极的上端安置接地电极。

同芯针电极是由一根细线芯与一个套管组成的皮下针电极组成。线芯与套管壁完全分离绝缘。在记录针电极斜面暴露出的针芯由环氧树脂固定，针芯和套管分别与导线连接，套管作为记录电极的参考电极。检查时需要安放患者接地电极。

肌电图信号通常由视觉和听觉观察来分析。临床检查时，必须实时观察屏幕上显示的肌电图信号，并通过扬声器监测声音信号。有经验的临床医师常常在观察到信号以前首先听到异常信号。信号音量对于记录电位电压频率变化是非常好的提示。

（一）肌电图记录分析

主要包括下列参数指标：

(1) 插入电活动。

(2) 静息电位。

(3) 单个运动单位电位。

(4) 大力收缩时运动单位募集状态。

在患者完全放松状态下记录插入电位和静息电位。记录单个运动单位电位时，让患者做轻度自主收缩，检查者的手应放置在患者主动肌对侧，判断患者用力方式和程度，并防止针电极移动。最大用力收缩时观察运动单位募集状态，应将患者肢体固定，避免由于移动产生伪差。

（二）正常肌电图

1. 插入电位　正常插入电位活动是由多个肌纤维的动作电位发放所组成。持续时间一般少于500 ms，爆发后立即终止。有时出现类似于纤颤和正相波的电位活动，多为单个肌纤维的活动电位，通常随着电极移动停止而消失，并不是异常电位发放。

2. 静息电位　正常肌肉在放松时并不出现自发电位。持续性的运动单位活动有时会被误作为自发电位活动。在确定为异常自发电位活动之前应观察患者是否完全放松，有时肌肉的静息状态会被拮抗肌收缩所激化。

3. 运动单位电位　让患者做轻微收缩，激活少量运动单位，每次记录一个运动单位电位。运动单位电位的波幅高低，与运动神经轴突所支配的肌纤维数量和记录电极与肌纤维的距离有直接关系。正常单个运动单位电位的波幅应在200 mV以上。大多数运动单位电位为双相或三相，如果多相电位超过15%，则可考虑异常。运动单位电位时限一般少于10 ms，个别肌肉稍长，但不超过15 ms（图6-1-6）。

4. 募集状态　当随意肌收缩增加、收缩力加大、运动单位快速发放、所有运动单位被激活、扫描基线消失后，此时的状态称之为完全募集（图6-1-7）。

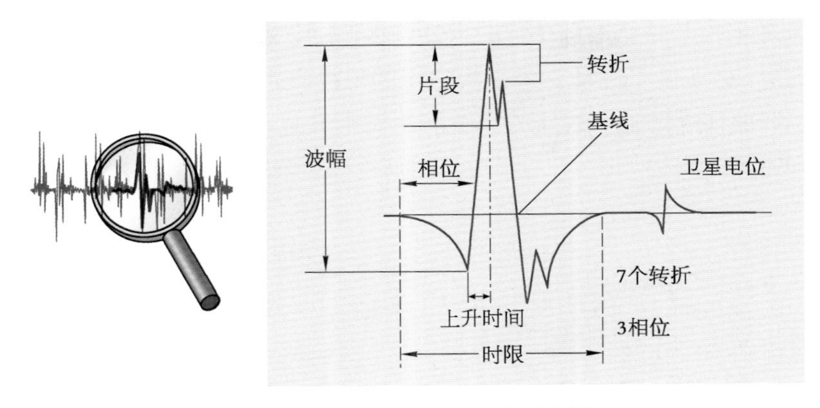

图6-1-6　单个运动单位电位示意图

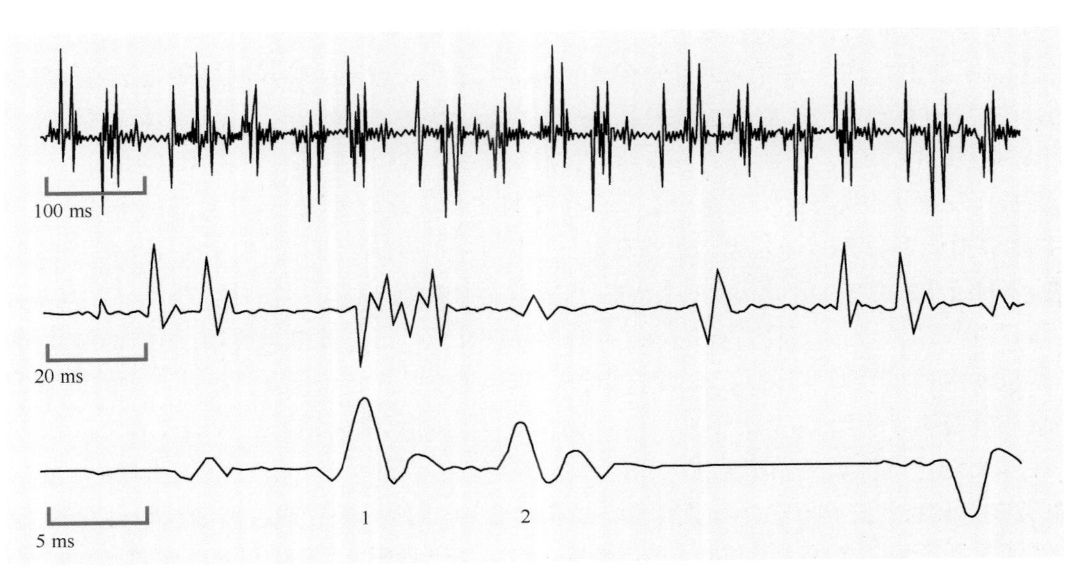

图6-1-7　肌电图的募集状态及不同分析时间示意图

（三）异常肌电图

1. 插入电位

(1) 插入电位活动增加：当针电极移动停止后，电位发放持续存在。提示电位过度发放，同时常伴有时限延长。

(2) 插入电位活动消失：针电极插入移动时，所有电活动减少，常见于肌纤维的功能丧失。在周期性麻痹患者，由于肌纤维兴奋性降低，可以出现插入电位减弱，但更多见的是由于记录电极的性能不佳所造成。

2. 自发电位活动

(1) 纤颤电位：是因单个肌纤维膜电位不稳定而去极化所产生的肌纤维动作电位，电位发放频率具有随机性。

(2) 正相波：正相波是不同于纤颤电位的单个肌纤维动作电位，电位起始点首先是一个正相波，然后回返至基线。有时在正相波之后跟随一个较小负相波，但主波是正相波。与纤颤电位一样，发放频率具有随机性。正相电位与纤颤电位相同，同为肌病时出现的失神经电位活动。对于产生机制，认为与记录电极的位置有关。双相纤颤电位的产生，是由于肌纤维动作电位通过细胞外的负相成分增加所致。

(3) 束颤电位：束颤电位是单个运动单位的自发性电活动。束颤电位的发放频率是各异的，可见于正常人和慢性失神经支配，更多见于运动神经元疾病。如果没有其他慢性失神经电位表现，束颤电位并不作为异常诊断指标。病理性束颤通常表现为多相和不规则发放，一般发放频率间隔为3.5 s，而非病理性发放，其间隔为0.8 s (图6–1–8) 。

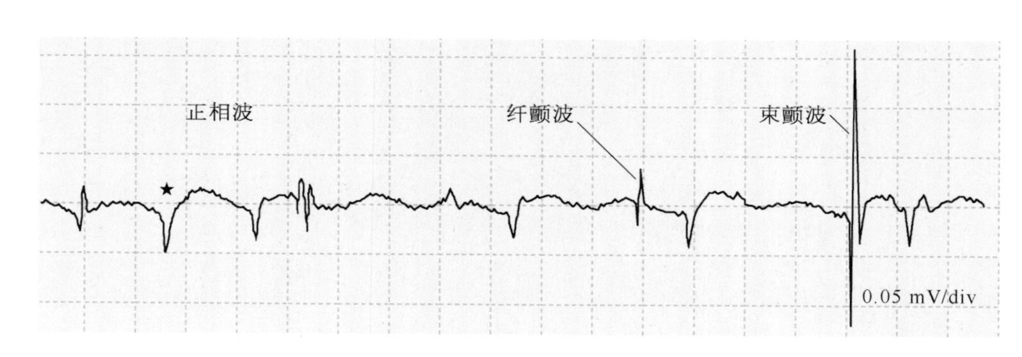

图6–1–8 纤颤波、正相波和束颤波示意图

(4) 肌强直发放：肌强直发放是单个运动单位不自主重复高频发放，通常发放频率为30 ～ 40/s。检查时，可见皮下肌肉颤抖和高低起伏。肌强直电位可见于多种失神经病变，但常见于多发性硬化、脑干胶质瘤、放射性神经丛病变、Guillain-Barré综合征、多发性神经病。

(5) 肌强直样发放：肌强直样发放是肌纤维的重复性发放。可由针电极移动、膜结构异常和联合去极化所触发。发放频率的衰减变化声音类似于轰炸机俯冲“投弹”声。肌强直性发放产生的机制，可能是氯离子传导异常。氯离子主要存在于细胞外液，在动作电位结束时，钾通道开放和钠通道关闭使膜电位复极化。钾外流是对动作电位短暂性超极化的反应。当钾恢复到基线时，膜电位为正常去极化。正常情况下，氯离子浓度维持膜电位正常阈值。当氯离子浓度降低时，去极化导致钾通道失活，再一次产生动作电位。肌强直性发放常见于强直性肌营养不良、先天性肌强直、先天性副肌强直及高钾型周期性麻痹。在患有炎性肌病或代谢性酸中毒患者中，尽管临床没有肌强直症状，但肌电图检查可以见到肌强直样发放。

3. 异常运动单位电位

(1) 神经性病变的运动单位电位：见于急性失神经支配、神经再生前及运动单位减少。残存的运动单位具有基本正常功能。因此，除非是完全性失神经支配，否则运动单位电位常表现为正常。通常失神经支配的肌纤维由邻近残存的神经轴突芽生来支配，由于残存的运动单位轴突支配的肌纤维数量增加，记录的运动单位电位较常规记录的电位波幅要大。代偿支配的肌纤维与原始支配的肌纤维并没有激活同步，所以运动单位电位表现为多相电位和时限的增加。高波幅、长时限、多相电位增加是慢性失神经支配的主要特点。

(2) 肌病性运动单位电位：在患有肌肉疾病时，肌细胞膜电位不稳定，导致运动单位电位变化。一些肌纤维发生不可逆性去极化及神经肌肉传导活性减少，导致运动单位电位波幅降低。同时，由于在肌肉病变时，肌纤维数量减少和残存受损肌纤维同步活动产生了运动单位的短时限多相电位，为肌肉疾病时常见的病理性运动单位电位。肌病性运动单位电位有时被称为短棘波，为低波幅群多相电位。相似的运动单位表现有时也出现于一些失神经支配的患者，特别是早期神经末梢传导的不同步。

(3) 异常募集状态：募集状态减少提示功能单位的降低。单个运动单位的快速发放构成了运动单位募集状态，募集状态减少多见于轴突和脱髓鞘性神经病变所导致的运动轴突传导降低。

(4) 病理干扰相：病理干扰相是由众多低水平运动单位收缩所产生，见于典型肌肉病变时。这些单位产生的募集状态虽然是低波幅，但仍无法分辨基线。

三、神经传导速度测定

神经传导速度是指冲动在单位时间内通过神经的距离，以m/s表示。神经传导时间，又称之为潜伏期，是指从刺激开始到动作电位出现的起始时间，它包括神经–肌肉接头传递耽搁时间及肌膜冲动传导时间。由于冲动经过神经全长时，在近中枢端的神经纤维较粗，传导速度较快，在神经远端纤维变细，传导速度较慢。因此，其传导速度不同。在神经干近端和远端两点刺激，去神经–肌肉接头传递延搁影响，可以精确测定运动神经传导速度。常规神经传导速度测定，是应用各种不同方波脉冲刺激神经后记录神经传导速度。采用标准的方波脉冲，时限为0.1 ～ 0.2 ms。有时也应用长时限宽脉冲或短时限脉冲。长时限宽脉冲刺激可能产生过强电流强度，激活作用电极附近几毫米范围的神经轴突，因而导致对正常反应波的辨认缺少精确性。所以，长时限宽脉冲仅当最大刺激后记录不到最大反应时才考虑采用，但对所得到的结果应做出谨慎判断。刺激最大输出电压因仪器不同而各异，通常为250 V。短暂的直流电脉冲并不损伤神经组织和皮肤。

（一）运动神经传导速度测定

记录电极放置在被检查神经所支配肌肉的中点，参考电极放置在远端。刺激神经后，在肌肉记录到一个复合性肌肉动作电位（CMAP），它是多个肌纤维的总和电位，有时称之为M反应。如果记录电极放置的位置不正确，记录的复合性动作电位主、负相波倾斜之前会产生一个正相电位，使潜伏期的测量比较困难。刺激电极同样是由作用和参考电极组成，一般放置在所检查神经的表面皮肤，在负极下面的去极化最大，通常朝向远端的记录电极。患者接地放置在同侧肢体刺激与记录电极之间。电极安放好后，开始进行重复刺激，采用1 Hz脉冲；刺激强度从0开始，逐渐增加刺激强度，直到CMAP波幅不再增加时，再增加刺激强度25%，获得最大CMAP波幅（图6–1–9）。

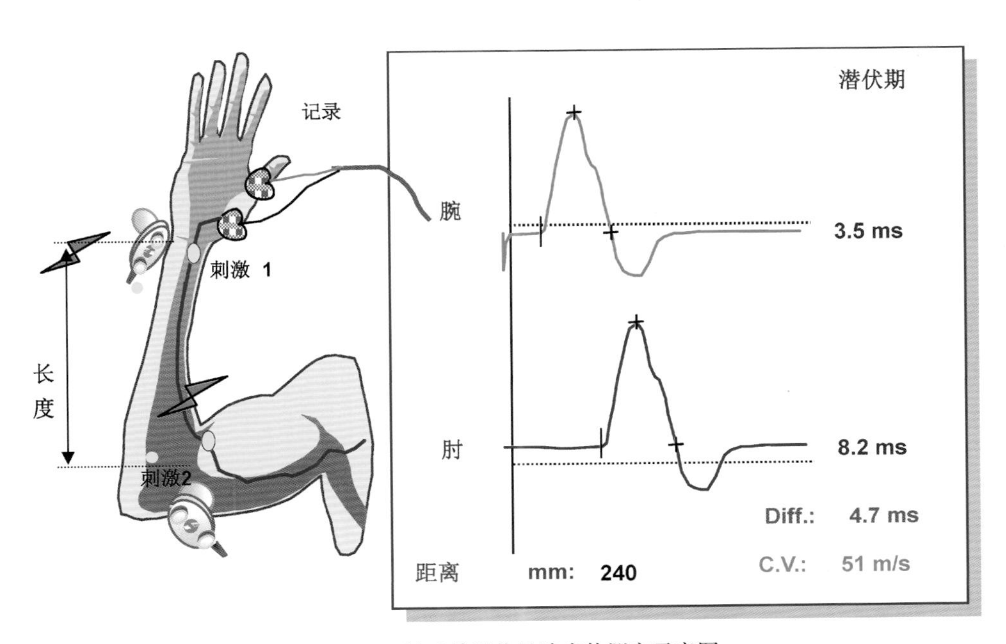

图6–1–9　运动神经传导速度的测定示意图

（二）潜伏期测量

从刺激或起始点到M波的波峰，并测量M波的峰值电压。然后将刺激电极上移到神经近端，不需要逐渐增加刺激强度，一般刺激1～2次，记录结果与远端刺激记录的波形相同。如果记录的波形发生衰减或波形变化，应增加刺激的强度，以确信波形变化并不是由于刺激激活的不完全。测量近端M波反应的潜伏期与波幅，并测量远端刺激点与近端刺激点之间距离，根据下列公式计算出神经传导速度：

$$神经传导速度(CV)=\frac{距\quad离(D)}{远端潜伏期(PL)-近端潜伏期(DL)}$$

（三）感觉神经传导速度测定

感觉神经传导速度较运动神经传导速度的测定更为方便。由于感觉神经并不像运动神经存在神经传递的突触耽搁，因此，只需要一个刺激点。采用指环电极刺激正中神经和尺神经，刺激和记录电极都放置在感觉神经部分，在手指分布的是这两个神经的纯感觉分支。感觉神经传导速度可以采用顺向性或逆向性传导测定。两种方法记录的感觉神经传导速度，由于容积传导在几何上的不同而略有差异。一般建议采用顺向性传导记录，因为只需刺激、兴奋少量神经纤维，所产生的刺激伪差小。在顺向性刺激记录不到的情况下，才考虑应用逆向性刺激记录（图6-1-10）。

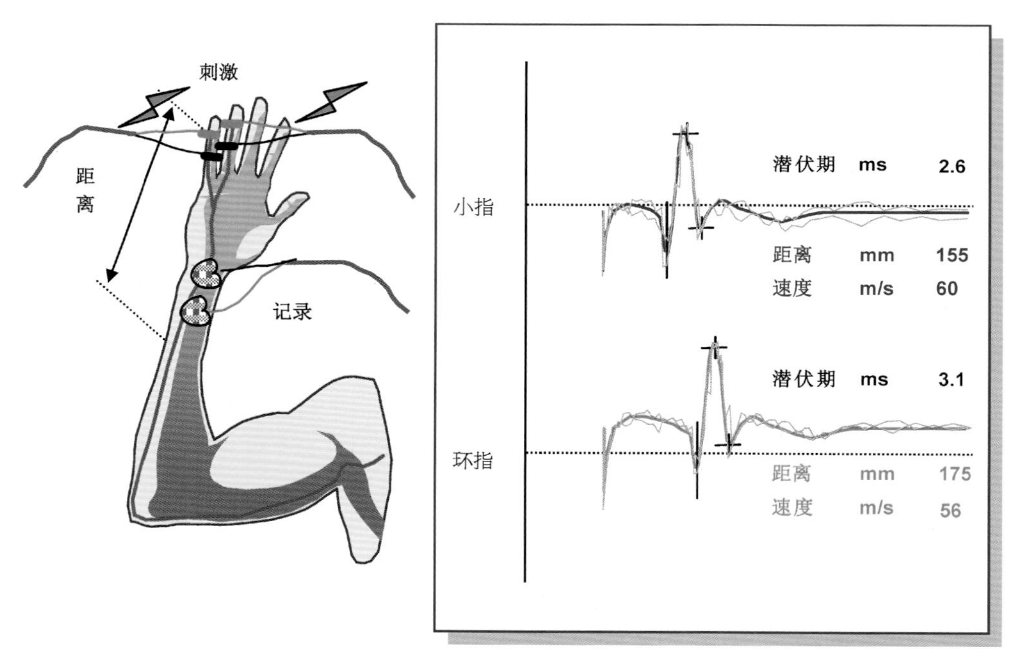

图6-1-10 感觉神经传导速度的测定示意图

感觉神经传导速度测定，由于记录的复合神经动作电位（CNAP）波幅低，并且不规则，必须采用平均技术将其从背景噪声电活动中分离出来。尤其是老年患者和患有周围神经病变时，如果没有平均叠加技术，就无法确定感觉神经电位。刺激时逐渐增加刺激电压强度，直到感觉神经电位（CNAP）出现。当刺激强度逐渐增加，而波幅不再变化时，锁定并测量电位潜伏期和波幅，同时测量由刺激点与记录点之间距离，依据下列公式计算出传导速度：

$$神经传导速度(CV) = \frac{距\quad离(D)}{潜伏期(L)}$$

感觉神经电位的起始潜伏期和峰潜伏期均可作为计算传导速度的参数，对快纤维传导的测定，采用起始潜伏期更为精确，因此作为首选方法。在近端神经根损害性疾病，感觉神经传导速度有时可以是正常的，特别在撕脱伤时，由于神经纤维损伤是在神经根节和脊髓之间，而神经节与周围神经之间的连接是完好的，周围神经的感觉传导速度并不受影响。

（四）神经传导速度异常

1. 传导速度减慢　运动或感觉神经传导速度低于正常值的3 *SD*，则提示传导速度异常，多见于周围神经的髓鞘病变。轴突性神经病变也可以导致神经传导速度减慢，但一般不超过正常低限5 m/s。多发性神经病可出现神经传导速度减慢，特别是在神经远端，单个神经病变出现神经传导速度减慢仅见于单神经的个别节段。传导阻滞是选择性神经节段传导速度减慢。多节段神经传导阻滞可见于Guillain-Barré综合征、慢性炎性脱髓鞘多发性神经病及多灶性运动神经病。

2. 远端潜伏期延长　远端潜伏期延长多见于脱髓鞘性神经病、神经肌肉传递障碍及肌纤维的膜功能丧失。实际上最多见的是脱髓鞘病变和神经远端压迫性损害。

3. 电位波幅降低　CMAP降低，提示功能性肌纤维数量减少、运动单位数量减少或肌纤维兴奋性受到损害。常见于运动神经病、轴突变性和肌病。感觉神经电位波幅降低则提示感觉神经轴突减少。在正常人感觉神经电位波幅有很大差异。因此，感觉神经反应电位的波幅变化并不单独作为疾病诊断指标。如果病变明显影响到波幅，通常感觉神经传导速度也减慢。

4. 波形离散　波形离散常见于神经脱髓鞘病变。在患有脱髓鞘病变时，并不是所有神经轴突传导速度都减慢，但神经冲动发放同步减少可产生波形离散。轴突变性时，由于继发性脱髓鞘而导致波形离散。

5. 脊神经刺激　直接刺激脊神经用于评价神经近端周围神经节段传导功能。采用针电极直接刺激不仅可以测定C8节段脊神经传导速度，也可以刺激其他神经根及马尾神经来测定周围神经传导功能。应用电刺激器或磁刺激器在神经根表面进行刺激，更多的是采用针电极直接刺激神经根，避免患者对高压电刺激的不舒服感，同时与磁刺激相比较，对深部神经刺激得到的结果更可靠。刺激C8神经根后，可在其所支配的任何一块肌肉记录到CMAP动作电位。常规选择由下臂丛及尺神经组成部分所支配的小指展肌记录，对诊断近端嵌压综合征非常有意义。当刺激脊神经记录的反应异常时，应对所有神经节段进行检测，以确定确切病变损害部位。

6. F波　F波是测定由刺激点到近端运动轴突传导功能的一种方法。常规刺激运动神经时，产生的动作电位不仅顺向传导到肌肉，同时也逆向传导至运动神经元。逆向传导的电位抵达躯体使树突去极化，并传回到轴丘，使其去极化。由此，一个新动作电位产生并返回至肌肉，动作电位激活运动终板，产生肌纤维动作电位，这个反应波，即为F波。记录F波的电极位置与记录运动神经传导速度相同，刺激电极的位置可以放在神经远端或近端，但刺激电极的负向应朝向脊髓。主要分析F波潜伏期和确定反应波的存在与消失（图6-1-11）。

F波潜伏期是神经冲动传导到脊髓和反馈到肌肉的传导时间总和，因此，近端神经传导速度可以通过下列公式计算得出：

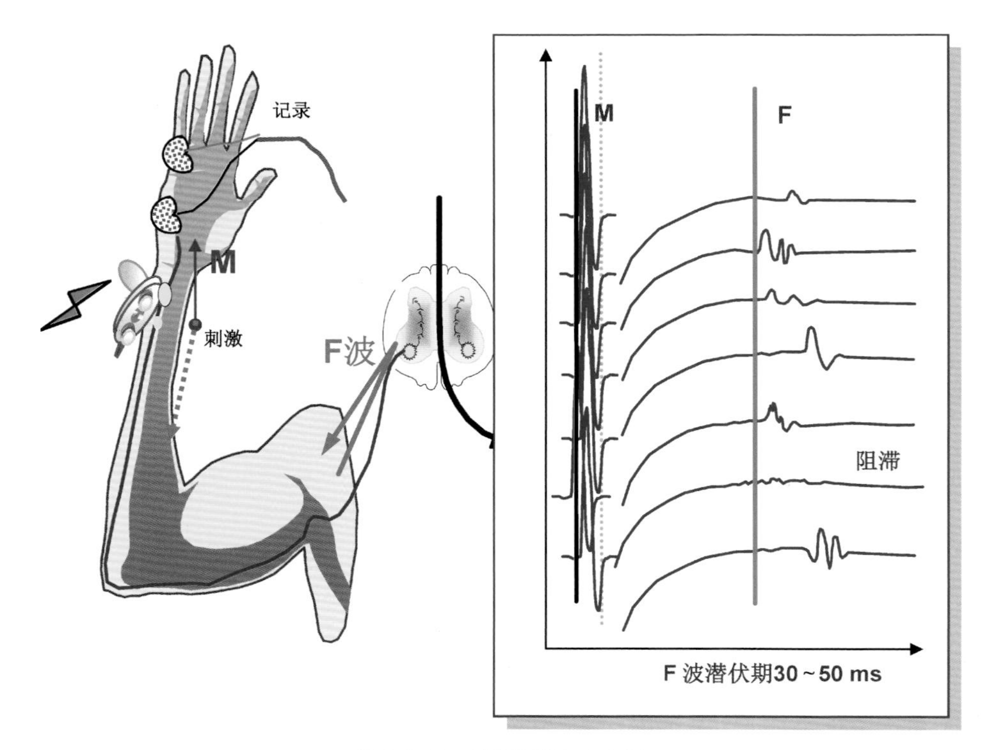

图6-1-11　F波的测定示意图

$$神经传导速度 = \frac{2 \times 距离}{F潜伏期-M潜伏期}$$

怀疑周围神经病变时，应用F波检查，对照近端和远端传导状态，尤其是近端的神经病变，如Guillain-Barré综合征、慢性感染性多发性脱髓鞘神经病等周围神经脱髓鞘病变时，远端和近端F波潜伏期均延长。在Guillain-Barré综合征早期，F波的异常最为明显。在神经轴索、神经根和神经丛病变时，F波潜伏期大多正常。严重轴索病变时，由于继发性脱髓鞘病变，可以导致F波潜伏期延长。在脱髓鞘性神经病时，由于传入和传出动作电位离散，F波可消失。

7. H-反射　H-反射是牵张反射的电生理表现方式。当牵张肌肉叩打肌腱时，肌梭被激活，并传递冲动到脊髓，H-反射部分是由脊髓的单突触连接所产生，而大部分是由相应节段和高节段的多突触传导通路所产生。H-反射通常在下肢腘窝刺激神经，由腓肠肌记录。当逐渐增加刺激强度，大约在30 ms首先出现一个反应波，即H波。随着刺激强度增加，H波潜伏期逐渐缩短，同时M波出现，并逐渐增高。进一步增加刺激强度，H-反射则消失。正常H-反射潜伏期不应超过35 ms，两侧相差不大于1.4 ms。H-反射潜伏期延长或消失，多见于脱髓鞘和神经轴突病变，也可用于S1神经根病变的诊断。

四、诱发电位在术中监护的应用

现代脊髓及脊柱手术过程中存在着众多的危险因素。随着手术操作技术难度的不断增加，各种器械的应用和放置都可造成神经损伤。在手术过程中的减压可以直接损伤到脊髓或神经根，也可以由于影响到血管导致脊髓功能障碍。而术中器械的应用是造成神经损伤的直接原因。为防止神经功能的损伤，传统的监测方法是应用Stagnara唤醒试验。通常在手术结束后或术中降低患者的麻醉水平，让患者活动四肢来排除脊髓及脊神经损伤。在术中唤醒患者通常需要10～15 min，唤醒试验仅帮助判断运动传导的功能状态，而对轻微的脊髓传导束的损伤并不能及时地做出准确的提示。同时，唤醒试验也增加了手术时间和患者的痛苦，对于不配合的患者，如儿童、智能障碍及神经肌肉疾病或其他原因所导致的肌无力者并不适用。

临床实践证明，SEP对脊髓后外侧束功能障碍是灵敏的，但对脊髓运动传导束功能的判断是依靠感觉诱发电位来做出间接判断，在运动神经传导束受损后，SEP可无变化。因此，直接测定运动传导束的功能状态，或同时测定MEP和SEP对评价脊髓运动和感觉的基本功能具有重要意义，从而预防术后出现永久性神经损伤所导致的运动功能障碍。

（一）躯体感觉诱发电位

躯体感觉诱发电位是构成术中监护的重要基本程序，应用躯体感觉诱发电位波幅和潜伏期的变化去评价手术结果。

诱发电位的波幅可以确定神经元对刺激反应的数量多少；而潜伏期则反映了参与反应的神经纤维的传导速度；波幅和潜伏期对不同损害其灵敏度各异。

在脊髓压迫性损害时，由于神经元对刺激反应的数量减少，诱发电位的波幅降低。而潜伏期的延长是由于损害了具有快速传导功能的粗大纤维。当脊髓损伤时，参与发放的神经元数量减少，诱发电位波幅降低，同时由于这些病变大、小直径的神经纤维受损，诱发电位的潜伏期也相应延长。潜伏期延长的程度与压迫损害不成比例关系。

躯体感觉诱发电位的波幅变化对机械性和缺血性损害最灵敏，始终被作为监测的基本指标，潜伏期也作为评定的客观指标。波幅降低超过60%作为评定的警戒标准，潜伏期延长范围为1%～25%，判断值取决于医师判定假阴性或假阳性的概率。

潜伏期在受麻醉剂的影响下，一般延长5%反映了正常差异，因此，潜伏期延长如超过10%则提示有明显损害。是否波幅降低超过60%或潜伏期延长超过10%就提示有病理性损害，应根据临床情况来判断，如患者麻醉水平和体温。

（二）皮质及皮质下躯体感觉诱发电位

皮质躯体感觉诱发电位（cortical somatosensory evoked potentials，CSEPs）是由头皮所记录到的大脑皮质电活动。正常情况下皮质体感诱发电位波幅较大，常作为术中监测的记录方法。除严重的神经系统损伤，CSEPs主要用于评价从周围神经至大脑皮质的神经传导束功能状态。CSEPs是应用最广的术中监测方法，但术中对外界影响因素比较敏感。

（三）躯体感觉诱发电位的刺激及记录

沿躯体感觉神经传导通路给予刺激均可记录到皮质与皮质下诱发电位。常用的方法是刺激周围神经，沿神经走行部位安放电极记录诱发电位反应（如上肢的正中神经、尺神经，下肢的胫神经、腓神经）。由于感染、神经损伤、电击烧灼伤等多种危险因素的存在，可以采用针电极插入周围神经进行刺激。在椎间盘切除及椎弓根钉安放时，为避免感觉神经根损伤，选择性地刺激肌皮神经记录体感诱发电位，称为肌皮神经躯体感觉诱发电位。

在脊髓及硬膜腔监测的特殊手术过程中可以直接刺激脊髓记录诱发电位。采用不同部位的刺激在头皮或脊髓均可记录到SEPs。在手术过程中暴露脊髓表面或应用硬膜外电极直接刺激记录。由于脊髓诱发电位不受麻醉药物及各种因素影响，记录的时间短，波形变异小，是非常理想的术中监测方法。

（四）躯体感觉诱发电位的敏感性

在长期随访中发现，运用SEP进行术中监测使手术操作更加安全满意，同时保证了神经传导功能的完整性。尤其是对存在神经损伤的高危性手术过程中可以避免神经损伤。虽然脊柱手术导致脊髓功能障碍的发生率非常低（在脊柱侧弯的矫形手术中 $< 1\%$），手术过程中即时发出警报，可以减少神经功能障碍的发生。

（五）磁刺激脊髓及周围神经在头皮记录SEPs的方法

将磁刺激线圈的中央放置在T2、T5、T8、T10、L3及L5椎体棘突的皮肤表面以及在股直肌和内收肌的表面。由于重复刺激运动可能导致颈部运动造成颈髓的伤害，因此不要刺激颈部。刺激重复的频率为1 Hz，刺激的方向和强度根据棘旁肌或腿部肌肉的收缩来决定。在T10刺激时可以引起棘旁肌收缩，在T12、L5及臀大肌中部刺激时可引起脚部肌肉的收缩。常规应用的刺激强度为450 ～ 560 V。由于在胸腰段及臀大肌下的周围神经采用磁刺激时，进入椎管电流衰减，所以应用直径2.2 cm的磁刺激头在内踝刺激胫后神经。双刺激头刺激的范围相应较大，比传统的单刺激头更为理想，其体积小，而电流同步的区域大。将磁刺激线圈旋转180°，可以降低叠加过程中的刺激电流伪差，这是因为最大的刺激伪差是由磁刺激头的线圈所产生。同时也减少了由于重复刺激所导致的磁头的过热。在任何部位刺激，被检查者都不会感到疼痛感，仅在刺激部位的局部有一种极轻的敲打感。

（六）术中诱发电位的评价

术中监测记录诱发电位受到手术室多种因素的影响，所以，当诱发电位变化时，应排除各种非手术因素影响后才向手术医师发出警报。手术所导致的诱发电位变化必须是明显的，对于及时确定诱发电位变化的各种因素目前仍是一个挑战。

1. 手术导致诱发电位的变化　术中因操作导致的诱发电位变化，因手术的种类、方法不同而变化各异。作为神经电生理术中监测的医师必须熟悉或了解手术程序及步骤，注意到术中可能出现的情况。如在神经组织上牵拉或脊髓动脉栓塞都可导致诱发电位变化，造成手术的临界状态，应及时发出警报。由于这些变化发生在瞬间，及时做出判断是非常困难的。所以要排除各种干扰所导致的非特异性变化，正确地提出警告。

2. 确定诱发电位信号标志　术中诱发电位是否发生变化，主要取决于术前记录的诱发电位及确定术中诱发电位对照波形的标志，将术前记录的诱发电位结果作为术中监测记录的参照，可避免手术损伤到神经组织。

对于术中监测记录的诱发电位，如果波幅低于术前参照值的50%～ 60%，提示神经传导通路受到影响。在头皮及皮质记录的诱发电位波幅降低超过60%，波潜伏期与术前对照超过10%，则提示神经传导通路异常。

每次记录的波形可能有不同的轻微变化，但如果各次记录的结果变化较大应提高警觉，避免神经的损伤。

对诱发电位结果的解释要考虑到在头皮记录的特点，发生各种无规律的变化，一般无特殊意义。

在手术开始前记录诱发电位用于术中监测的参照数据。手术开始后，由于电刀等仪器的使用而产生高波幅噪声干扰，使诱发电位的监测记录无法进行。如果在切开前未能记录到参照值，之后所记录的结果对于评价术中所产生的相关变化缺少客观评价的可靠性。因此术前记录的诱发电位对于手术中、手术后评价、判断具有重要意义。

最终，手术医师所需要的是直接而简单的信息，而对于术中监测的诱发电位具体变化，手术医师并不熟知。为避免术中干扰手术操作过程，只有诱发电位发生明显变化时，才应及时向手术操作者做出提示。

（七）手术前、后的诱发电位评价

在进入手术室前记录的诱发电位结果，对于与术后记录结果进行对照来评估手术效果及临床功能的恢复评分是有意义的，但不适用于术中监测的对比分析，因为麻醉剂对诱发电位的记录具有明显影响，只有手术前、麻醉后记录的诱发电位与术中记录的结果进行对照才有实际意义。

对于硬膜外记录的脊髓诱发电位在术前无法进行记录，但在颅顶记录的诱发电位对于判定脊髓传导通路的完整性具有重要意义。

术后记录的诱发电位反应与术前记录结果进行对照，对于判断术中变化、手术效果及相应的临床症状有重要意义。

（八）非手术因素导致的诱发电位变化（非特异性变化）

对术中非特异性变化的错误性判断会导致过多的假阳性警报，影响手术的进行和操作。造成非特异性变化的原因主要有两个方面：一个是噪声，另一个是来自患者本身。

噪声通常来自电动手术台、手术显微镜、手术冷光源马达、血液保温器及电热毯的60 Hz噪声干扰。其他如负压吸引器、钻孔设备、超声骨刀或仪器设备电源切断时均可产生60 Hz的干扰电流。应用诱发电位的滤波装置可以避免上述问题。

非特异性的诱发电位变化可产生于患者生理状态的变化，如体温、血压及CO_2分压的变化及患者其他的电生理信号，像脑电图、心电图、肌电图等。这些变化可以导致诱发电位的多方面表现，如特殊频率的能量活动增强、潜伏期延长、波幅降低以及波形形态变化。

在特殊频率带的能量活动增加通常反映了大脑、心脏和肌肉自发电活动的增强。一般通过提高滤波的频率可以克服脑电活动的干扰。而心脏的干扰通常是由胸前及颈肩部电极所记录到，改变电极的记录位置后完全可以避免。对于肌电活动的频率范围相对比较宽，只有将肌肉完全放松，才能克服其对诱发电位记录的干扰。

（九）峰潜伏期

1. 身高和峰潜伏期的关系　身体的高度与在腰部、臀部和踝部刺激记录的皮质诱发电位P2波的潜伏期具有明显的关联，特别是在踝部刺激所记录的P2波与身高具有显著相关性。同样在各个部位刺激所记录的皮质诱发电位的N2波潜伏期与身高也具有显著性相关。而P2–N2的波间潜伏期及P3潜伏期与身高并无相关性。

2. 年龄与峰潜伏期的关系 在各部位刺激所记录的峰潜伏期与年龄之间没有相关性。刺激强度与峰潜伏期的关系为：380 ～ 560 V电流强度在T12刺激所记录的P2、N2波的潜伏期是恒定的，而340 V在下肢神经刺激所记录的潜伏期有轻度延迟，在280 ～ 600 V范围的刺激强度，潜伏期有小范围波动差异。

（十）运动诱发电位的术中监测

经颅电或磁刺激大脑皮质，导致运动神经元及下行性运动神经传导束兴奋，采用表面电极可在所支配的肌肉记录到兴奋后所产生的复合性动作电位。这种肌肉反应性复合电位波幅高，无须信号叠加，整体地客观反映了从皮质至肌肉的运动传导。

采用单个刺激运动皮质后在延髓锥体束和对侧脊髓锥体束可以记录到多个下行性波形，最早记录到的是产生于突触间隙的短潜伏期D波，在切除皮质后直接刺激皮质下白质仍可记录到，证实D波是由皮质运动神经元快传导纤维的轴突远端兴奋后所产生。与D波相关的I波，同样产生于下行性快传导纤维。采用深部磁刺激记录运动诱发电位，在低强度刺激时并不兴奋皮质下的白质。应用经颅电刺激则触发皮质下的白质产生I波和D波，而深部磁刺激产生下行的兴奋性冲动，通过单突触传递抵达脊髓α运动神经元，仅产生I波。刺激强度相同时，运动诱发电位的波幅和潜伏期变化与所记录肌肉的状态（松弛或收缩）密切相关。当肌肉在牵张状态时，运动诱发电位的潜伏期最短，波幅最高，最佳的牵张状态是最大自主用力收缩的5%～ 15%。

（十一）电刺激运动诱发电位

经颅电刺激是应用具有短时间内产生在50 ～ 100 ms范围的高达300 ～ 400 V电脉冲的刺激器。通常使用的刺激电极是由丝网覆盖直径15 mm的不锈钢螺丝组成，使用前应放在盐水中浸湿。也可以用盘状电极使用火绵胶粘贴固定在皮肤。正极安放在中央区，负极放置在正极的前端。刺激方法的选择，应有效地克服麻醉剂的影响，有效地记录诱发电位反应。运动诱发电位可以在神经或肌肉记录。

1. 神经记录NMEP 注重于了解神经支配功能的完整性。在使用肌肉松弛剂的情况下，应选用NMEP。早期的双波反映了顺向性的运动纤维的功能状态，晚期成分则反映了逆向性的感觉神经纤维的功能状态，如波幅低于80%，潜伏期超过10%，则提示运动功能受到损害。

2. 神经支配的相应肌群记录EMEP 了解特殊肌群的功能状态时，应记录EMEP。但在应用松弛剂时，则记录不到EMEP。NMEP与EMEP相对照，NMEP波形较小，但更可靠。联合应用NMEP与EMEP将显著降低脊髓的损伤。

3. 皮质磁刺激 目前采用的磁刺激头有两种，一种是环形，另一种是蝶形或“8”字形刺激头。环形刺激头具有重复定位容易和手持方便的特点。研究发现，大的刺激头在皮质较大区域会降低刺激电流的强度。为方便更精确地局部刺激，曾试图降低刺激头的直径。但发现有3个不利因素：产生刺激脉冲所消耗的能量较大；由此产生的储存能量的电池超重；在产生刺激电流消耗大量能量的同时，也迅速导致刺激头过热，限制了后续连续脉冲刺激的应用。最终，通过特殊的外壳限制刺激头产生高电流，以保证检查的安全性。“8”字形刺激头是由顺序排列的铜线环绕而成的两个正弦线圈，其组成线圈的铜线是环形刺激头的两倍，在一定范围内，其磁场的强度迅速降低。它的刺激部位更精确，因而，刺激头的形状倾向于更小。

在检查过程中，刺激头必须在同一位置，最好采用脑电图记录的导联连接方式。如果采用手持刺激头，应避免刺激头位置发生变化，因为轻度的移位变化，都可发生明显的生理作用，尤其是小刺激头刺激强度接近兴奋阈值时。

经颅单个磁刺激通常可以满足大多数临床研究需要，但至少应重复记录2～3次得到一致的MEP图形。

（十二）肌皮神经诱发电位的脊神经根术中监测

在脊柱手术过程中，神经电生理的作用主要有两个方面：一是保护脊髓的功能，另一方面是保护脊神经根功能。

肌皮神经躯体感觉诱发电位和肌电图是两个常用的神经电生理监测方法。肌皮神经躯体感觉诱发电位，是在术中刺激肌皮神经，在皮质躯体感觉投射区记录的皮质诱发电位。术中监测肌电图，是直接刺激手术暴露的神经根，在相应神经所支配的肌肉记录的肌电动作电位。

在手术前，神经电生理监测医师应当了解在手术过程中哪些神经根可能容易损伤，根据可能损伤的神经根范围，在术中选用诱发电位或肌电图进行监测。虽然判断脊神经根手术愈后有许多方法，但确切手术预后及防止术后神经功能障碍的方法只有两种，即DSEP和肌电图。

1. 确定神经根病变的节段　肌皮神经体感诱发电位在神经根病变中，对确定脊神经根受累的节段、评价减压手术的预后具有重要作用。在临床应用中发现，DSEP与解剖具有明显的相关性，对于仅有感觉症状的腰骶神经根痛的患者受损节段的确定，DSEP比肌电图更敏感。

由于新型内固定装置的应用，相应的神经根损伤的概率增加，特别是由于螺钉的错位导致术后单个神经根病变。应用DSEP监测内固定装置的安放，可以保护神经根的功能。DSEP对于机械震动和神经根的移动是非常敏感的，如果有严重的机械震动或神经根移动，可导致DSEP反应的完全消失，甚至持续几小时。

2. 肌皮神经诱发电位的记录方法　术中监测记录DSEP主要观察绝对潜伏期和相对潜伏期的变化。在正常人记录的L4节段的DSEP潜伏期比L5和S1的潜伏期要短。在两侧同节段记录的DSEP潜伏期相差应小于3 ms。如果两侧相差明显增加，则应考虑为异常。

在神经受压迫时，首先累及的是大直径的神经纤维，导致神经的传导速度降低，反映在DSEP上为潜伏期延长，同时表现在反应波幅的降低。

在记录到诱发电位反应的波幅和潜伏期的变化时，应排除检查操作上的影响因素，如刺激电流的强度、刺激频率、记录和刺激电极是否相同，都会影响到诱发电位的潜伏期和波幅。所以在记录DSEP时应设定固定的滤波，信号平均次数相同。

3. 肌电图记录　在术中为保护神经根进行肌电图记录应根据手术的不同期进行记录监测。一般手术分为两个期，既动态期和静止期。动态期是指手术操作、内固定装置安放过程，静止期是指内固定装置安放结束后。由于两个期的手术状态不同，其神经根损害的危险因素也不同，采用肌电图记录观察的方法也不同。

术中监护记录肌电图一般采用表面电极，作用电极放置在肌腹，参考电极靠近肌腱安放。当进行肌电图检查时，肌肉应保持持续松弛。在肌肉放松时任何变化都会影响肌肉组织和肌电图的记录结果。

（十三）麻醉对诱发电位的影响

在麻醉状态下，经常可以使诱发电位的潜伏期延长、波幅降低，以及波的形态发生变化。对于术中应用的很多药物作用机制并不是十分清楚，但它们对于诱发电位的影响已经有很多研究经验。

吸入麻醉剂，如氟烷 (halothane)、恩氟烷 (enflurane)、异氟烷 (isoflurane) 和一氧化氮 (nitrous oxide)，影响诱发电位的作用最大。这些作用主要反映在与麻醉前记录的诱发电位相对照的波幅降低和潜伏期延长。影响的程度取决于所应用药物的浓度和效力，以及是否与其他药物合并应用，但并不会导致诱发电位的完全消失。地西泮 (valium) 和其他苯二氮䓬类 (benzodiazepine) 可能导致脑电图 (EEG) 的背景活动增加，诱发电位潜伏期延长。高浓度的麻醉药 (芬太尼fentanyl，舒芬太尼sufentanil) 也降低诱发电位的波幅，尤其是当高浓度剂量注入时。

在术中应用肌肉松弛剂并不直接影响脊髓及头皮记录的体感诱发电位，反而由于肌肉松弛剂的应用使肌肉放松，记录的诱发电位波形更清晰。但在术中进行运动诱发电位监测时，由于肌肉松弛剂的应用可能导致记录无法进行。

(十四) 选择最佳麻醉方案

对于术中监测来说，一氧化氮、氧气和其他麻醉剂 (芬太尼、舒芬太尼) 合并应用是一种最佳的麻醉方案。然而，在大多数情况下，手术中都采用吸入麻醉 (氟烷、恩氟烷、异氟烷)。如果应用的浓度低于0.4%，通常可以耐受。如果吸入的麻醉剂浓度超过1%，并且与一氧化氮合用，将导致皮质诱发电位反应受到剥夺。

一般全身麻醉影响神经的传导通路主要是两个方面：

(1) 在监测的解剖通路上具有较多的突触，只有较深麻醉时才使诱发电位发生变化。而突触数量较少时，低剂量的麻醉剂就会使诱发电位发生变化。这种非特异性变化在皮质诱发电位较皮质下诱发电位更加明显。

(2) 在神经组织已存在损害时，全身麻醉对诱发电位的记录影响更大，有时根本无法记录。在评价诱发电位的变化时，后一种情况尤其要考虑。

脊髓/脊柱病变的术中神经电生理监测，采用常规体感诱发电位监测一般可以满足手术安全监测需要。由于体感诱发电位单纯反映脊髓后束的传导功能，其在脊髓及大脑皮质分布的范围广泛，脊髓运动功能状态与体感诱发电位波幅/潜伏期之间无相关性。对于一些特殊部位病变，如椎管内或脊髓内肿瘤、椎骨压缩性骨折所导致的运动功能障碍，体感诱发电位仍表现为正常。因此，单一应用体感诱发电位进行术中监测仍难避免部分患者术后出现神经功能障碍。对于一些可能伤及神经功能的特殊部位病变的手术，根据手术部位及方法不同，采用运动诱发电位监测，可以防止术中损伤及术后出现神经功能障碍等并发症。

1980年，Merton和Morton首次应用头皮经颅电刺激记录运动诱发电位，评价中枢神经系统的运动传导功能。1985年，Barker运用安全无痛性经颅磁刺激记录运动诱发电位。两项技术所采用的记录方法均是在刺激皮质运动区或脊髓后，由相应神经所支配的肌肉记录复合性动作电位。在脊髓及脊柱疾病的手术过程中，因环境及条件限制，磁刺激器的应用具有诸多不便。同时，由于肌肉松弛剂及麻醉剂的应用，运动神经元之间的突触传递发生屏障，对单个磁或电脉冲刺激神经后的反应较低，使得在肌肉记录复合性动作电位变得更加困难。采用双脉冲磁刺激或连续短脉冲头皮电刺激，直接记录脊髓运动诱发电位，避免了上述诸多不利因素，克服了肌肉松弛剂及麻醉剂的影响。

刺激皮质运动区、运动神经传导束均可产生动作电位，在脊髓可记录到这些复合性神经电位。经颅刺激后，首先兴奋的是直径粗大的低阈值下行性运动神经传导纤维，产生诱发电位的D1波，随着刺激强度增加，出现兴奋皮质深部后产生的D2波，同时D1波潜伏期延长。因此，刺激强度及频率变化容易导致复合性D波的变化，通常随着刺激强度及频率增加，波形成分变得更为复杂，在低阈值成分前、后，出现多个波形成分，但D1波变得更加平滑。不同D波的波幅高度反映了参与兴奋的不同阈值的脊髓运动神经轴突数量，潜伏期则反映了不同运动神经轴突的传导速度。应用恒定的刺激强度及频率并不导致波形及潜伏期变化。而任何原因导致的运动神经传导束或运动神经元损伤，均可导致记录的脊髓运动诱发电位的波幅降低，潜伏期延长。

应用电刺激记录的脊髓运动诱发电位D1波，受外界各种因素影响小。无须多次叠加，单次连续短脉冲刺激后，即可记录到满意的D1波。比采用磁刺激记录的波幅要高，各种麻醉药物对其影响小，可及时、客观地反映脊髓外侧和前侧皮质脊髓束的传导功能，对反映脊髓后束传导功能的体感诱发电位起到互补作用。在直接或间接损伤到运动神经传导束时，诱发电位的复合性D波潜伏期延长，波幅降低，对术中脊髓功能的保护和恢复评价较体感诱发电位更敏感、客观、稳定、可靠。

第二节
超声检查监测技术

超声技术在手术中的应用最早开始于20世纪60年代。其技术应用的发展经历了三个阶段。第一阶段是20世纪60年代，应用的是A型超声或非实时性的B型超声；第二阶段是在20世纪70年代后、80年代初，在术中推广应用实时的B型超声技术；第三阶段是20世纪90年代应用最新的超声技术，在术中应用内镜和彩色多普勒超声技术。

应用超声技术监测各种手术中具有国际影响的国家分别为欧洲一些国家、美国、日本和澳大利亚。

A型超声技术最早应用于胆道疾病和颅脑手术的术中监测。对判断手术的病变部位具有一定的帮助。但由于A型超声的单维波幅图像，不能对术中手术部位的确定和病变性质做出精准判断，同时不能与手术的过程达到实时同步，而没有得到临床广泛的推广应用。

M型超声是在20世纪70年代实时性的B型超声在手术中应用之前，为满足胸心外科二尖瓣手术的需要，将2.25 MHz的探头放置在心脏外膜的表面，其目的是评价心脏瓣膜病变及先天性心脏病手术前、后的心功能状况。M型超声技术在心脏外科手术中的延续应用，使得在20世纪80年代具有实时功能的B型超声技术应用于心脏外科的术中导航。

实时性B型超声应用于术中监测：在20世纪中期，随着超声和相关仪器设备技术的发展，实时性二维B型超声图像，特别是高频微型超声探头的诞生，为术中监测提供了满意的实时二维图像，克服了A型超声单维不具有实时性的缺点，可在术中即刻观测到精确的二维图像。更有意义的是在20世纪70年代末、80年代初，超声的术中监测又被广泛地应用在各种手术领域。

实时性B超的术中应用相对于不具有实时性功能的A型超声更显示出明显的进步，它具有无损伤、迅速、可重复性，并提供清晰的二维扫描图像的特点。

在术中应用实时性B型超声进行监测，应熟练掌握相应的超声技术，熟悉仪器的性能和对图像的正确分析。

实时性B型超声在术中监测的应用，历经20多年的发展至今，仪器的性能和应用的范围仍然没有改变。

早期，神经外科医师在手术室中最大的难题是对于脑部病变部位的判断和确定。而高频B型超声的应用，使得脑部外科的各种复杂手术问题得以解决。充分地体现了B型超声在脑部肿瘤、脑囊肿、脑脓肿、颅内血肿、颅内异物、炎性肿块、脑动脉瘤、脑积水、动静脉畸形等病变术中的精确定位，并很快应用于脊髓、脊柱的病变手术监测，包括脊髓肿瘤、椎管内囊肿、脊髓空洞症和椎间盘突出。

在脊柱手术中，超声作为一项影像技术，具有实时动态、安全无创等特点。可提高手术的安全性和治疗效果，具有很高的应用价值。常用于Chiari畸形、脊髓肿瘤、椎管狭窄、脊柱侧弯矫形等脊髓、脊柱手术。

术中通常采用7.5 MHz的超声探头放置在硬膜腔内，利用扫描得到的图像，观察正常脊髓的形态。包括脊髓中央管、齿状韧带，部分患者可以观察到脊前和脊后动脉。

目前，在青少年原发性脊柱侧弯的矫形手术前、后，应用三维超声扫描技术，通过观察脊柱的冠状面、矢状面和横切面来测量脊柱侧弯的旋转度。

20世纪80年代，随着实时性B型超声在术中监测应用的细化，使临床的应用得到逐步增加，并得到一致的认可。明确认为术中应用B型超声的益处是：① 为手术决策提供了新的信息。② 补充或减少了术中的放射线检查。③ 指导各种手术按程序进行。④ 确保了手术的安全性。这些益处对于缩短手术时间、减少术中放射线的使用，修订确立手术方案具有明显的作用。

近10年来，两种新的超声技术被引用到术中超声监测，即彩色多普勒术中监测及内镜超声技术，更进一步拓展了术中超声监测的应用。

随着三维技术、超声对比成像、腹腔内微超声探头、彩色多普勒和能量多普勒等新设备、新技术的应用，超声技术在术中监测的应用前景将更加广泛。

第三节
计算机辅助导航监测技术

在传统的脊柱外科手术过程中，内固定技术主要根据医师掌握的解剖知识和临床经验来确定手术的方法和手术的入路方案。依据术前设计的方案及经验，确定手术器械的置入部位。其手术质量的高低，依据医师的经验及技能而不同，并且由于手术的长时间操作导致医师疲劳，易影响手术的精确度。

医学图像处理技术的应用，为脊柱外科提高手术技术的精准度提供了可靠保障；为临床合理制订手术方案规划、保证手术安全性、提高手术成功率，提供了可靠信息。医师在严密监控下直观地进行手术精准操作，最大限度地避免了手术操作可能发生的失误。

随着计算机断层扫描技术及磁共振成像技术的快速发展，立体定向技术的精确性得到极大的提高。提高了手术的安全性和脊柱内植物安放的精准度，有效地降低了术后的并发症，避免了术中X线对医师和患者的照射。

术中导航是信息技术与现代医学相结合的产物，目前更加广泛地应用于神经外科、脊柱外科、整形外科及肝胆外科。手术导航的目的在于提高手术定位精度，减少术中损伤，降低手术后的并发症发生率。

脊柱外科手术导航技术有两类，一类是以C型臂X线机为基础，通过X线透视获得手术区域的图像资料，并将其转存到图像工作站中，形成导航参考图像。当术中带有示踪器的手术器械作用于患者时，空间定位仪跟踪到手术器械在患者坐标中的位置，将其转换到图像坐标系中，与导航参考图像叠加在一起，就如同实时透视一样，因此这种技术也称之为“虚拟透视”，应用此类导航技术，可减少术中X线透视次数。另一类是基于三维CT的术中导航模式。

近年来三维技术的术中导航系统在世界范围内得到了广泛的应用和推广。三维计算机导航技术最早应用于神经外科手术。近来应用于脊柱外科的颈、胸、腰、骶部的手术治疗。

它又分为三种形式：

(1) 被动导航系统：这种导航系统将手术视野中内植物的准确位置实时资料提供给手术医师，而内植物确切位置信息的获得则不需要医师判断。

(2) 主动导航系统：系统在进行预定的手术操作时，并不需要外科医师的参与，又称为机器人系统。

(3) 半主动导航系统：在系统导航状态下，医师可在术前预定的范围内进行手术操作，如果手术操作超出了此范围，系统会自动停止操作。

三维导航技术系统的操作步骤包括：① 术前对患者进行CT图像扫描，获取制订手术计划和导航的原始数据。② 通过移动存储设备和网络，将原始图像从扫描设备转移到导航设备中，并利用导航设备进行三维重建和确定手术规划。③ 在手术开始之前进行导航图像的注册，完成患者所在空间与导航系统中图像所在空间的关系转换，患者的空间是通过固定在患者脊柱上的参考支架来确立。④ 在手术过程中，使用空间定位跟踪手术器械位置，并通过注册后得到的空间转换关系，将手术器械的位置转换到导航图像之中，从而用导航系统中的图像对手术过程进行实际的监控和指导。

在三维导航系统中辅助医师确定器械的空间位置的信号包括：光学（红外线）、磁（电磁场）、声学（超声）信号。相应的导航系统分为：光电、磁电和声电导航系统，而临床应用最广泛的是光电导航系统。

在手术过程中进行对点匹配和表面匹配。手术医师应用空间导针在手术视野内确定术前选择的解剖标志点，输入数据站经过数字化处理后，将患者的CT图像资料和解剖的实际状况进行匹配，称之为对点匹配。然后进行表面匹配，增强匹配的准确性。由手术医师在患者的脊椎表面随机选择10～15个点进行数字化匹配，并通过比较手术视野中器械位置与监测仪器视频显示的CT图像的一致性，判断匹配的准确度是否能保证导航的安全性。

对术中椎弓根螺钉轨迹的确定有两种方法。一种是引导模式：根据监测仪器显示的轨迹，将椎弓根开路器置于螺钉入点，依据监测仪显示的轨迹置入椎弓根探针确定螺钉的轨迹。另一种是实时模式：无须预先确定螺钉的轨迹，监测仪器根据手术医师认定的螺钉入点的不同深度显示三维位置图，调整器械进入的方向使螺钉轨迹准确地通过椎弓根。

临床应用实践显示，计算机辅助导航系统在脊柱外科的手术中准确定位、减少神经损伤、提高手术的准确性、降低椎弓根螺钉置入的移位和误差率。有利于缩短手术时间、减少手术创伤。脊柱畸形越严重，解剖结构越复杂，越能显示出计算机辅助导航系统的优越性。通过提供手术区域三维结构，使手术医师能更好地辨别脊柱手术部位的解剖结构以提高手术的质量。

计算机辅助导航系统也具有一定的不足。导航系统确定的手术方案和椎弓根螺钉的轨迹都是依据术前CT影像学所确定，不能反映及避免术中因各种原因造成脊柱移位、变形所导致的误差。同时也依然存在辐射暴露的问题。

但是可以相信，随着科学技术的发展和进步，更加精准、高效率的机器人导航系统将会广泛应用于临床，将更大程度地降低术中射线辐射，提供更安全、更精准简便的保障。

第四节 脊柱疾病的康复治疗

由各种原因导致的脊椎、脊柱病变的临床常见症状是躯体疼痛、运动障碍或受限，也是与年龄相关的椎间关节变性疾病，导致相应的临床综合征，包括颈肩痛、颈枕痛、枕部疼痛和神经根症状。

在骨科手术治疗后，对患者根据不同的时机，选择恰当的康复治疗方法，可以帮助患者尽快地恢复运动功能。

早期进行康复治疗对于预防慢性疼痛和功能障碍效果显著，理疗选择的方法包括：冷、热疗法，电刺激，按摩，肌肉松弛。物理理疗可以减少疼痛和炎性反应，促进主动性康复过程，包括增强肌力。应避免过度地应用康复治疗而忽略主动的运动。

主动性的运动锻炼，主要目的是改善患者肌力、耐力、适应力、体位和身体功能状态，增加患者的独立生活活动能力。经典的治疗方案为每周3次，连续治疗4～8周。

对于慢性疼痛患者，锻炼颈深肌的牵张运动，可以明显改善肌肉的运动功能状态。而在医师指导下，采取近似于生理习惯性的治疗方法比一般性锻炼更加有效。

康复治疗常用的技术方法包括：① 物理治疗：如热疗、体疗、超声及电刺激。② 辅助设施：如学步车及拐杖。③ 矫正及修复术；锻炼工具和仪器；评估测量工具。

物理治疗过程中应用各种仪器和设备，其目的是达到更好的恢复运动功能。运动锻炼的目的是帮助恢复和预防可能发生的肌肉萎缩。

简易的体能锻炼是一种最实用、最有效缓解疼痛的治疗方法，可以改善肌肉的张力，增加肢体运动的灵活性及促使内啡肽的释放，内啡肽可以使人的精神活力充沛，减轻疼痛，缓解临床症状。

锻炼的目的是达到肌力的恢复、增强肌肉韧性、增强运动的幅度、增强躯体的平衡功能、增强肌肉运动耐力、强化伸展收缩功能。

常用物理治疗方法包括：

1. 等长收缩训练　是一种改善肌力和运动协调性的治疗方法，又称强化式训练。等长收缩锻炼最简单的方法是跳跃运动。如跳上木箱或从木箱跳下。在跳跃的过程中，腿部肌肉由收缩状态快速地转变为舒张状态。等长收缩训练可用于腿部和手臂。如采用跳跃、跑步启动和停止，均可达到腿部肌肉等长收缩锻炼效果。应用投掷、高尔夫和板球运动，可以达到锻炼上肢收缩功能的目的。

2. 颈椎牵引　对于颈椎病导致的颈部疼痛，牵引治疗是最常用的治疗方法。通过牵引使颈部的椎体、关节及椎间盘分开间隙，缓解神经受压的状态，使颈部肌肉张力降低。

颈椎牵引有很多方法，可以使用专业的机械牵引，也可应用门框进行简单的人工牵引。

人工牵引的益处：① 可以根据病情适当地控制用力程度。② 根据患者颈部生理特点调整牵引角度。

③ 在牵引过程中，可以调整脊柱的活动度，尽快地缓解疼痛，恢复运动功能。

3. 电脉冲刺激治疗 电刺激是经典的物理治疗方法。临床根据不同的疾病选用不同的电刺激方法。

(1) 经皮电刺激：是用于治疗急性、慢性疼痛的物理治疗方法。在皮肤表面应用电刺激神经末梢，阻断痛觉信号向脑部神经冲动的传导，达到降低疼痛的治疗效果。是建立在活动锻炼基础上，可缓解疼痛、改善功能状态的理疗方法。

(2) 神经肌肉电刺激：在手术或外伤后，应用周期性电脉冲刺激肌肉，可以改善肌肉的收缩力。通常将电极放置在肌肉收缩时不受影响的位置，给予电刺激后，使受伤肌肉收缩的募集状态增强及改善。

(3) 电刺激抑制疼痛扳机点：对于因肌肉痉挛所导致的疼痛扳机点，应用电流刺激，可缓解扳机痛的症状。刺激电流可使受累及肌肉的肌张力降低。但疼痛扳机点可延续存在一段时间。

(4) 电刺激离子透入法：离子透入疗法是临床理疗用药的一种模式。电流可以增强药物通过皮肤和进入损伤组织的能力。

离子透入疗法常用于抗炎类药物，如地塞米松可以阻断钙离子在肌肉、肌腱组织的残留，减轻肌肉痉挛。同时采用高压电刺激，对于一些难以愈合的伤口，可以改善伤口周围的血液循环而有助于伤口的愈合。

4. 激光或光疗 光疗是利用特殊波长的光促使受伤的组织愈合的过程，是一种无痛的治疗方法。可用于治疗慢性疼痛、慢性炎性反应及促进伤口愈合。

5. 超声治疗 超声治疗是一种临床常用的物理治疗方法。其机制是超声治疗过程中，在软组织深部产生热能，包括肌肉、肌腱、韧带、关节等。

临床应用的超声治疗仪不同于超声诊断仪。

超声治疗仪通过在人体软组织产生热能和非热能效率两种方式来改善血液循环，促使伤口愈合，并通过增加组织温度而降低疼痛。深入人体组织内产生的热能，也可以改善肌肉和肌腱的紧张度。常用于肩周炎所致的颈肩痛，改善肩部的伸展运动。

非热能效率是临床应用较多的超声治疗方法。其原理是超声产生的能量进入人体后，在组织周围形成微气泡，并迅速膨胀和压缩，这种现象称之为气穴现象。

膨胀和压缩产生的微气泡在快速移动的过程中，能促使损伤的组织加快愈合，称之为气穴现象。

气穴现象分为两种类型：一种为稳定性气穴现象，另一种为非稳定性气穴现象。临床理疗应用的超声治疗仪所产生的是对人体有益的稳定性气穴现象。而非稳定性气穴现象对人体有害，并不应用于临床超声治疗。临床根据患者不同病情选用不同的超声治疗方法。

(1) 超声药物透入治疗：通常在患者治疗的部位涂上掺入药物的超声耦合剂，一般为抗炎药物，将超声探头在涂抹耦合剂的部位小范围内循环移动。治疗时间为5～8 min。正常情况下超声治疗对人体不会产生不适，偶尔患者可能会感觉到在超声探头的部位有因温度升高所导致的刺痛或烧灼感，即应立即停止操作。

(2) 水浸润超声治疗：水浸润超声是针对人体凹凸不平及不规则的体表部位采用的一种超声治疗技术。其方法是将身体需要超声治疗的部位浸放在盛水的桶或盆中，然后将超声探头放置在需要治疗的身体部位。超声探头并不直接与身体接触，一般距离治疗部位的上方1 cm，采用水浸润超声治疗的部位为手和脚。治疗过程中患者可能有轻微的发热感。

(3) 气囊超声治疗：对外伤导致的开放性伤口，采用常规的超声治疗技术，由于超声探头及耦合剂，可能导致伤口感染。所以对没有愈合伤口的患者应采用气囊超声法。其方法是在超声治疗时备用一个气囊（可用医用乳胶手套），将其充满水或超声耦合剂，将气囊放置在需要治疗的身体部位，然后将超声探头放在气囊上进行治疗。

气囊超声治疗也适用于应用水浸润超声治疗体表凹凸不平或不规则部位的患者。因此，超声治疗是一种安全的深部热量治疗方法。

6. 冰疗　对于任何原因导致的损伤，即时应用冰袋或冰敷治疗，可以有效缓解疼痛和控制非特异性炎性反应。冰敷治疗一般应用在损伤的急性期，冰袋安放在肿胀的组织周围。

冰袋冷敷一般持续15 ～ 20 min，应避免过冷导致皮肤损害。

7. 水疗　水疗可以应用热水或冷水。热水的温度一般在98 ～ 110华氏度，冷水的温度在50 ～ 60华氏度。通过马达旋转搅动水运动，在身体周围形成漩涡，具有光滑的效果。水疗主要用于保持伤口清洁、改善血液循环及控制炎性反应，也可用于伤口清创后的治疗。

8. 肌肉按摩　技术方法各异，主要利用挤压手法进行操作，通过改善循环、降低肌肉的张力来缓解颈椎神经根压迫所导致的疼痛。包括颈部牵伸、颈部和肩部的牵引及弹性锻炼、背部牵引锻炼、有氧锻炼、体位训练。

（周　晖　刘　洋　曹　鹏）

参考文献

[1] Winkler. T, Sharma. H.S, Stålberg. E, et al. Spinal cord Monitoring [M]. New York: Springer Wien, 1998: 314.

[2] Merton P A, Morton H B. Stimulation of the cerebral cortex in the intact human subject [J]. Nature, 1980, 285: 227.

[3] Barker A T, Jalinous R, Freestone I L. Non-invasive magnetic stimulation of human motor cortex [J]. Lancet, 1985,1: 1106–1107.

[4] Masatoshi M, Guido T, Junji M. History of intraoperative ultrasound [J]. Ultrasound in Med. & Biol, 1998, 24(9): 1229–1242.

[5] Johnson M G, Holmes J H, Spangler R D, et al. Usefulness of echocardiography in patients undergonging mitral valve surgery [J]. J Thorac Cardiovasc Surg, 1972, 64: 922–934.

[6] Rubin J M, Dohrmann G J. Efficacy of intraoperative US for evaluating intracranial masses [J]. Radiology, 1985, 157: 509–511.

[7] Machi J, Siger B. Overview of benefits of operative ultrasonography during a ten year period [J]. J Ultrasound Med, 1989, 8: 647–652.

[8] 徐林，俞兴，郑大滨，等.脊柱导航系统的临床应用现状与展望 [J].中国矫形外科杂志，2003，11(24)：1661–1663.

[9] Kenneth D'Andrea, Jason Dreyer, Daniel K. Fahim. Utility of preoperative magnetic resonance imaging coregistered with intraoperative computed tomographic scan for the resection of complex tumors of the spine [J]. World neurosurgery, 2015, 84(6): 1804–1815.

第七章
骨科内植物数字化设计

由于疾病、创伤和老年化等原因造成的大范围骨缺损的修复与替代，以恢复肢体功能，是人类几个世纪以来不断深入研究的重要课题。然而迄今，临床上对大范围骨缺损的治疗仍是世界难题。利用内植物来重建缺损部位骨组织的结构和功能是现代骨科学的主要治疗手段。骨科内植物产品一般被分为三大类：创伤类，关节类，以及脊柱类。创伤类骨科内植物主要对各类骨折损伤进行复位、固定并维持其稳定，主要分为内固定系统和外固定支架。关节类内植物适应证是关节类疾病，尤其以老年人和运动过度损伤居多，在保守治疗无果后，多数会采取关节置换或重建。脊柱类主要适用于脊柱疾病，包括各类畸形、肿瘤和骨折以及退化、椎体与椎间盘脱位等。骨科内植物的应用虽已取得极大成功，但是，长期临床应用亦暴露出不少的问题，突出表现在功能性、免疫性、服役寿命等不能很好地满足临床应用的要求。

每例患者的生理构造均不同，根据患者的实际情况生产个性化匹配的产品才能缩短手术时间和康复时间，并达到最佳的术后效果。个体化治疗是骨科能进一步改进内植物与受区的匹配度，骨骼肌肉系统的个体特征，满足不同性别、种族、运动习惯和职业的个体需要，从而实现治疗决策与治疗技术的优化。提取患者的影像数据，利用三维重建、逆向工程等技术“量体裁衣、度身定做”，并通过3D打印技术制作出个性化的实体模型、内植物及辅助器械，有效地提高疗效。随着数字装备的不断发展，在数字仿形技术的基础上，利用CT、MRI等数字测量设备实现人体骨骼几何形状和内部孔隙结构的数字化，然后通过数据预处理、表面建模、实体建模、后置处理等过程生成.stl文件，驱动3D打印设备，实现个性化骨科内植物的数字化制造。3D打印结合数字化技术是数字骨科个性化治疗发展的一个重要方向，它的出现有效解决了个性治疗的难题。特别是数字化设计手段与金属3D打印技术的结合，在骨科内植物领域发挥了重要作用，不仅能够根据患者的不同情况进行个性化定制，满足患者的不同需求和特殊要求，提高骨科内植物与患者的匹配性，实现个性化内植物产品的低成本制造，减少了患者的等待时间；还能方便地制造出适合新骨长入的微观孔隙结构。

第一节
内植物多孔结构设计与力学性能分析

钛合金具有优良的生物相容性和力学性能，在医学上被广泛地用于骨外科和牙科的内植物材料。但是钛合金的弹性模量和人体骨组织的弹性模量不匹配，会产生应力遮挡，导致人体骨组织的萎缩，造成置入失败。将钛合金制造成多孔结构，可以使得多孔钛合金的弹性模量更为接近人体骨骼，而且多孔钛合金的多孔结构有利于人体组织的长入，使得内植物的固定更可靠。因此，制造具有合适孔隙结构和力学性能的多孔钛合金支架就显得非常重要。传统的多孔钛制造方法主要有粉末冶金法、等离子喷涂、自蔓延高温合成技术、浆料发泡法等，但是这些方法制造的多孔钛孔隙率不高，孔的连通性差，而且这些方法制造的多孔结构，其大小和形状等都不可控。

组织工程学研究表明，支架的孔隙结构（包括孔的尺寸、形状、空间走向、相互连通性等）对细胞的黏附生长、新组织的形成有着极其重要的影响。这些孔隙结构不仅为细胞、组织的长入提供了空间，而且还是细胞代谢废物排出、营养供给的通道，孔隙之间的相互连通性更是支架置入后血管长入的先决条件。目前大多数学者认为孔径200 ～ 600 μm有利于骨组织的长入和再血管化。孔隙率高（> 60%）、孔径大（> 300 μm）能够促进骨的长入与整合，但是，会降低支架的机械强度。金属骨科内植物与组织工程支架有不同之处，骨科内植物不仅需要合适的孔隙结构，利于细胞、新骨组织的长入，实现生物固定，即新生骨组织与内植物长合在一起，形成一个牢固结合的嵌合体，而且作为承重部位骨组织的替代物，还要具有足够的机械强度，以及与人体骨组织相匹配的弹性模量，以便降低应力屏蔽效应，因为应力屏蔽常常导致宿主骨发生萎缩，从而容易造成内植物的松动。

一、微观孔隙结构设计

采用商业化计算机辅助设计（computer aided design，CAD）软件Unigraphix NX进行内植物孔隙结构的CAD建模，蜂窝状孔隙结构如图7–1–1A所示，是一个开放式的、相互连通的结构体系，X–Y平面内，孔的尺寸为1 200 μm，实体棱柱尺寸为500 μm，Z方向每层间中心距为1.7 mm，其设计孔隙率为70%；图7–1–1B所示为层叠结构的多孔结构体系，基本特征为：棱柱的宽度为800 μm，高为1 500 μm，X、Y方向上棱柱之间的间距均为1 500 μm，沿Z方向相互层叠累加形成多孔结构体，设计孔隙率为60%。图7–1–1C所示为正交结构，基本特征为：棱柱在X–Y平面内相互交叉成90°，其宽度为500 μm，高为500 μm，在其交叉点有沿Z方向的棱柱与其相交，棱柱的宽度与高度也是500 μm，X–Y平面内的交叉棱柱沿Z方向复制，彼此间相距1 200 μm，设计孔隙率为65%。多孔结构体的外形都为圆柱形，直径10 mm，高12 mm。

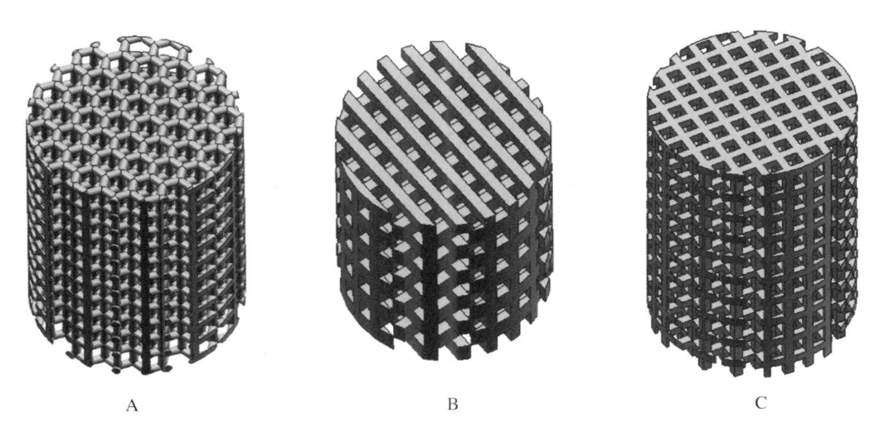

图7-1-1　孔隙结构CAD模型
A. 开放式的、相互连通的结构体系。B. 层叠结构的多孔结构体系。C. 正交结构体系

钻石分子结构支架参数化设计：首先建立单元结构模型，如图7-1-2所示，单元结构由4根杆件按照钻石分子的结构相互连接，多个单元结构通过变换或复制方法组合成三维空间孔隙结构体系。通过改变杆件宽度W，杆件长度L，杆件高度Z 3个参数，获得不同的孔隙率。将三维孔隙结构体与直径10 mm、高12 mm的圆柱体进行布尔运算，得到一个由若干钻石分子结构小单元构成的圆柱形孔隙结构模型，如图7-1-2所示。

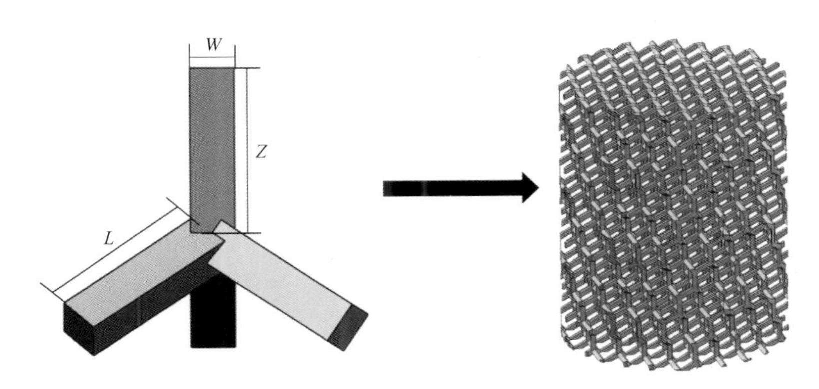

图7-1-2　由钻石分子结构单元组成的孔隙结构模型

改变W、L、Z 3个参数，可设计出一系列不同孔隙率的孔隙结构模型，设计特征如表7-1-1所示。杆件尺寸W、L、Z 3个参数决定了孔隙模型的理想孔隙率，即无限大支架体积的情况下的孔隙率，但由于设计时圆柱边界有限且不定，故杆件尺寸与设计孔隙率仅存在定性关系。W一定时，L、Z越大，设计孔隙率越大；L、Z一定时，W越大，设计孔隙率越小；W、L、Z同比增大时，设计孔隙率相近。设计孔隙率由软件计算模型体积得到，其计算公式如下：

$$P_{设计}=\frac{V_1-V_2}{V_1}\times 100\%$$

其中，$P_{设计}$为支架设计孔隙率，V_1为圆柱模型体积，V_2为软件计算支架的体积。

表7-1-1 钻石分子结构支架设计参数

试件名称	W (mm)	L (mm)	Z (mm)	设计孔隙率(%)
2-5-4	0.2	0.5	0.4	80.3
4-8-8	0.4	0.8	0.8	73.3
4-9-6	0.4	0.9	0.6	74.4
4-10-10	0.4	1	1	81.5
6-12-12	0.6	1.2	1.2	73.4
6-12-8	0.6	1.2	0.8	68.8
8-16-16	0.8	1.6	1.6	74.4

二、多孔钛支架3D打印制作

金属3D打印技术是一种先进的增材制造方法。先进行CAD建模，然后通过计算机将CAD模型分层，获得模型每一层的截面信息，接着按照截面的轮廓将金属粉末由激光烧结等方法来逐层制造出三维实体模型。通过这种技术，可以对多孔钛进行结构参数方面的控制，改变孔隙率、孔洞大小和连通性等，进而可以控制多孔钛合金支架的强度和弹性模量等力学性能。

选择性激光熔化（selective laser melting，SLM）和电子束熔化（electron beam melting，EBM）是两种金属3D打印技术。EBM的制造过程如下：首先将CAD软件所设计的数字文件以.stl文件格式保存，将该文件经过分层切片处理，得到每一层的截面信息，之后输入EBM系统。在EBM设备的工作舱中预先通过送粉机构和铺粉机构平铺一层Ti6Al4V粉末的薄层，设备中的高能电子束经偏转聚焦后在焦点处产生的高密度能量，使被扫描到的金属粉末在局部微小区域产生高温，导致金属微粒熔融，电子束连续扫描使一个个微小的金属熔池相互融合并凝固，连接形成所需的截面。当一个切片层处理完成后，承载支架的活塞下降一个切片层高度的距离，重复送粉、铺粉、熔融粉末这一过程，且第二层的粉末熔化与前一个金属层互相熔接成一体。做好模型的所有层之后，取出制备好的模型去除残留在孔隙中的粉体。

SLM的原理和EBM相近，也是将零件的三维数字模型导入设备中，利用分层切片技术逐层熔化金属粉末，最后制造出零件实物模型，它与EBM的不同之处在于，其能量源为激光束，而EBM能量源为电子束。除此以外，SLM工艺采用快速熔化金属粉末并快速冷却凝固的技术，得到非平衡态过饱和固、溶体及均匀细小的金相组织，而EBM工艺则在高温制造结束后将试件慢慢冷却。

以Ti6Al4V粉体为原材料，其化学成分见表7-1-2（质量分数，%），利用扫描电镜（scanning electron microscope，SEM）观察Ti6Al4V粉体的形貌，其SEM图像如图7-1-3所示，从图中可以看出，粉体基本为规则的球形颗粒。

表7-1-2 Ti6Al4V粉体的化学成分

元 素	Al	V	Fe	O	N	C	H	Ti
含量(%)	6.0	4.0	0.1	0.15	0.01	0.03	0.01	其余

采用SLM和EBM两种工艺，其中SLM工艺使用德国Concept Laser公司的M2，其设备配套粉末颗粒大小为15 ～ 45 μm，激光功率为最大400 W，扫描速度最大7 m/s，光斑直径50 ～ 200 μm，加工层厚0.02 ～ 0.1 mm，制造速率可达到2 ～ 10 cm^3/h。EBM工艺使用瑞典Arcam公司的A1，其设备配套粉末颗粒大小为45 ～ 100 μm，其真空室真空度小于5×10^4 mBar，电子束最大功率为4 000 W，加速电压为0 ～ 60 kV，电子束电流在0 ～ 60 mA可调，束斑大小为0.2 ～ 0.4 mm，最大扫描速率为1 000 mm/s，加工层厚0.05 ～ 0.2 mm，加工精度为 ± 0.2 mm，制造速率可达到60 cm^3/h。设备还包括电子枪系统、真空系统、电源系统和控制系统。其中，控制系统包括扫描控制系统、运动控制系统、电源控制系统、真空控制系统和温度检测系统。成型好的零件放置在真空室中的粉体堆里慢慢冷却，待温度降至150℃后取出，进一步冷却至室温，然后，使用高压充气和细针去除多孔钛支架内部微孔中的残留粉体材料，并用超声清洗的方法去除粘在零件表面上的多余松散粉体，所制造的零件无须进行进一步的热处理工艺。

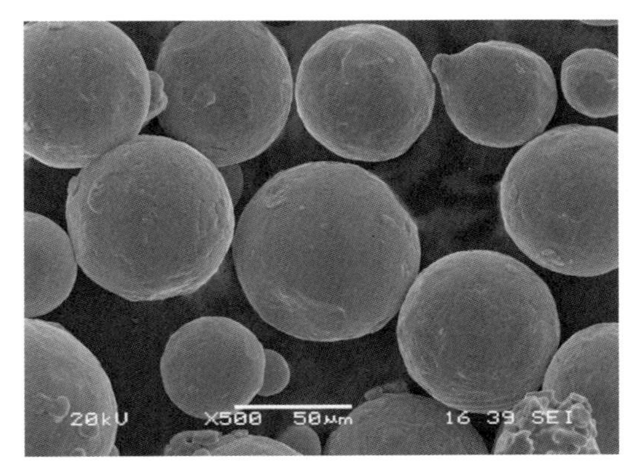

图7-1-3　Ti6Al4V粉体形貌

图7-1-4所示为EBM技术制造的多孔结构钛合金支架。其中，图7-1-4A所示为蜂窝状孔隙结构，图7-1-4B为正交孔隙结构，图7-1-4C为层叠孔隙结构，图7-1-4D为钻石分子结构。从图中可以看出，多孔

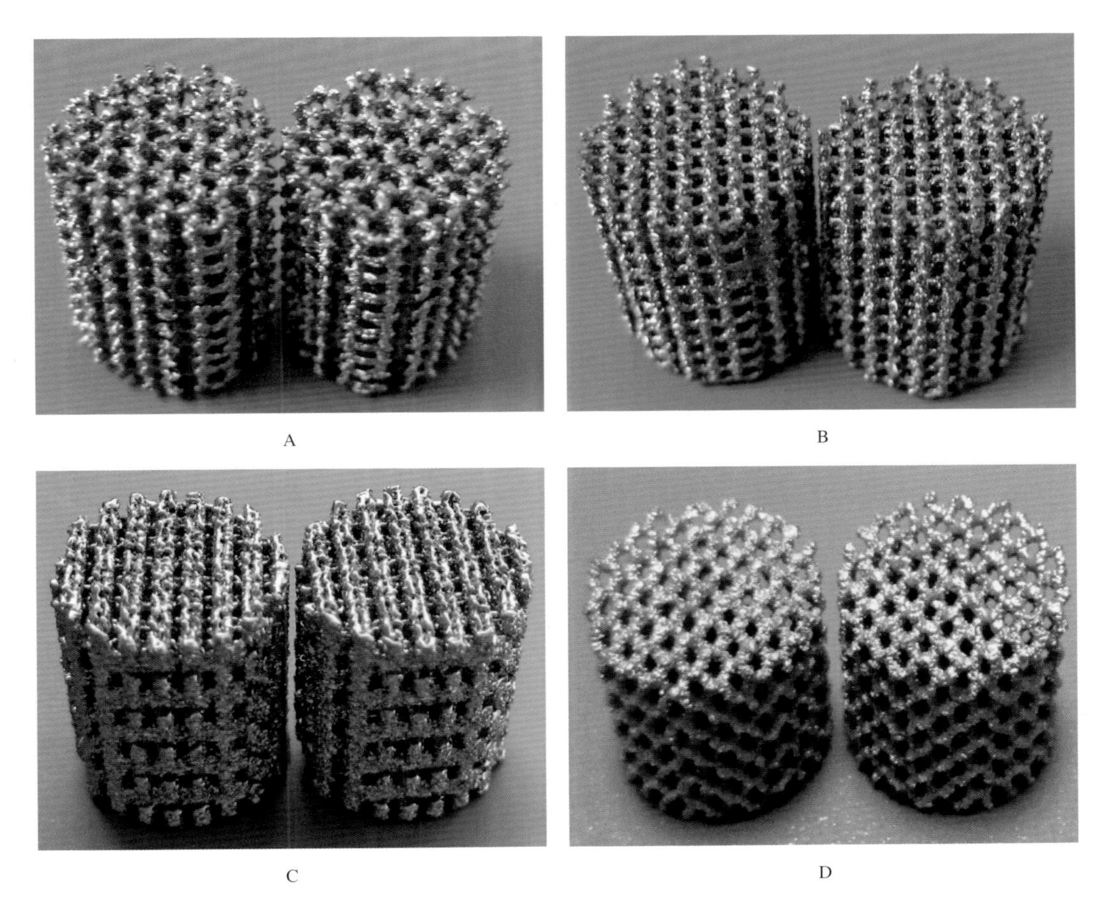

图7-1-4　EBM技术制造的多孔结构钛合金支架
A. 蜂窝状孔隙结构。B. 正交孔隙结构。C. 层叠孔隙结构。D. 钻石分子结构

钛支架的孔隙结构是开放式的、相互连通的，能为组织的长入提供足够的空间，孔隙之间的相互连通，新生组织的再血管化提供了条件，从而为骨组织的长入与改建奠定了基础。有助于促进内植物与宿主骨的牢固结合，实现长久有效的生物固定。

采用扫描电镜 (SEM) 观察EBM技术制备的多孔钛合金支架的孔隙结构特征，如图7–1–5所示。可以看出多孔钛合金支架的孔隙结构与设计结构一致，是一种开放式的、相互连通的孔隙结构，孔隙尺寸为500 ～ 1 000 μm，能够为细胞、组织的长入提供空间，而且还能成为营养供给的通道。

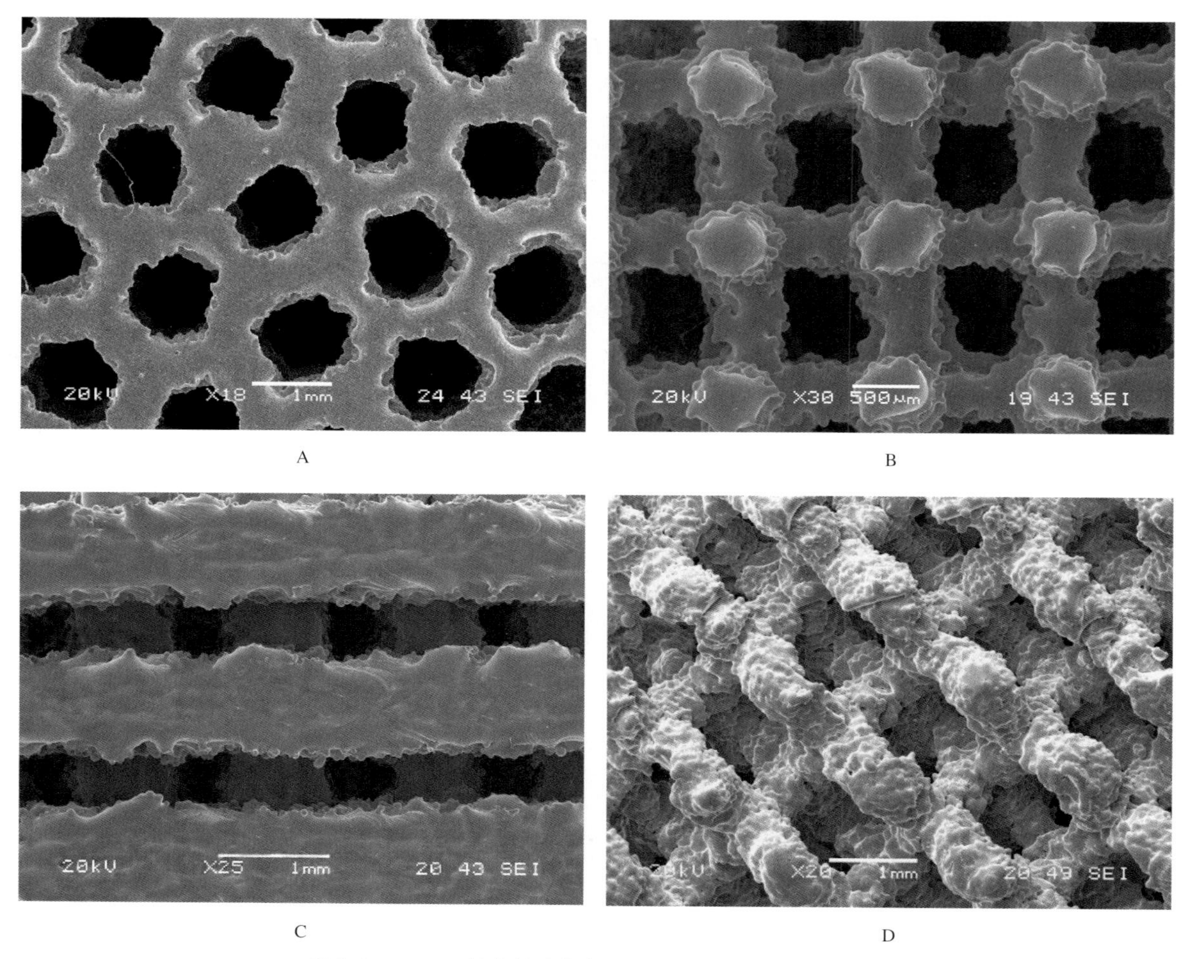

图7–1–5 EBM技术制造的多孔钛支架孔隙结构SEM照片
A. 蜂窝状孔隙结构。B. 正交孔隙结构。C. 层叠孔隙结构。D. 钻石分子结构

图7–1–6为SLM技术制造的多孔钛合金支架，其中，图7–1–6A所示为立体交错孔隙结构，图7–1–6B为正十二面体结构，图7–1–6C为正交孔隙结构，图7–1–6D为钻石分子结构。从图中可以看出，SLM技术制造出的多孔钛支架孔隙结构特征与设计特征基本一致。

利用KEYENCE公司的VHX–500F光学显微镜观测正十二面体结构多孔钛支架的侧面和上表面，可见支架侧面相对粗糙，上表面相对光洁。如图7–1–7所示。

利用SEM观测钻石分子结构多孔钛支架微观孔隙结构，如图7–1–8所示，可见孔隙尺寸约500 μm，适合新骨的长入，有大量局部熔融状态的钛粉颗粒附着于杆件表面，使得支架微孔表面形成了起伏约50 μm的粗糙表面结构，有利于骨组织与支架形成牢固结合。

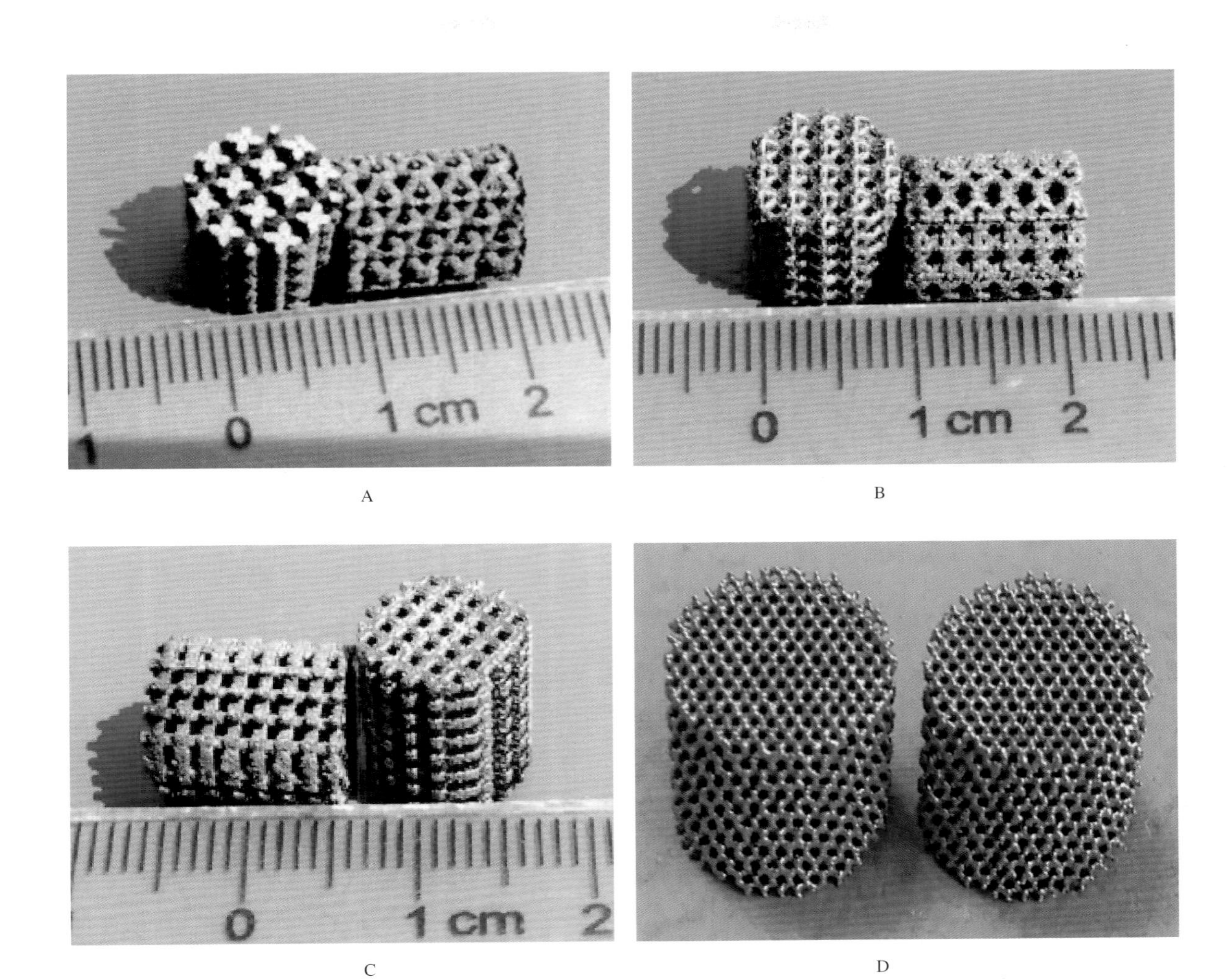

图7-1-6　SLM技术制造的多孔结构钛合金支架
A. 立体交错孔隙结构。B. 正十二面体结构。C. 正交孔隙结构。D. 钻石分子结构

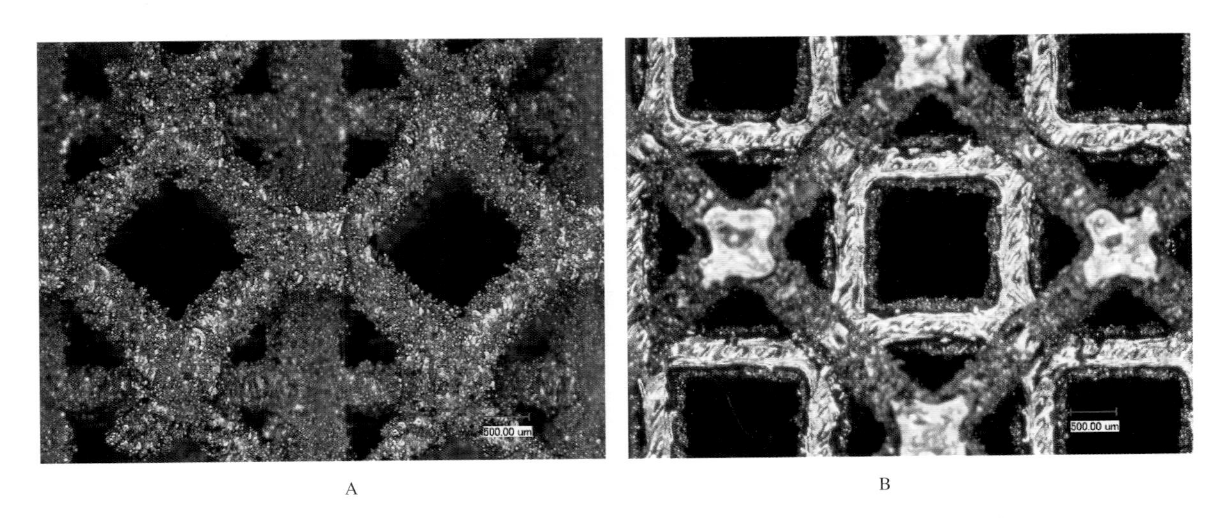

图7-1-7　正十二面体结构多孔钛支架侧面和上表面光学显微照片
A. 正面。B. 上表面

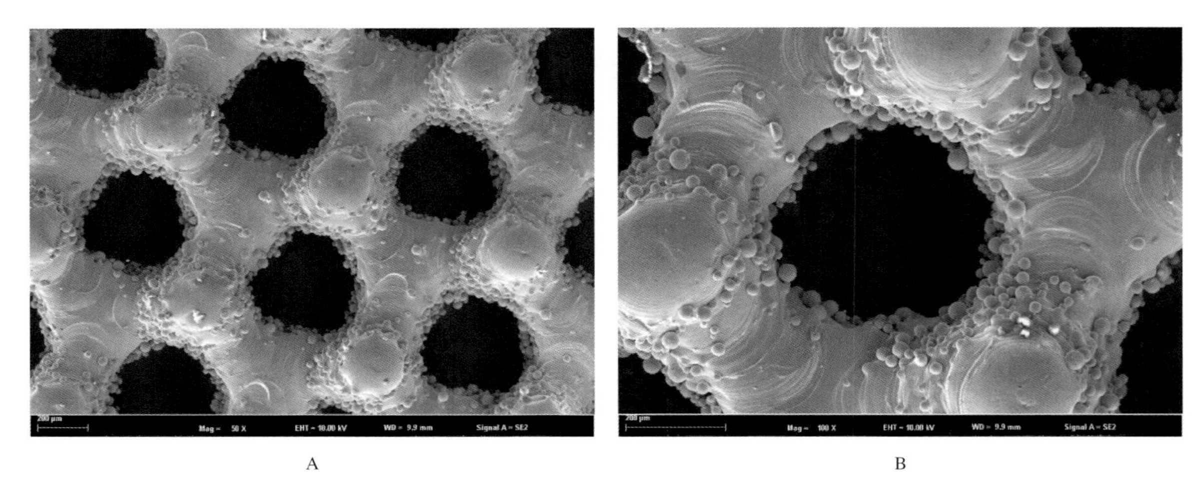

A B

图7-1-8 钻石分子结构多孔钛支架微观孔隙结构SEM照片
A. 放大50倍。B. 放大100倍

为了进一步比较EBM和SLM两种3D打印制作工艺在制造多孔钛支架方面的差异，选择参数化设计的钻石分子结构孔隙模型为研究对象，分别利用EBM和SLM两种3D打印工艺制造钻石分子结构多孔钛支架，如图7-1-9所示，其中图7-1-9A为SLM制造的杆件宽度为0.2、0.4、0.6 mm的试件，图7-1-9B为EBM制造的杆件宽度为0.2、0.4、0.6 mm的试件。从图7-1-9B可以看到EBM制造不出杆件宽度0.2 mm的小孔结构，几乎没有形成孔洞。从图中可以初步判断，SLM技术制造的多孔钛支架孔隙特征更为精细，与设计特征更为接近。

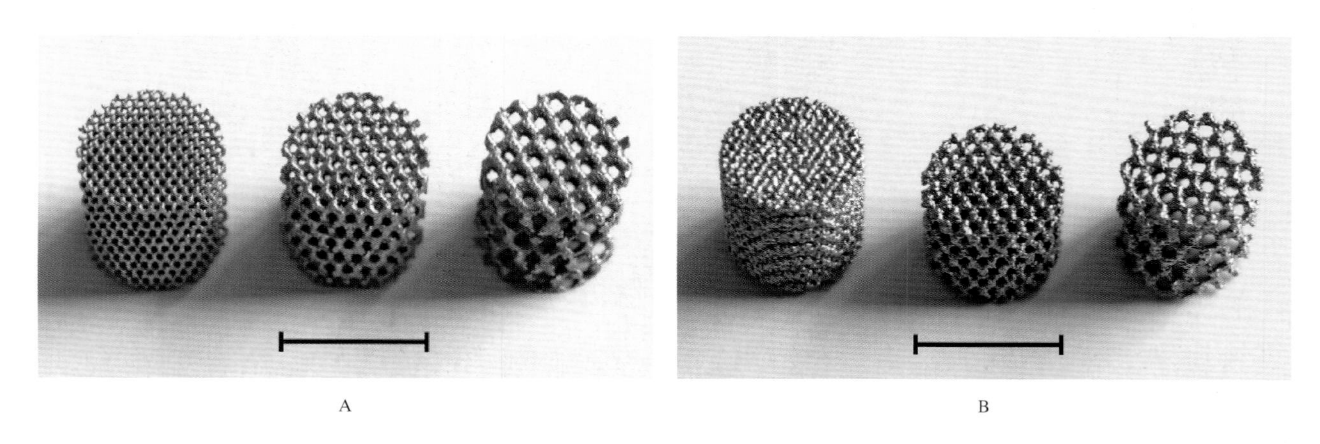

A B

图7-1-9 SLM技术制造和EBM制造的钻石分子结构多孔钛支架（标尺＝10 mm）
A. SLM技术。B. EBM技术

利用KEYENCE公司的VHX-500F光学显微镜观察试件4-8-8顶面，得到如图7-1-10所示的多孔钛支架光学显微镜下的照片，其中图7-1-10A为SLM制造，图7-1-10B为EBM制造。利用Zeiss公司的Ultra Plus场发射扫描电子显微镜观察试件4-8-8顶面，得到如图7-1-11所示的多孔钛支架扫描电镜照片，其中图7-1-11A为SLM制造，图7-1-11B为EBM制造。由图7-1-10和图7-1-11可见，由于工艺本身缺陷，两种工艺制造的单元杆件轮廓都凹凸不平，并且两个试件的杆件表面都吸附着小金属颗粒，这些金属颗粒是制造过程中残留的半熔融金属颗粒，这种粗糙的内表面使得人体组织细胞能够在上面更好地生长。由图7-1-10和图7-1-11可以看出，SLM工艺制造出来的杆件轮廓比EBM工艺清晰，形成的孔洞更规则，而EBM工艺的杆件轮廓凹凸比较大，所以制造不出杆件设计值为0.2 mm的小孔结构。主要原因在

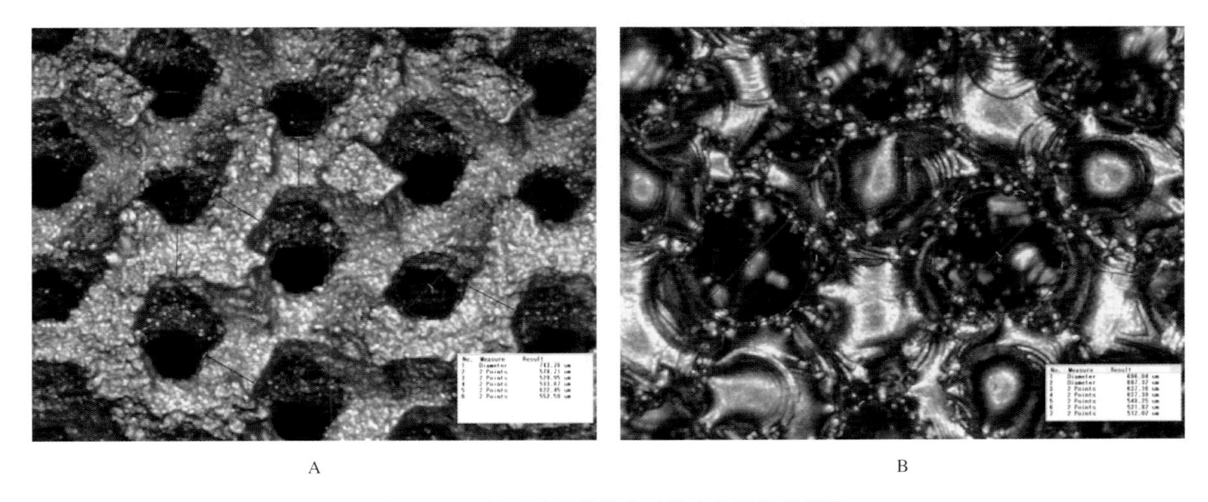

图7-1-10　钻石分子结构多孔钛支架显微镜照片
A. SLM试件。B. EBM试件

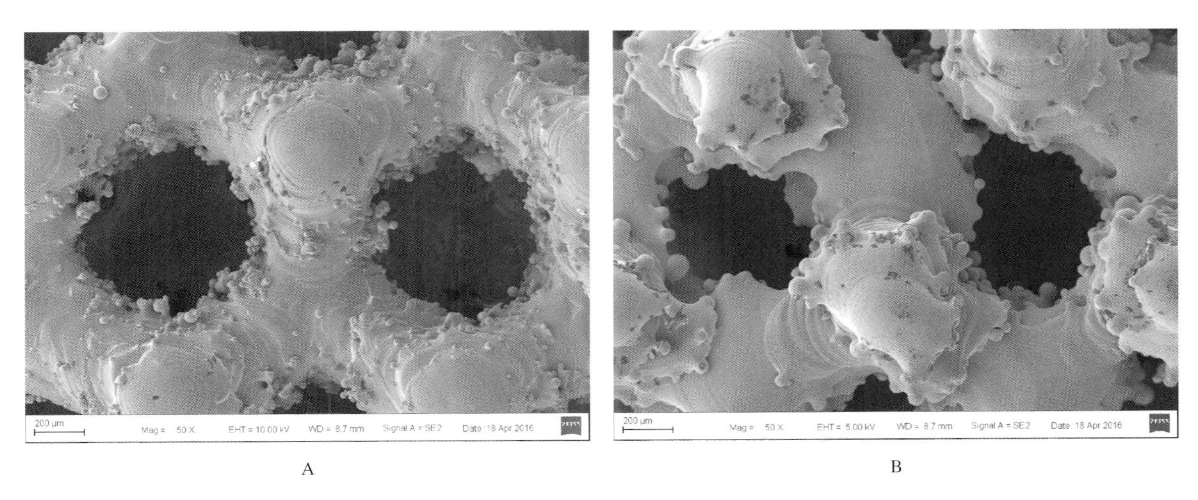

图7-1-11　钻石分子结构多孔钛支架SEM照片
A. SLM试件。B. EBM试件

于EBM技术使用的钛粉粒径为45 ～ 100 μm，而SLM技术使用的钛粉粒径为15 ～ 45 μm。因此，SLM技术更适合于微观孔隙结构的制造，其微观孔隙结构特征的制造精度更高。

在光学显微镜下对多孔钛支架的杆件宽度进行测量，取对应设计尺寸的支架上随机分布的10个杆件实测宽度作为平行数据，取其平均值作为测量值，以测量值与设计值之间的相对误差作为两种工艺的对比。如表7-1-3所示，SLM工艺制造的杆件测量值均比设计值大，这是因为SLM工艺存在加工误差，相对误差为20.9%～ 35.8%。对于EBM制造的杆件宽度为0.2 mm和0.4 mm的支架，在制造前进行略微放大，以便于探头的扫描和粉末的融化，结果宽度为0.2 mm的支架仍然没有制造出来，宽度为0.4 mm的支架杆件测量值比设计值大，相对误差46.8%。EBM制造的杆件宽度为0.6 mm和0.8 mm的支架，杆件的测量值比设计值小，相对误差分别为−2.7%和−9.1%。

可以从表7-1-3中看出，SLM工艺的相对误差稳定在20%以上，在实际的制造中可以改变加工参数使得误差进一步减小，而EBM工艺的相对误差范围较大，制造出来的杆件宽度实测值不稳定，可见SLM工艺比EBM工艺精度高。

表7-1-3　多孔钛支架杆件尺寸测量

杆件宽度 W 设计值（μm）	SLM工艺 测量值（μm）	相对误差（%）	EBM工艺 测量值（μm）	相对误差（%）
200	255±12	27.5	—	—
400	543±40	35.8	587±33	46.8
600	746±54	24.3	584±56	−2.7
800	967±39	20.9	727±57	−9.1

三、多孔钛支架力学性能测试

骨科内植物置换到人体后，所受应力主要是压应力和一定弯曲应力，内植物的屈服强度和弹性模量是衡量内植物力学性能的重要指标。理想的骨科内植物应具备较高的屈服强度和与人体骨组织相匹配的弹性模量。采用MTS公司的MTS-810测试室温条件下多孔钛支架的力学性能，每组测试3个试件。

通过重量比的方法测试多孔钛合金支架的孔隙率，其中重量比的方式是：100%减去多孔钛合金支架的重量与相同体积钛合金实体的重量的比值。

$$P = 100\% - \frac{w_i}{w_d}$$

其中，P为所制备多孔内植物的孔隙率；w_i为所制备多孔内植物的重量；w_d为相同体积钛合金实体的重量。

Ti6Al4V的密度为4.42 g/mm^3，计算获得EBM技术制造的多孔钛合金支架的孔隙率分别为66.4% ±4.2%（蜂窝状结构）、60% ±3.5%（正交结构）和55% ±3.6%（层叠结构）。

压缩试验加载速率设定为0.5 mm/min。试件发生了明显的收缩，其应力应变曲线如图7-1-12所示。根据应力应变曲线计算多孔钛合金支架的压缩屈服强度、弹性模量。在应力应变曲线的初始部分（小应变阶段），作为合理的近似，许多材料都服从胡克定律。于是应力与应变成正比，比例常数即弹性模量或杨氏模量，记作E。屈服应力是试样产生塑性变形所需的应力。因为往往很难精确确定开始产生塑性变形时的应力值，故通常取产生特定量的永久应变时（通常0.2%）的应力为屈服应力。多孔钛合金支架的最大抗压强度$\sigma_{\max}$由以下公式计算：

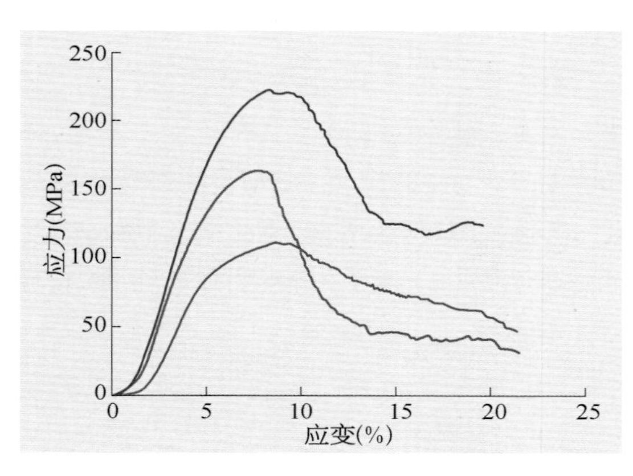

图7-1-12　压缩试验应力应变曲线图

$$\sigma_{\max} = P_{\max}/A_0$$

其中：$P_{\max}$为最大载荷；A_0为试件的原始截面面积。

各种不同孔隙率的多孔钛合金支架力学性能见表7-1-4。

表7-1-4　多孔钛合金支架压缩力学性能

孔 隙 率 (%)	抗压强度 (MPa)	屈服强度 (MPa)	弹性模量 (GPa)
66	110.4	89.7	2.72
60	163.6	138.1	3.47
55	222.6	194.6	4.25
人体骨皮质	193 ～ 205	104 ～ 121	10 ～ 30

从压缩测试结果可以看出，所有多孔钛合金支架都具有低弹性模量的特点，目前临床上使用的钛合金内植物的弹性模量约为130 GPa，而人体骨皮质的弹性模量是10 ～ 30 GPa，临床实践证明由于内植物与人体骨组织之间弹性模量的不匹配，通常会产生应力屏蔽，引起人体骨组织萎缩，使得内植物发生松动，最终导致内植物置换失败。因此，多孔钛支架能够有效降低，甚至消除应力遮挡，从而提高内植物的服役寿命。

通过压缩试验，对比分析SLM技术和EBM技术制造的钻石分子结构多孔钛支架的力学性能，所有钻石分子结构的多孔钛支架压力测试的结果和实测孔隙率计算结果如表7-1-5、表7-1-6所示。表7-1-5、表7-1-6中实测孔隙率、抗压强度和弹性模量均为3个平行样品支架的数据平均值。其中由于EBM工艺加工不出杆件宽度为0.2 mm的试件并且在杆件宽度为0.6 mm和0.8 mm时出现杆件粗细测量值小于设计值的情况，所以在表7-1-6中试件2-5-4的实测孔隙率远小于设计孔隙率，试件6-12-8和8-16-16的实测孔隙率大于设计孔隙率。

表7-1-5　SLM工艺制造多孔钛

试 件 名 称	设计孔隙率 (%)	实测孔隙率 (%)	抗压强度 (Mpa)	弹性模量 (Gpa)
2-5-4	80.3	63.3 ± 1	158.1 ± 6	2.9 ± 0.53
4-8-8	73.3	67.9 ± 0.4	180 ± 0.5	4.23 ± 0.37
4-9-6	74.4	67.5 ± 0.9	161.6 ± 7.5	3.12 ± 0.49
4-10-10	81.5	76.4 ± 0.1	99.7 ± 7	2.43 ± 0.52
6-12-12	73.4	69.9 ± 0.2	157.3 ± 2.8	4.22 ± 0.72
6-12-8	68.8	65.8 ± 1.1	192.6 ± 9.5	3.32 ± 0.15
8-16-16	74.4	72.8 ± 1.2	130.5 ± 0.4	2.5 ± 0.06

表7-1-6　EBM工艺制造多孔钛

试 件 名 称	设计孔隙率 (%)	实测孔隙率 (%)	抗压强度 (Mpa)	弹性模量 (Gpa)
2-5-4	80.3	37.3 ± 0.9	—	—
4-8-8	73.3	64.9 ± 5.3	96.9 ± 3.5	2.83 ± 0.07
4-9-6	74.4	70.7 ± 0.2	84.3 ± 13	2.21 ± 0.16
4-10-10	81.5	78.3 ± 0.1	39.5 ± 3.5	1.44 ± 0.1

（续表）

试 件 名 称	设计孔隙率（%）	实测孔隙率（%）	抗压强度 (Mpa)	弹性模量 (Gpa)
6–12–12	73.4	68.3 ± 0.4	55.3 ± 7.2	1.77 ± 0.31
6–12–8	68.8	77.7 ± 2.9	57.2 ± 1.4	2.01 ± 0.03
8–16–16	74.4	83.8 ± 0.2	66.5 ± 16.5	2.46 ± 0.49

从表7–1–5中可以看出，随着杆件宽度W的增大，实测孔隙率与设计孔隙率越来越接近。且在相同W的情况下，设计孔隙率越大，实测孔隙率与设计孔隙率越接近。可以理解为，一方面随着杆件的W、L、Z 3个参数值增大，杆件本身的加工尺寸误差影响就减小，对孔隙率的影响就减小；另一方面，杆件尺寸越大，单个钻石分子结构单元的体积就越大，整个支架的体积就越集中，表面积减小，则杆件表面半熔融金属颗粒减少，其对于孔隙率的影响也就减小。

以表7–1–5中$W = 0.4$的3组、$W = 0.6$的2组和表7–1–6中$W = 0.4$的3组为对照，可以看出在工艺相同、多孔杆件宽度W相同的情况下，孔隙率越高，支架的强度越低。以表7–1–5中4–8–8、6–12–12和8–16–16 3组做对比，可以看出在W不同的情况下，同样是孔隙率越大，强度越小。由此可以发现孔隙率对力学性能有直接的影响，在相同的制备工艺和成型条件的前提下，孔隙率越大，强度越小。孔隙率取决于杆件尺寸，所以杆件尺寸对力学性能有间接的影响。

两种工艺都存在加工误差，使得实测孔隙率与设计孔隙率之间有偏差，实测孔隙率对于力学性能有直接影响。比较表7–1–5、表7–1–6中以SEM工艺和EBM工艺制作的相同杆件尺寸的多孔钛支架，SLM工艺制造的支架比EBM工艺制造的强度高。

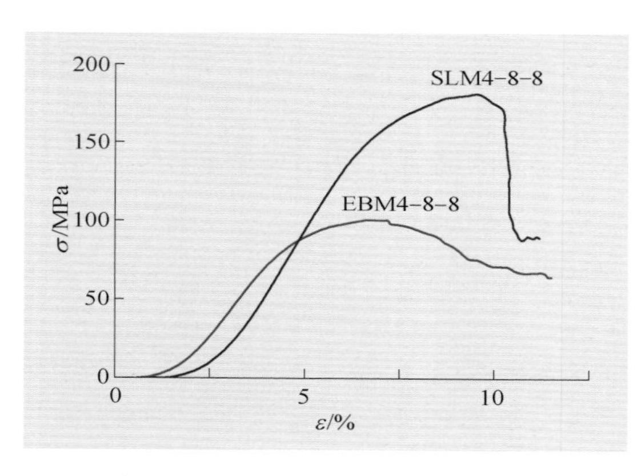

图7–1–13 试件4–8–8应力应变曲线

如图7–1–13所示为两种工艺制造的试件4–8–8的应力应变曲线，其中粗实线为SLM工艺制造的，细实线为EBM工艺制造的。

对比可以发现两种工艺制造同一种多孔钛支架，SLM的抗压强度高于EBM。由图中亦可以发现SLM工艺制造的支架在超过抗压强度后会出现强度的骤降，而EBM制造的则相对平稳地减小，这是由于EBM工艺过程中的存在高温处理去除残余应力所致。

第二节
多孔结构长骨干肿瘤假体设计

四肢长骨干的原发或转移肿瘤目前多采用瘤段切除的保肢手术方式，而关于切除后的骨干缺损如何重建的问题一直备受关注，很多学者对不同的重建方式进行了相关研究和临床应用。目前长骨干节段性切除后的重建方法有很多，其中最常见的是结构性异体骨和自体骨移植重建。异体骨移植有以下问题：重建后感染、骨不连、延迟愈合、骨折率高等。自体骨移植有以下问题：取材有限、内固定困难等。这些问题都限制着它们在长骨干肿瘤手术中的应用。

一、长骨干肿瘤假体现状

Abudu等在1979年首次使用一种叫骨干人工假体 (diaphyseal endoprostheses) 对四肢骨干肿瘤切除后进行重建，通过长期随访，他认为这种假体重建骨干缺损的方式，手术操作简单，并发症少，还可使患者早期获得良好的肢体功能。Damron等在1996年对肱骨干恶性肿瘤切除后采用了人工金属假体重建的保肢治疗方式，他把这种假体称为节段型间隔 (intercalary spacers)。这种假体只重建骨干中部缺损，并不影响上、下关节，区别于人工关节假体，这种替代长干骨缺损的假体即为节段型人工假体 (intercalary endoprostheses or intercalary diaphyseal endoprosthetic)。

节段型人工假体使用近40年间，一些学者对其结构进行了相关的改进，如增加了钉板系统辅助固定等，但目前其主要部件仍由远端髓腔柄、近端髓腔柄和2枚连接螺栓组成，如图7-2-1所示，假体以定制式为主。使用时只需将远、近端髓腔柄分别插入对应的骨髓腔内，骨水泥固定假体柄，螺栓连接将其组合一体即可。由于在临床应用的随访中发现假体的连接部位易发生脱位，因此，后期出现了假体远、近端组件采用锥度配合连接方式，锥度比（锥体半径：锥体高）为1：20。节段型人工假体远、近端髓腔柄的沟槽设计能有效提高其抗旋转性。假体柄直径＞12 mm，沟槽深度2 mm，下肢骨干常采用此种沟槽深度；而假体柄直径＜10 mm，沟槽深度1.5 mm，

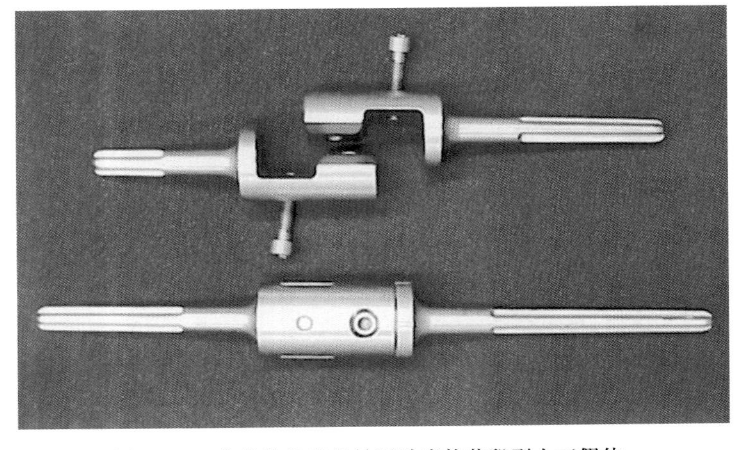

图7-2-1　传统的治疗长骨干肿瘤的节段型人工假体

更适合在上肢骨干使用。由于个体化的差异，患者骨髓腔的长度、直径和截面形状都会有所不同，为了假体柄与髓腔获得满意的匹配度，需要对假体柄进行定制式的设计。

节段型人工假体置换的重建方法相较采用自体骨和异体骨移植具有诸多优点。首先，手术操作相对简单，住院时间较短。节段型人工假体只需将远、近端柄插入髓腔螺栓固定重建段即可，而大段异体骨切除瘤体重建后需要再加装外固定保护，自体骨移植也需要先取出供体骨等步骤而增加了手术时间，而大段异体骨移植术后往往需要术后较长时间治疗并观察患者对移植骨的排异反应，自体骨移植术创伤较大等特点也需要较长的住院时间治疗；其次，节段型人工假体生物力学性能好，术后即可功能活动，且假体使用寿命较长，早期并发症发生率较低。长骨干中部为非肌肉肌腱附着区，循环牵拉应力较关节人工假体小，但由于节段型人工假体的适用人群常为青少年（原发恶性肿瘤）和中老年（骨转移瘤），这两类人群骨质量都不是最佳时期，再加上肿瘤侵蚀破坏，而且目前使用的人工假体都是由致密钛合金实体制成，故假体的弹性模量远高于正常的人体骨骼，这容易产生应力遮挡，造成人工假体在此类人群身体内更易发生无菌性松动、假体周围骨折等致命性并发症。此外，由于假体的表面比较光洁，宿主骨与假体的结合强度相对较弱，骨整合效果不理想。

二、多孔结构长骨干肿瘤假体设计

针对传统长骨干肿瘤假体的缺陷，上海交通大学李祥教授团队提出了一种多孔结构长骨干肿瘤假体，该假体主要由3个部件组成，多孔远端髓腔柄、多孔近端髓腔柄、多孔中段连接部件。每个部件都是由多孔结构表层与实体结构组成，多孔层主要作用在于降低假体与宿主骨接触界面的刚度，从而降低应力遮挡效应；同时，多孔结构能够为新生骨组织的长入提供条件，使得宿主骨与假体形成良好的骨整合。多孔远端髓腔柄与多孔中段连接部件通过2枚螺栓相连，多孔近端髓腔柄与多孔中段连接部件采用锥度配合。如图7-2-2所示为隐藏了多孔层的假体实体部分CAD模型。

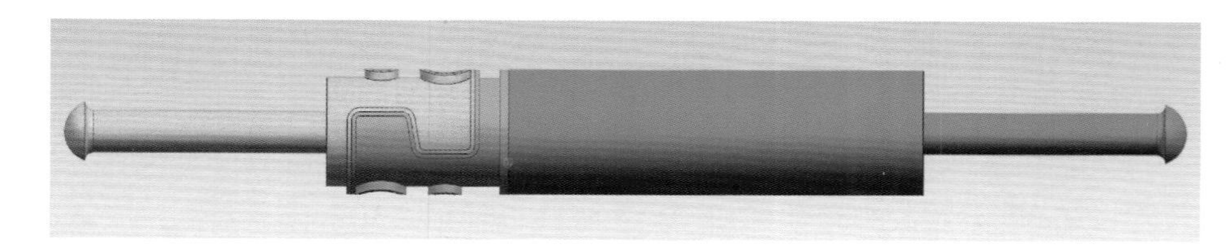

图7-2-2 多孔结构长骨干肿瘤假体实体部分CAD模型

如图7-2-3所示为多孔远端髓腔柄和多孔中段连接部件CAD模型，多孔层的厚度设计为1～2 mm，孔隙率65%～75%，孔径500～600 μm。分布于髓腔柄和长骨干断端的多孔结构用于新生骨组织的长入，位于骨干部位的多孔结构用于周围软组织的附着。

多孔近端髓腔柄的CAD模型如图7-2-4所示，位于柄部和断端的多孔结构与远端髓腔柄的多孔结构完全一致。位于骨干部位的多孔结构为梯度多孔结构，外层孔隙特征与柄部一致，厚度为2 mm，内层孔隙的设计主要目的是使假体在拥有足够机械强度的前提下，获得与人体骨组织相匹配的弹性模量，从而消除传统假体存在的应力遮挡效应。

3个部件装配形成的长骨干肿瘤假体CAD模型如图7-2-5所示。

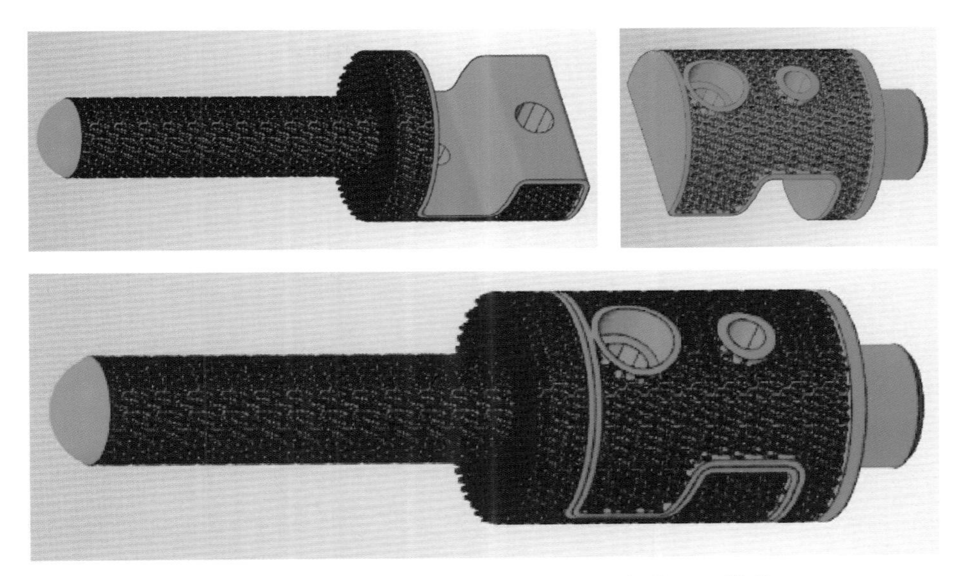

图7-2-3　多孔远端髓腔柄和多孔中段连接部件CAD模型

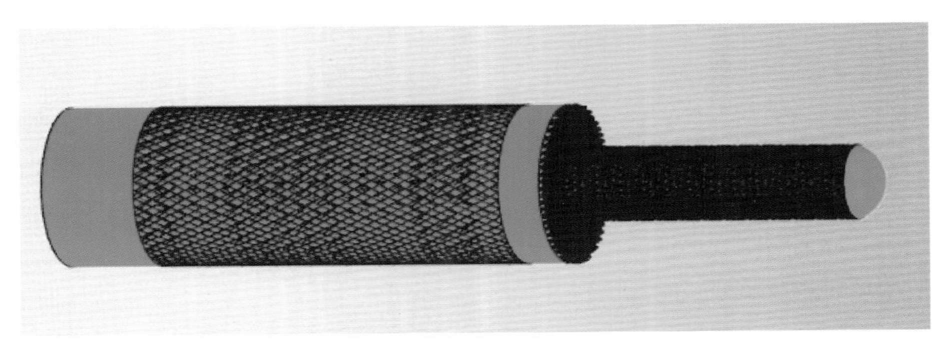

图7-2-4　多孔近端髓腔柄CAD模型

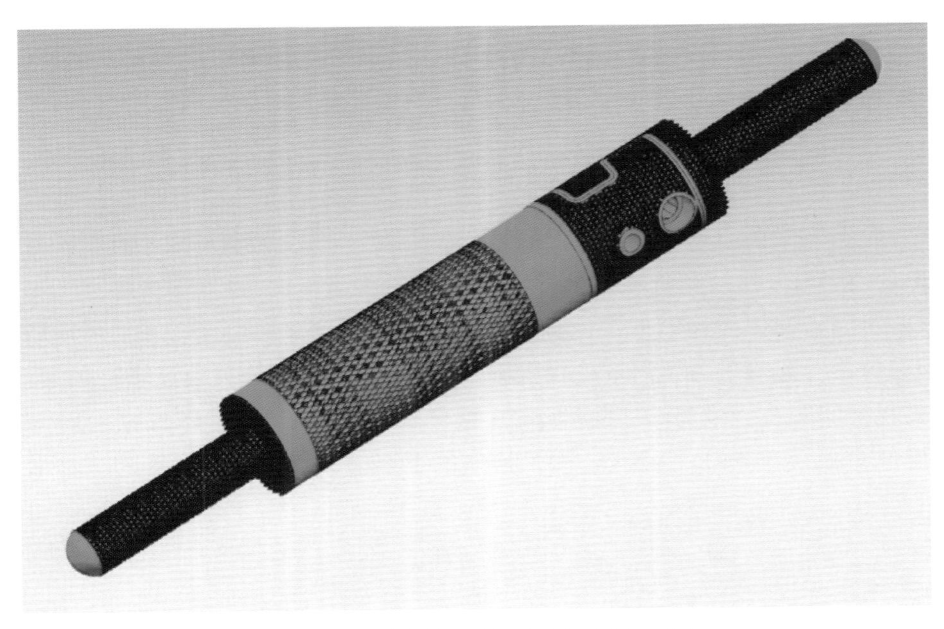

图7-2-5　多孔结构长骨干肿瘤假体CAD模型

第三节
椎间融合器及其力学性能分析

一、椎间融合器的诞生

脊柱融合是脊柱外科应用最广泛的技术之一，主要通过建立脊柱即刻稳定以及内植物骨生成、骨诱导、骨传导作用来促进脊柱骨性融合。20世纪50年代，Cloward首先提出后路腰椎融合术 (PLIF)，该技术发展成为当今脊柱外科基本术式之一。椎间融合手术已被公认对于这类疾病有较好疗效。单纯的后路腰椎融合有很大的弊病，为了促进脊柱融合，Cloward等在20世纪50年代相继提出在椎管减压后椎体间植骨的设想，并应用于临床。然后在随后的临床应用中，单纯椎间植骨暴露出不少缺陷：① 椎体不融合率高且易形成假关节。② Dennis等认为几乎100%的患者有术后椎间隙高度丢失，不能从根本上解决根管狭窄、小关节承受异常应力等问题。

为了克服这些不足之处，1979年，Bagby将一不锈钢中空带孔柱状体 (内填塞减压时切除的骨碎片) 代替髂骨块用于马的颈椎椎间融合术，称Bagby笼 (Bagby basket)，获得了88%的融合率。1983年，Bagby与Kuslich合作将Bagby笼用于人的腰椎椎间融合，并增加了表面螺纹，材料用钛合金，即为BAK (Bagby And Kuslich)，术后证实达到了较好的融合效果。

此后，椎间融合器 (interbody fusion cage，简称cage) 在椎间融合术中的应用逐渐增多，其应用能维持椎间隙的高度、恢复前中柱的支撑、增加椎间孔容量、解除神经根受压、防止椎间隙塌陷及假关节的形成。

椎间融合器是继椎弓根内固定后的重要进步。生理上80%的脊柱负荷由椎间盘传递。单纯后路椎弓根内固定时，负荷完全由后方结构传递，可能导致内固定失败，如断钉和螺钉切割椎弓根移位。对伴骨质疏松的患者或需矫正维持畸形 (滑椎、后凸、侧弯) 的患者来说，椎间融合器尤为重要。单独使用融合器时，融合器可陷入椎体或移位，故多与后路内固定联合应用。使用融合器后，后路内固定的要求降低，部分椎间融合器普通病例可不用椎弓根内固定，简单地经椎板的关节突螺钉固定即可。目前，利用椎间融合器实现椎间融合已成为治疗腰椎不稳、腰椎管狭窄、退行性椎体滑脱、退行性脊柱侧弯、假关节及退行性椎间盘疾病等颈部、胸腰部、腰部疾病的主要手段。椎间融合器的基本结构类型及适用部位如图7-3-1所示。

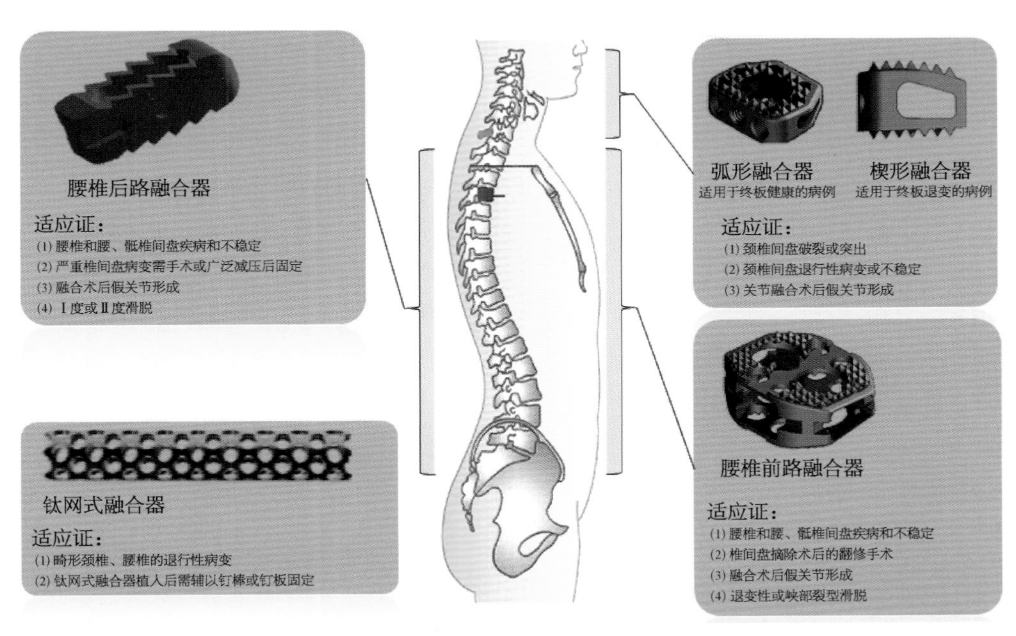

图 7-3-1 椎间融合器基本类型与适用部位

二、椎间融合器的设计原理

椎间融合器的设计原理来源于Bagby提出的撑开-压缩稳定（distraction-compression stabilization）效应。Brodke等也通过实验证实cage的稳定性主要来源于其获得撑开-压缩效应和界面负荷均分作用。即在置入椎间融合器后，撑开力能够使融合节段的肌肉、纤维环和前（后）纵韧带处于持续张力状态下，使融合节段和融合器达到三维超静力学固定，同时其上、下螺纹能够旋入上、下终板，起自稳作用。其次，椎间融合器具有良好的解剖学支架功能。一方面，通过恢复椎间隙的高度，以恢复脊柱前、中柱的应力及稳定，恢复、维持、稳定脊柱固有生理凸起，扩大椎间孔，缓解神经根的受压。椎间隙高度的恢复可以间接地复张由于椎间隙高度的丢失而致折叠的黄韧带和被压缩的纤维环，从而使中央椎管的狭窄得到明显改善，增加椎管前、后径，减轻原有椎管内占位。另一方面，cage还可以为脊柱提供即刻和早期的融合稳定性，能够通过撑开-压缩所产生的作用力与反作用力获得抗剪切、旋转效应。cage的中空结构为其内的骨松质的融合提供良好的力学环境，从而达到界面永久融合的目的。

三、常见椎间融合器类型

常见的椎间融合器按照形状分类可分为螺纹状、矩形和垂直环形3种，其制造材料通常有钛合金、聚醚醚酮（polyetheretherketone，PEEK）、碳纤维等。

（一）螺纹状融合器

以BAK及TFC为代表的钛合金带螺纹水平圆柱形椎间融合器（图7-3-2）作为最早应用于临床的椎

间融合装置，得到了广泛的应用，并取得了确切的疗效。1992年，Kuslich和Dowdle分别施行第1例人的后路和前路BAK融合术。置入后，cage表面的螺纹可咬和上、下终板，达到自稳。纤维环、前（后）纵韧带由于被撑开，处于张力状态，形成"撑开-压缩张力带"效应，从而维持cage的稳定和椎间隙的高度。尽管螺纹状融合器的疗效已到得证实，但是在其长期的临床使用过程中也发现了很多问题：

(1) 融合器表面的螺纹对椎板的切割导致终板破坏，且融合器与终板接触面积小，局部压强增大，易引起下沉。

(2) 圆柱形椎间融合器上预留的孔较小，孔内填充的植骨材料与上、下椎体终板之间的接触面积有限，减低了融合率。

(3) 与方形融合器比较，撑开相同的椎间隙高度，需置入直径更大的圆柱形椎间融合器，在置入过程中，需切除更多的椎板及小关节，导致后方结构大量损伤，破坏了稳定性，占用了更多的椎间隙空间，使得能够置入碎骨块的空间有限，降低融合效果，并且在置入大号的融合器的过程中，必然对神经根及硬膜的牵拉增多，导致损伤的风险增大。

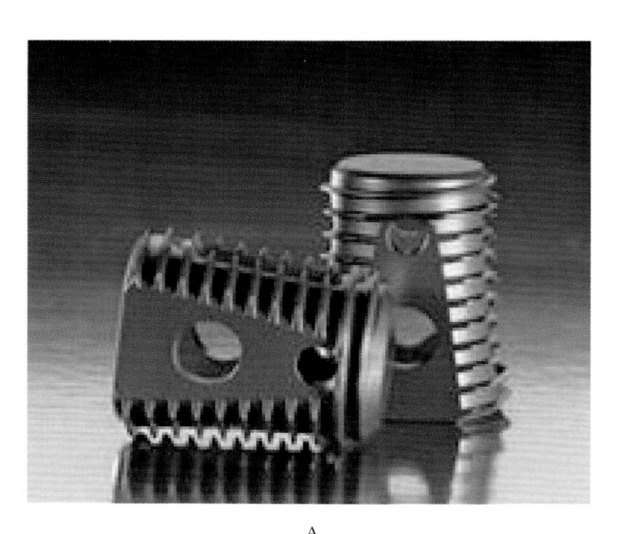

A

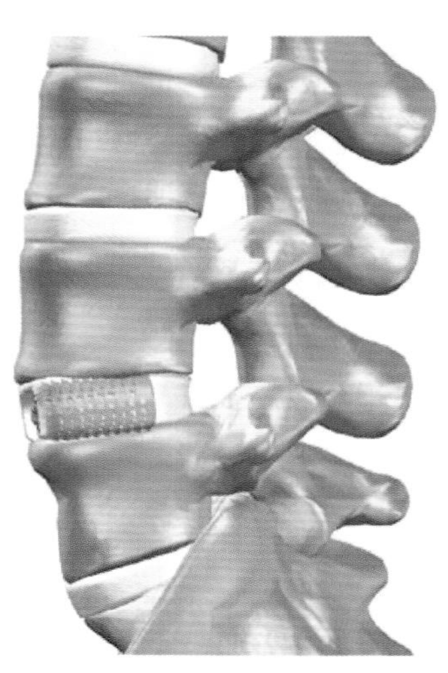

B

图7-3-2　螺纹状椎间融合器

A. 螺纹状融合器。B. 螺纹状融合器置入后示意图

（二）矩形融合器

矩形cage近年来研究及应用较为广泛。常见的设计为长方体形或子弹头形，中空上、下两端及侧面均有大孔，与椎体接触的一面两边有齿状设计防止其从间隙内脱出。其框架结构在力学上起到支撑功能，中空部分置入的自体骨松质则有优于骨皮质的融合作用。其中，最具代表性的是聚醚醚酮融合器(polyetheretherketone-cage，PEEK-cage)，如图7-3-3所示。PEEK材料是一种人工合成的、高性能的、线形的芳香族、半水晶样多聚体。可透过X线，也可行CT和MRI检查，弹性模量接近人体骨皮质，应力遮挡小。具有抗腐蚀性、较好的生物相容性，以及融合率高等优点，是目前国外应用最广泛的融合器。但在临床使用中也暴露出一些问题，如：融合器松动、神经根损伤、融合器塌陷、椎间隙及椎间孔高度减小、椎间不融合等。

碳纤维椎间融合器是1991年Brantigan和Steffee根据三面骨皮质结构设计并应用于后路腰椎融合术的矩形融合器（Brantigan I/Fcage，简称I/Fcage）。碳纤维材料的弹性模量也接近人体骨皮质，应力遮挡较小，能有效恢复脊椎生理弯曲。其上、下表面的棘状突起可有效地防止cage的滑移。其突出的优点是碳

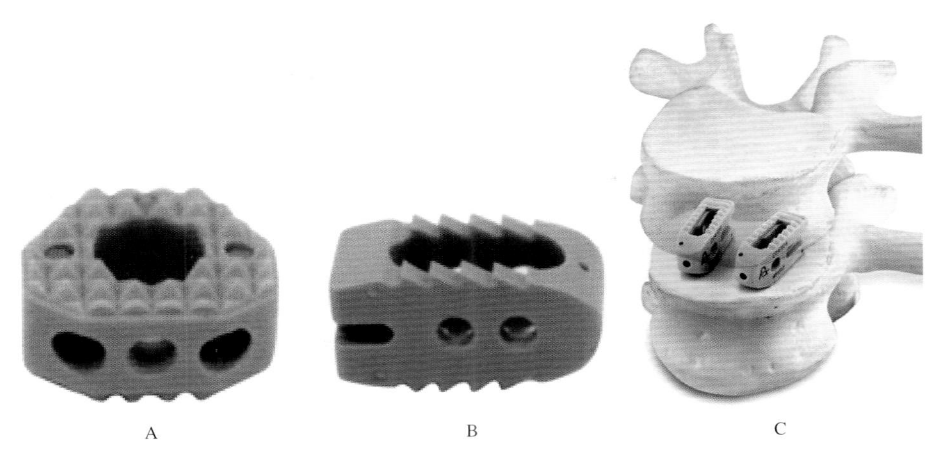
A　　B　　C

图7-3-3　PEEK椎间融合器
A. 颈椎融合器。B. 腰椎融合器。C. 腰椎融合器置入后示意图

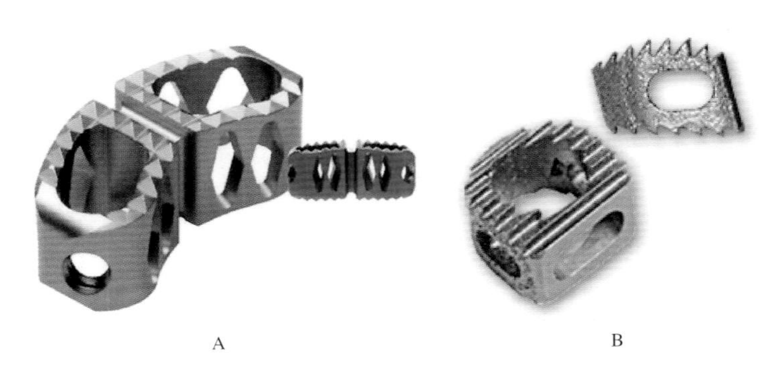
A　　B

图7-3-4　矩形钛合金椎间融合器
A. 腰椎融合器。B. 颈椎融合器

纤维cage透光性好，前、后缘镶有钛珠，可透过普通X线准确清晰地观察植骨融合情况。碳纤维椎间融合器应用于临床取得了较好的临床效果。但碳纤维材料容易造成关节内感染、滑膜炎、淋巴扩散，且脆性大，容易造成融合器装置破坏，引起组织学反应。

矩形钛合金椎间融合器（图7-3-4）在临床上也广泛被使用，并取得了较好临床效果，但也暴露出较多的问题：不能从X线片判断其内部骨融合情况，存在应力遮挡、异物感、金属结构松脱等并发症。另外，可在CT、MRI图像产生伪影，不利于对融合器的影像学评价。这些均限制其临床应用。

（三）垂直环形融合器

以Harms-mesh钛笼和环形融合器等为代表，如图7-3-5所示。其设计开始于20世纪70年代初，主要模拟环状的自体或同种异体长骨圈的骨移植。20世纪90年代由Harms设计的Harms-mesh钛笼是目前应用最为广泛的融合器之一。与前两种设计不同的是，该型融合器是垂直放置的。可在术中根据融合需要剪切钛笼调整高度。一般应用于前路融合，并需配合前路或后路的固定。该型融合器可提供即时的脊柱前柱稳定，并能基本恢复椎间隙高度，故常用于因椎体感染、结核、畸形、骨折而需行椎体次

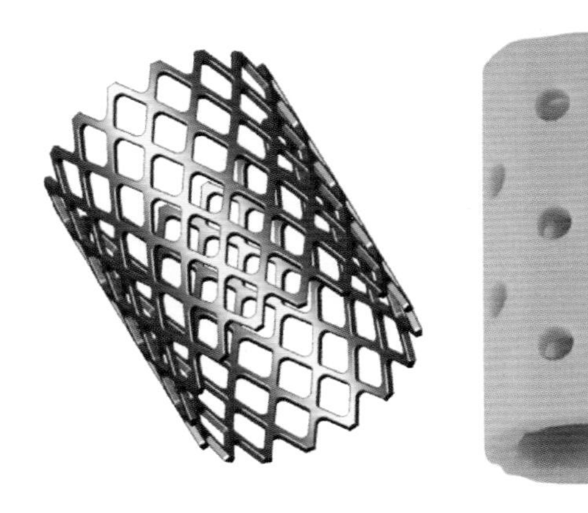
图7-3-5　垂直环形融合器

全切除术后脊柱稳定性重建，其边缘过于锐利，置入后下沉不可避免，且有发生断裂、倾斜的可能。

除手术技术因素外，椎间融合器的结构与材料对远期疗效起着关键作用。不同手术方式加之不同椎间融合器往往意味着不同的临床效果。理想的腰椎椎间融合器应能纠正腰椎畸形，保持节段稳定直至完全融合，并提供有利融合的理想力学环境。但随着随访时间的延长，目前临床上使用的各类椎间融合器都存在的移位、沉降、应力遮挡、邻近部位骨吸收、迟发性炎症反应等并发症越来越多，此外，如何使得融合器更符合人体解剖特点，真正达到"个性化"要求，也是必须考虑的问题。因此，椎间融合器的发展还有很长的路要走。未来的椎间融合器将向着更大的融合面积、更接近正常脊柱生理曲度、更方便的置入路径、更符合人体正常椎间隙解剖学形状、更好的生物相容性、更符合正常脊柱生物力学特性等方面发展。

四、融合器力学性能有限元分析

利用ANSYS13.0软件模拟分析PEEK材料椎间融合器在人体颈椎、胸腰椎部位各种受力状态下的应力应变特性。用于颈椎、胸腰椎部位的椎间融合器几何模型如图7-3-6所示。为便于对椎间融合器的有限元分析，按照参考文献将所有待分析的融合器模型的上、下表面的小齿简化为平面。通过对比分析简化前后融合器模型有限元计算结果，可以验证简化模型有限元计算的可行性与正确性。进行融合器简化模型的有限元计算，需要建立与椎间融合器上表面完全匹配的上终板模型，以向椎间融合器施加载荷。根据参考文献，分别采用45 N、350 N、400 N（正常情况下颈椎、胸腰椎所承受的重量）垂直载荷，45°剪切载荷以及在压缩状态下施加扭矩模拟脊柱垂直压缩、剪切和扭转运动。

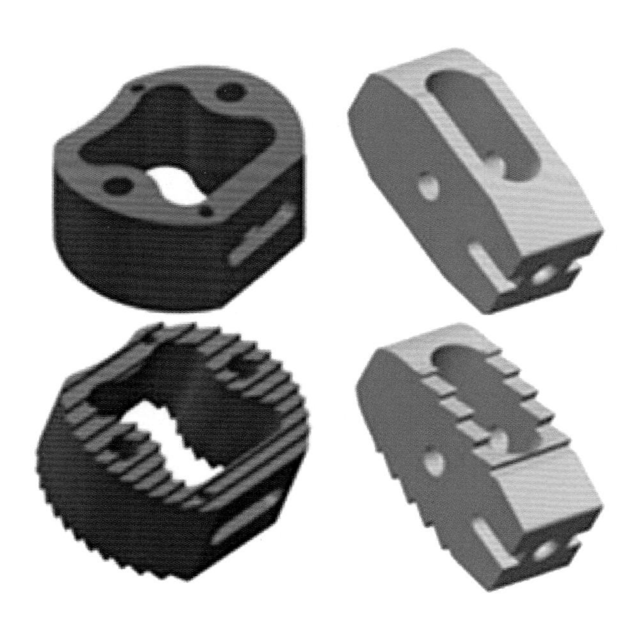

图7-3-6　椎间融合器CAD模型及其简化模型

各载荷状态下不同椎间融合器的载荷值如表7-3-1所示。

1. 模型导入　导入的颈椎融合器模型如图7-3-7所示。针对该模型，选用3D实体单元。选用单位为SI (mm)。

2. 材料属性　模型中椎间融合器及上终板材料如表7-3-2所示。

表7-3-1　融合器计算载荷

	垂直载荷	剪切载荷	扭　矩
颈椎间融合器	45 N	45 N	5 N/m
胸腰椎间融合器	350 N	350 N	/
腰椎间融合器	400 N	400 N	/

表 7-3-2　材料属性

材　料	弹性模量	泊松比
椎间融合器	3 660 Mpa	0.4
上终板	3 000 Mpa	0.25

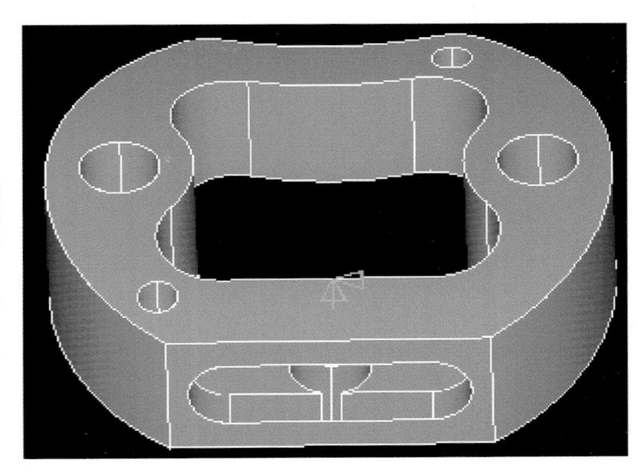

图 7-3-7　导入的颈椎融合器模型

3. 截面属性　截面类型定义为实体，各向同性材料。

将融合器与上终板模型进行组装，并在上终板和椎间融合器之间建立接触对，如图 7-3-8 所示。

4. 施加边界条件与载荷　在椎间融合器下表面建立约束 (UX/UY/UZ = 0)，上终板分别施加总和为 45 N 面载荷、45 N 45° 剪切载荷和 45 N 正压力载荷下 5 Nm 的扭矩三种工况。

5. 网格划分　采用自由网格划分技术，四面体单元进行网格划分，如图 7-3-9 所示。选择单元库为 standard，确定二次单元 (Quadratic)，确定单元的特性：完全积分单元。

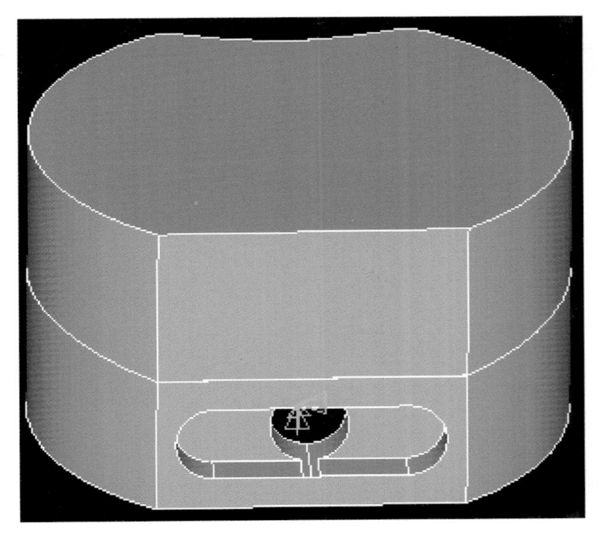

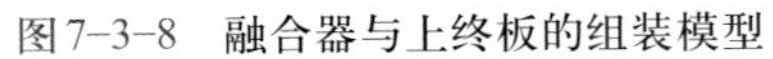

图 7-3-8　融合器与上终板的组装模型

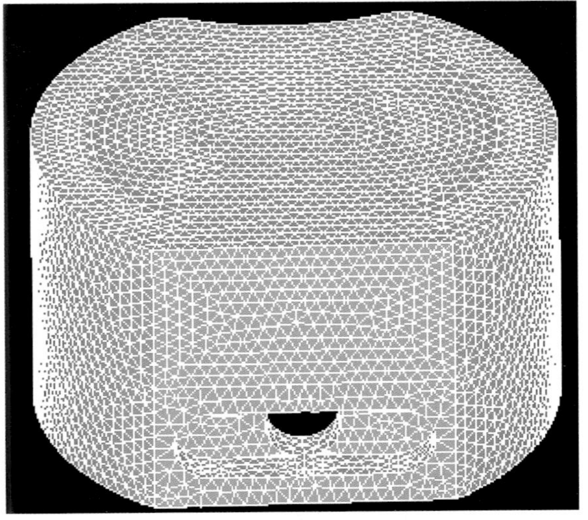

图 7-3-9　网格划分后的颈椎融合器模型

分析计算所得 45 N 面载荷条件下颈椎融合器模型的应力应变云图如图 7-3-10 所示。其最大应力和最大应变分别为 1.75 MPa 和 1.32×10^{-6}。

分析计算所得 45 N 45° 剪切载荷条件下颈椎融合器模型的应力应变云图如图 7-3-11 所示。其最大应力和最大应变分别为 4.72 MPa 和 6.89×10^{-6}。

其他仿真条件不变，对颈椎间融合器上终板在 45 N 正压力的基础上施加 5 Nm 的扭矩，得到的应力应变云图如图 7-3-12 所示。其最大应力和最大应变分别为 50.77 MPa 和 9.61×10^{-5}。

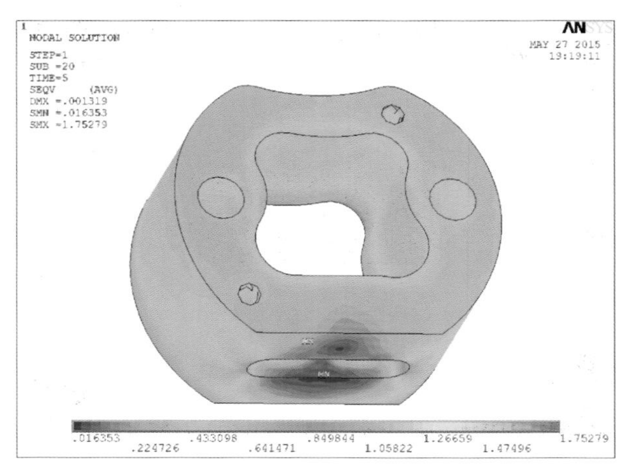

A

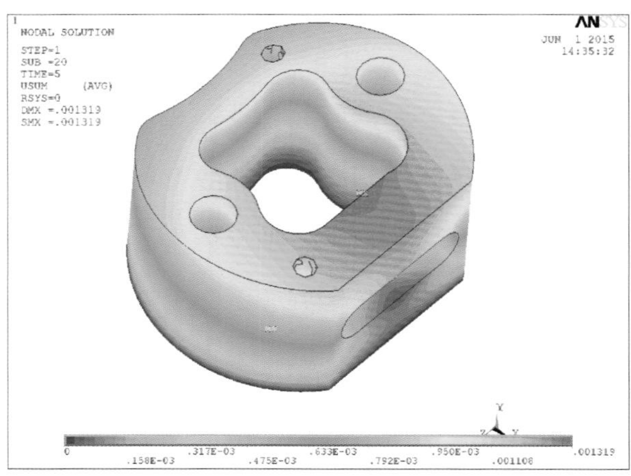

B

图 7-3-10　45 N 面载荷条件下颈椎融合器应力应变云图
A. 应力云图。B. 应变云图

A

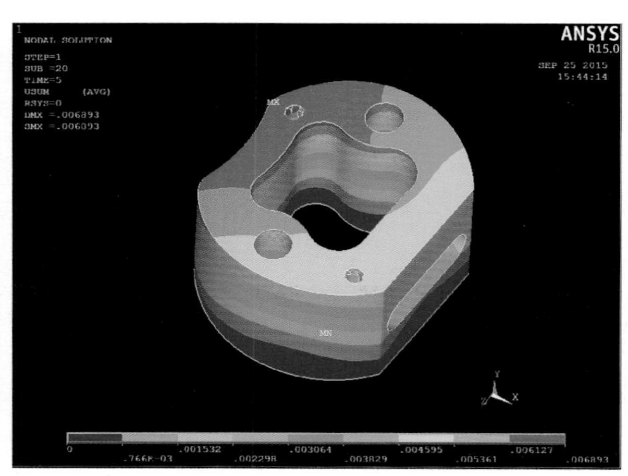

B

图 7-3-11　45 N 45° 剪切载荷条件下颈椎融合器模型的应力应变云图
A. 应力云图。B. 应变云图

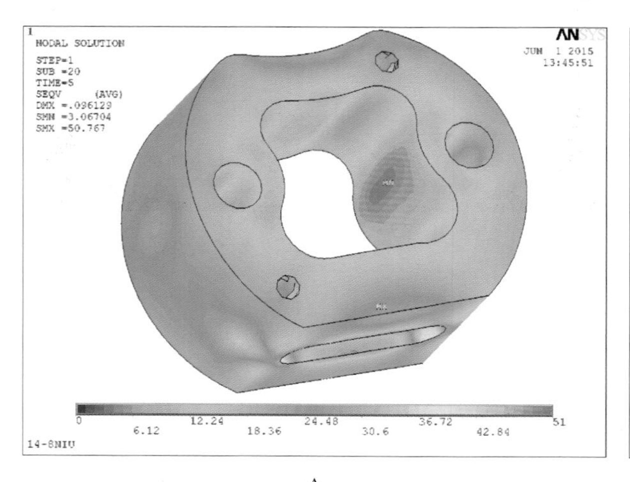

A

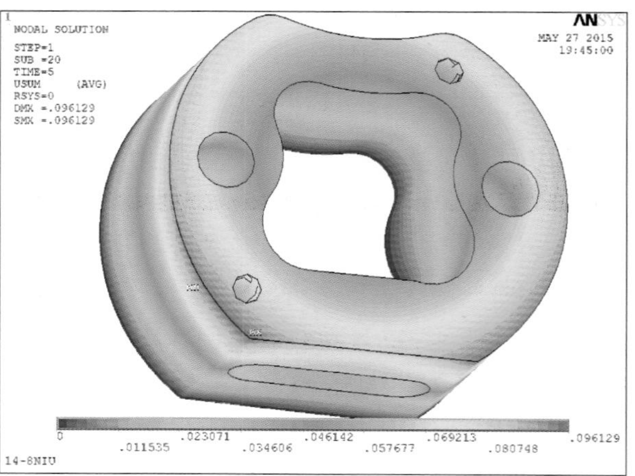

B

图 7-3-12　45 N 正压力的基础上施加 5 Nm 扭矩载荷条件下颈椎融合器的应力应变云图
A. 应力云图。B. 应变云图

五、胸腰椎融合器有限元分析计算

1. 模型导入　导入的胸腰椎融合器模型如图7-3-13所示。针对该模型，选用3D实体单元。选用单位为SI（mm）。

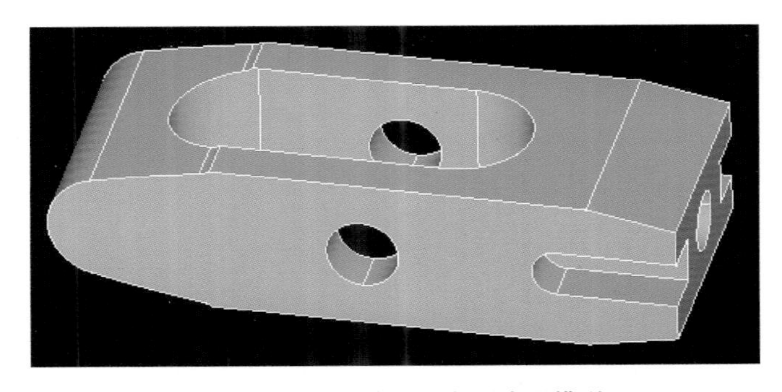

图7-3-13　导入的胸腰椎融合器模型

2. 材料属性　模型中椎间融合器及上终板材料如表7-3-2所示。

3. 截面属性　截面类型定义为实体，各向同性材料。

将融合器与上终板模型进行组装，并在上终板和椎间融合器之间建立接触对，如图7-3-14所示。

4. 施加边界条件与载荷　在椎间融合器下表面建立约束（UX/UY/UZ = 0），上终板分别施加总和为45 N面载荷和45 N 45°剪切载荷两种工况。

5. 网格划分　采用自由网格划分技术，四面体单元进行网格划分，如图7-3-15所示。选择单元库为standard，确定二次单元（Quadratic），确定单元的特性：完全积分单元。

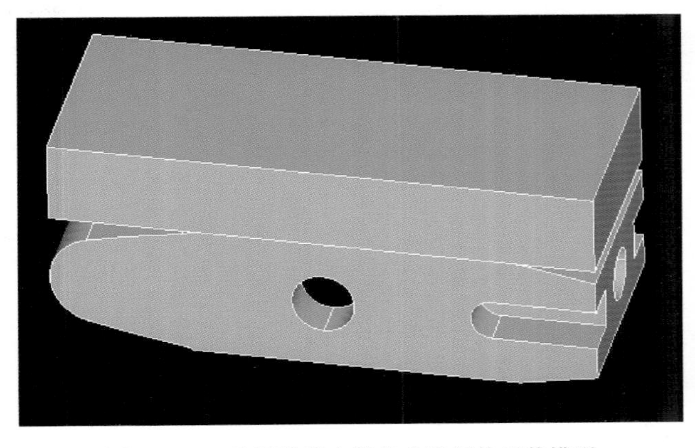

图7-3-14　胸腰椎融合器与上终板的组装模型

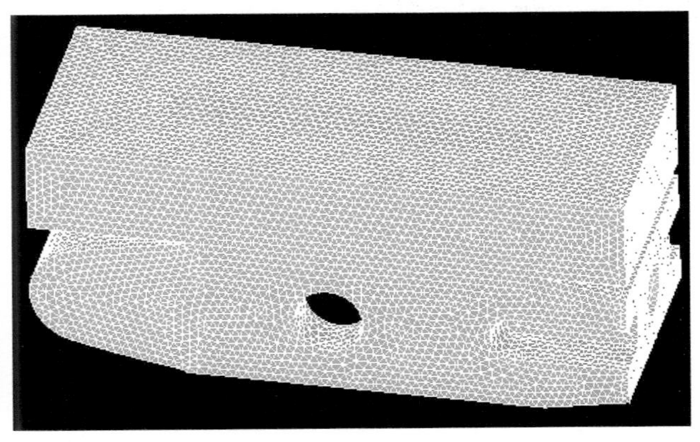

图7-3-15　网格划分后的胸腰椎融合器模型

分析计算所得45 N面载荷条件下胸腰椎融合器模型的应力应变云图如图7-3-16所示。其最大应力和最大应变分别为35.26 MPa和2.98×10^{-5}。

分析计算所得45 N 45°剪切载荷条件下胸腰椎融合器模型的应力应变云图如图7-3-17所示。其最大应力和最大应变分别为105.2 MPa和1.29×10^{-4}。

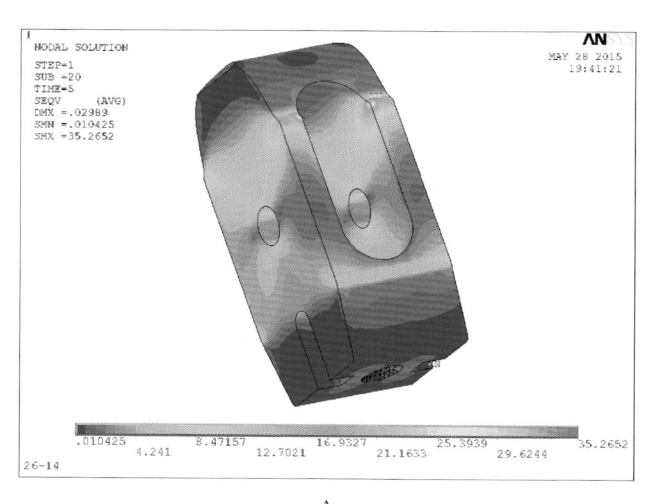

A

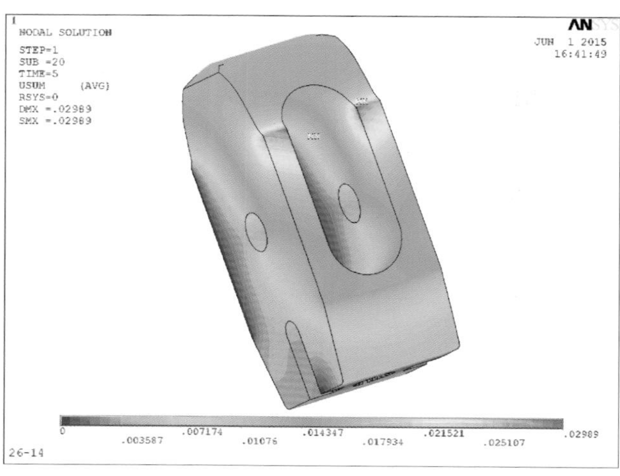

B

图7-3-16　45 N面载荷条件下胸腰椎融合器应力应变云图
A. 应力云图。B. 应变云图

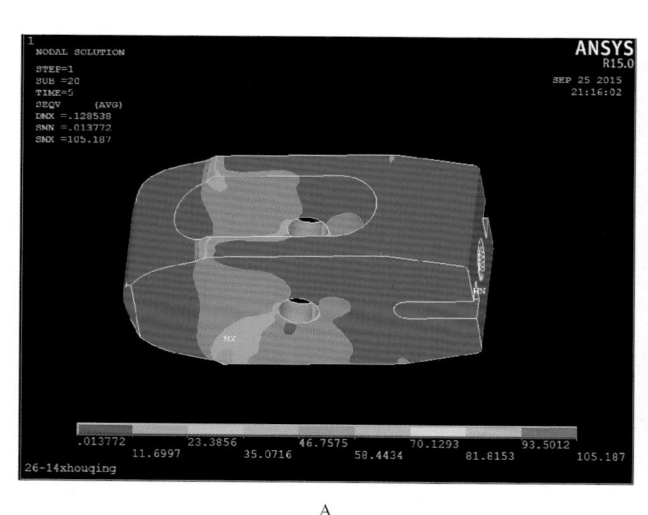

A

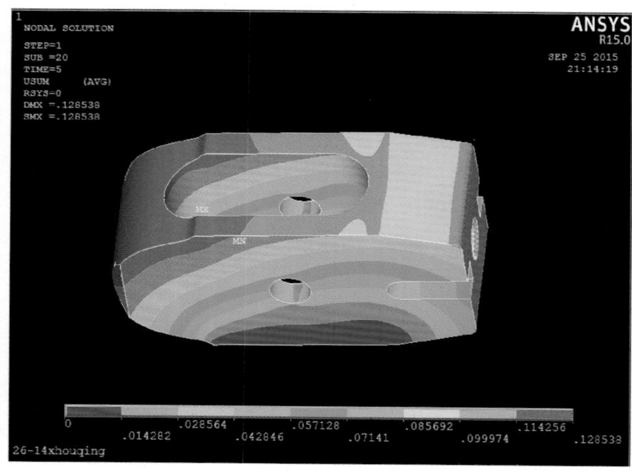

B

图7-3-17　45 N 45°剪切载荷条件下胸腰椎融合器模型的应力应变云图
A. 应力云图。B. 应变云图

有限元分析方法能够在一定程度上代替生物力学实验，与动物实验和生物力学实验相比，有限元分析模拟能够做到完全控制实验条件，可以计算出椎体与融合器之间的接触面积、应力应变大小、间隙大小等结果，为骨科临床提供了一种有效的计算机模拟方法，其精度能够满足临床需要。

（李　祥）

参考文献

[1] Kienapfel H, Sprey C, Wilke A, et al. Implant fixation by bone ingrowth [J]. J Arthroplasty, 1999, 14: 355–368.

[2] Lopez-Heredia M A, Goyenvalle E, Aguado E, et al. Bone growth in rapid prototyped porous titanium implants [J]. J Biomed Mater Res A, 2008, 85 (3): 664–673.

[3] Yavari S A, van der Stok J, Chai Y C, et al. Bone regeneration performance of surface-treated porous titanium [J]. Biomaterials, 2014, 35: 6172–6181.

[4] Wieding J, Lindner T, Bergschmidt P, et al. Biomechanical stability of novel mechanically adapted open-porous titanium scaffolds in metatarsal bone defects of sheep [J]. Biomaterials, 2015, 46: 35–47.
[5] 周晓璐,李伟,张帅,等.生物医用多孔钛及钛合金制备技术的研究现状 [J].材料研究与应用,2015,9(1):6–10.
[6] Yang H L, Xu H, Wu Y K, et al. Methods of Porous Biomedical Material Fabrication [J]. Advanced Materials Research, 2013, 750–752: 1468–1471.
[7] Campoli G, Borleffs M S, Amin Yavari S, et al. Mechanical properties of open-cell metallic biomaterials manufactured using additive manufacturing [J]. Mater. Des, 2013, 49: 957–965.
[8] Yavari S A, Ahmadi S M, Wauthle R, et al. Relationship between unit cell type and porosity and the fatigue behavior of selective laser melted meta-biomaterials [J]. J. Mech. Behav. Biomed. Mater, 2015, 43: 91–100.
[9] Xiang Li, Chengtao Wang, Wenguang Zhang, et al. Fabrication and characterization of porous Ti6Al4V parts for biomedical applications using electron beam melting process [J]. Materials letters, 2009, 63: 403–405.
[10] Abudu A, Carter S R, Grimer R J. The outcome and functional results of diaphyseal endoprostheses after tumour excision [J]. J Bone Joint Surg, 1996, 78(10): 652–657.
[11] Daraton T A, Sim F H, Shires T C. et al. Intercalary spacers in the treatment of segmentally destructive diaphyseal humeral lesions in disseminated malignancies [J]. Clin Orthop Relat Res, 1996, 324: 233–243.
[12] Cloward R B. The treatment of ruptured lumbar intervertebral discs by vertebral body fusion [J]. J Neurosurg, 1953, 10: 154–168.
[13] DENNIS S, WATKINS R, LANDAKER S, et al. Comparison of disc space heights after anterior lumbar interbody fusion [J]. Spine, 1989, 14(8): 876–878.
[14] Kuslich S D, Bagby G. The BAK interbody fusion system: early clinical results of treatment for chronic low back pain [C]. 8th. NASS Annual Meeting. San Diego, USA. 1993: 175–176.
[15] Bagby G W. Arthrodesis by the distraction-compression method using a stainless steel implant [J]. Orthopedics, 1988, 11(6): 931–934.
[16] Brodke D S, Dick J C, Kunz D N, et al. Posterior lumbar interbody fusion. A biomechanical comparison, including a new threaded cage [J]. Spine, 1997, 22(1): 26–31.
[17] Ames C P, Acosta F L, John C, et al. Biomechanical comparison of posterior lumbar interbody fusion and transforaminal lumbar interbody fusion performed at 1 and 2 levels [J]. Spine, 2005, 30(19): 562–566.
[18] 李佳,欧云生.椎间融合器的研究进展 [J].中国临床医学,2009,16:943–945.
[19] Button G, Gupta M, Barrett C, et al. Three to six-year follow-up of stand-alone BAK cages [J]. Spine J, 2005, 5: 155–165.
[20] Siddidui A A, Jackowski A. Cage versus tricorical graft for cervical interbody fusion. A prospective randomised study [J]. The Journal of Bone and Joint Surgery, 2003, 85(7): 1019–1025.
[21] Goel V K, Monroe B T, Gilbertson L G, et al. Interlaminar shear stresses and laminae separation in a disc. Finite element analysis of the L3–L4 motion segment subjected to axial compressive loads [J]. Spine, 1995, 20: 689–698.

第八章
3D 打印技术与脊柱外科

自20世纪80年代后期3D打印技术问世以来，3D打印技术作为一种新的领域技术被快速应用于医疗、军工、航天、工业设计等行业，其在临床医学中更是发挥着越来越重要的作用。研究表明，脊柱退行性疾病的发病率在国内呈上升趋势，需要进行手术治疗的脊柱疾病患者也日益增多，而由于脊柱独特的解剖结构，使得手术医师必须拥有娴熟的技术，一旦手术中出现失误，轻者可能导致患者出血增加，重者可能导致瘫痪甚至危及生命，对患者造成不可挽回的损失。而3D打印技术的问世，使得脊柱外科在脊柱疾病的手术治疗安全方面看到了曙光。它具有分层叠加、善于制作复杂和高精度的实物、无须产品模具和机械加工、节省时间、生产效率高、成本低等特点，受到脊柱外科医师的青睐，应用也越来越多。

脊柱外科手术主要包括病灶切除、脊髓减压和脊柱内固定及重建。脊柱病灶切除后，正常的生理结构受到破坏或留下缺损，常常需要用人工内植物进行替代。而脊柱的重建与内固定手术多需要在脊柱的椎弓根等重要结构精确置入螺钉，且不损伤重要的血管和神经。所以，脊柱外科手术对医师技术的要求极为苛刻。如何在一些严重的脊柱畸形、解剖标志变异的情况下精准地置入椎弓根螺钉，是我们脊柱外科医师首先遇到的一个挑战。术中为了能够准确置钉而进行大量的术中透视，这样就大大增加了射线暴露的风险。而3D打印技术的出现将为脊柱手术的个性化提供可能。个性化的手术方案可以满足疗效最大化、风险最小化的要求。

个性化高精度的手术方案可以大大提高手术的成功率，既能够缩短手术时间、提高手术精确性，又可以有效地降低手术并发症的发生率。通过3D打印出脊柱病变区的三维结构，可以辅助脊柱外科相关疾病的精确诊断、术中多样式钉道导板定制、个体化定制脊柱支具等，3D打印个体化内植物也将进入临床应用。而随着新材料的快速发展，3D打印技术则可以制作出结构复杂的骨组织工程支架，以及人工骨骼、椎体。 随着3D打印技术在组织工程领域的应用，活细胞也作为打印材料的一部分，在制备组织工程支架的同时被一同打印出来。在不久的将来，我们可以通过细胞打印骨组织来修复脊柱缺损病变区，脊柱外科也必将发生一场新的技术革命。

第一节
3D打印技术的出现与发展

3D打印（3D printing，3DP）技术的出现及其20年来的快速发展，曾被业界专家称为最震撼全球制造业的制造技术，引起了全球各界人士的广泛关注。3D打印的兴起给我国制造业的发展带来了难得的机遇，同时也造成了严峻的挑战。传统大规模流水线技术正在逐渐成为制造业领域的“夕阳技术”，而3D打印则是现代信息技术和传统制造技术深度融合的重要产物，是制造业领域中正在升起的“朝阳技术”，将以其独特的优势对全球制造业产生颠覆性的影响。我国自1994年开始对“3D打印”进行研究，目前部分技术已经处于世界先进水平。其中，激光直接加工金属技术发展较快，已基本满足特种零部件的机械性能要求，有望率先应用于航天、航空装备制造；生物细胞3D打印技术取得显著进展，已可以制造立体的模拟生物组织，为我国生物、医学领域尖端科学研究提供关键的技术支撑。

一、3D打印技术的诞生

3D打印是20世纪80年代末、90年代初在美国开发兴起的一项高新制造技术，是在现代计算机辅助设计（computer aided design，CAD）/计算机辅助制造（computer aided manufacturing，CAM）技术、激光技术、计算机数控技术、精密伺服驱动技术以及新材料技术的基础上集成发展起来的，采用材料累加的新成型原理，直接由CAD数据打印制成三维实体模型。快速成型系统就像是一台“立体打印机”，不需要传统的刀具、机床、夹具，便可快速而精密地制造出任意复杂形状的新产品样件、模具或模型。其基本流程是：首先利用三维CAD造型软件设计出所需部件的三维实体模型，然后根据具体工艺要求，按照一定规则将该模型离散为一系列有序的单元，再根据这些离散信息，输入工艺参数，生成数控代码，成型设备在数控代码的控制下顺序加工生成各单元并使之彼此结合，从而得到与CAD模型对应的三维实体。

日常生活中使用的普通打印机可以打印电脑设计的平面物品，而所谓的3D打印技术与普通打印机的工作原理基本相同，只是打印材料有些不同，普通打印机的打印材料是墨水和纸张，而3D打印机内装有金属、陶瓷、塑料、砂等不同的“打印材料”，是实实在在的原材料，打印机与电脑连接后，通过电脑控制可以把“打印材料”一层层叠加起来，最终把计算机上的蓝图变成实物。利用这一技术，Charles Hull在1986年开发了第一台商业3D印刷机。美国麻省理工学院Emanual Sachs等人研制并于1989年申请了3DP专利，该专利是非成型材料微滴喷射成型范畴的核心专利之一。该学院的研究人员从喷墨打印机的原理出发，研制出一种能在平铺着“塑料”粉末的平面上喷洒各种颜色“胶水”的打印机。在打印生成一个平面后，在该平面上铺洒一层新的粉末，再继续打印。待全部打印过程结束后，去除多余粉末，获得一个彩色的实体。

（一）3D打印技术的特点

3D打印技术是以逐层累积式的加工方式替代传统的机械去除式的加工方式，该技术的出现使制造方式发生根本性的变革。从理论上讲，3D打印技术可以制造任意复杂形状的零部件且材料利用率极高。3D打印技术和传统模型加工制造相比具有如下特点：

1. 打印精度高　经过20多年发展，3D打印的精度有了很大的提高。目前市面上的主流3D打印机的精度基本都可以控制在0.3 mm以下。这种精度对于一般产品需求来说是足够的。在不同的领域对精度有着不同的要求，目前3D打印技术的精度已达到0.01 mm的数量级。

2. 产品制造周期短且流程简单　传统工艺往往需要模具的设计、模具的制作等工序，并且通常需要在机床上进行二次加工，制造周期长。作为快速成型的典型代表，3D打印无须制模过程，直接从CAD软件的三维模型数据得到实体零件，生产周期大大缩短，也简化了制造流程，节约制模成本。

3. 个性化定制　理论上只要计算机建模设计出的造型，3D打印机都能够打印出来。首先计算机建模不同于实体制作，很容易在尺寸、形状、比例上做修改，并且这些修改都是实时的，极大方便制作个性化产品；其次，利用计算机建模能得到一些传统工艺不能得到的曲线，这将使3D打印产品拥有更加个性的外观。

4. 制造材料多样化　通常一个3D打印系统可以使用不同材料打印，比如：金属、石料、塑料，都可以应用于3D打印，而材料的多样化则可以满足不同领域的需要。

5. 复杂一体成型零件的制造　有些形状特殊的零件用传统加工工艺难以实现，而使用3D打印技术则可以很容易制造，并且难度相对于打印简单物品并不会增加太多。

6. 应用领域广泛　除了制造原型外，该项技术也特别适合于新产品的开发、单件及小批量零件制造、不规则或复杂形状零件制造、模具设计与制造、产品设计的外观评估和装配检验、快速反求与复制，也适合于难加工材料的制造等。这项技术不仅在制造业具有广泛的应用，而且在材料科学与工程、医学、文化艺术以及建筑工程等领域也有广泛应用前景。

（二）3D打印技术的分类

3D打印根据材料与加工设备的不同，技术上主要有以下几大类：

1. 光固化成型　光固化成型（stereolithography apparatus，SLA）是最早出现的快速成型工艺。其原理是基于液态光敏树脂的光聚合原理工作的。这种液态材料在一定波长（$x = 325$ nm）和强度（$w = 30$ mW）的紫外光的照射下能迅速发生光聚合反应，分子量急剧增大，材料也就从液态转变成固态。光固化成型是目前研究得最多的方法，也是技术上最为成熟的方法。一般层厚在0.1～0.15 mm，成型的零件精度较高。D'Urso等采用SLA方法制备外科移植手术中的植入替代物，如用于脑颅骨缺损的修复和由于动脉瘤引起的动脉血管损伤的修复，可以使用金属、聚合物或无机物等作为成型材料。

多年的研究改进了截面扫描方式和树脂成型性能，使该工艺的加工精度能达到0.1 mm，现在最高精度已能达到0.05 mm。但这种方法也有自身的局限性，比如需要支撑、树脂收缩导致精度下降、光固化树脂有一定的毒性等。

SLA的优点是精度较高、表面效果好，零件制作完成打磨后，将层层的堆积痕迹去除。光固化工艺运行费用最高，零件强度低、无弹性，无法进行装配。光固化工艺设备的原材料很贵，种类不多。光固化设备的零件制作完成后，还需要在紫外光的固化箱中二次固化，用以保证零件的强度。

2. 熔融挤出成型　熔融挤出成型 (fused deposition manufacturing, FDM) 工艺的材料一般是热塑性材料，如蜡、ABS、PC、尼龙等，以丝状供料。材料在喷头内被加热熔化。喷头沿零件截面轮廓和填充轨迹运动，同时将熔化的材料挤出，材料迅速固化，并与周围的材料黏结。每一个层片都是在上一层上堆积而成，上一层对当前层起到定位和支撑的作用。随着高度的增加，层片轮廓的面积和形状都会发生变化，当形状发生较大的变化时，上层轮廓就不能给当前层提供充分的定位和支撑作用，这就需要设计一些辅助结构——“支撑”，对后续层提供定位和支撑，以保证成型过程的顺利实现。

这种工艺不用激光，使用、维护简单，成本较低。用蜡成型的零件原型，可以直接用于失蜡铸造。用ABS制造的原型因具有较高强度而在产品设计、测试与评估等方面得到广泛应用。近年来又开发出PC、PC/ABS、PPSF等更高强度的成型材料，使得该工艺有可能直接制造功能性零件。由于这种工艺具有一些显著优点，该工艺发展极为迅速，目前FDM系统在全球已安装快速成型系统中的份额大约为30%。

3. 选择性激光烧结　选择性激光烧结 (selective laser sintering, SLS) 工艺又称为选择性激光烧结，由美国得克萨斯大学奥斯汀分校的C.R. Dechard于1989年研制成功。SLS工艺是利用粉末状材料成型的。将材料粉末铺洒在已成型零件的上表面，并刮平；用高强度的CO_2激光器在刚铺的新层上扫描出零件截面；材料粉末在高强度的激光照射下被烧结在一起，得到零件的截面，并与下面已成型的部分黏结；当一层截面烧结完后，铺上新的一层材料粉末，选择地烧结下层截面。

SLS工艺最大的优点在于选材较为广泛，如尼龙、蜡、ABS、树脂裹覆砂 (覆膜砂)、聚碳酸酯 (polycarbonates)、金属和陶瓷粉末等都可以作为烧结对象。粉床上未被烧结部分成为烧结部分的支撑结构，因而无须考虑支撑系统 (硬件和软件)。SLS工艺与铸造工艺的关系极为密切，如烧结的陶瓷型可作为铸造之型壳、型芯，蜡型可做蜡模，热塑性材料烧结的模型可做消失模。

4. 分层实体制造　分层实体制造 (laminated object manufacturing, LOM) 工艺称为分层实体制造，由美国Helisys公司的Michael Feygin于1986年研制成功。该公司已推出LOM-1050和LOM-2030两种型号成型机。LOM工艺采用薄片材料，如纸、塑料薄膜等。片材表面事先涂覆上一层热熔胶。加工时，热压辊热压片材，使之与下面已成型的工件黏结；用CO_2激光器在刚黏结的新层上切割出零件截面轮廓和工件外框，并在截面轮廓与外框之间多余的区域内切割出上下对齐的网格；激光切割完成后，工作台带动已成型的工件下降，与带状片材 (料带) 分离；供料机构转动收料轴和供料轴，带动料带移动，使新层移到加工区域；工作台上升到加工平面；热压辊热压，工件的层数增加一层，高度增加一个料厚；再在新层上切割截面轮廓。如此反复直至零件的所有截面黏结、切割完，得到分层制造的实体零件。

研究LOM工艺的公司除了Helisys公司，还有日本Kira公司、瑞典Sparx公司、新加坡Kinergy精技私人有限公司、清华大学、华中理工大学等。但因为LOM工艺材料仅限于纸，性能一直没有提高，已逐渐走入没落，大部分厂家已经或准备放弃该工艺。

5. 3D印刷——高速多彩的快速成型工艺　3DP工艺与SLS工艺类似，采用粉末材料成型，如陶瓷粉末、金属粉末。所不同的是，材料粉末不是通过烧结连接起来的，而是通过喷头用黏结剂 (如硅胶) 将零件的截面“印刷”在材料粉末上面。用黏结剂黏结的零件强度较低，还需后处理。具体工艺过程如下：上一层黏结完毕后，成型缸下降一个距离 (等于层厚：0.013 ～ 0.1 mm)，供粉缸上升一高度，推出若干粉末，并被铺粉辊推到成型缸，铺平并被压实。喷头在计算机控制下，按下一建造截面的成型数据有选择地喷射黏结剂建造层面。铺粉辊铺粉时，多余的粉末被集粉装置收集。如此周而复始地送粉、铺粉和喷射黏结剂，最终完成一个三维粉体的黏结。未被喷射黏结剂的地方为干粉，在成型过程中起支撑作用，且成型结束后，比较容易去除。

6. 无模铸型制造技术 无模铸型制造技术 (patternless casting manufacturing, PCM) 是由清华大学激光快速成型中心开发研制。该技术将快速成型技术应用到传统的树脂砂铸造工艺中。首先从零件CAD模型得到铸型CAD模型。由铸型CAD模型的.stl文件分层，得到截面轮廓信息，再以层面信息产生控制信息。

造型时，第一个喷头在每层铺好的型砂上由计算机控制精确地喷射黏结剂，第二个喷头再沿同样的路径喷射催化剂，两者发生胶联反应，一层层固化型砂而堆积成型。黏结剂和催化剂共同作用的地方型砂被固化在一起，其他地方型砂仍为颗粒态。固化完一层后再黏结下一层，所有的层黏结完之后就得到一个空间实体。原砂在黏结剂没有喷射的地方仍是干砂，比较容易清除。清理出中间未固化的干砂就可以得到一个有一定壁厚的铸型，在砂型的内表面涂敷或浸渍涂料之后就可用于浇铸金属。

和传统铸型制造技术相比，无模铸型制造技术具有无可比拟的优越性，它不仅使铸造过程高度自动化、敏捷化，降低工人劳动强度，而且在技术上突破了传统工艺的许多障碍，使设计、制造的约束条件大大减少。具体表现在以下方面：制造时间短，制造成本低，无须木模，一体化造型，型、芯同时成型，无拔模斜度，可制造含自由曲面 (曲线) 的铸型。

(三) 3D打印设备工作流程

基于3D打印技术的打印设备众多，其中黏结式3D打印的基本流程为：首先通过CAD软件生成三维模型 (或利用扫描器扫描实体在计算机中建模)；输出打印所需的.stl文件，对.stl文件进行检查并修正错误；使用分层软件进行分层，选择合理的层厚、精度等参数，获得二维切片模型数据文件；再发送打印数据文件到3D打印机上，打印机接收到指令后进行打印工作；打印机采集打印原料并覆盖打印区域；打印机定位打印截面并喷洒黏结剂，黏结粉末；第一层加工完成后，成型装置下降一个高度，原料供给装置上升一个高度，用来铺撒下一层打印原料；重复进行上述过程，直至整个打印过程结束；最后去除多余支撑物料，对得到的实体进行后处理操作。

二、3D打印技术的发展现状及前景

(一) 3D打印技术的发展现状

在国际上，3D打印技术有了长足的进步，目前已经能够在0.01 mm的单层厚度上实现600 dpi的精细分辨率。目前国际上较先进的产品可以实现每小时25 mm厚度的垂直速率，并可实现24位色彩的彩色打印。在全球3D打印机行业，美国3D Systems和Stratasys两家公司的产品占据了绝大多数市场份额。此外，在此领域具有较强技术实力和特色的企业/研发团队还有美国的Fab@Home和Shapeways、英国的Reprap等。

目前在欧美发达国家，3D打印技术已经初步形成了成功的商用模式。如在消费电子业、航空业和汽车制造业等领域，3D打印技术可以以较低的成本、较高的效率生产小批量的定制部件，完成复杂而精细的造型。另外，3D打印技术获得应用的领域是个性化消费品产业。如纽约一家创意消费品公司Quirky通过在线征集用户的设计方案，以3D打印技术个性化定制并通过电子市场销售获利。

在国内，自20世纪90年代以来便开始了对3D打印技术的自主研发。目前，国内一些企业已实现了3D打印机的整机生产和销售，但规模较小，产品技术与国外同类产品相比尚处于低端。国产3D打印机在打印精度、打印速度、打印尺寸和软件支持等方面还难以满足商用的需求，技术水平以及应用软件方面都有待进一步提升。

（二）3D打印技术的发展前景

3D打印技术自出现以来，以独特的优势在短短20年间便得到了广泛发展和应用。在工业制造方面：产品概念设计、原型制作、产品评审、功能验证、制作模具原型或直接打印模具或产品；在文化创意和数码娱乐方面：形状和结构复杂、材料特殊的艺术表达载体；在航空航天、国防军工方面：复杂形状、尺寸微细、特殊性能的零部件的直接制造；在生物医疗方面：人造骨骼、牙齿、助听器、假肢、整形美容及辅助导板手术等；在消费商品方面：如珠宝、服饰、鞋类、玩具、创意DIY作品的设计和制造；在建筑工程方面：建筑模型风动试验和效果展示，建筑工程和施工模拟；在教育、教学方面：模型验证科学假设，用于不同学科实验、教学等。尽管3D打印技术在各个领域应用广泛，但是3D打印技术仍处于初级阶段，多数3D打印制造系统的实体模型还不能用于实际工作零件，大多是由于材料及成本方面的限制。目前3DP系统所需面临的主要问题包括零件精度、有限的材料种类和力学性能，其中力学性能很大程度上取决于材料的种类及其性能。目前3DP系统所用材料种类有限，与常规由金属和工业塑料制造的零件相比，3DP制造的零件较脆弱，有些材料价格昂贵，并且对人体有害。目前，人们正致力于提高零件性能及开发更好的材料。

随着智能制造的进一步发展成熟，新的信息技术、控制技术、材料技术等不断被广泛应用到制造领域，3D打印技术也将被推向更高的层面。未来，3D打印技术的发展将体现出精密化、智能化、通用化以及便捷化等主要趋势。提升3D打印的速度、效率和精度，开拓并行打印、连续打印、大件打印、多材料打印的工艺方法，提高成品的表面质量、力学和物理性能，以实现直接面向产品的制造；开发更为多样的3D打印材料，如智能材料、功能梯度材料、纳米材料、非均质材料及复合材料等，特别是金属材料直接成型技术有可能成为今后研究与应用的又一个热点；3D打印机的体积小型化、桌面化，成本更低廉，操作更简便，更加适应分布化生产、设计与制造一体化的需求以及家庭日常应用的需求；软件集成化，实现CAD/CAPP/RP的一体化，使设计软件和生产控制软件能够无缝对接，实现设计者直接联网控制的远程在线制造；拓展3D打印技术在生物医疗、建筑、车辆零部件等更多行业领域的创造性应用。3D打印技术被誉为“第三次工业革命的重要标志之一”，相信在不久的将来，3D打印技术作为“第三次工业革命的标志”，将代表世界制造业发展的新趋势，对于加快先进制造业发展、推进两化深度融合、促进工业转型升级具有重要的引领作用。

第二节
3D打印技术在当代医学与骨科学的应用现状

3D打印技术自诞生以来，最初被应用于模具制造、工程及航空航天模型设计等领域。随着3D打印材料和控制技术的发展，研究人员不再满足于这种先进技术只局限在原型制造和模具生产等方面，开始向更广阔的领域拓展，近年来随着影像学、数字化医学和新材料技术的快速发展，3D打印技术越来越广泛地应用在医学领域，并迅速引起了全球的高度关注。

一、3D打印技术在当代医学中的应用

随着3D打印技术的不断发展以及其加工速度快、生产成本低、生产周期短、加工精密度高等特点，被广泛应用于医学领域。目前，在当代医学中的应用主要包括：医学模型制造、教学科研、个体化的医疗器械打印、辅助外科手术及组织工程学等方面。

（一）3D打印技术在医学模型制造、教学和科研中的应用

医学模型在基础医学和临床实验教学中用途广且用量大，然而使用传统方法制作医学模型程序复杂、周期长，同时由于部分模型的原材料多为石膏等，在使用和搬运过程中极易损坏。现在通过3D打印技术制作医学教学用具、医疗实验模型等用品不仅避免了上述问题的出现，同时还可以根据实际需要对一些特殊模型实现个性化制造。

在临床工作中，通过3D打印技术结合患者术前CT三维重建的数据建立1∶1的实物模型，不但有助于医师与患者及家属交流，为患者和医师提供触觉与视觉上的体验，而且对疾病的诊断、术前方案的设计、术前手术操作的预演、术中辅助手术操作以及术后的恢复等方面都有良好的应用前景和极高的应用价值。

3D打印的模型对疾病的诊断有着重要意义，例如在复杂骨折的分型、脊柱侧弯的分型、骨肿瘤的鉴别、关节损伤的严重程度等。并且对骨肿瘤的患者，可根据CT值打印出肿瘤的范围，指导肿瘤的界限，术前制订手术计划，模拟操作，对肿瘤准确的切除及个体化制作材料和重建提供准确参数，简化手术，减小创伤及减轻并发症，提高治疗效果。同时根据3D打印的骨关节原型，可计划插入髓腔内的器材尺寸，为髓腔结构变异与器材结构差异的患者更好地置入假体，提高手术安全性和精确性。还可以预见手术过程中可能出现的情况，如术后遗留骨缺损区域的三维外形、内固定器或个性化假体的参数、内植物螺钉定位等。充分的术前准备，有助于手术疗效改善。

3D打印技术能够精确地打印出人体器官以及组织的3D模型，将器官组织的构造逼真而直观地显示

出来，有利于医学教学的进行，同时有效地解决人体管道铸型标本耗费人体标本以及不能重复再现等问题。孔金海等将3D打印模型应用于临床八年制的情景教学中，并进行对照实验，结果表明八年制学员在3D打印模型的情景教学下对肿瘤大小、动脉、周围毗邻神经和肿瘤的边界等认知掌握程度高于使用传统教学法的对照组。Mcmenami等将3D打印模型应用于解剖教学，有效地避免了传统教学中存在的经济、健康安全和社会伦理等方面的问题，取得了较为理想的效果。

3D打印为病理学及疾病发生机制的研究提供了一个新的方法。通过打印3D实物模型可以展示病理组织的结构形态，或模拟真实人体环境中的血流动力学和组织应力应变等生物力学情况，这为研究疾病发展的生物力学机制提供了工具。过去肿瘤的体外研究局限于肿瘤细胞培养，而培养液与人体内环境有较大差别，从而限制了对肿瘤的病理发生机制及治疗方法的研究，而3D打印技术的出现改善了这一现状。Xu等以成纤维细胞和人体卵巢癌细胞为原料，利用高通量自动化细胞打印系统打印了两种细胞的3D共培养模型，该模型中两种细胞的密度和距离均受到严格控制，细胞在打印和增殖过程中始终保持活性，该方法为癌细胞与正常组织细胞间监督反馈机制的研究开辟了新道路。

目前对药物测试主要通过动物模型来完成，人虽然和其他灵长类动物基因相近，但是其使用受到费用和伦理道德等因素的限制；而易获得的实验动物（如小鼠等）与人类生物学差异较大，所得到的实验结果不完全适用于人类。3D打印技术为上述问题的解决提供了可能。2014年11月，Organovo公司发布了用于临床药物测试的商用3D打印人体肝脏组ex-Vive3D™，3D打印的人体器官（如肝脏等）用于新药测试后，不仅可以得到较为准确的测试结果，而且可以大大降低新药研发成本。

（二）3D打印技术在个性化医疗器械定制及辅助外科手术中的应用

在整形外科和口腔科手术中，针对患者个体化设计的手术已成为3D打印产业服务的重要内容。目前已有一些成功案例，如通过3D打印制造的医疗内植物，如钛质骨内植物、义肢以及矫正设备等。个性化手术导板是在术前依据患者手术需要而专门定制的个性化手术辅助工具，是将术前设计与手术操作联结在一起的定制化桥梁。2014年，比利时的AZ Heilige Familie综合医院整形外科医师Roger Jaeken，使用Materialise的X线关节引导解决方案生成手术预案，并成功完成了第一次全膝关节手术。

据报道，Igami等通过3D打印技术，打印出了需要实施手术的肝脏模型，通过模型对肿瘤所在空间位置和周围血管等解剖关系进行直观了解和熟悉，借助3D模型很好地指导了肝切除手术的进行；另一报道，美国一名儿科医师成功打印制作出人体心脏实物模型，他认为，在复杂的手术前通过对模型的研究可以帮助手术操作人员更好地掌握患者心脏结构，以此减少手术风险；在国内，马立敏等利用3D打印技术辅助颈椎高位多节段脊索瘤手术也取得了成功。他们在实践中发现，通过3D技术打印的无差异化形态学模型来辅助手术，可以通过形态学模型直观地制订术式，使得手术精确度更高，同时还具有手术时间短、出血少等优点。Fugge等利用三维重建和3D打印成功为患者设计、制作了个性化种植钻孔导板。Lu S、Chen YB等利用3D打印技术设计颈椎、胸椎及腰椎的椎弓根螺钉导板，实现脊柱椎弓根螺钉的准确置入。在一些严重的脊柱畸形手术中，利用导板技术大大提高了置钉的精准率。目前，国内外已将种植体导板作为常规定位工具使用；国外有1/5的膝关节置换手术已转向膝关节导板的应用，而国内尚处技术开发的探索与求证阶段。

美国研究人员利用3D打印机开发骨骼打印技术研制出类似骨骼的材料，它可被用于骨科、牙科治疗或开发治疗骨质疏松症药物。2012年，比利时Hasselt大学生物医学研究所采用3D打印技术为一名83岁患者制作了一副钛合金的下颌骨，据悉，这名老妇患有骨髓炎，几乎全部下颌骨都遭到感染。据介绍，科学家通过使用高精密度的激光打造出了这种下颌骨，它里面的每层都熔合了钛粉层，不含任何胶合物和黏合剂液体。它不仅帮助患者修复面部轮廓，患者术后一天就恢复语言和吞咽功能。

据报道，2014年5月28日，Vincent医师使用法国MEDICREA集团开发的UNID ALIF椎间融合器系统进行了第一例脊柱融合手术。MEDICREA首先对患者的脊椎状况进行了扫描，在相应软件和先进的成像技术的支持下，UNID ALIF使用聚醚酮酮（PEKK）材料精确地3D打印出了代替患者椎间盘的脊椎融合器。病变的椎间盘被脊椎融合器替代并恢复其高度，为患者解决了病患之苦。

（三）3D打印技术在组织工程学中的应用

组织工程材料是与生命体相容的，能够参与生命代谢，在一定时间内逐渐降解的特种材料。采用这种材料可制成细胞载体框架结构。这种结构能够创造一种微环境，以利细胞的黏附、增殖和功能发挥。它是一种极其复杂的非均质多孔结构，是一种充满生机的利于蛋白和细胞活动、繁衍的环境。在新的组织、器官生长完毕后，组织工程材料随代谢而降解、消失。在细胞载体框架结构支撑下生长的新器官完全是天然器官。人体内无异物存留，也不必考虑人工器官的作用寿命问题。目前，组织工程相关的研究集中在三个方面：一是信号分子诱导及生长因子的基础研究，如细胞生物学和分子生物学研究；二是采用各种组织工程材料替代生物材料作为细胞载体框架结构的应用研究；三是涉及BMP（骨生长因子）的临床试验。其中，设计制造新型材料的细胞载体框架结构为当前的关键。

骨组织工程应用的技术路线可分为两种：一种是载体框架与信号分子在体外组装后植入体内，通过信号分子诱导成骨细胞的分化进而生长新骨；另一种是利用体外细胞培养技术获得足够数量的成骨细胞，并与载体材料在体外组装后植入缺损部位。所研究的信号分子多为重组的人骨形态发生蛋白（rhBMP-2）和重组的人转移生长因子（rhTGF-β1），细胞培养基本上采用骨髓基质干细胞或由其发展而成的成骨细胞系。载体结构形式除少数为颗粒、微球和薄膜外，大多制成具有多孔非均质结构的块材。大段骨与小段骨不同，在人体内为载体的结构，有优异的力学性能，如何保证其合理的功能梯度结构是人工大段骨设计和成型时应首先考虑的问题。由于大段骨体积大，不可能采用患者自身的骨组织来修复，如采用尸体骨经处理获得骨料，难以保证卫生安全，且骨料来源上也受到很多的限制。综上原因，采用与天然骨成分组织相同的人工骨组织工程材料，完成大段骨的人工替代已成为十分急迫的课题。

诱导成型是采用纳米晶羟基磷灰石（胶原复合材料）、复合骨生长因子BMP作为成型原料，以多个喷头快速喷射成型，边喷射，边固化，制造出非均质、多孔结构的细胞载体框架结构。置入人体后，在体液和BMP的共同作用下，依靠细胞载体框架结构，诱导成型长成新骨，并参与新陈代谢，原有框架在新骨长成之后，逐步降解。通过类似的诱导成型过程，将来还可以人工制造出肝、肺、肾等人造器官。组织工程材料的材料制备（微观要求）与成型制造（宏观要求），实际上是无法截然分开的，目前的各种3DP方法均采用现成的材料，成型过程又注重几何结构以及强度等宏观力学指标。人工骨等人体器官的细胞载体框架结构的成型过程，同时也是纳米晶体材料（羟基磷石灰）在胶原蛋白上复合的过程。这就引起成型原理从简单的堆积/连接过程发展为涉及材料微观结构的堆积/复合过程，显然，在这种堆积/复合过程中，还必须考虑不得影响材料的生物活性。人骨具有功能梯度的结构，而目前的3D打印技术却无法保证此种材料的特殊分布要求（即材料连续变化的过程），从而无法实现功能梯度。很明显，这也就是M-3DP（multi-materials 3D printing）的概念。如此来看，什么3DP工艺适合此要求？可能的方法是基于粉末（powder based）和基于喷射（jetting based）的M-3DP工艺。

采用3D打印技术利用骨组织工程材料快速制造人工骨，这种个性化制造方法既有很高的学术意义，又可以解决人工骨诱导制造，形成极具市场潜力的新兴产业。所得到的人工骨在材料种类、微观组织结构（复合胶原蛋白的纳米晶）等方面均与人骨高度相似，而其他类似的研究，如采用骨水泥，或含有烧结等步骤，将不具有这种相似性。人工骨具有与人骨在功能梯度上相一致的材料结构、几何结构和生理功能，人骨生长因子（BMP）的复合不是用当前流行的后期复合的办法，而是通过特殊处理，使之在3D打印阶段即可以达到多维复合，又具有缓释功效，大大有利于愈合。在组织工程材料的应用中，细胞载体框架结构的成型具有关键的地位，通过大段骨为例进行研究，结果表明，通过与3DP技术相结合，能够真正实现人体器官的人工制造，并且必将引领医学领域的一次革命。

最近几年，3D打印技术在细胞打印领域的应用受到越来越多关注，并且出现了诸如动脉、肾脏之类的3D组织打印成果，3D打印人体器官的报道不断出现，体现了专家学者们不断探索、执着追求的精神，也展示了3D打印技术在医学领域广阔的发展前景。

1. 3D打印人造肝脏组织　据报道，2012年，苏格兰科学家利用3D细胞打印系统制备出了世界上首例人造肝脏组织。同时3D打印的人造肝脏组织对于药物研发也非常有价值，因为它们可以更确切地模拟人体对药物的反应，有助于从中选择更安全、更有效的药物。赫瑞瓦特大学Will Shu博士研究小组与中洛锡安郡的Roslin Cellal公司合作将制造出更精确的人体组织模型，用患者自己的细胞制造出可用的微型人类肝脏组织。

2. 3D打印人造肾脏组织　美国维克森林大学再生医学研究所发布了最新科研成果，可以由一台3D打印机放置多种类型的由活体组织提取出的细胞培育成肾脏细胞，得到的产品接着被放在培养皿中进行培育。安东尼·阿塔拉博士使用的3D打印机采用一种类似凝胶的生物可降解材料，逐层打印肾脏。目前已经使用该技术对膀胱组织患者进行治疗，马里兰大学医学院的约翰·拉马蒂纳博士认为，这就像我们打造出一栋大厦，然后将通过活组织检查或者抽血方式获取的人类细胞“播撒”到3D打印机打印的器官形支架上进行培育。这种方式培育的人造器官能够大大降低移植后出现排斥反应的可能性。

3. 3D打印人造耳朵　目前医学界使用的人造耳朵主要成分为泡沫聚苯乙烯或患者人体肋骨组织。前者质感与人耳差异较大，后一种方式既困难又令患者十分疼痛，究竟怎么制成既美观又实用的人造耳朵呢？研究人员认为，3D打印人造耳朵的优势在于“能够个性化定制”，帮助失去部分或全部外耳的人士。美国康奈尔大学研究人员利用牛耳细胞在3D打印机中打印出人造耳朵。他们首先利用快速旋转的3D相机拍摄数名患者现有耳朵的三维信息，然后将其输入计算机，3D打印机会据此打印出耳朵模子。随后在模子中注入特殊的胶原蛋白凝胶，这种凝胶含有能生成软骨的牛耳细胞。此后数周内，软骨逐渐增多并取代凝胶。3个月后，模子内出现一个具有柔韧性的人造外耳，其功能和外表均与正常人耳相似，其逼真度可以与人类真实耳朵相媲美。随着3D打印技术所支持材质的增多、打印质量的精细化以及美容市场的壮大，在脸部修饰与美容方面的应用将有更加广阔的天地，应用水平亦将得到进一步提高。

4. 3D打印人造皮肤　在临床工作中，我们会经常面对一些大面积烧伤的患者，在进行植皮手术时，要得到所需大面积的皮肤是很困难的，因此医学研究中一直在寻找简单的方法制造出植皮所需的皮肤。利用3D打印技术制作脸部损伤组织，如耳、鼻以及皮肤等，可以得到与患者精确匹配的相应组织，为患者重新塑造头部完整形象，达到美观效果。比起传统术，该方法更精确，材质选择更加多样化。维克森林大学再生医学研究院的研究员们研究了一种用喷墨打印技术制造皮肤薄层的方法。这项技术使用的是三维打印机，制皮之前需要取伤者身上一块不大于邮票的皮肤组织，分析这块皮肤的层数分布后，这块组织被放置在经过消毒的喷墨盒中，研究员进行编程并输入打印机中，打印机将会按照程序，参照供体的细胞，利用一种胶体和特殊材料制作出与旧皮肤组织结构相同的新皮肤组织。这种方法远远优于传统的皮肤移植技术，因为传统皮肤移植技术需要患者正常的皮肤，而对于一些全身烧伤的患者来说，这种方法也不适用。

5. 3D打印人造血管 3D打印血管是三维弹性材料研究上的重大突破，有着广泛的应用前景。德国激光技术研究所研究人员成功利用3D打印技术制造出人造血管，这一技术的突破有望广泛应用在治愈皮肤创伤、人工皮肤再造和人造器官等医学领域。重大事故受伤、大面积烧伤或肿瘤切除的患者经常需要对创面皮肤进行再造，目前的医疗技术只能对皮肤表层厚度（真皮和表皮）不超过200 μm进行人工再造，而对包括皮下组织的几毫米厚完整皮肤系统却不能进行再造，因为涉及血管组织，没有血管的营养供应，超过200 μm的人造皮肤就没法存活。3D打印技术打印出的毛细血管不但质地柔韧，而且可使血管与人体融合，同时也解决了血管免遭人体排斥的问题。该技术的应用有助于解决当前和今后人造器官短缺所面临的困难。

二、3D打印技术在骨科学中的应用

3D打印技术与骨科学的结合，为我们临床工作提供了极大的便利。过去我们只能通过X线摄片、CT及MRI等图像资料对骨科手术进行术前设计和术前分析，但这些图像资料在反映病变位置、严重程度和解剖学畸形方面缺乏精确性和直观性，因此骨科手术的成功完成需依靠手术医师的丰富临床经验和术中探查病变情况，术中对病变部位的判断不准确可能直接影响手术的安全性和手术治疗的效果。3D打印技术，是一种基于数字模型数据，利用计算机辅助设计软件进行三维设计和重建，将三维设计结果输入3D打印机，运用黏合材料逐层打印出每个层面从而得到想要的实物模型的技术。近年来，越来越多的骨科实物模型和反向模板被成功制作出来，并运用于术前模拟和手术方案设计及术中辅助手术操作方面等，在临床试验中取得了满意的效果。目前3D打印技术在骨科学中的应用主要包括3D打印模型的建立、3D打印导航模板的应用、个性化假体定制和组织工程四个方面。

（一）3D打印骨科模型的设计及制作过程

通过CT三维重建的数据结合3D打印技术打印出等比实体模型，术前便于医师与患者及家属交流，为患者提供触觉与视觉上的体验，对疾病能够有更加直观的理解，同时帮助医师对一些复杂骨折、脊柱侧弯畸形、关节损伤严重程度具有更深刻的认识，为更好的术前方案设计及术中辅助手术操作提供重要的参考价值。

1. 3D打印骨科模型的设计 3D打印模型的制作主要通过逆向工程原理（RE）和3D打印技术而实现。逆向工程技术是计算机辅助设计（CAD）中一个相对独立的领域，其原理是利用各种数字化设备对现有实物进行扫描和测量，然后通过计算机处理得到实物的数据，并结合3D打印技术打印出三维立体的模型。目前，在医学研究领域使用最广泛的逆向工程技术有比利时Materialise公司的Mimics软件和美国EDS公司的UG Imageware软件。Mimics软件是基于医学CT、MRI图像三维重建软件，软件可显示和分割CT等医学图像，并具有良好的图像编辑功能。UG Imageware软件是著名的CAD软件，具有强大的数据处理和编辑功能。

2. 3D打印模型的工程制作程序 首先，对需要建模部位术前进行CT扫描，并将所得CT数据以.dicom格式保存后，导入Mimics软件，进行三维重建，以.stl格式导出；其次，设定Mimics软件的阈值，使低密度的肌肉和软组织从高密度的骨组织中分离出来，称为“阈值分割”，利用“蒙板设计”去除内部空腔；对于需要制作反向模板的部位，在Mimics中设计与其相贴合的反向模板。在辅助椎弓根螺钉置入时，需在软件中设计最佳进钉通道，并制作定位导向孔，将定位导向孔制作成空心圆柱体，将反向模板与最佳进钉通道融合为一体，形成带有双侧定位孔的个体化导航模板。最后，将上述做好的数字化的导航模板.stl格式文件输入3D打印机SPS350B，使用高分子光敏树脂材料（DSM公司，美国），利用光固化成型技术（SLA）或熔融沉积成型技术（FDM）将数字化个体导航模板制作出来，从而形成实物。

3. **3D打印骨科模型的临床应用实例分析**

［实例1］

中年男性患者，颈椎结核术后2年，复查X线提示：颈椎结核术后，C4～C7椎体及附件骨质破坏（图8-2-1）；复查CT见：C4～C7椎体及附件病变，病灶周围多发高密度影（图8-2-2）。

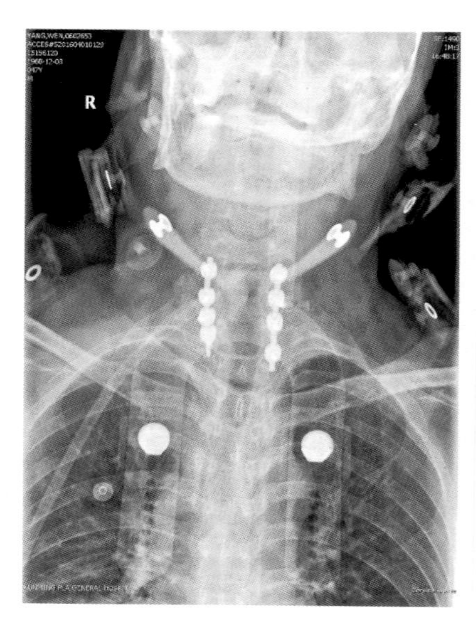

A

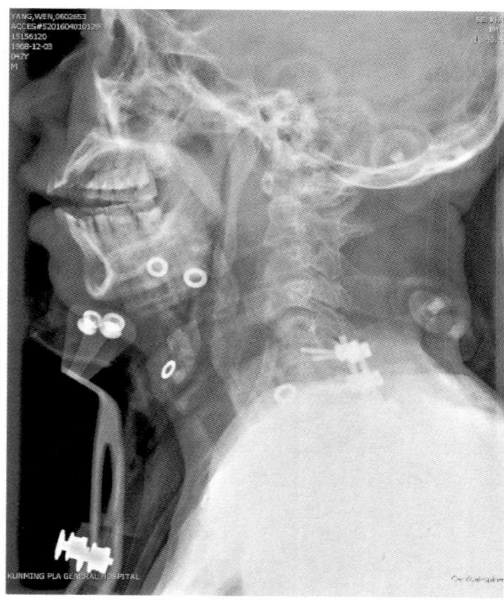

B

图8-2-1 颈椎结核术后2年复查X线片
A. 正位片。B. 侧位片

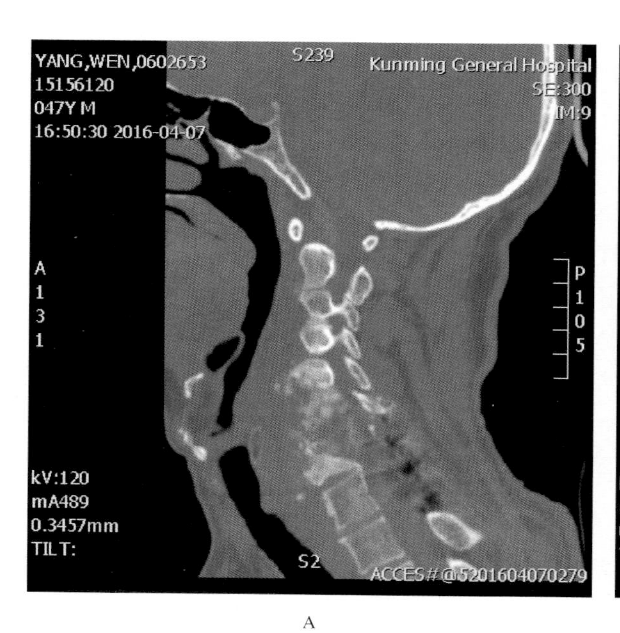

A

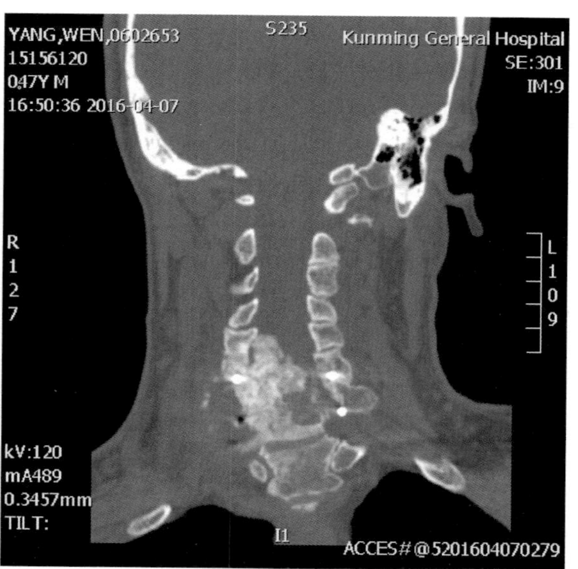

B

图8-2-2 术前颈椎CT
A. 矢状位。B. 冠状位

由于患者肿块覆盖范围广，仅从X线和CT检查结果很难制订手术计划，手术难度较大。入院后将患者颈部的CT数据以.dicom格式保存后，导入Mimics软件，进行三维重建（图8-2-3），将扫描数据刻录光盘后以Mimics软件读取，再将数据输入3D打印机，制作三维实体模型（图8-2-4）。通过实体模型可以清楚包块的范围和大小，为手术方案的制订提供重要依据，同时也减少手术的时间。术后复查X线片结果见图8-2-5。

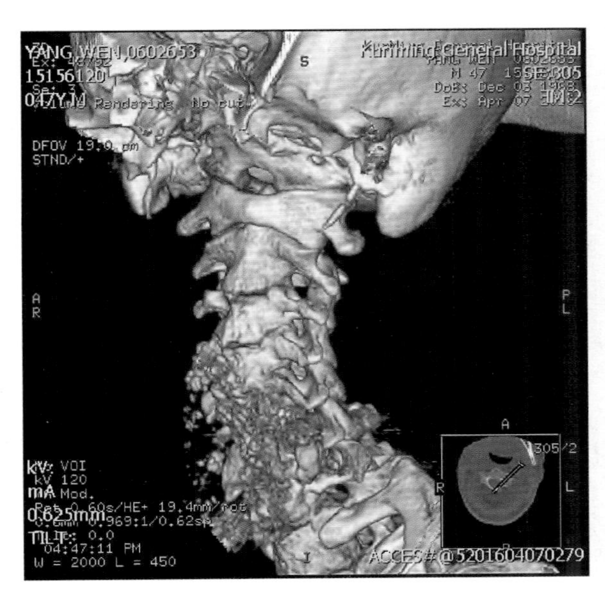

A

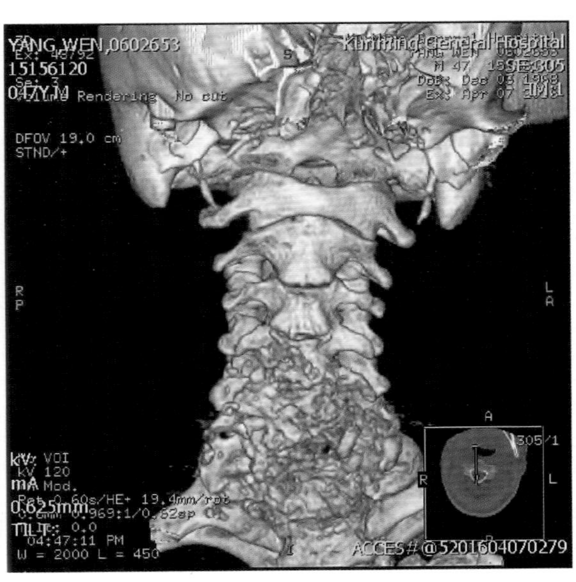

B

图8-2-3　颈椎CT扫描计算机三维重建图
A. 斜位。B. 后位

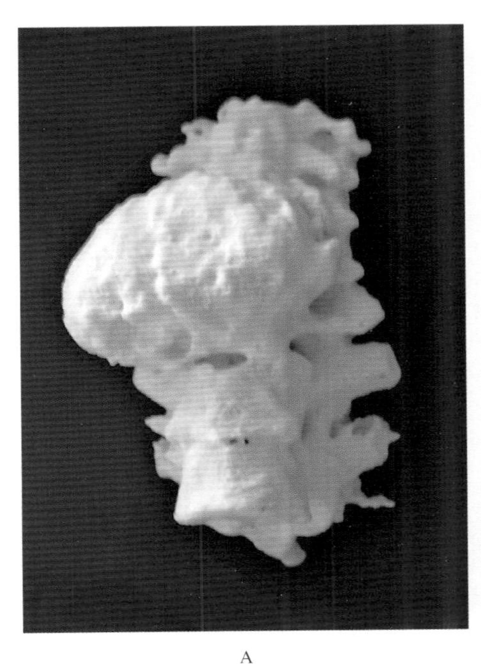

A

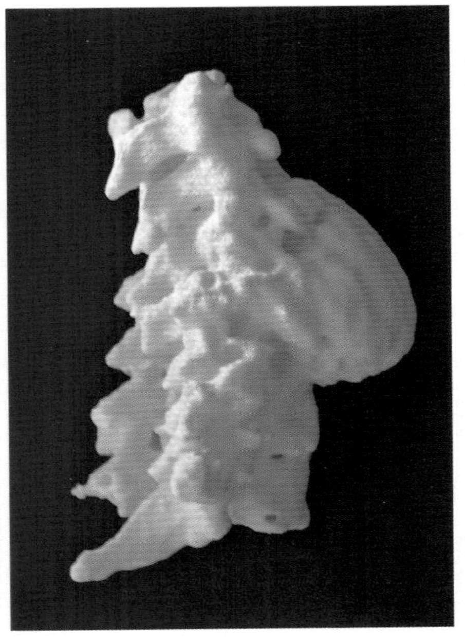

B

图8-2-4　术前3D打印颈椎模型
A. 斜位外观。B. 侧位外观

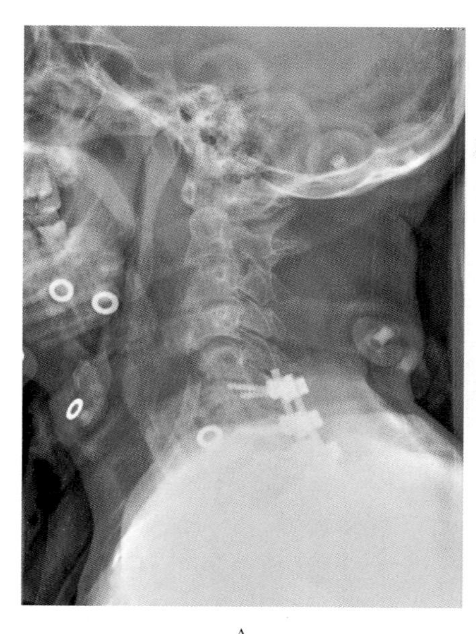

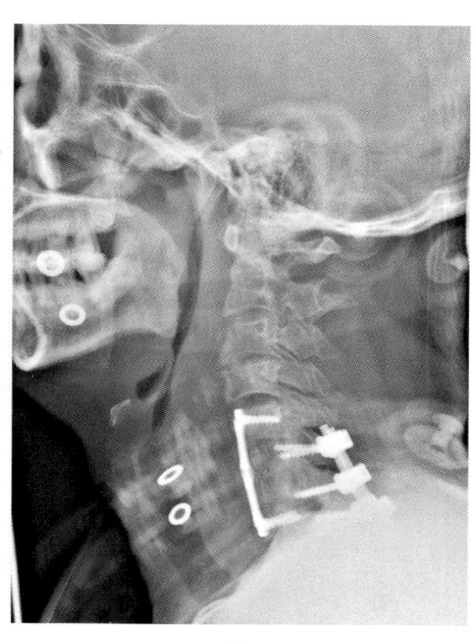

A　　B

图8–2–5　手术前、后X线片对比
A. 术前侧位片。B. 术后侧位片

[实例2]

青年男性患者，X线片（图8–2–6）提示：右侧胫腓骨骨折外固定取出术后不连；胫前膝关节下7 cm处钢钉留置。患者内固定取出后，骨不连、缩短移位且钢钉留置，手术难度较大。入院后将胫腓骨近端CT扫描数据刻录光盘后以Mimics软件读取并进行三维重建（初始三维重建效果如图8–2–7）。在三维重建模型中，我们可以看到：患者右侧胫腓骨近端骨折，骨折端短缩，大量骨痂形成；胫前膝关节下约7 cm处髁间钢钉留置。为达到复位效果并最大限度改善患者预后，我们通过建元分析并模拟复位后将骨折数据输入3D打印机，制作实体三维模型（图8–2–8）。术前将三维模型同器械一起消毒，手术过程中进行实体比较，提供手术操作参考。由于术前对骨折端的全面直观的了解，并对手术操作进行了预演，所以使得手术顺利完成。术后复查X线片复位效果满意（图8–2–9）。

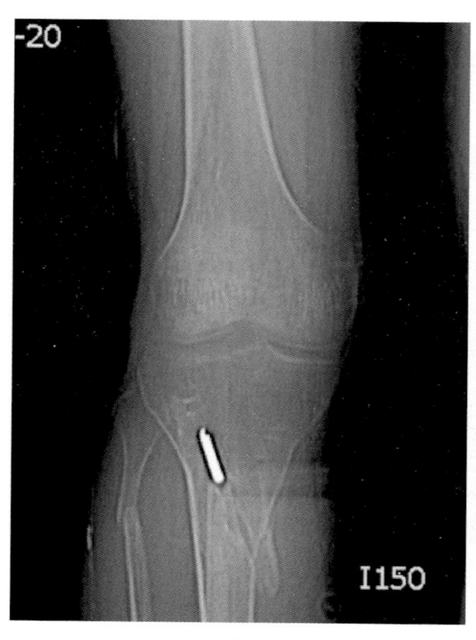

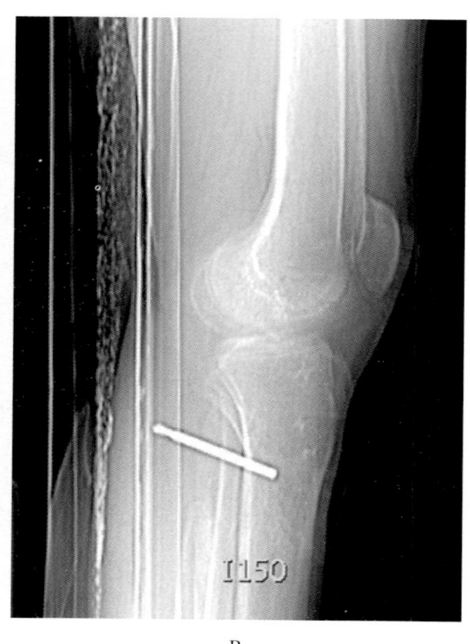

A　　B

图8–2–6　术前右侧胫腓骨骨折X线片
A. 正位片。B. 侧位片

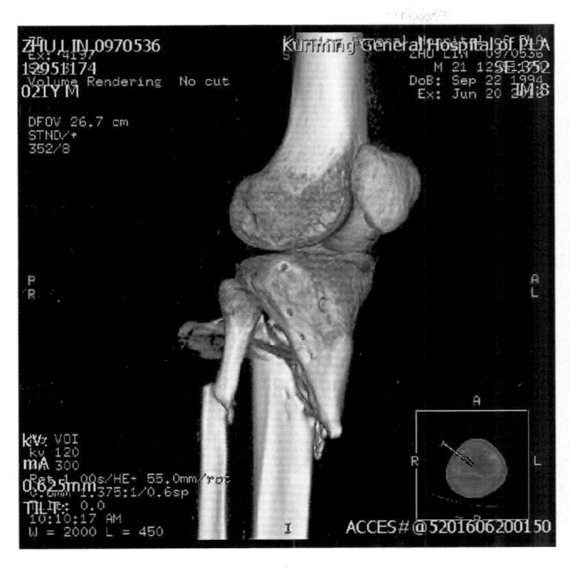

A

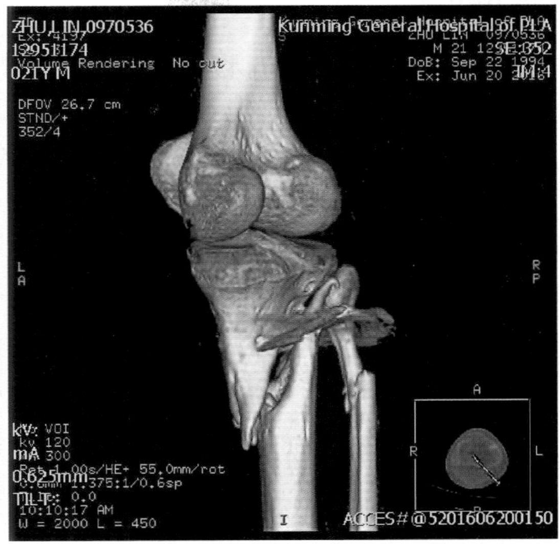

B

图8-2-7 右侧胫腓骨骨折计算机三维重建效果
A. 前侧斜位。B. 后侧斜位

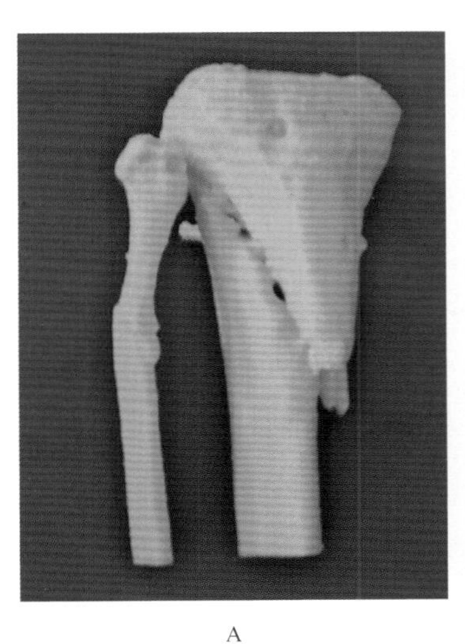

A

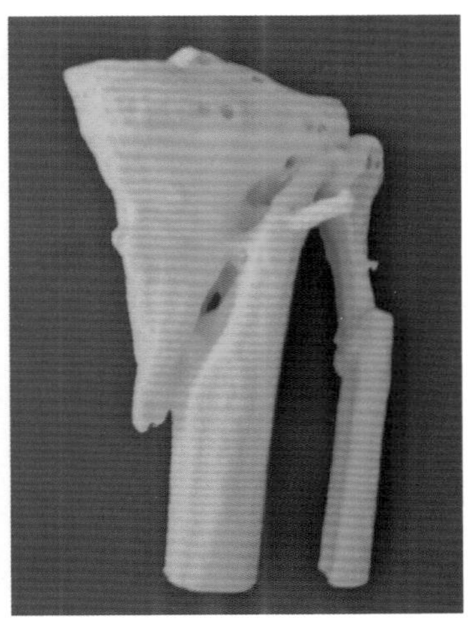

B

图8-2-8 右侧胫腓骨骨折3D打印模型
A. 前侧外观。B. 后侧外观

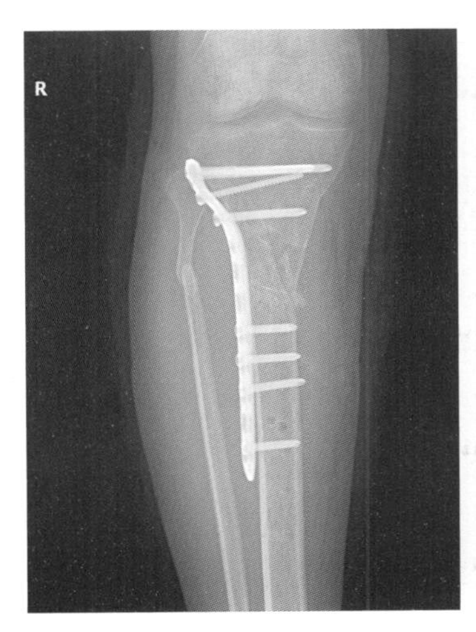

A

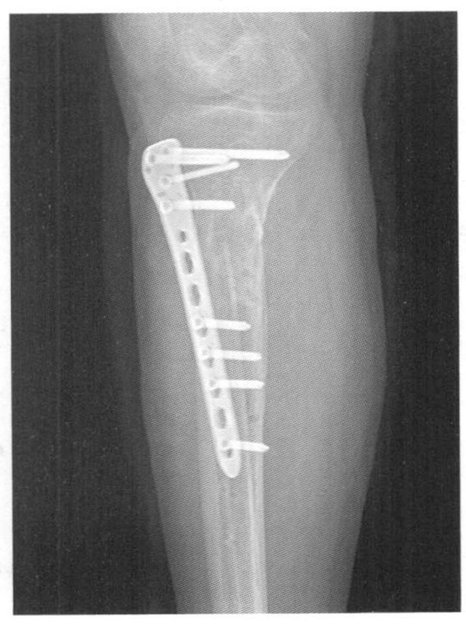

B

图8-2-9 术后右侧胫腓骨骨折复位后X线片
A. 正位片。B. 侧位片

（二）3D打印导航模板在骨科学的应用

近年来，随着计算机技术及医学三维可视化研究的发展，有关人体结构的三维可视化研究及计算机辅助骨科技术也逐渐成为国际医学界研究的热点，在临床应用中表现出极大的现实意义。经过专家学者们的不断努力，尤其是在个性化导航模板的设计制作及其辅助骨科手术方面进行了系统的探索研究，主要包括在脊柱、关节、矫形及创伤等方面进行的临床应用。实践证明，个性化导航模板辅助骨科手术既可以实现个体化的治疗方案的设计，又可以达到理想的治疗效果，相比传统的技术手段，表现出了很大的优越性，为今后个性化导航模板在骨科应用的普及奠定了坚实的基础。

1. 导航模板在脊柱手术中的应用　随着我国老年化的比例不断上升，脊柱退变越来越多地困扰着老年人群，以及青少年脊柱畸形、强直性脊柱炎等患者，伴随着病程的进展，一般需要手术治疗，由于脊柱解剖结构的变异，对椎弓根钉的置入带来了极大挑战。而3D打印导板辅助椎弓根置钉技术的出现为我们提供了一个新的方法。导航模板在脊柱中的应用将在第三节做详细介绍。

2. 导航模板在膝内翻矫形术中的应用　膝内翻畸形是骨科常见病，常继发于佝偻病、脊髓灰质炎、外伤及感染等破坏性疾病，导致股骨或胫骨发育畸形，改变了下肢力线及膝关节接触压力，导致双下肢长度不均衡，诱发骨关节炎，从而引起患肢疼痛、步态及外观异常等。1961年，Jackson和Waugh首次报告用胫骨高位截骨术治疗膝关节内、外翻畸形，并取得良好效果，在临床上也得到了广泛应用。目前，截骨的方法有闭合式楔形截骨术和开放式楔形截骨术2种方式。其中开放式楔形截骨术凭借自己独特的优势，如术中不需要行腓骨截骨、腓总神经损伤及术后感染的可能性小、可恢复膝关节稳定性及术后疼痛缓解明显等，获得了临床医师的一致认可。我院对27例创伤性膝内翻畸形患者采用3D打印技术设计截骨模板辅助截骨后钢板内固定治疗，并取得满意疗效，介绍如下：

(1) 一般资料：我院（成都军区昆明总医院）在2010年9月至2013年4月采用3D打印技术设计截骨模板辅助截骨后钢板内固定治疗27例创伤性膝内翻畸形患者。男15例，女12例；年龄为24 ～ 55岁，平均37.8岁；左侧10例，右侧17例。27例患者均因外伤致胫骨近端骨折：交通伤17例，高处坠落伤7例，重物砸伤3例。合并伤：同侧髌骨骨折4例，同侧腓骨骨折3例，同侧胫骨中、下段骨折2例。24例患者胫骨近端骨折分别采用胫骨近端T型、L型钢板及空心拉力螺钉切开复位内固定术治疗，术后18个月取出内植物；3例患者采用保守治疗。本次手术距首次治疗时间为2 ～ 5年，平均3.3年。临床表现：走路或久站后膝关节疼痛，影响正常工作及生活，活动受限不明显，膝内翻畸形，畸形角度为13° ～ 24°，平均20.1°。

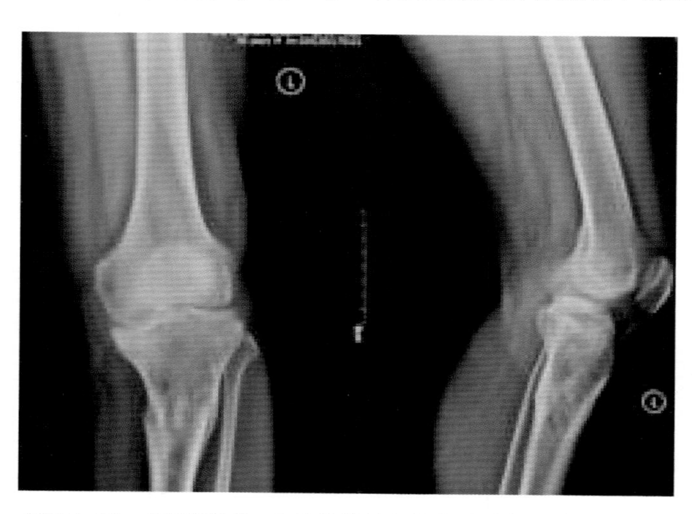

图8-2-10　术前X线片：左膝关节呈内翻畸形，内侧间隙明显变窄

(2) 截骨模板的制作：术前拍摄双下肢X线正、侧位片（图8-2-10），初步确定病变程度及范围，并对双侧膝关节行连续螺旋CT断层扫描（尽可能保留足够长的股骨和胫腓骨），将扫描的.dicom格式数据导入Mimics 10.01软件，对下肢进行三维重建，将重建的下肢骨骼模型以.stl格式保存，导入3-matic 6.1软件，将健侧下肢“镜像”后与患侧相拟合，通过Z面（即正位面）做投影，得到模型正位面二维图像，在二维视图下测量截骨角度，确定截骨平面（图8-2-11）；然后模拟进行截骨矫形验证，截骨结果患侧与健侧完全匹配；最后沿截骨平面导

入截骨定位孔，根据上述测量截骨角度制作摆锯截骨槽，在Geomagic Studio 11.0软件中通过截骨定位孔和截骨槽提取截骨部位表面点云数据，做抽壳处理（厚度为3.0 mm），以.stl格式保存，导入到Magics 9.55软件中，将抽壳后的模板与截骨定位孔及摆锯截骨槽进行装配，设计出截骨定位导航模板，最后利用SPSS350B固体激光快速成型机制作出实物模板（图8-2-12）。

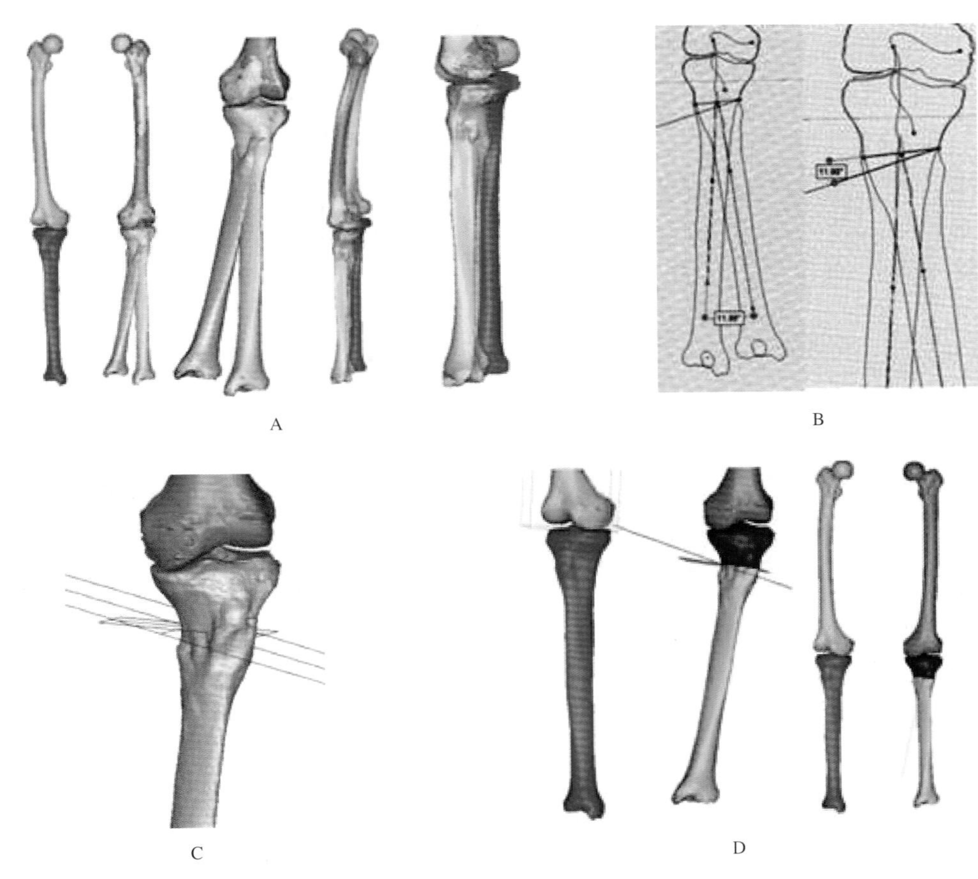

图8-2-11　**截骨平面与角度设计图**

A. 利用健侧镜像恢复患侧生理学位置，并与畸形的位置进行对比。B. 将健侧镜像力线和患肢畸形力线所夹角度进行计算，确定截骨角度。C. 将二维平面的截骨角度分别在矢状面及冠状面进行透射，转化为在三维上的截骨平面，截骨平面所夹角度即截骨角度。D. 利用计算机模拟技术，进行术前模拟截骨及复位，观察截骨及复位的效果

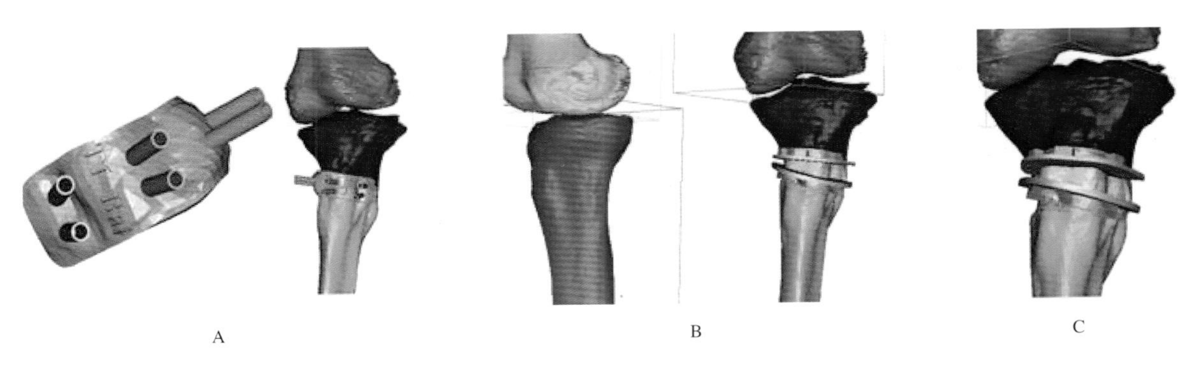

图8-2-12　**导航模板的设计**

A、B. 沿截骨平面导入截骨定位孔，根据所测截骨角度制作摆锯截骨槽，在逆向工程软件中进行点云数据提取、抽壳处理及装配等操作，设计出截骨定位导航模板。C. 最后利用快速成型机生产出实物

(3) 手术方法：全身麻醉生效后，常规消毒、铺巾。于膝关节内侧做膝下倒“L”形切口，骨膜下剥离胫骨上端，将辅助截骨模板紧密贴附于胫骨表面，根据截骨模板上的截骨间隙确定截骨部位及截骨量，并进行截骨（图8–2–13），注意保护胫骨后侧软组织，用骨刀或摆锯切断胫骨上端骨质，不切断腓骨，不暴露关节。截骨后利用复位模板将截骨远端进行外翻、旋转、延长等操作，确认矫形效果良好后，将术前已经预弯好的钢板放置于合适位置，按常规方法进行钻孔、测深、置入合适的骨皮质或骨松质螺钉，完成内固定置入后取全层自体髂骨或异体骨植骨。术中根据情况，可行内侧软组织松解。术后行弹力绷带加压包扎。3个月后复查见内翻畸形矫正截骨端骨性愈合（图8–2–14）。

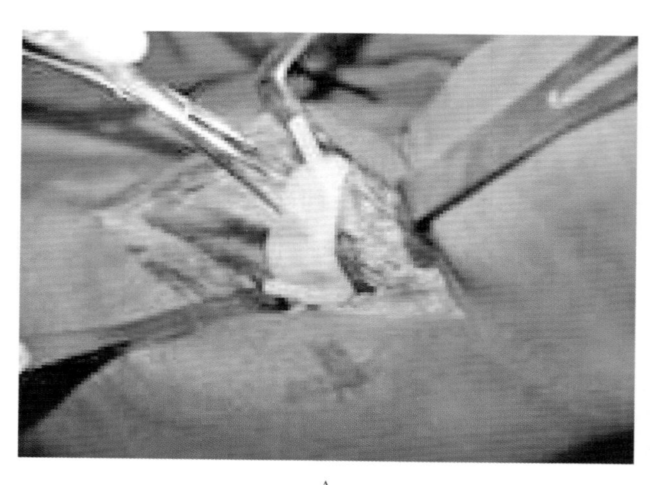

A

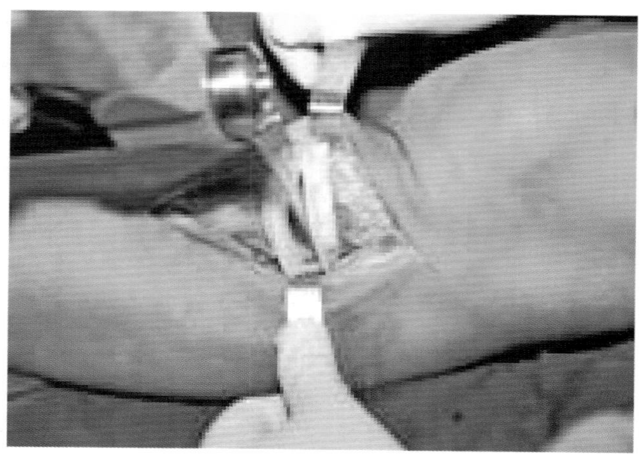

B

图8–2–13　术中利用导航模板进行截骨

A. 术中截骨部位充分暴露后，将导航模板与截骨部位完全贴合，用克氏针打孔标记导航孔位置。B. 将截骨槽完全贴合在截骨部位导航孔位置并固定牢固，用摆锯沿截骨槽截骨

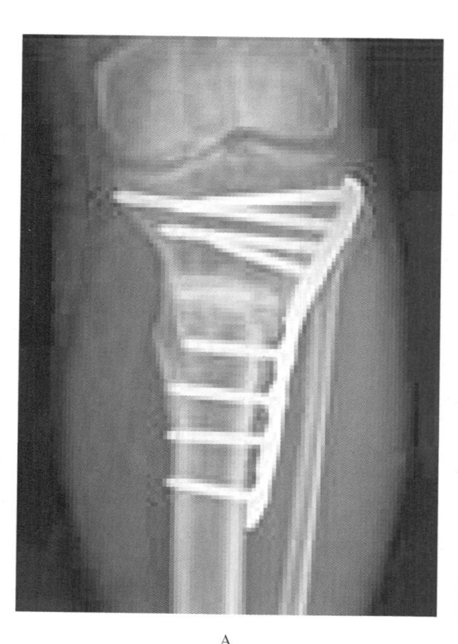

A

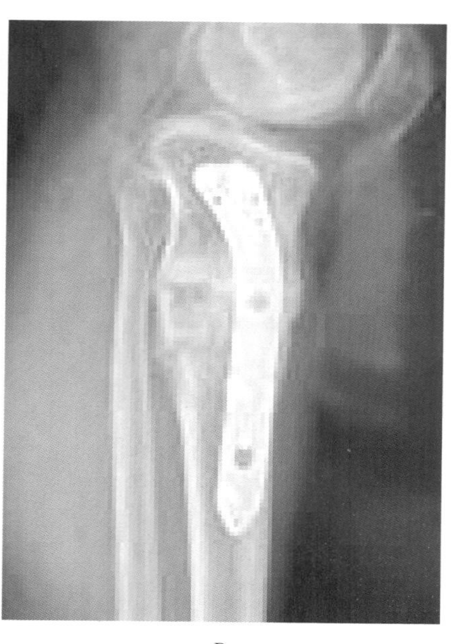

B

图8–2–14　术后3个月复查X线片：内翻畸形矫正截骨端骨性愈合

A. 正位片。B. 侧位片

(4) 结果：27例患者术后7～36个月（平均23.4个月）随访。27例患者均获骨性愈合，愈合时间为3～5个月，平均3.3个月。27例患者术前、术后3个月及术后1年的FTA、膝关节内侧间隙距离及HSS膝关节评分比较差异均有统计学意义（$P < 0.05$），术后3个月及术后1年的FTA、膝关节内侧间隙距离均大于术前，术后1年的HSS膝关节评分高于术前和术后3个月，术后3个月的HSS膝关节评分又高于术前，差异均有统计学意义（$P < 0.05$）。末次随访时根据HSS膝关节评分标准评定疗效：优21例，良4例，可2例，优良率为92.6%。27例患者膝内翻畸形完全矫正、下肢负重力线恢复正常，无一例患者发生内植物松动、切口感染、血管神经损伤及骨不连等并发症。

(5) 讨论：膝内翻畸形又称"O"形腿，缺钙和遗传是其形成的2个基础，但其更直接的原因还在于日常姿势、骨折后畸形愈合及其他一些相关疾病。正常的膝关节，内、外侧胫股关节均承担身体的负荷，内侧胫股关节承担60%～75%，外侧胫股关节承担25%～40%。而膝内翻畸形时其应力发生改变，使身体重量集中于内侧关节面上；过度的压力及摩擦力会导致膝关节内侧软骨磨损，胫骨平台塌陷，继发骨关节炎，影响正常活动。

解剖矫正成角畸形恢复长骨的正常长度被认为是良好疗效的先决条件。在保持相邻关节一致的情况下，减少其平行旋转仍是目前截骨矫形手术的一个难点。矫正的部位和角度对疗效起着重要作用，为了精确地进行截骨，以往我们在正、侧位X线片上凭借经验及简单工具进行测量。X线片可以评估一些简单的成角畸形，且具有操作简单、经济实用等优点，曾经一段时间在临床上得到广泛应用。然而，对于复杂三维愈合不良和旋转畸形，难以通过X线片或横断面成像来准确评估，且受X线摄片距离、射线中心线角度及投照体位的影响，测量值不够精准；此外，在二维图像中，不能测量额状面以外的其他平面畸形角度，无法从三维层面对畸形测量进行估计，导致术前评估偏差较大；术中反复进行截骨会导致胫骨近端解剖形态在截骨术后发生明显变化，如胫骨近端骨量减少、胫骨外侧偏心距增加、后倾角变小及髌骨低位等，对今后行全膝关节置换术的影响较大，且技术要求较高。术后矫正角度是影响膝关节功能的重要因素。若矫正角度不够，术后不能充分降低膝关节内侧平台的压力，易出现截骨角度丢失及膝内翻畸形复发。因此，如何获得精确的截骨以完全纠正膝内翻畸形、恢复下肢力线及获得良好的膝关节功能仍然是一个挑战。

数字化三维重建技术和逆向工程软件的出现与不断发展为现代骨科手术提供了新的辅助手段，根据CT三维重建模型可以直观、深入地观察手术部位的结构特点，对手术区的结构进行数字化分析。这样不仅可以提高手术的精确度，而且可提高手术的安全性。我们采用的导航模板方法在术前通过CT扫描数据立体重建以了解膝关节的整体形态，除能够准确评价膝内翻畸形情况外，还能够立体展示膝关节畸形情况，使诊断的准确率得到进一步提高。另外，还可以模拟和指导术中截骨位置、角度与方向，在设计截骨角度和方向的同时考虑到冠状位和矢状位的畸形情况，保证了截骨的准确性，恢复了下肢力线，减少了术后并发症，改善了膝关节功能。本组27例膝内翻畸形患者术中均应用导航模板进行胫骨高位截骨，术后力线恢复正常且均获得骨性愈合，末次随访时膝关节功能优良率达92.6%。此外，成功的截骨矫形术治疗膝内翻畸形，不但可以推迟膝关节置换手术的时间，而且术中通过精确截骨降低了骨量及骨性标志的丢失，可使手术更加简单。总之，3D打印技术辅助创伤性膝内翻畸形矫正的短中期效果较好，但其远期疗效还需要进一步随访和评估。

3. 导航模板辅助半肩关节置换治疗肱骨近端骨折 肱骨近端骨折是临床常见的一类骨折，约占全部骨折的4%～5%。据报道，Neer在1955年通过钒制人工肱骨头假体治疗肱骨近端粉碎性骨折，并报道其优良率和满意率均达到了90%。由于切开复位内固定术治疗肱骨近端复杂骨折易出现内固定失败、骨不连或肱骨头坏死等并发症，严重影响肩关节功能；随着肩关节置换术在关节假体、固定技术及治疗效果方面取得的长足的进步，使之成为治疗肱骨近端复杂性骨折的主要有效手术方式。骨折造成骨性标志的破坏、术中假体放置高度及后旋角度的不确定性、大小结节未达到解剖复位等均可影响肩关节置换术后的疗效及预后；而利用3D打印技术和计算机辅助设计相结合设计个体化导航模板辅助半肩关节置换治疗肱骨近端骨折可大大提高半肩置换中假体高度及后倾角度的精确性，使患者获得更好的活动功能，为半肩置换术提供一种新的简单、有效的方法。我院在采用计算机辅助设计半肩置换导航模板治疗12例肱骨近端粉碎性骨折的临床实践中取得了满意效果，介绍如下：

(1) 一般资料：我院（成都军区昆明总医院）在2010年9月至2013年10月收治了12例肱骨近端粉碎性骨折的住院患者，男5例，女7例；年龄为51 ～ 76岁，平均年龄（64.8±1.2）岁；右侧9例，左侧3例，外伤至手术时间为7.6天（4 ～ 15天）。按Neer分型：Neer Ⅲ骨折4例，Neer Ⅳ骨折8例，其中合并肩关节脱位3例，严重劈裂骨折2例，桡骨远端骨折1例，严重骨质疏松3例，臂丛神经损伤1例。所有患者均使用北京“京航”和“春立”公司骨水泥型人工肱骨头假体置换，1例桡骨远端骨折行切开复位钢板内固定术。

(2) 导航模板制作：术前拍摄患肢X线正、侧位片，初步确定骨折程度及范围，并对双侧肩关节行连续螺旋CT断层扫描（尽可能保留完整肱骨），将扫描的.dicom格式图像导入Materialse Mimics 10.01软件，对双侧肱骨进行三维重建，将重建的肱骨骨骼模型以.stl格式保存，导入Geomagic Studio 11.0软件，将健侧肱骨“镜像”后与患侧相拟合（图8-2-15）。提取健侧镜像肱骨头表面点云，拟合最佳球（图8-2-16），在三维层面确定肱骨髁间连线及肱骨头轴线（图8-2-17），并测量肱骨头大小及后倾角度（图8-2-18）；然后选取与肱骨头大小匹配的假体，并确定其近端轴线；最后将选取假体安放至患侧髓腔，同时保证假体轴线与健侧镜像近端轴线完全重合，使置入假体解剖复位。假体高度及后倾角度确定后，在Geomagic Studio 11.0软件中提取假体柄和肱骨骨折端部位表面点云数据，制作肱骨骨折端定位模板和与假体柄相贴合的假体置入导航槽，以3.0 mm厚度做抽壳处理，以.stl格式保存，导入到Magics 9.55（Materialise，比利时）软件中，将抽壳后的肱骨骨折端定位模板与假体置入导航槽进行装配，设计出半肩置换定位导航模板（图8-2-19），最后利用SPSS350B固体激光快速成型机制作出实物模板（图8-2-20）。术中通过模板确定最佳假体高度及后倾角度，最后行肩袖修复。术后定时行患肢X线片检查，动态观察大、小结节均愈合及假体位置变化情况，采用肩关节Neer评分标准评定术后肩关节功能。

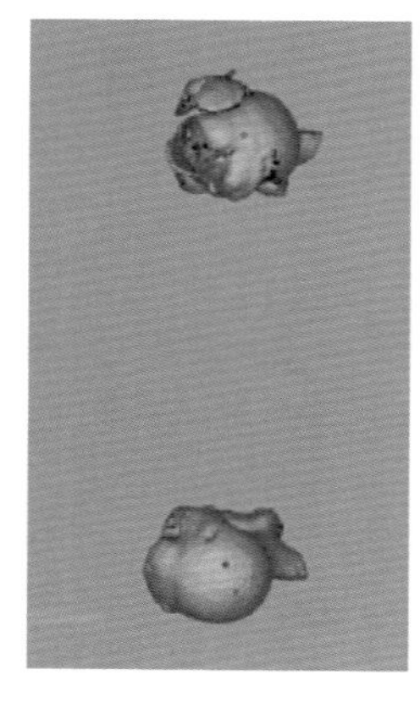

A

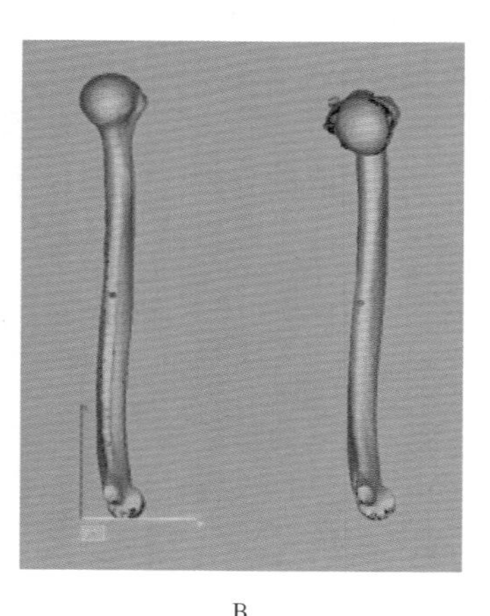

B

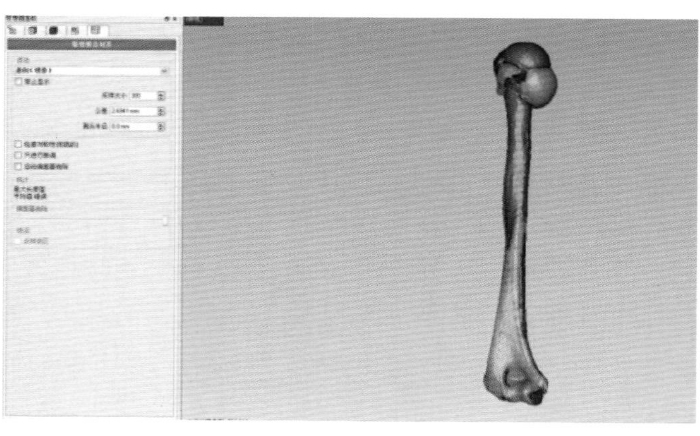

C

图8-2-15　将健侧肱骨镜像后与患侧相拟合

A. 患侧及健侧镜像。B. 将健侧镜像至患侧。C. 将其最佳拟合

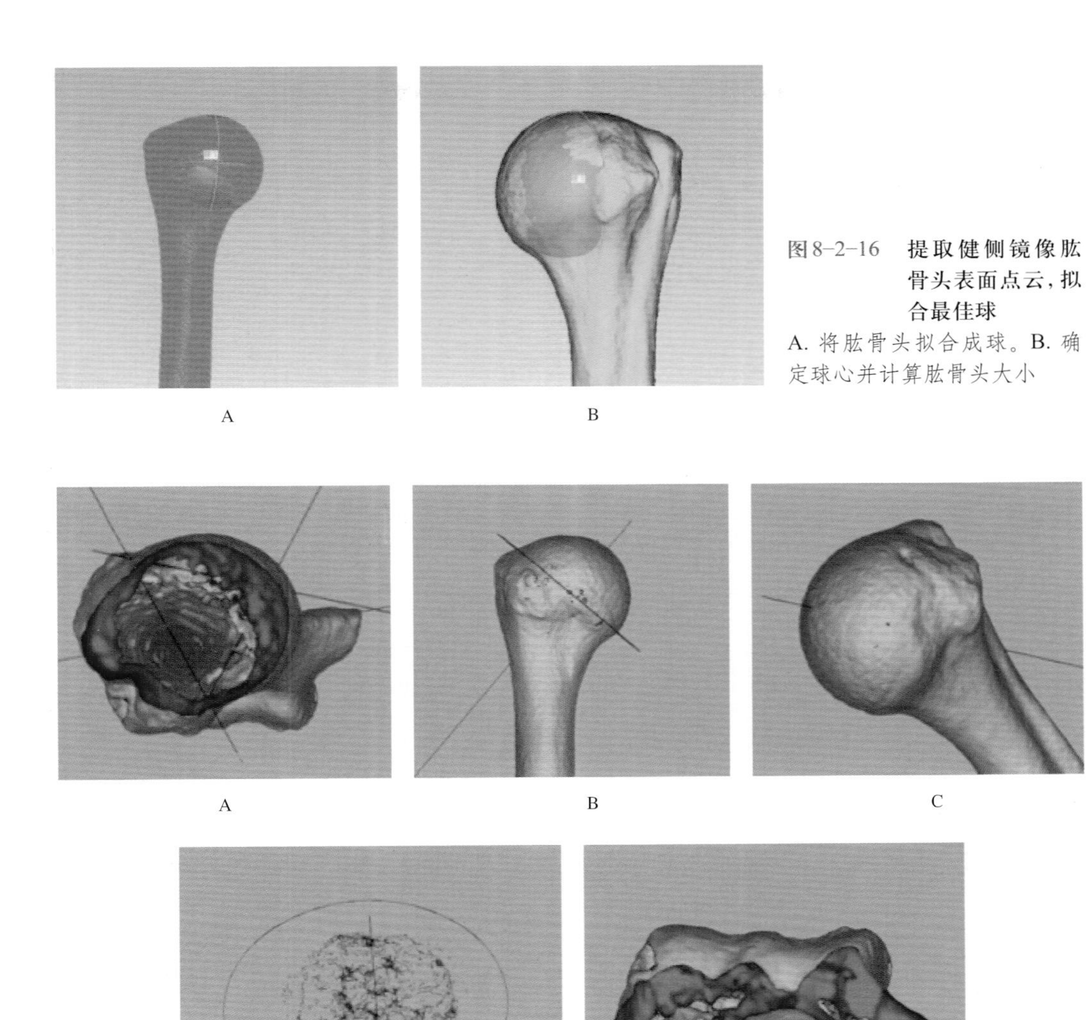

图8-2-16　**提取健侧镜像肱骨头表面点云，拟合最佳球**

A. 将肱骨头拟合成球。B. 确定球心并计算肱骨头大小

图8-2-17　**肱骨髁间连线及肱骨头轴线**

A. 通过不同层面不同方位上曲率变化最明显处3～5个点，确定最大平面。B～D. 通过球心做最大面垂线，确定肱骨头轴线。E. 通过不同层面三维确定内外髁最突点，确定内外髁轴线

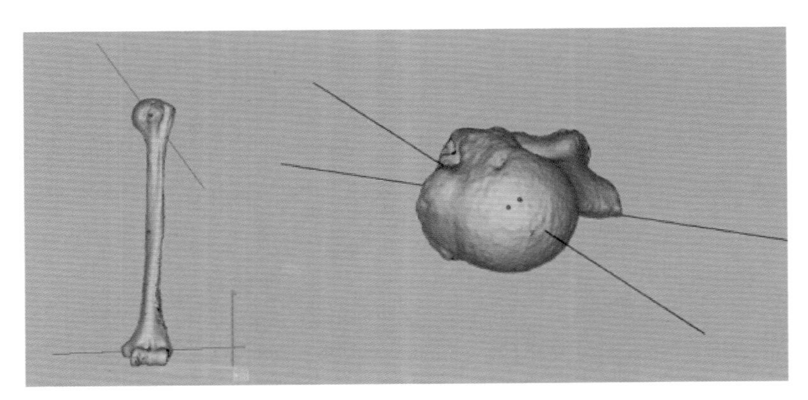

图8-2-18　**通过肱骨头轴线和内外髁连线确定肱骨头扭转角**

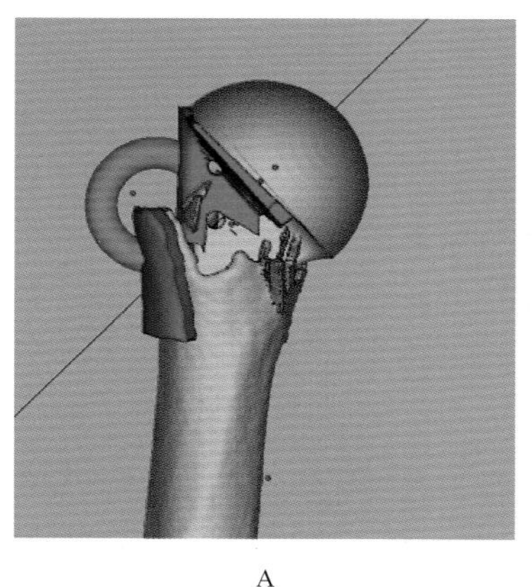
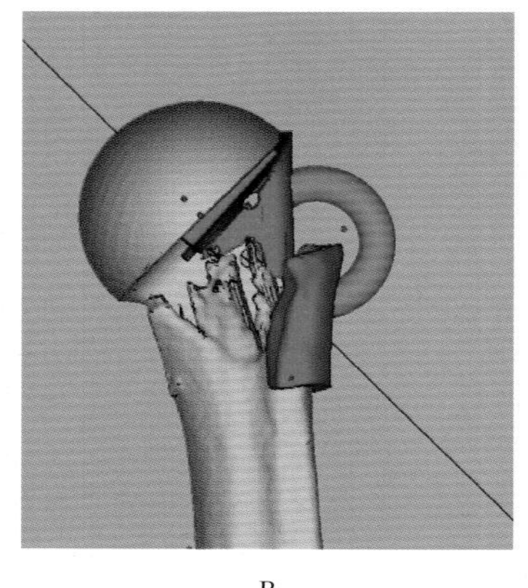
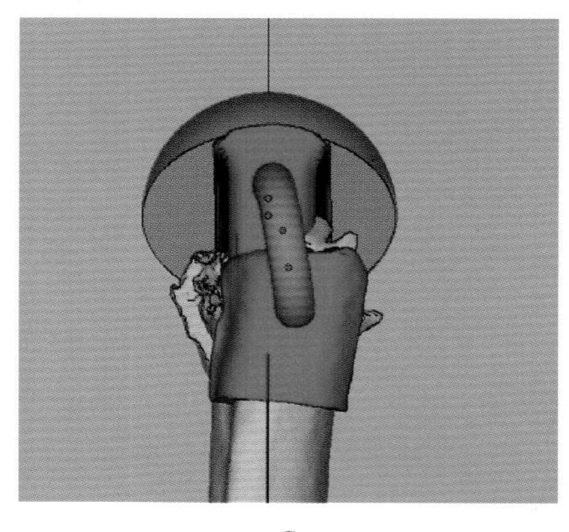

A B C

图8-2-19 根据测量肱骨头大小选择相匹配的假体，利用计算机模拟技术，根据测量的肱骨头高度和后倾角将假体安放至患侧髓腔，观察假体置入效果；在逆向工程软件中进行提取点云数据、抽壳处理、装配等操作，设计出假体置入导航模板

A. 前侧。B. 后侧。C. 侧方

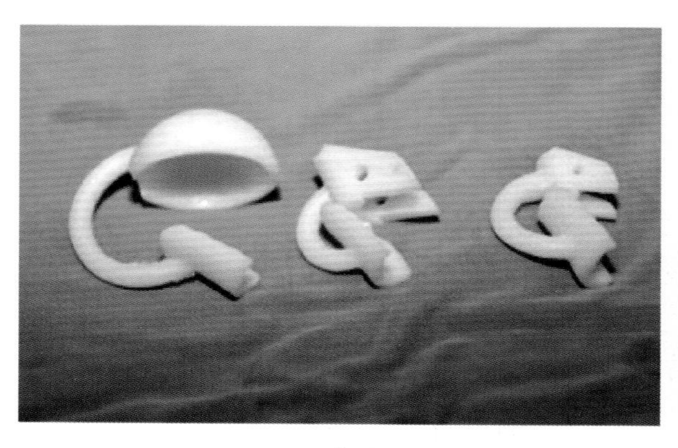
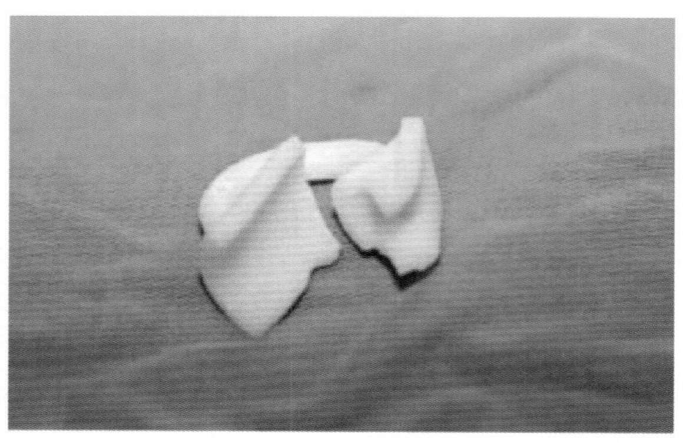

A B

图8-2-20 利用快速成型机生产出实物模型

A. 假体高度。B. 后倾角

(3) 手术方法：麻醉生效后，取沙滩椅位，肩部垫高，常规消毒铺巾，手术采用Thompson入路，沿三角肌与胸大肌间间隙进入，逐层切开，辨认并保护头静脉，将其牵向外侧。将胸大肌止点上缘切开少许，暴露肱二头肌长头腱，切开至肩胛盂缘。沿肱二头肌内侧游离小结节，用2根不吸收缝线缝于肩胛下肌与小结节骨界面并牵向内侧，同样缝合并将大结节与冈下肌牵向外侧。暴露、切除肱骨头，清理肩关节腔。用锥形铰刀于大结节顶端内缘插入髓腔，依次用不同型号髓腔扩大器扩大髓腔。将导航模板紧密贴附于肱骨结节间沟表面，根据导航模板上的卡槽确定假体进入的方向和进入深度，从而确定假体的后倾角度和假体高度（图8-2-21）。将肱骨头复位，各个方向活动，观察头盂关节对合情况和肩关节紧张度。冲洗髓腔，置入髓腔塞，注入骨水泥，将假体按导航卡槽方向插入，至假体球面与导航模板完全贴合为止，将大、小结节复位、扎紧固定至骨水泥固化，清理周围多余骨水泥，所缝合备用钢丝或不可吸收缝线收紧固定于假体外侧翼及肱骨干，使肩袖与假体固定牢固。缝合关节囊及肩胛下肌止点，关闭伤口，留置引流管。再次检查患肩的活动度后，将患肢固定于胸壁。术后复查X线片（图8-2-22）。

(4) 结果：本组12例患者手术时间50～100 min，平均78 min；出血量200～450 ml。术后10～34个月（平均16.8个月）随访，12例患者（12肩）大、小结节均获骨性愈合，愈合时间为3～4个月，平均为

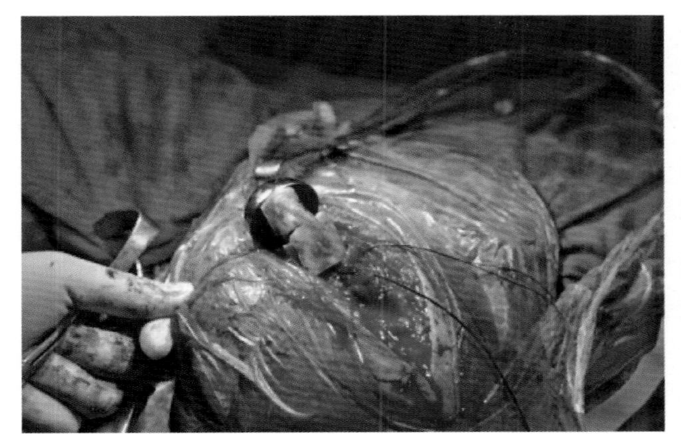
A

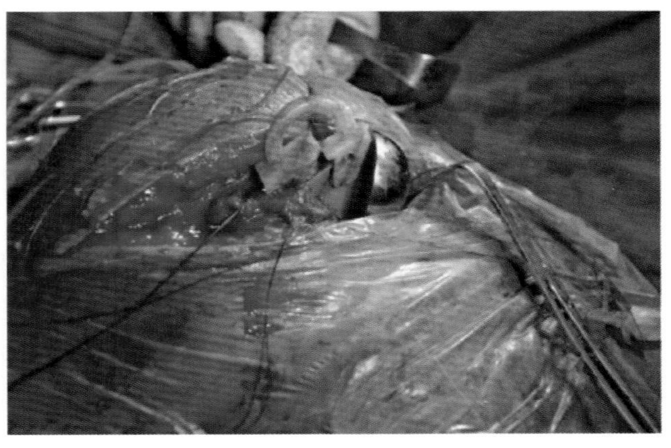
B

图8-2-21　术中利用导航模板确定假体置入方向及假体高度
A. 侧位。B. 正位

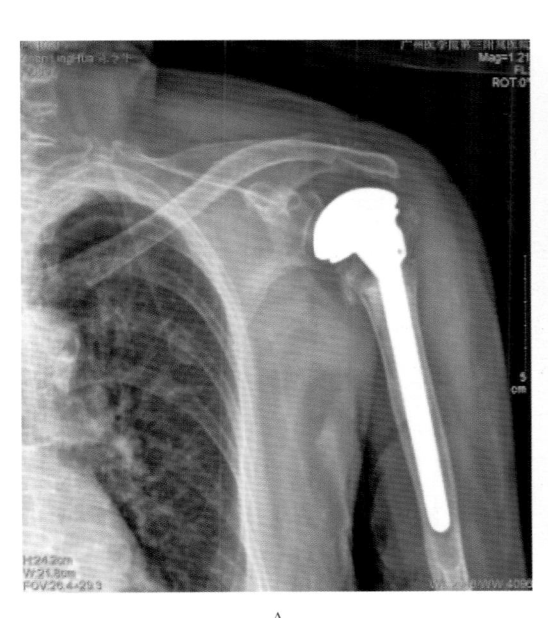
A

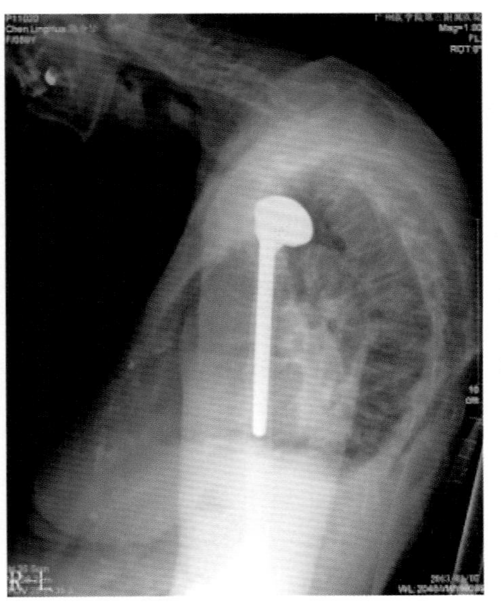
B

图8-2-22　术后复查X线片，大、小结节愈合，关节活动满意
A. 正位片。B. 侧位片

3.4个月。术前及术后3个月、1年根据Neer评分标准对患者进行功能综合评估，疼痛、功能、运动限制（活动）、解剖复位等评价参数术后3个月及术后1年均较术前明显提高，具有统计学差异（$P < 0.05$）。末次随访根据Neer评分标准评定疗效：优8例，良3例，可1例，平均分为91.34分，优良率为91.67%。所有患者无关节脱位及半脱位、假体松动、假体周围骨折、术口感染、血管神经损伤及骨不连等并发症出现；其中1例合并臂丛神经损伤患者，术后出现肩关节外展、上抬受限，经积极予以神经营养及物理治疗，并鼓励患者加强锻炼，随访功能恢复可。

(5) 讨论：目前所知最早的有肩关节置换术的报道可以追溯到1893年。当时，Bishop等用铂和橡胶假体植入代替因结核病而毁损的盂肱关节。而今天随着假体的不断改进，半肩置换已成为近端粉碎性骨折常用的治疗手段。Compito等比较了保守治疗、内固定治疗及半肩置换等几种手术方法治疗肱骨近端四部分骨折的疗效，其中保守治疗和内固定治疗结果均不太满意，满意率分别仅为5%和30%，而半肩置换取得了较好的疗效，满意率为80%。影响半肩置换术后肩关节功能的因素有很多，如假体的选择、术中假体位置的安放、大（小）结节的复位、肩袖的修复以及术后功能的锻炼等。其中，选择适合的假体，精确确定假体的高度及后倾角度是手术成功的关键步骤。选择与原解剖尺寸和位置一致的肱骨头假体的目标就是重建正常的肩关节动力平衡。研究已证实，肱骨头假体比原肱骨头增大5 mm会使盂肱关节活动范围减少20° ～ 30°；同样减少5 mm也会同等程度地减少盂肱关节活动范围，这是由于减少了肱骨头和关节盂之间有效的活动弧度；肱骨头假体位置过低会导致大结节过于靠近肩峰，或者内旋时与关节盂边缘发生撞击。相反，肱骨头假体过高，会使其上方的冈上肌张力增加，导致肌腱在假体头和肩峰之间受到挤压。同样，若假体的位置靠前或者靠后，会导致前方的肩胛下肌和后方的肩袖肌群过度绷紧。若假体的扭转角过小，肩关节易出现前脱位；若扭转角过大，会导致软组织不平衡，从而导致后方关节不稳定。因此，如何在术中选择合适假体以及准确确定假体高度和扭转角就显得十分重要，也成为外科医师的一大挑战，特别是对于肱骨近端粉碎性骨折。

数字化三维重建技术和逆向工程软件的出现为不断发展的现代骨科手术提供了新的辅助手段。根据CT数据重建的三维模型可以直观、深入地观察手术部位的结构特点，可以对手术区的结构进行数字化分析，这样不仅可以提高手术的精确度，而且可提高手术的安全性。

（三）个性化假体定制在骨肿瘤中的应用

1. 个性化假体定制在骨盆肿瘤中应用　骨盆肿瘤较常见，占原发骨肿瘤的3%～ 4%。该类肿瘤体积常较大、侵及范围广、解剖复杂，因此手术难度大、技术要求高、术后并发症多。近年来随着诊断技术、新辅助化疗的发展及肿瘤外科切除原则的建立，骨肿瘤的保肢手术成为主流治疗方法。保肢手术面临的主要问题是如何安全、精确地切除肿瘤，并修复遗留的大段骨缺损和重建肢体功能。随着3D打印技术和材料学的飞速发展，利用该技术进行等比人工假体的建立为保肢提供了可能。术前利用CT扫描所得.dicom数据建立三维模型，进一步将数据输入Mimics软件设计出解剖结构和肿瘤切除后骨缺损完全匹配的假体，再应用“选择性激光烧结3D打印技术”打印出符合患者生理解剖和生物力学要求的钛合金金属假体。在三维模型建立后，模拟肿瘤切除，对切除后的组织进行模拟修复重建，从而保证重建的精确性。手术完整切除骨盆肿瘤后精确安放定制假体，术后复查X线片可见假体位置良好，骨盆恢复了良好的解剖结构并完成了功能重建。

2. 个性化假体定制在四肢骨肿瘤中应用

(1) 概述：四肢骨肿瘤常见于关节周围，由于关节周围组织结构复杂，术前对肿瘤的形状及其侵犯的范围借助X线片、CT、MRI及经验加以判断，难以有一个直观的认识。近年来，随着CAD-RP技术在医学领域尤其在骨科手术中的应用，个性化切除范围设计在临床上正在广泛开展。

骨肿瘤手术主要是对肿瘤的切除及切除后的重建，而肿瘤的切除边界则是无瘤操作的基本要求。一般要求切除范围应在肿瘤边缘外5 cm，因此截骨平面的确定至关重要。精准把握截骨平面，既可避免过多的骨组织被切除，又能够避免因截骨不够而复发。目前利用计算机辅助导航模板及3D打印技术建立骨肿瘤等比模型，模拟手术操作，可以精准指导手术的进行，同时节省手术的时间、减少出血、减低感染的风险等。

(2) 基本操作流程：首先，建立数字化骨肿瘤三维模型：术前对患者进行X线片检查明确病变，进行病变部位的CT扫描，获得骨肿瘤的细间距断面图像，进行CT三维重建，也可以将CT扫描数据通过

Mimics软件来获得三维模型。通过重建骨肿瘤的三维模型，我们可以直观地了解肿瘤的大小、形态及侵犯范围，这对术前手术方案的确立有着重要的意义；其次，对骨肿瘤的模拟截骨：在建立患者肢体骨骼的三维模型基础上，在肿瘤外科手术安全范围进行模拟截骨，观察截骨平面是否有骨质病变；也可以在肿瘤边界外0.5 cm处开始截骨，每0.5 cm进行一次截骨，观察截骨面的骨质情况，直至骨质正常为止。标记截骨平面，选取骨性标志，标记截骨距离及位置，从而指导手术操作，定制出个性化假体并进行手术治疗；最后，骨肿瘤截骨模板的研制：对已经在应用软件上做好标记的截骨平面设计模板，然后将患肢骨骼及截骨模板的数据输入3D打印机，得到患肢骨骼及截骨模板的模型，手术中可迅速确定截骨平面，从而保证手术的精准性。

(3) 讨论：目前该技术还处于临床探索阶段，有越来越多的成功案例报道，也说明了该技术在骨肿瘤切除与重建中广阔应用前景。相信随着计算机技术、应用软件及材料学的不断发展，该技术必将越来越多地应用于临床，成为骨肿瘤切除重建的首选方案。此外，对于一些骨髓炎、复杂的骨折、先天性骨骼发育异常的患者，利用该技术个性化定制假体，通过手术以恢复正常的生理结构，这样可以为更多的患者解除病痛。

（四）3D打印技术与组织工程在骨科应用中的前景

3D打印技术在骨科领域的应用不断发展，从模板的制作到计算机导航模板辅助外科手，给我们提供更加直观的结构形态，使手术过程更加精准，大大缩短手术时间并降低了手术并发症。随着生物工程及材料学的不断进步，各种个性化假体定制被应用到临床实践，如人工骨组织替代病变骨，使越来越多的过去不可能完成的手术成为可能。

通过3D打印技术，我们可以得到所需要的人体各种结构，骨组织的替代物除了支撑作用外，还可以利用人体细胞定制富有生物活性的内植物。如今很多内植物采用磷酸三钙等材料，有实验显示，如果多孔的磷酸三钙支架中混入氧化镁或氧化锶，将更加有利于骨骼的生长。利用3D打印技术制备的生物支架，丰富的材料保证了支架具备很好的生物相容性，而且支架孔隙的大小、形状更加符合种植细胞的迁移、增殖与分化，能够为组织缺损的修复提供优良的环境，纳米微孔技术有利于细胞的生长与爬行。3D打印技术制备的羟基磷灰石/聚己内酯/脱钙骨基质置入兔子体内，不仅在支架周围成功诱导骨生成，同时能够引导骨细胞在支架的孔隙内爬行并产生新生骨，假如混有PLGA/β-TCP、BMP、DMB、软骨细胞、间充质干细胞等生物活性的支架，能直接采用可水解的材料作为原材料，其置入后可在体内自然降解，成骨的速度可以完美地匹配支架的降解速度，可修复大段骨缺损。3D打印的大段人工骨已应用于新西兰兔，组织学及影像学显示无免疫反应，并不干扰骨与纤维组织的生长及长入，加入DMB后更加容易形成新骨长入。如今三维人工椎体、椎间融合器、髋臼假体等即将完成临床观察。现今打印的生物活性骨骼已可直接植入到人体。随着电脑技术、生物材料以及干细胞、组织培养等多学科的技术突破，我们利用3D打印技术打印出具有生物活性人造组织，来替代病变或缺失的组织，我们对科幻般的未来充满着无限期待。

第三节
脊柱外科采用3D打印技术的优势和前景

自20世纪80年代后期3D打印技术出现至今，已经被广泛应用于航空航天、汽车制造、医学等领域；近年来，3D打印技术在医疗领域发展尤为迅猛，各类3D打印机产品陆续进入医疗领域，其中在脊柱外科领域的应用报道最为突出。我国脊柱疾病发病率呈现逐年上升的趋势，多种椎体、椎间盘的疾病以及脊柱外伤都需要手术治疗。由于脊柱独特的解剖结构，脊柱外科在手术操作上要求更高的技术，因为一旦手术中有失误，就容易损伤患者脊髓，轻者造成瘫痪，重者（如颈髓损伤）可能危及生命；颈椎手术时损伤椎动脉可引起大出血。所以，脊柱外科医师的手术技能训练就显得尤为重要，特别是各种螺钉的置入技术。而随着3D打印技术的出现和发展，利用3D打印等比实物模型的方法取代传统的术前规划与修复手术模拟方法，并且具有可重复性，在脊柱外科的临床应用中日益深入。

一、3D打印导航模板辅助椎弓根螺钉置入技术的出现和发展

现有的脊柱椎弓根定位方法主要有徒手法、椎板开窗椎弓根直视法、计算机导航法等三种方法。传统徒手法及椎弓根直视法需要术者丰富的经验进行椎弓根钉的置入，而且即使如此，仍然存在较高的椎弓根穿破率。计算机辅助导航为脊柱椎弓根定位开辟了一个新的方向，从体外试验到临床应用研究均证明了该方法的准确性，同其他几种方法的比较性研究也证明了该方法提供了较以往临床经验无法比拟的准确性和多角度实时的信息。但也有报道，在颈椎椎弓根的定位中，计算机导航的方法也无法真正获得绝对的准确性，仍然报道有较高的穿出率。而且脊柱椎弓根导航设备尚有以下缺点：① 该设备的价格昂贵，目前国内只有少数的大医院拥有，尤其我国为发展中国家，尚难以广泛推广。② 导航的使用需要一个学习周期，早期使用时椎弓根注册需要的时间较长，延长了手术时间。③ 椎体表面注册时需用邻近的椎体作为定位点，在患者手术时的体位变化容易产生误差。④ 设备体积大，无法容纳入医院原有的手术室。因此，是否可以寻找一种全新的方法，能够提高椎弓根定位的准确性，同时使用方便、价格便宜、易于消毒、减少手术时间，尤其适合我国国情，能够使大多数的医院均能应用该技术进行脊柱椎弓根的精确定位。

通过将逆向工程（RE）原理和3D打印（3DP）技术结合为脊柱椎弓根提供了一种新的方法。逆向工程是指根据已有的东西和结果，通过分析来推导出具体的实现方法。3D打印技术是一种集成计算机、数控技术、激光技术和新材料等新技术而发展起来的一种基于离散堆积成型思想的新兴的成型技术。该技术的发展为三维实物模型的制作提供了先进的制造方法。

采用3D打印技术制作脊柱实物模型，通过术前观察脊柱模型分析脊柱椎弓根的形态来进行术中椎弓根的定位，这种方法在国内外均有报道。虽然该方法可以在一定程度上了解脊柱椎弓根的解剖形态而辅助椎弓根螺钉的置入，但在临床使用时由于椎弓根螺钉的置入需要置钉点及进钉通道的正确对应，任何角度的偏移均可导致螺钉的置入不准确，因此即使术前准确了解了椎弓根的位置，但由于人的误差，实际无法提供椎弓根螺钉的精确置入。

采用制作3D打印个性化模板进行骨科手术的定位首先应用于髋、膝关节，随后有报道应用于脊柱椎弓根的定位。关于3D打印个体化定位模板在脊柱椎弓根定位中的报道不多，但每种方法均不相同。英国的Berry等设计了4种V形的个性化脊柱椎弓根定位模板，通过尸体标本试验证明其中的2种模板能够提供颈、胸、腰椎椎弓根的准确定位，该方法的优点是不需要过多的软组织的剥离。比利时的Goffin等设计了用于C1-C2固定的Margel技术的定位模板，该模板特殊的钳夹结构固定于棘突及椎板，从而达到模板稳定的目的，通过8具尸体标本试验证明了该方法的准确性，并初步应用于2例C1-C2不稳的患者，每个模板的花费是350美元，制作时间大约在1周。美国的Owen等建立了与颈椎后部结构表面吻合的颈椎椎弓根定位模板，由于接触面增大，提高了模板的稳定性，尸体标本试验证明该方法具有很高的准确性。澳大利亚的D'Urso等先制作了脊柱的3D打印模型，在模型上进行椎弓根钉的定位，然后通过丙烯酸酯材料覆盖于模型和椎弓根钉，制作出椎弓根定位模板，用于脊柱椎弓根的定位。国外关于脊椎椎弓根定位模板的研究尚处于起步阶段，进行了一些摸索性的试验，虽然体外试验的结果令人鼓舞，许多问题仍没有解决。例如D'Urso的定位器设计结构粗大，没有考虑临床应用中手术开放区的影响，作者在讨论中也认为由于手术区的暴露问题，该模板并不适合所有的患者。在如何精确定位方面，由于定位器与椎体之间在定位过程中存在相对移动的可能性，如何利用手术开放区椎体的解剖结构特征进行定位和固定，保证手术过程中的稳定性，是一个迫切需要解决的问题。同时，这些模板设计的主要缺点为没有术前椎弓根通道的合理计划、模板体积过大、制作时间长、缺乏足够的稳定性，这限制了该方法的临床应用，所以国外的临床报道很少。

脊柱的椎弓根是一个不规则的管状体，各个节段的椎弓根形态均不相似，如何在术前获得最佳的进钉通道是我们首先考虑的问题。我们通过逆向工程的原理对脊柱椎弓根三维模型进行分析并获得脊柱椎弓根最佳的进钉通道。在建立了三维椎弓根的最佳进钉通道后，如何将虚拟的三维图像与临床应用结合是我们考虑的第二个问题。脊柱椎弓根手术均从脊柱的后路手术中进行，一般均需要将脊柱椎板进行仔细剥离，因此将获得的椎弓根最佳进钉通道投射到椎板上，脊柱椎弓根的定位就完成了。但是虚拟的三维模型及最佳通道仍无法为椎弓根置入的临床使用提供精确的参考。通过设计与脊柱椎板相吻合的反向模板，该模板同样具有脊柱最佳椎弓根通道的信息，因此我们就完成了计算机辅助椎弓根导航模板的设计。定位模板的应用必须做到体积小、稳定性好，这样就可以减少不必要的软组织剥离，同时模板能正确地与手术部位吻合。所以，寻找不同节段脊柱椎板、棘突、关节突作为模板的固定特定位置，是模板能够在临床应用的关键。在临床使用时，只要将导航模板消毒后与欲定位的脊柱椎板贴合，即可通过导航孔进行脊柱椎弓根的定位。由于是个体化设计、计算机辅助椎弓根定位、单椎体设计，不受术中体位改变的影响，因此该方法具有高度的精确性。我们的前期工作已证明，椎体后部的软组织在仔细剥离后，不会对定位模板的准确性产生影响。尤其在颈、胸椎，椎板的骨膜较易剥离，可以很容易地将模板与骨面贴合。

3D打印椎弓根螺钉导板置钉有如下几个优点：① 定位准确迅速，减少术中过度剥离，降低置钉难度，提高置钉的准确率，简化操作，缩短手术时间，降低手术风险，减少术中出血。② 减少术中透视的时间，减少手术人员和患者放射线暴露的剂量。③ 个体化导航模块不受患者体位变化的影响，导航模块只涉及单个椎体的解剖结构，避免了一切因体位变化而产生的误差，在很大程度上降低了手术的难度。通过该方法辅助椎弓根精确置钉大大减少了损伤脊髓、神经及椎动脉的风险，能够精确地把握置钉的位置、方向及角度，且操作简单，并可术前设计螺钉的长度及直径，且研究表明能够明显提高置钉的准确率。

二、3D打印导航模板的设计原理

逆向工程（RE）是指对存在的实物模型或零件进行测量，根据测量数据重构出实物的CAD模型并通过加工复现实物的一个过程，是机械设计与制造应用领域的一个重要分支。重构的CAD模型可以反映原实物的几何特征和其他属性，并且可以用于对实物的分析、修改、制造和检验等。UG Imageware是最著名的RE软件，具有强大的测量数据处理、误差检测、自由曲线曲面编辑等功能，能以直接而快速的方式进行曲线曲面的建构与调整。3DP技术是一种集成计算机、数控技术、激光技术和新材料等新技术而发展起来的一种基于离散堆积成型思想的新兴的成型技术。目前在医学领域广泛应用于创伤、先天性疾病、关节外科、组织工程和颌面外科等，取得了以往无法想象的优势。

通过RE原理在三维的椎体模型上寻找最佳的椎弓根进针通道。在方法过程上，我们在两个软件平台分别进行研究，首先是在Amira 3.1平台下三维重建颈椎数字解剖表面模型，将模型以.stl格式保存，然后应用UG Imageware 12.0软件对数字模型进行定量分析与设计，从而根据最大螺钉通道半径大小和临床应用螺钉规格选择合适螺钉，得到该方向椎弓根通道及其最大螺钉通道在椎板的定位区、进钉轴范围及最佳中心轴，并使其三维可视化。最后利用3DP技术将计算机三维重建和RE技术获得的椎体及导航模板生产成实物模型，具有个体化设计和生产的优势。

三、3D打印导航模板在下颈椎椎弓根定位中的应用

目前，下颈椎椎弓根螺钉内固定技术在临床中的应用日渐广泛，但下颈椎解剖关系复杂，通过传统的解剖学知识进行椎弓根固定易损伤神经、血管，失误后可能造成极大的损害。因此如何安全有效地置入椎弓根螺钉一直是基础和临床应用研究十分关注的问题。而3D打印导航模板的出现为这一问题的解决提供了帮助。3D打印导航模板是通过将现代影像学、计算机三维重建、逆向工程（RE）原理及3D打印（3DP）技术相结合设计的一种新型颈椎椎弓根置钉导航模板，在临床的应用中取得了满意的结果。

（一）导航模板的设计和制作

1. 建立椎骨三维重建模型　术前对手术部位的椎骨进行CT扫描，将CT影像数据以.dicom格式保存。将CT连续断层图像数据导入三维重建软件Amira 3.1，首先灰度分割提取颈椎边界轮廓信息区，然后应用区域分割再次提取颈椎信息区，采用系统默认的最佳重建模式三维重建颈椎椎体模型，以.stl格式导出模型（图8-3-1）。

2. 椎弓根进钉通道三维分析　在UG Imageware 12.0（EDS，美国）平台打开三维重建模型。提取椎弓根表面轮廓，通过冠状面作为椎弓根的正投影区，拟合正投影区内边界线，拟合其内切圆、椭圆，再获取椭圆一定垂距的内偏置曲线。沿方向分别将内边界线、内切圆、椭圆投影到椎体和椎板表面。内边界投

影曲线之间的放样曲面为该方向椎弓根进钉通道，内切圆投影曲线之间的放样曲面为该方向最大螺钉通道，拟合椭圆投影曲线之间的放样曲面为该方向近似进钉通道，内偏置曲线的投影曲线之间的放样曲面为该方向近似轴线通道，平移内切圆圆心之间的直线为该方向最佳轴线。内切圆圆心投影到椎板表面的点即为最佳进针点（图8-3-2）。

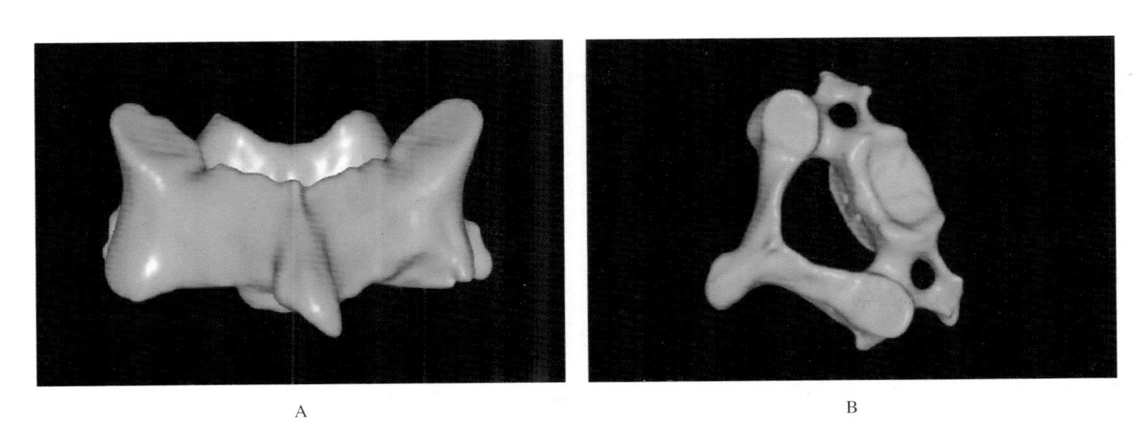

图8-3-1 C3椎体三维模型
A. 正位。B. 侧位

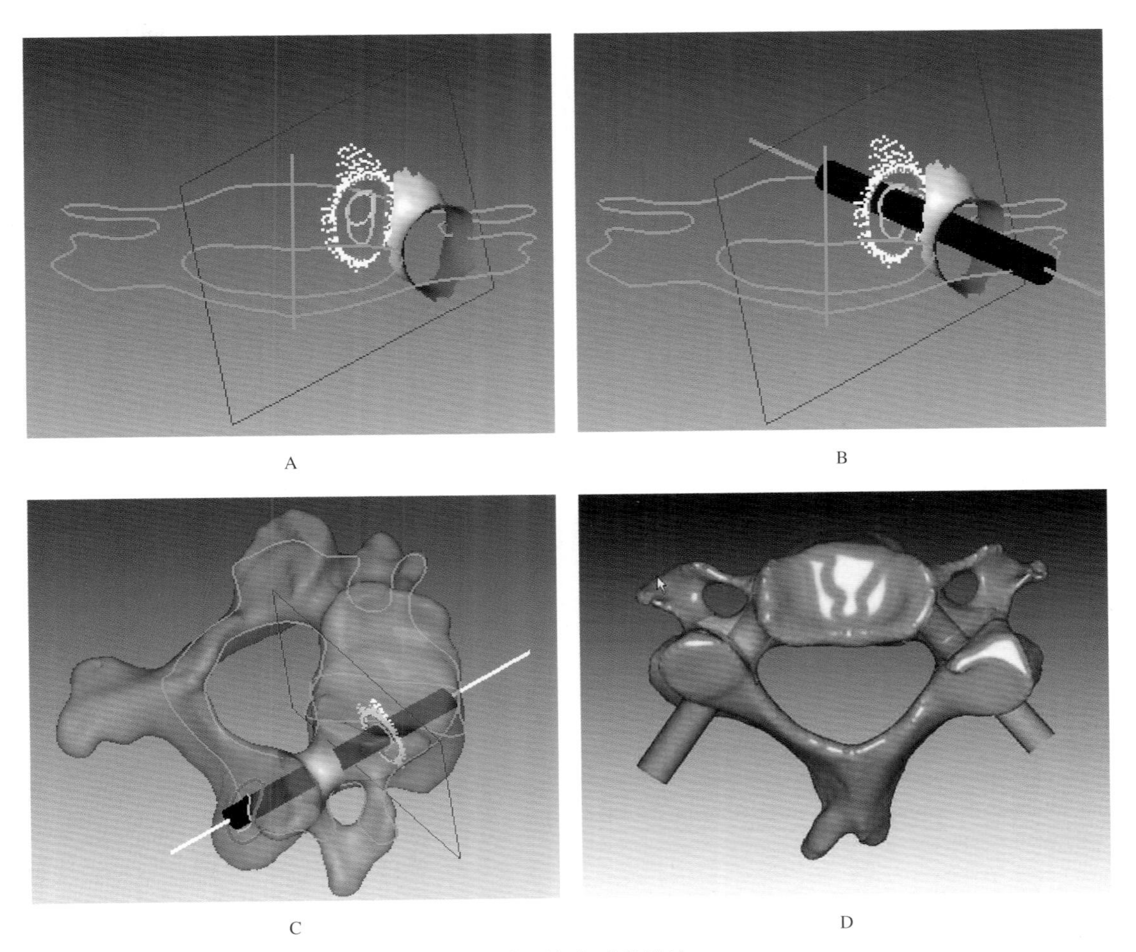

图8-3-2 椎弓根钉道的设计
A. 椎弓根及其正投影。B. 椎弓根投影的最佳进钉通道。C. 椎弓根进钉通道。D. 双侧椎弓根进钉通道

3. 进针模板的建立　根据颈椎椎板后部的解剖形态，在Imageware 12.0中建立与椎板后部解剖形状一致的反向模板，将模板与椎弓根钉道拟和，建立虚拟的颈椎椎弓根导航模板（图8-3-3）。

4. 模型和模板的制作　利用光敏树脂材料，通过激光快速技术（SLA）将模型和模板同时制作出来，体外将模板和椎体贴合，进行颈椎椎弓根进针模拟，观察模板的准确性（图8-3-4）。

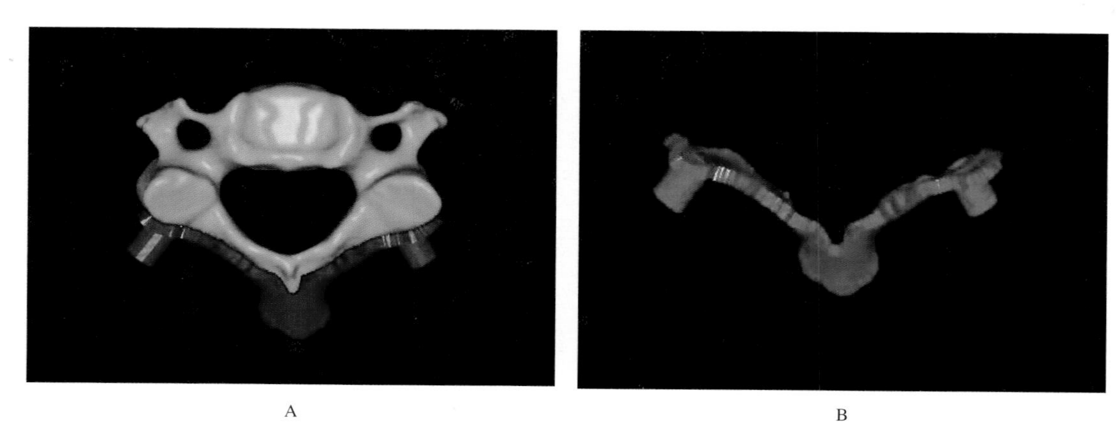

图8-3-3　**颈椎椎弓根导航模板**
A. 导航模板和椎体具有精确的贴合性。B. 导航模板的三维模型

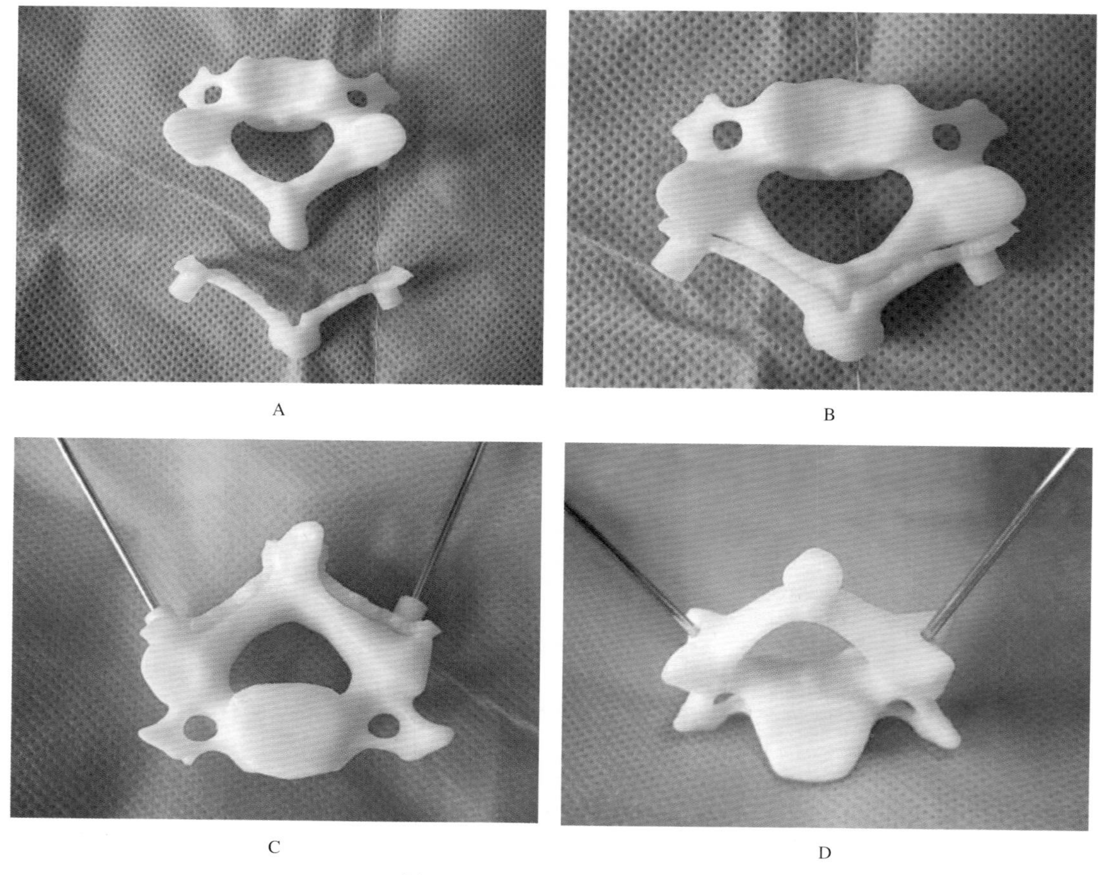

图8-3-4　**C3椎体的3DP模型**
A. 椎体和导航模板的实物模型。B. 椎体后部和导航模板具有很好的贴合性。C. 利用导航孔置入克氏针。D. 克氏针位于椎弓根内

（二）临床应用

1. 手术方法　全身麻醉，患者俯卧位，维持颈椎中立位，后正中入路，充分显露手术节段后方结构至双侧小关节突外侧缘。患者后方解剖结构显露清楚后，将导航模板和定位椎体的后部相吻合，然后用手钻通过导航模板的导航孔钻探椎弓根螺钉通道，置入椎弓根螺钉，C 型臂透视确认椎弓根螺钉通道是否满意（图 8-3-5）。

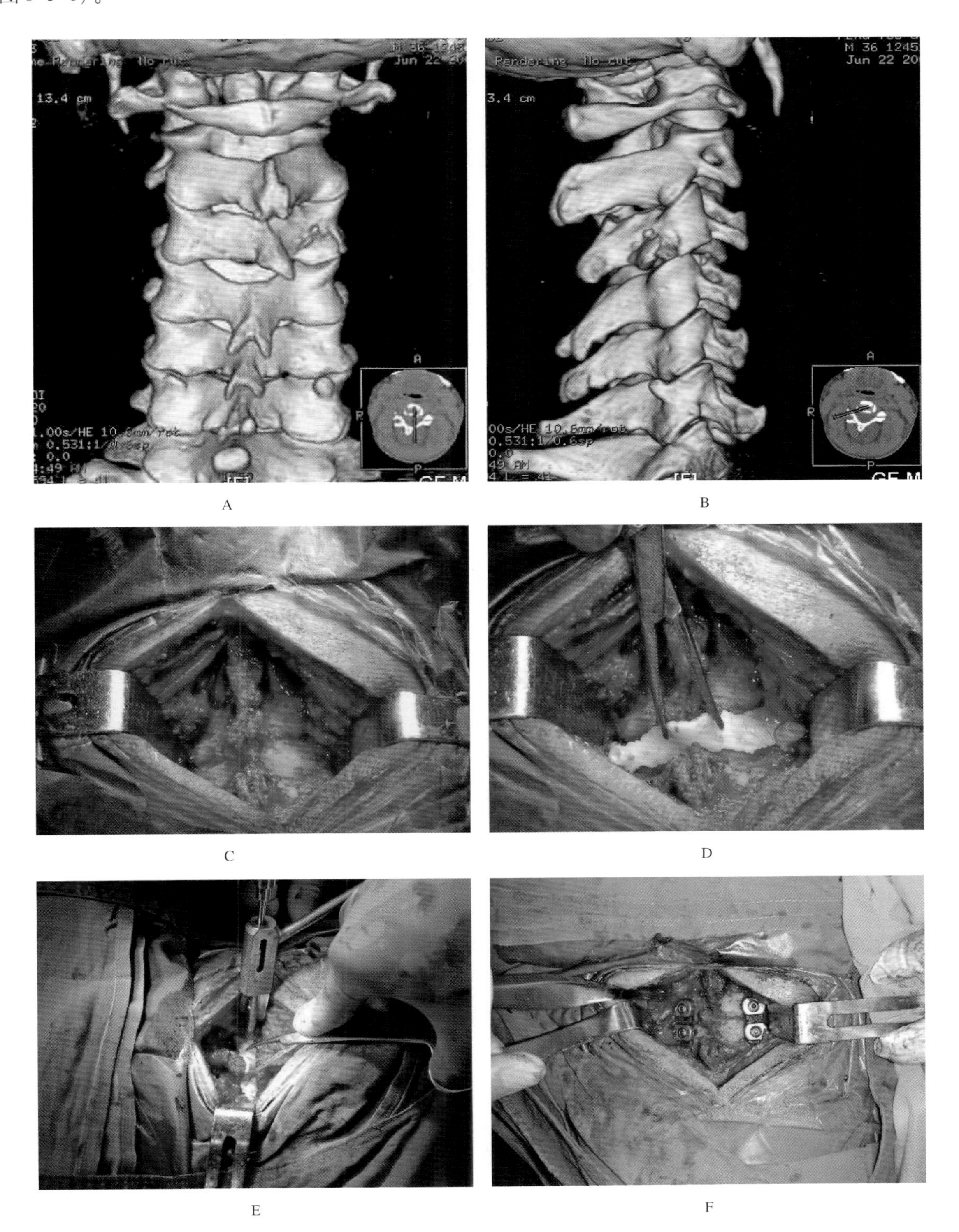

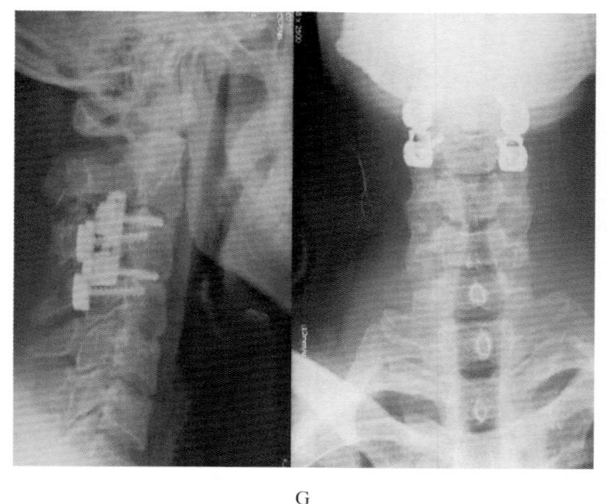

G

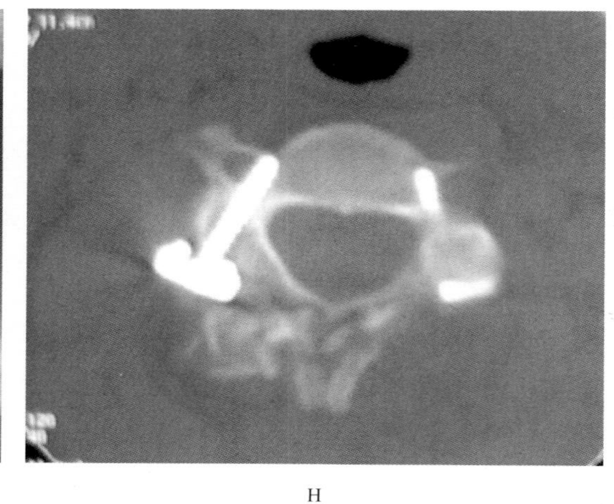

H

图8-3-5 C3-C4单关节脱位椎弓根内固定术

A、B. 术前颈椎CT三维重建正侧位片。C. 后路暴露C3-C4椎体后部椎板。D. 将导航模板和椎体后部贴和。E. 利用导航孔进行椎弓根定位。F. 术后椎弓根钉板固定完毕。G. 术后X线片显示固定良好。H. 术后CT扫描显示良好的椎弓根位置

2. **椎弓根螺钉置入的精确性判断** 术后进行经椎弓根螺钉水平的CT平扫，观察椎弓根螺钉置入的精确性。根据临床观察有无相关并发症的出现。按照螺钉是否穿透椎弓根及穿透程度将其分为三类：一类，螺钉位置满意，螺钉未穿透椎弓根皮质，或仅轻微穿透；二类，螺钉穿透椎弓根皮质，但不需要翻修，患者无周围组织损伤症状，内固定稳定性良好；三类，螺钉穿透椎弓根皮质，患者出现周围组织损伤表现或内固定稳定性差，需要进行翻修或取出。

3. **模板精确度的影响因素** 从我们设计、生产及使用模板的过程中发现，有几个环节影响模板的精确性，同时可能对手术的准确性产生影响。

(1) 在建立椎体三维模型的过程中可能出现误差；影响脊柱三维重建质量的因素主要有CT扫描的层厚、层间距、螺距及轮廓的勾勒等。目前临床应用的64排CT层厚为0.625 mm，完全可满足椎体三维重建的要求。主要的误差来自椎体表面轮廓的勾勒，在这个环节需要丰富的重建经验。

(2) 在3DP生产过程中，必须对椎体三维模型进行.stl格式化及切片分层处理，以便得到加工所需的一系列的截面轮廓信息，在进行数据处理时会带来误差。.stl文件的数据格式是“棋盘状”的数据格式，它采用大量小三角形面来近似逼近实体模型的表面。从本质上讲，小三角形面片不可能完全表达实际表面信息，不可避免地产生弦差，导致截面轮廓线误差，所以应适当调整.stl格式的转化精度。

(3) 3DP的精度一直是设备研究和用户制作原型过程中密切关注的问题。影响3DP精度主要有成型过程中材料的固化收缩引起的翘曲变形、树脂涂层厚度对精度的影响、光学系统对成型精度的影响等。一般来说，通过对上述环节的精度控制，目前3DP技术的变形误差基本在0.1 mm左右，完全可满足对于脊柱椎弓根定位的精度要求。

通过初步的临床应用，导航模板手术时能够与定位椎体后部密切贴合，说明我们制作的模板与实际的椎体有良好的精确性。手术中需要将椎体后部的软组织剥离干净，并将导航模板紧密地与椎板后部贴合。如果导航模板不能和椎板后部紧密贴合，将影响椎弓根置入的准确性。D'Urso等通过3DP技术制作椎体的三维实体模型，在术前模拟手术的实施，并在术前向患者演示手术过程，患者一致表示能更好地理解手术部位的解剖和手术计划，并进一步地提高椎弓根钉置入的精确性。而我们采用的方法较他们的方法具有更高的准确性。

3. 3D打印导航模板辅助下颈椎椎弓根置钉的优势 由于不同个体之间颈椎的解剖变异较大，固定的进钉标准显然是不当的。每例手术均应根据每个椎弓根实际X线和CT测量结果来置钉，才能提高手术成功率。我们通过术前获得颈椎的个体化数据，并直接将个体化的数据制作成导航模板，极大地提高了手术的成功率。椎弓根导航模板具有个体化，同时采用单椎体设计，在手术时不会因为体位的变化而影响模板的准确性。不仅大大减少了透视的次数，同时也减少了手术时间。

3D打印导航模板辅助颈椎椎弓根个体化精确定位置钉，为颈椎椎弓根的定位提供了一种全新方法。精确设计出个体化置钉通道，体现出个体化和节段差异性原则。该方法在临床应用具有操作简单、费用低、准确性高及便于消毒等优点，具有极大的应用前景。

四、3D打印导航模板辅助胸椎椎弓根螺钉置入技术的应用

由于胸椎椎弓根螺钉内固定系统能够起到三维固定作用，和传统的钩杆内固定系统相比具有畸形矫正能力强、融合节段短、固定更加牢固可靠、不侵占椎管等优点，目前在脊柱骨折、脊柱肿瘤、脊柱畸形等患者的内固定治疗中逐渐获得应用，但和腰椎相比，胸椎椎弓根更加细小、节段性及个体差异大，胸椎椎管内为脊髓，周围毗邻肺、食管、主动脉、下腔静脉等重要脏器和大血管，因此胸椎椎弓根螺钉置钉允许偏差范围小、风险大，胸椎椎弓根螺钉的置入必须穿过椎弓根这一狭小的骨性管道达到椎体内，才能保证椎弓根螺钉固定的最大安全性并获得较好的固定效果，胸椎椎弓根螺钉的准确置入更加有赖于对椎弓根的精确定位和定向。胸椎椎弓根螺钉内固定尤其是在中、上位胸椎及畸形椎体中富有挑战性，为提高胸椎椎弓根螺钉置入的准确性和安全性，目前已有一些胸椎椎弓根置钉技术应用于尸体标本实验研究和临床应用研究，这包括徒手技术 (free-hand technique)、椎板开窗技术 (open-lamina technique)、漏斗技术 (funnel technique)、术中X线透视辅助技术 (fluoroscopically assisted technique) 等各种传统的置钉技术以及C型臂透视导航、CT三维导航及ISO-C臂术中即时三维导航等各种计算机辅助导航技术 (computer aided surgery navigation system, CSSNS)。各种传统的置钉方法的椎弓根皮质穿破率较高 (3%～72.4%)，临床上与螺钉误置有关的脊髓、神经损伤等并发症的发生率为0～7%，也有一些因螺钉位置不当导致的胸膜、食管、主动脉等重要脏器损伤的个案报道。另外螺钉位置不当会减弱复位固定作用，加大神经、血管及内脏损伤的潜在风险，增大螺钉的翻修概率。近年来，各种计算机辅助导航法开始在胸椎椎弓根螺钉置入手术中逐渐获得应用，大大提高了胸椎椎弓根螺钉的置钉准确率和安全性，降低了神经、内脏、血管损伤的风险，但导航手术系统设备费用昂贵，操作较为复杂，学习曲线时间长，另外注册误差、体位变化等因素有可能影响导航的准确性。我们通过计算机辅助设计及快速成型技术设计制作了一种新型的用于辅助胸椎椎弓根螺钉置入的个体化导航模板，尸体标本实验及初步临床应用表明计算机辅助设计的胸椎个体化导航模板可明显提高胸椎椎弓根螺钉置入的准确性和安全性，为胸椎椎弓根螺钉的置入提供了一种简便、安全、有效的新方法。现简要介绍如下。

(一) 胸椎个体化导航模板的设计与制作

术前对需要进行胸椎椎弓根螺钉置入手术的脊柱胸椎节段进行64排螺旋CT连续扫描，扫描条件：电压120 kV，电流150 mA，层厚0.625 mm，512 × 512矩阵。将扫描获得的CT连续断层图像数据以.dicom格式导入三维重建软件Mimics 8.11软件进行胸椎三维模型重建，以.stl格式导出模型。通过Geomagic Studio 9软件打开三维重建模型，提取需要进行胸椎椎弓根螺钉置入手术的胸椎椎板后部及棘突根部

背侧的解剖形态，在软件中设计与椎板后部及棘突根部背侧解剖形状一致的反向模板（图8-3-6）；在Magics 9.55软件打开三维重建模型，定位三维参考平面，采用直径为4 mm的虚拟椎弓根螺钉在三维重建模型上模拟置钉手术，寻找胸椎椎弓根螺钉的最佳进钉通道（图8-3-7）。同时根据最佳进钉通道所在位置利用Magics 9.55软件测量工具测量椎弓根螺钉通道长度及椎弓根直径，为下一步选择置入椎弓根螺钉的直径和长度提供依据。将螺钉的最佳进钉通道和先前设计的模板拟合为一体，形成带有双侧定位导向

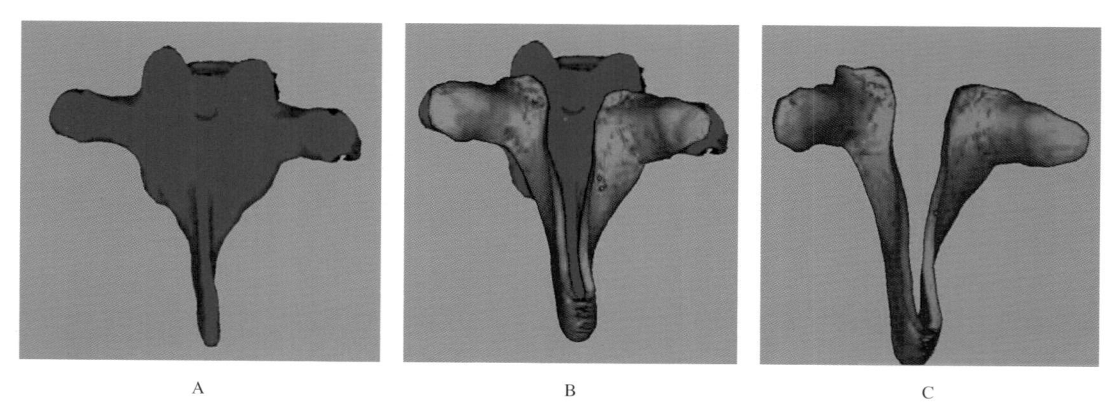

A　　B　　C

图8-3-6　**胸椎三维重建模型及模板的提取**

A. 胸椎三维重建模型图。B. 在模型上提取与胸椎后部解剖形态一致的反向模板图。C. 与胸椎后部解剖形态一致的反向模板

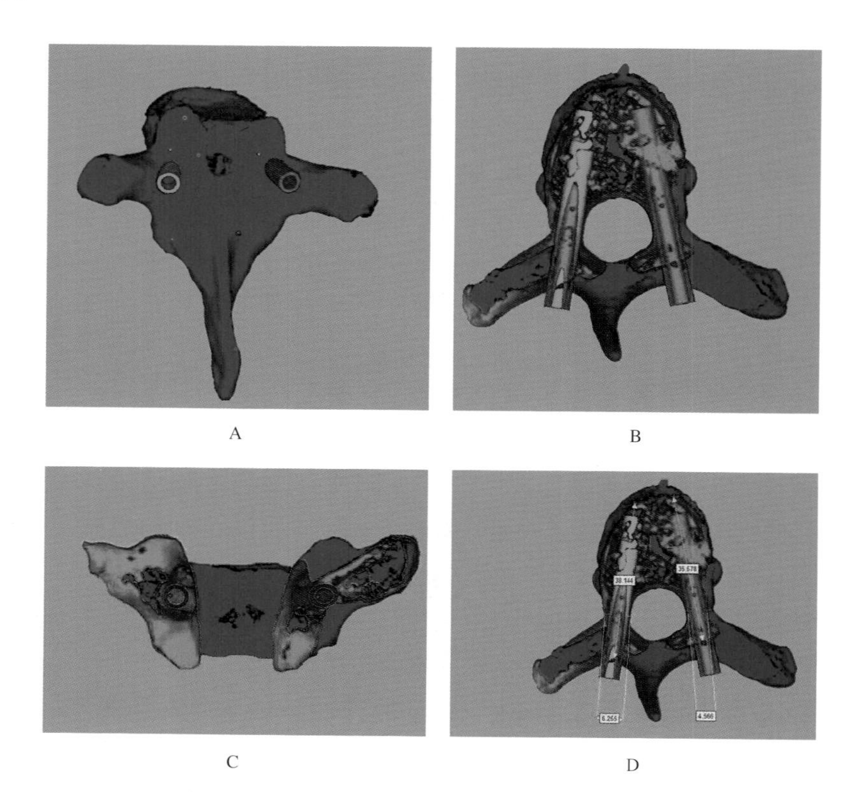

A　　B

C　　D

图8-3-7　**通过计算机辅助设计软件在胸椎三维重建模型上寻找胸椎椎弓根螺钉最佳进钉通道**

A. 胸椎三维重建模型及其最佳进钉点。B. 最佳进钉通道水平面观。C. 最佳进钉通道冠状面观。D. 根据最佳进钉通道所在位置测量椎弓根螺钉通道长度及椎弓根直径

孔的单椎体个体化导航模板，在三维重建椎体模型上将模板贴合于相应椎体后部并在各个方向上转动模型，观察定位导向孔与椎弓根对应的准确性，通过SPS350B固体激光快速成型机（陕西恒通智能机器有限公司制造，成型精度为0.1 mm）采用光固化成型技术将实物模板制作出来，模板厚2 mm，定位导向孔为长2 cm、内径2.5 mm的空心圆柱体（图8-3-8）。

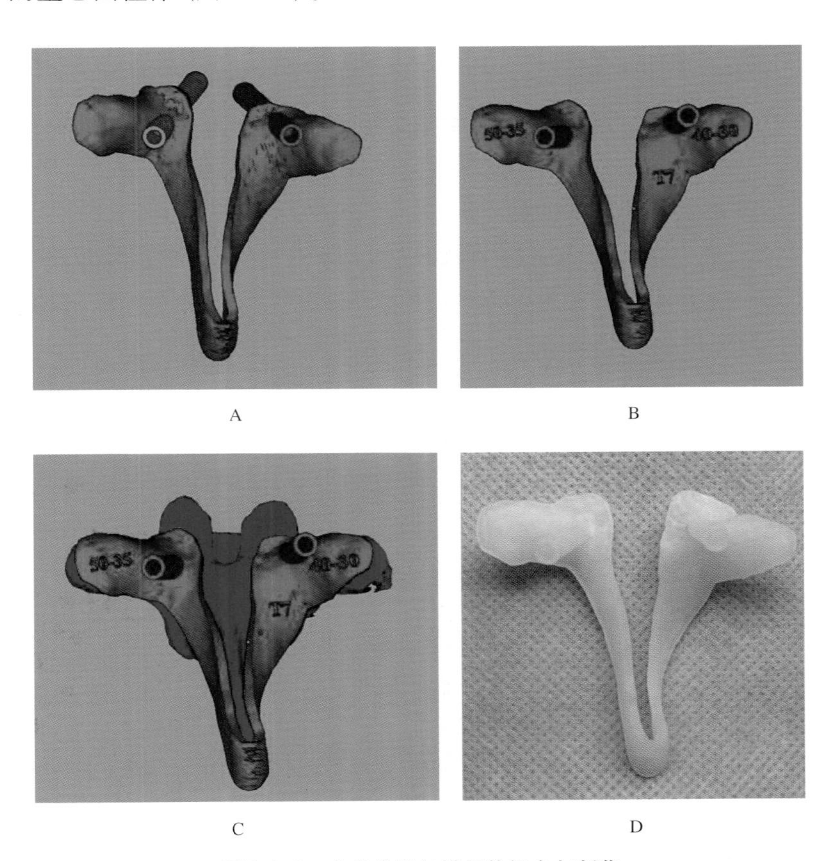

图8-3-8　**个体化导航模板的拟合与制作**

A. 螺钉最佳进钉通道和反向模板的拟合。B. 计算机辅助设计的个体化导航模板。C. 在三维重建模型上观察定位导向孔与椎弓根对应的准确性。D. 采用快速成型技术制作出的个体化导航模板

（二）术中应用

1. 手术方法　手术前将个体化导航模板通过甲醛熏蒸消毒后带入手术室，常规后路手术切口，清除所要固定椎体椎板后方的软组织，并切除需要通过个体化导航模板进行置钉的胸椎棘突上方的棘上和棘间韧带，充分暴露出椎板后部及棘突根部背侧骨性结构，将模板贴附于相应椎体的椎板后部及棘突上，术者左手把持模板并维持其在椎体上的稳定性，右手采用电钻（钻头直径为2.5 mm）通过定位导向孔在进钉点处钻出一深10 mm的进钉通道，然后使用直径2 mm向外侧轻微弯曲的钝头椎弓根探子顺着进钉通道方向探寻较软的椎弓根骨松质入口进入，穿过椎弓根进入椎体20 mm后将椎弓根探子前端弯曲旋转转向内侧180°继续进入至椎体直至骨皮质，用比置入螺钉细1 mm的丝锥攻丝，用尖端为球形的探子确定四壁均为光滑连续的骨质后，根据术前三维测量获得的数据选择相应直径及长度的螺钉缓慢旋入（置入的螺钉直径为相应椎弓根直径的80%，螺钉长度为椎弓根螺钉通道长度−5 mm）。置钉完成后C型臂正、侧位各透视一次，初步验证置钉的准确性。

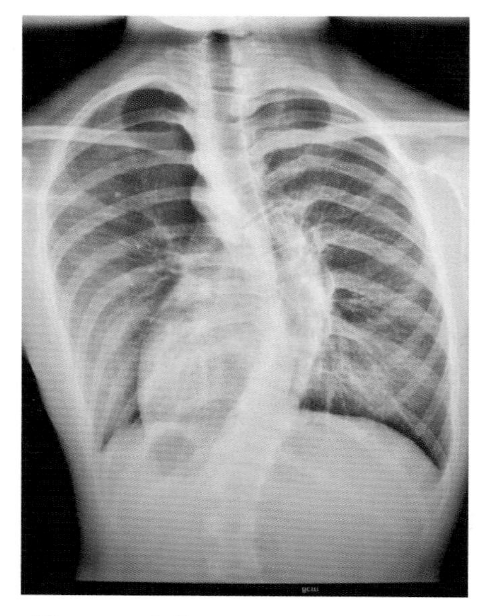

图8-3-9 术前X线片提示脊柱侧凸畸形

2. 典型病例 患者女，14岁，X线片检查提示：特发性脊柱侧凸（图8-3-9）。入院行脊柱侧凸畸形矫正手术，融合节段位于T2～L1，需要置入的椎弓根螺钉部位为T2、T4、T6、T8、T10、T12、L1，采用上述方法设计制作胸椎个体化导航模板，共制作T2、T4、T6、T8及T10等5个胸椎个体化导航模板（图8-3-10），在设计模板时均根据最佳进钉通道所在位置利用Magics 9.55软件测量工具测量椎弓根螺钉通道长度及椎弓根直径，术前将快速成型个体化导航模板用甲醛熏蒸消毒，术中应用时（图8-3-11），首先将个体化导航模板贴附于相应胸椎椎体后方观察模板和相应椎体后方解剖结构形态的一致性，然后采用个体化导航模板辅助置入胸椎椎弓根螺钉10枚（T2、T4、T6、T8及T10椎弓根螺钉各2枚），置入的螺钉直径为相应椎弓根直径的80%，螺钉长度为椎弓根螺钉通道长度 −5 mm。其余胸、腰椎椎弓根螺钉（T12、L1）采用解剖标志点法进行置钉。置钉时均未采用C型臂X线机透视辅助，置钉完毕后C型臂X线机正、侧位透视1次，证实螺钉位置良好，安装钛棒，矫正畸形，T2～L1椎板间融合（图8-3-12）。术后复查X线片（图8-3-13）及CT扫描（图8-3-14）了解畸形矫正情况及螺钉位置，术后随访1年，畸形矫正效果良好，无螺钉松动情况，无脊髓、神经、血管、内脏损伤等并发症的发生。

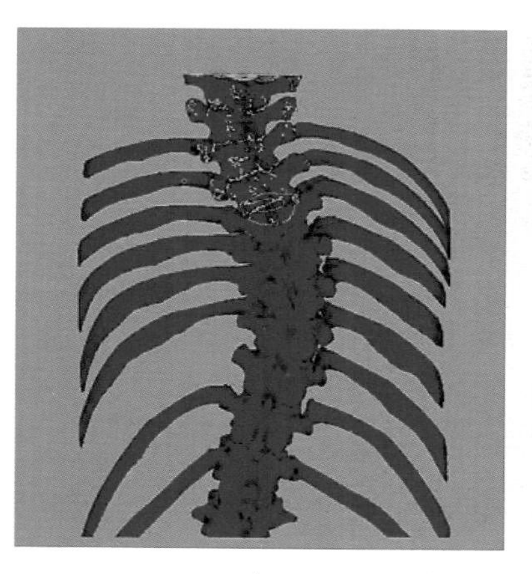

A

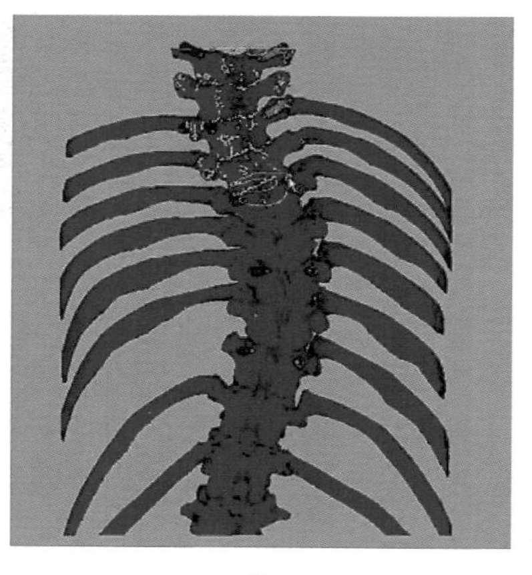

B

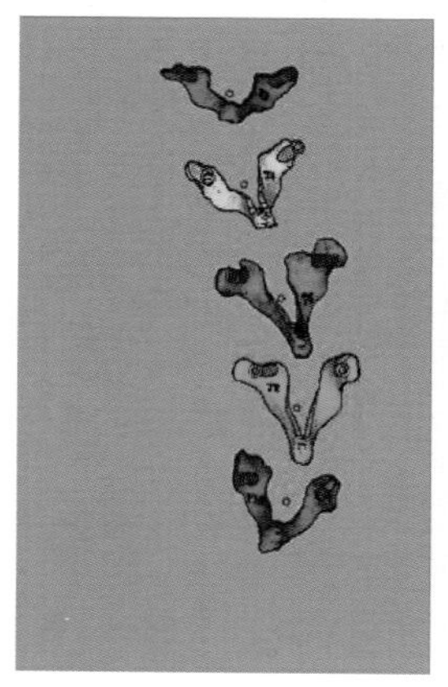

C

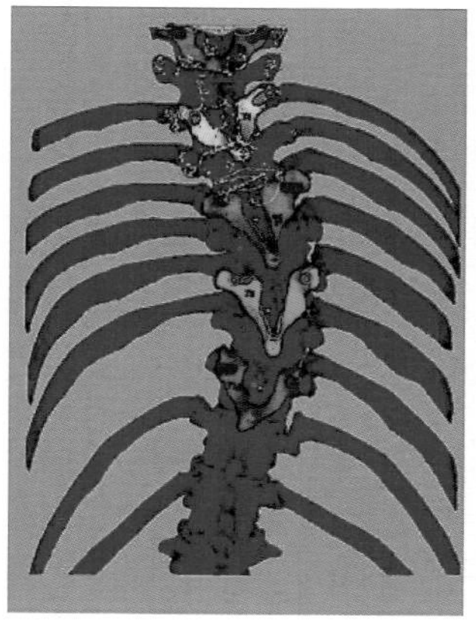

D

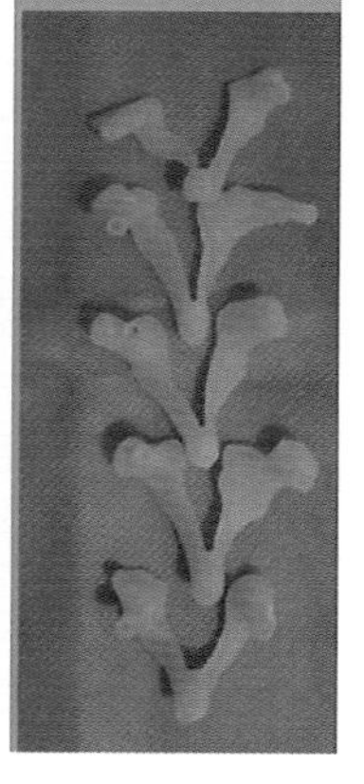

E

图8-3-10 术前胸椎个体化导航模板的设计与制作

A. 脊柱三维重建模型。B. 在三维重建模型上虚拟置钉所找到的T2、T4、T6、T8及T10椎弓根螺钉最佳进钉通道。C、D. 计算机辅助设计的T2、T4、T6、T8及T10个体化导航模板及在三维重建模型上和相应椎体后部解剖结构的形态一致性。E. 采用快速成型技术制作出的个体化导航模板（T2、T4、T6、T8及T10）

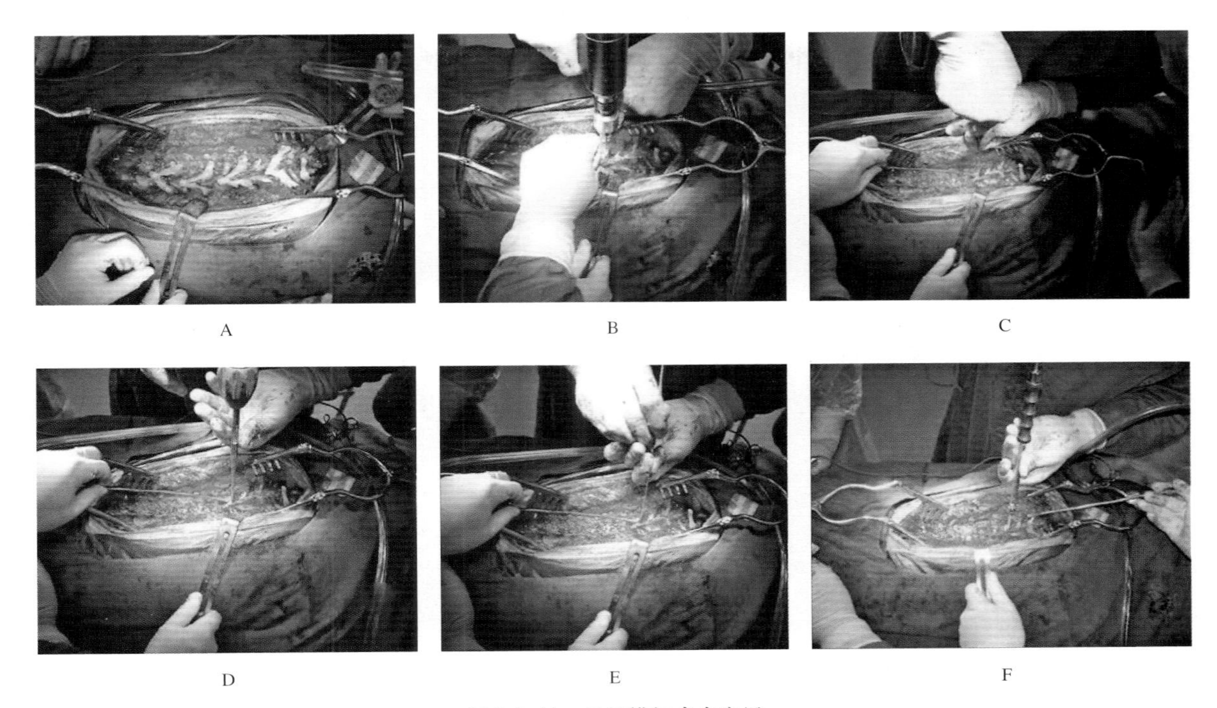

图 8-3-11　**导航模板术中应用**

A. 个体化导航模板和相应胸椎椎体后方解剖结构形态一致，贴附性好。B ～ F. 通过个体化导航模板进行钉道准备及辅助置入胸椎椎弓根螺钉

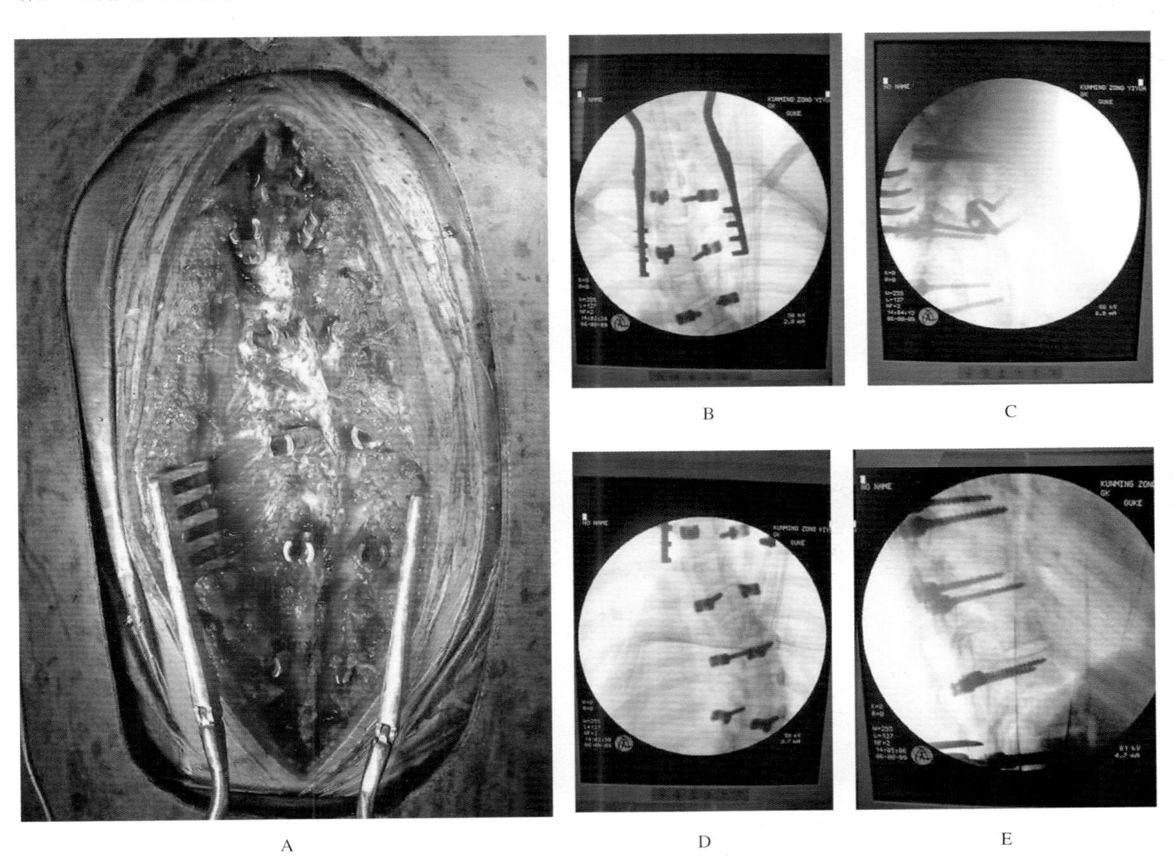

图 8-3-12　**置钉完毕，采用C型臂进行正、侧位透视，初步验证螺钉位置良好**

A. 置钉完成后大体照。B、D. 正位片。C、E. 侧位片

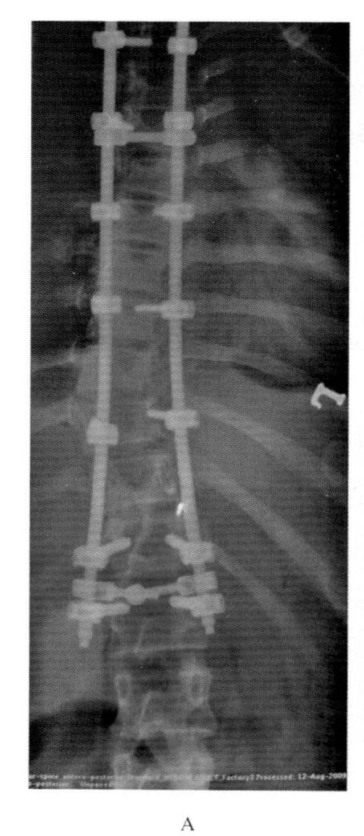

A

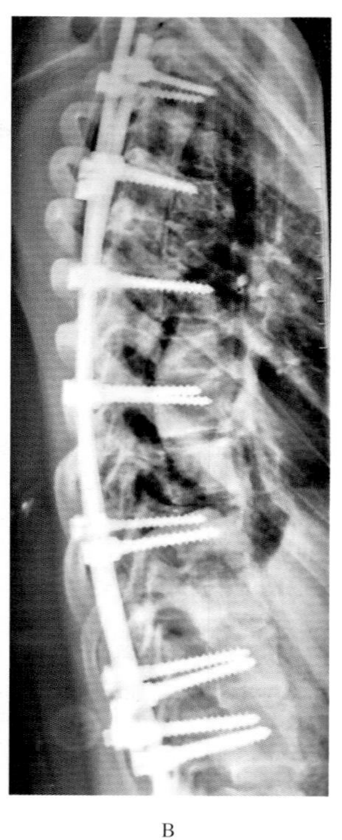

B

图8-3-13 术后X线片
A. 正位片。B. 侧位片

3. 3D打印导航模板辅助胸椎个体化置钉的优缺点 个体化导航模板辅助胸椎椎弓根螺钉置入主要具有以下优点：

(1) 符合椎弓根个体化置钉的原则，置钉准确率高。

(2) 操作简单，无特别的经验要求，缺乏胸椎椎弓根螺钉内固定经验者也可安全进行操作。

(3) 只要将模板紧密贴合于相应胸椎椎板后部及棘突等骨性解剖结构上，即可完成对椎弓根的准确定位和定向，术中无须注册和透视，可减少手术时间，大大减少或避免了术中医患双方X线的暴露时间。

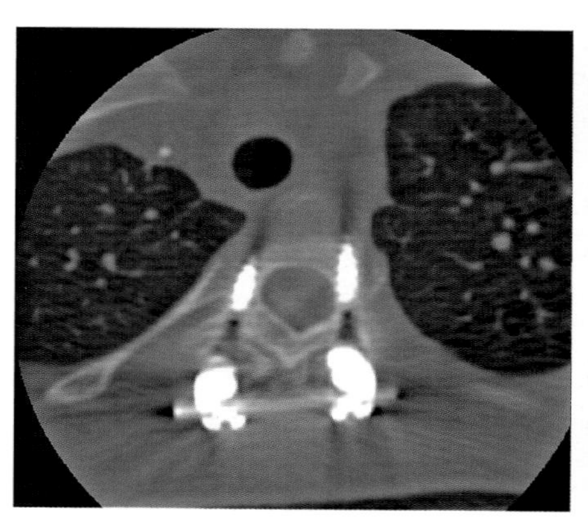

A

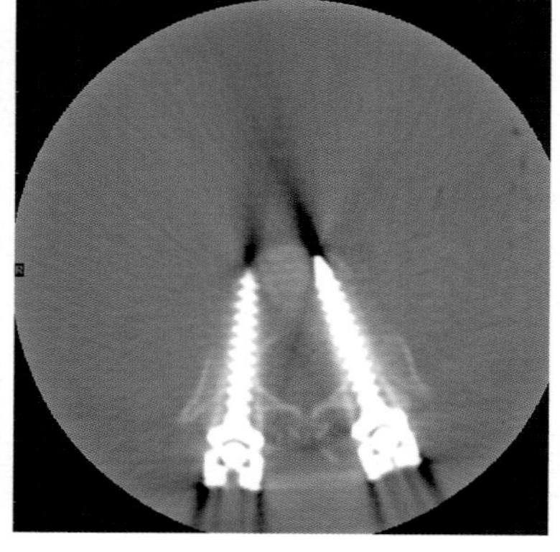

B

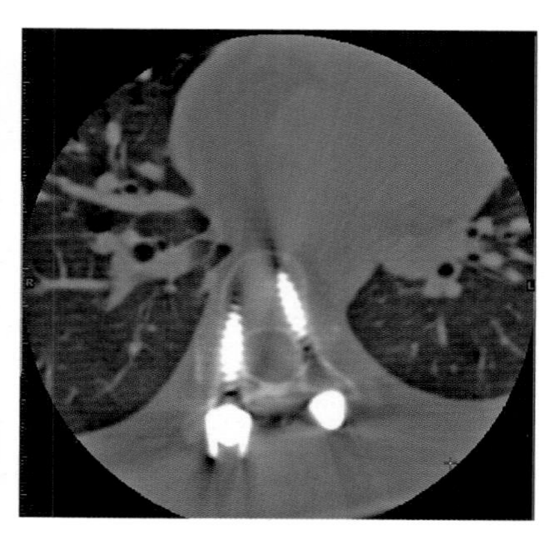

C

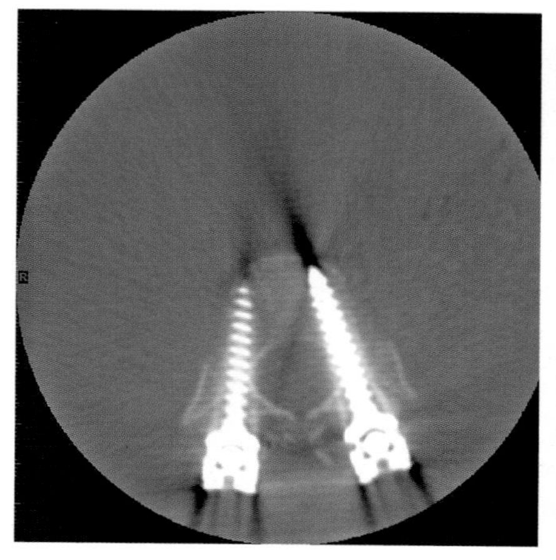

D

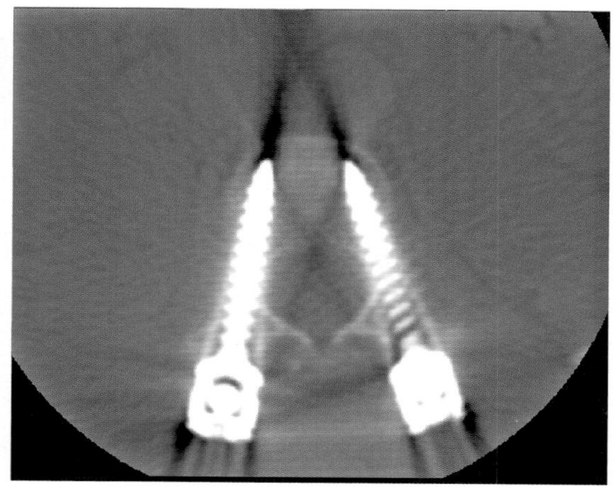

E

图8-3-14 术后个体化导航模板辅助置入的螺钉CT扫描结果显示位置良好
A～E. 不同置钉平面

(4) 模板均为单椎体设计，不会因术中体位的变化、相邻椎体间的相对移动而导致定位失败，术中可以任意改变患者的体位，避免了红外导航多椎体注册在体位变化时对于准确性的影响。

(5) 对脊柱关节有畸形、退变、增生的患者，解剖标志点定位有困难者，同样可以应用。

(6) 消毒方便，手术前只要将模板带入手术室用甲醛或环氧乙烷消毒即可。

存在的不足：

(1) 模板的设计和制作需要1～3天时间，无法应用于需要急诊手术的患者。

(2) 模板的设计需要熟练掌握相关计算机软件和脊柱外科专业知识的人员才能完成，模板制作所需要的快速成型设备费用较昂贵，现阶段限制了该方法的推广普及。

4. 3D打印导航模板在辅助术中应用中的注意事项

(1) 一定要将相应胸椎椎板后部及棘突根部的软组织剥离干净，同时避免破坏胸椎后部的骨性解剖结构，使模板能够紧密贴合于相应胸椎椎板后部及棘突上，否则会影响进钉通道准备的准确度。

(2) 在通过导航模板进行钉道准备时，最好采用磨钻或电钻，尽量不使用手摇钻，这样可减少钻孔时的晃动，尽可能地完全顺着定位导向孔方向准备进钉通道，力求达到模板设计的定位导航效果。

(3) 导航模板辅助置钉通道准备完成后，螺钉置入以前常规采用椎弓根探子对置钉通道的四壁和底部进行探摸，以确保置钉通道完全在椎弓根内，置钉完成后常规进行一次正、侧位透视以验证椎弓根螺钉的位置是否正确，以最大限度地保证手术安全。

五、3D打印个体化导航模板辅助枢椎椎板螺钉置钉的应用

利用C2椎板螺钉进行颈椎的后路固定是一种较新的技术，首先由Wright在2004年报道，由于C2椎板宽大，螺钉固定可提供坚强的生物力学特性，同时可避免椎动脉损伤，因此具有较高的实用性，有关C2椎板螺钉的临床报道显示了较好的临床效果。Wright及随后的相关C2椎板螺钉固定的方法均根据椎板的解剖标志进行螺钉的置入，存在侵犯椎管脊髓损伤的危险。因此笔者根据以往设计的3D打印脊柱椎弓根置钉导航模板的方法，自2007年8月至2008年12月对5例需行枕颈融合的患者在导航模板的引导下进行了C2椎板螺钉的置入，取得了较好的临床效果，现做一介绍。

(一) C2椎板螺钉数字化导航模板的设计及制作

1. CT原始数据与椎骨三维模型的建立　患者颈椎进行CT连续扫描，扫描条件：电压120 kV，电流150 mA，层厚0.625 mm，512×512矩阵。将CT连续断层图像数据导入三维重建软件Amira 3.1，首先灰度分割提取椎骨边界轮廓信息区，采用系统默认的最佳重建模式三维重建C2椎体模型，以.stl格式导出。

2. 进针模板的建立　在UG Imageware 12.0平台打开三维重建模型，定位三维参考平面。设计椎板螺钉的最佳进钉钉道。提取椎板后部的解剖信息，在软件中建立与椎板后部解剖形状一致的反向模板，将模板与钉道拟和，观察钉道与椎弓根对应的准确性（图8-3-15）。

3. 导航模板的制作　利用光敏树脂通过激光光固化3DP技术（SLA）将模型和模板同时制作出来，实物椎体和患者的椎体形态完全一致；将导航模板和C2棘突紧密结合后，通过导航孔钻入克氏针，观察钻入的克氏针是否在椎弓根内，术前检验模型的准确性（图8-3-16）。

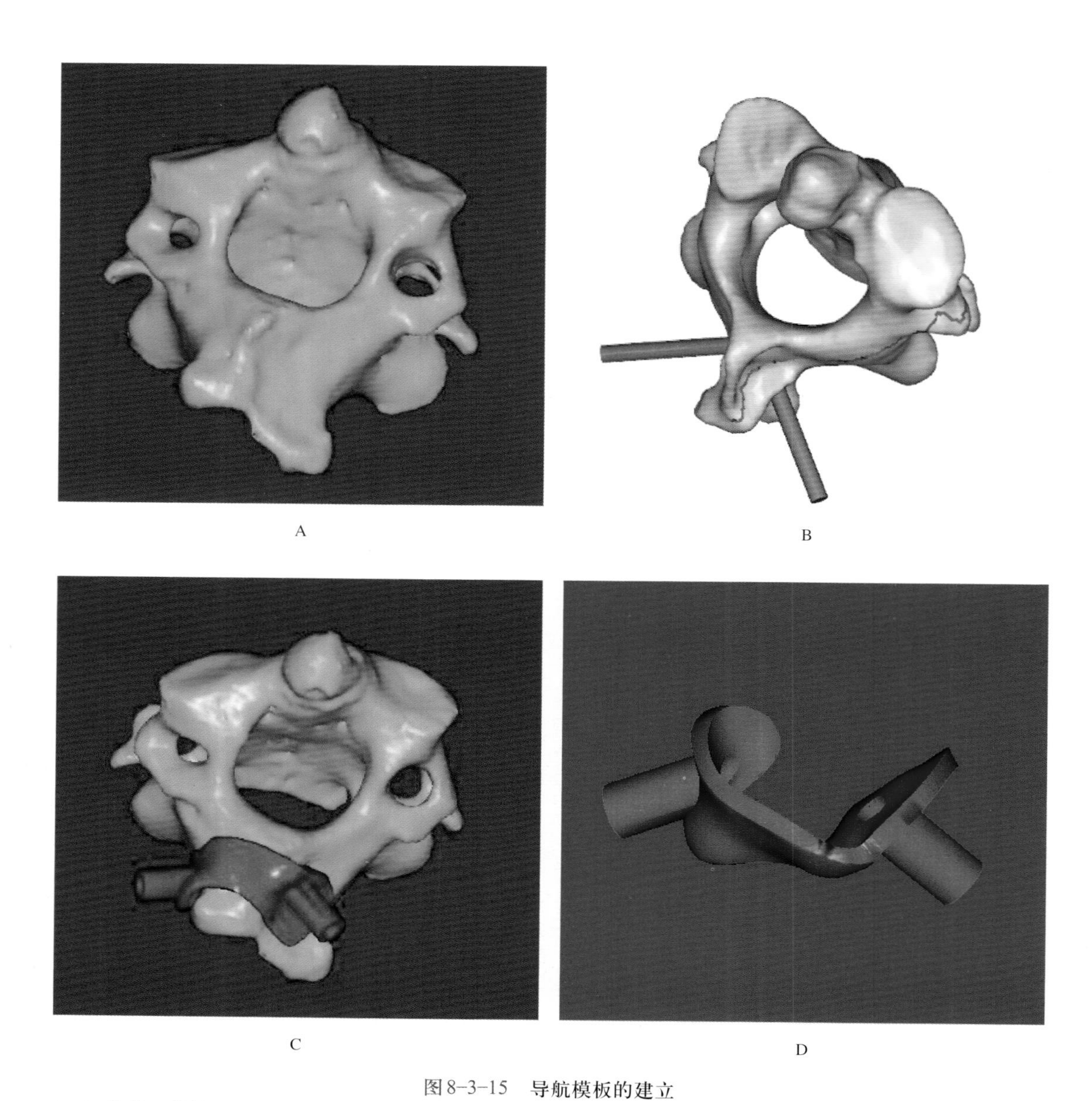

图8-3-15 导航模板的建立

A. C2椎体三维模型。B. C2椎板螺钉通道的设计。C. C2椎体与相应的椎板导航模板。D. C2椎板导航模板的三维模型

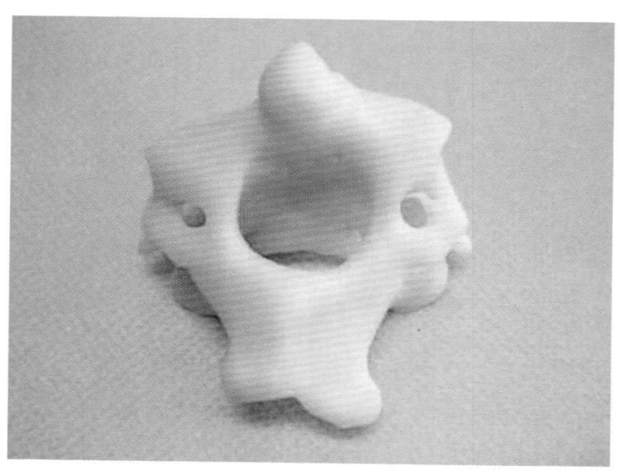

A

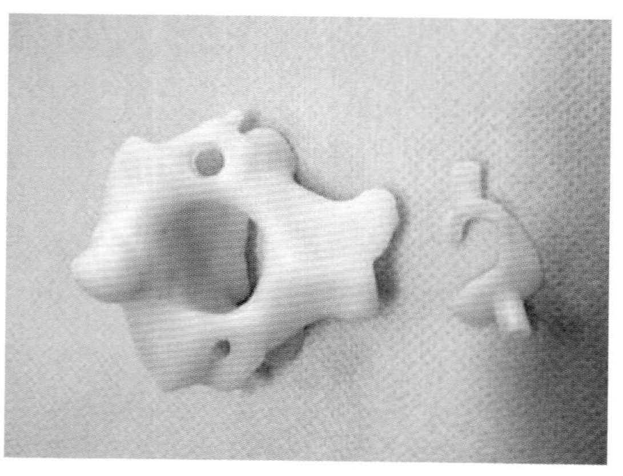

B

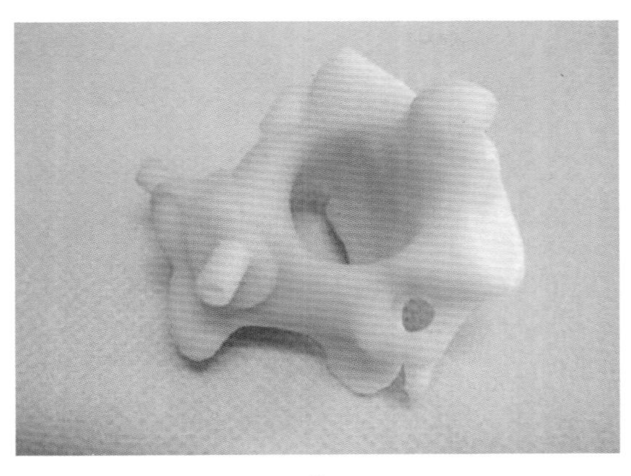

C

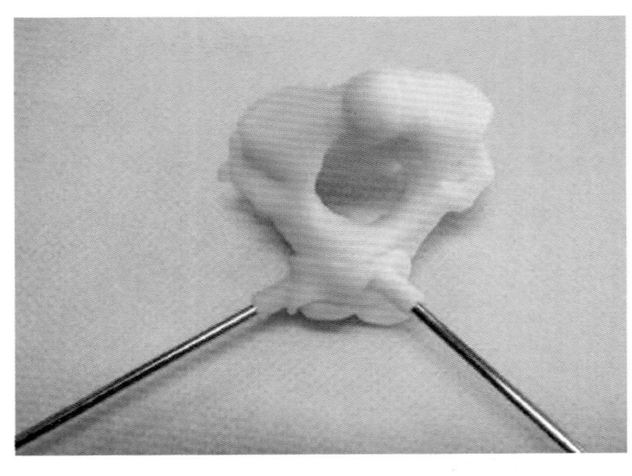

D

图8-3-16 3DP实物模型的制作

A. C2椎体3DP模型。B、C. 观察C2椎体和导航模板的贴合性。D. 肉眼观察导航模板辅助椎板螺钉置入的精确性

(二) 临床应用

1. 一般资料 5例患者，男性2例，女性3例。年龄平均41岁（28～54岁），术前诊断均为颅底凹陷症，寰椎与枕骨融合，4例同时伴有C_2、C_3椎体融合；术前常规摄颈椎X线片及CT扫描，观察、测量C2椎弓根，对于椎弓根变异无法行椎弓根钉固定患者制作C2椎板螺钉导航模板。根据导航模板进行C2椎板置钉完成枕颈融合手术，其中4例由于C2-C3融合、C2双侧椎弓根细小无法行椎弓根固定而行椎板钉固定，1例一侧可容纳椎弓根钉、一侧不能，则行一侧椎弓根螺钉固定，另一侧行椎板螺钉固定。术后行X线片及CT扫描了解椎弓根螺钉的位置。

2. 手术方法 患者全身麻醉，俯卧，维持颈椎中立位。后正中入路显露拟手术节段后部结构，将导航模板与C2的棘突相吻合，然后用手钻通过导航模板的导航孔钻探椎板螺钉通道，置入直径4.0 mm的螺钉，置入螺钉后C型臂透视了解椎板螺钉的位置。在颅骨牵引状态下通过螺钉保持颈部后伸位复位寰枢关节，待复位后，安装内固定装置（1例为钉板系统，其余4例为钉棒系统），取自体髂骨行枕颈融合。

3. 结果 通过3DP技术成功制作了C2椎体及对应椎板螺钉的导航模板。在术前将导航模板和椎体模型吻合后，通过导航孔向椎板钻入克氏针，肉眼观察显示克氏针均位于椎板内，未穿出椎板的前、后壁。通过体外实验证实了导航模板的精确性。

术前将导航模板消毒后应用于术中，术中可见导航模板能与C2棘突及椎板很好地贴合。在导航模板辅助下共置入11枚C2椎板螺钉。本组病例没有出现脊髓、神经、椎动脉损伤等手术并发症。平均手术时间为180 min，其中椎板钉的置入时间为2 min。术中仅需手术完成后透视1次，透视次数较常规手术明显减少。所有病例均在手术后摄颈椎侧位X线片和CT，显示椎板螺钉进钉部位和方向准确，长度和直径选择合适，未见C2椎板内、外层皮质穿透（图8-3-17）。

4. C2固定方式的选择及其精确性

(1) C2固定方式的选择：上颈椎后路固定中，枢椎提供了主要的固定基础，早期固定的方法包括Gallie法、Brooks法及其改良方式、枢椎椎板夹内固定法（如Apofix）等，但它们固定的稳定性欠佳，融合失败率较高。目前临床上应用最多的方法是枢椎椎弓根螺钉固定或Magerl法，其稳定性和安全性超过了以往任何一种方法。但这些方法均存在椎动脉损伤的风险，Wright等报道使用Magerl方法固定的病例中，

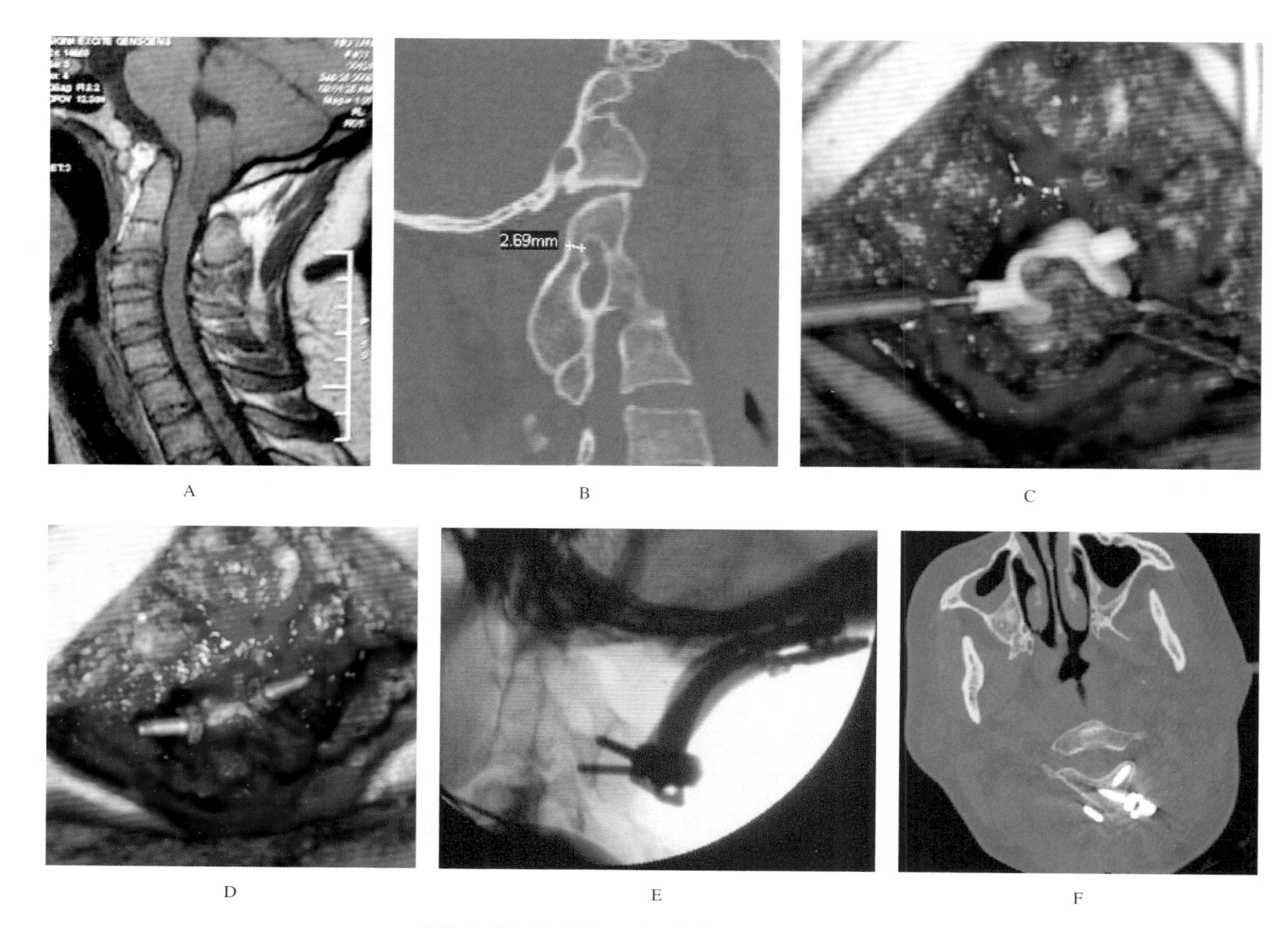

图8-3-17 患者女，38岁，术前诊断：颅底凹陷症
A. 寰椎与枕骨融合，C2-C3融合，脊髓压迫。B. 椎弓根畸形。C、D. 通过导航模板置入椎板螺钉。E. 术中透视。F. 术后CT显示螺钉的位置良好

椎动脉损伤率大约为4.1%。在椎动脉的解剖学中发现，椎动脉在行经枢椎横突孔时，可能出现屈曲及高拱畸形，造成对枢椎峡部和椎板的侵蚀，使其宽度和高度减小，导致椎动脉损伤的危险性增加，有多达20%的患者无法进行枢椎椎弓根螺钉固定。闫明等发现50例C2干燥骨标本中有4例（8侧）标本的横突孔在枢椎侧块内形成一个硕大的腔窦，侧块上关节面骨质的厚度仅为2 mm，因此使用C2椎弓根螺钉的置入存在较大的风险。

经枢椎椎板交叉螺钉固定技术则消除了损伤椎动脉的危险，其生物力学实验发现，枢椎椎板置钉与枢椎椎弓根置钉相比，生物力学稳定性是没有差异的，因此适用于枢椎椎弓根发育异常或椎动脉孔异位的患者。临床应用中，对于枢椎左、右两侧均不适合行椎弓根螺钉固定的患者，可在两侧使用椎板螺钉，螺钉交叉进入对侧椎板实现固定，而对于单侧不适合椎弓根螺钉固定的患者，既可以在一侧使用椎板螺钉，也可以在另一侧进行椎弓根螺钉固定。在我们以往的经验中，即使C2椎弓根有变异，只要能容纳3.5 mm的椎弓根螺钉，我们就能通过导航模板的方法进行椎弓根钉的置入，但是对于有些C2-C3融合的患者，其椎弓根很薄，无法容纳椎弓根螺钉，椎弓根螺钉穿出椎弓根容易导致椎动脉的损伤，此时使用椎板螺钉则是一种非常好的固定方法。

(2) 个体化导航模板的准确性：通过对C2椎体CT扫描后三维重建，我们可以在术前了解椎体的形

态和手术区的解剖结构，在术前决定手术计划，并准确设计C2椎板螺钉的方向、直径和长度。根据Wang的解剖学研究报道，在38例尸体标本中，37%的标本至少有一侧的C2椎板不能容纳3.5 mm的螺钉，47%的标本不能在双侧容纳4 mm的螺钉，因此术前的CT测量及手术规划对于C2椎板螺钉的置入非常重要。通过导航模板可以更加准确地置入椎板螺钉，所有的患者均安全置入了4 mm的椎板螺钉，术后的CT显示无螺钉穿透椎板的内、外侧皮质。该方法不需要导航设备在术中使用时先对椎体进行注册定位，这样就节约了手术时间，我们置入椎板螺钉的时间在2 min左右；而且置入椎板螺钉不需要辅助的C型臂透视，只需在螺钉置入完成后透视一次即可，因此相对节约了手术时间，同时减少了医师的放射线暴露。3DP技术制作实物模型费用较高，通过导航模板的方法可减少制作椎体模型，这样就减少了3DP的材料费用，从而减少了导航模板的使用费用。

C2椎板螺钉较其他传统的固定方法有一定的优势，我们通过导航模板的方法能准确地置入椎板螺钉，该方法的优势在于术前能够确定螺钉的直径与长度，同时辅助术中螺钉的准确置入，具有进一步推广的价值。

六、3D打印个体化导航模板在Hangman骨折中的临床应用

枢椎是枕颈部复合体与下位颈椎的连接部，以侧方的椎弓为界分为前、中、后三柱。载荷的传递依靠与上、下位椎体相连的前柱及后柱来进行。连接前、后柱的中柱结构的椎弓部位，以横突孔后结节为界分为椎弓根及峡部两部分。特别是峡部区域在解剖上属于脆弱的部位，伸展拉伸暴力、过伸和轴向压缩暴力均可在侧方椎弓处形成剪切力或拉力，产生破坏并导致剪切和轴向的分离移位，从而形成Hangman骨折。Hangman骨折也称枢椎创伤性滑脱，系指枢椎上、下关节突间部骨质在暴力作用下造成骨折，近年来由于交通事故和高处坠落等减速性损伤导致此类患者逐渐增多。随着对Hangman骨折认识的深入、手术技术的提高、内固定器械的发展，早期手术内固定治疗已被越来越多的脊柱外科医师所接受。近年来有报道直接经后路C2椎弓根单节段或双节段固定治疗Hangman骨折，但由于经椎弓根固定存在潜在的脊髓及椎动脉损伤的风险，因此使用时风险较大。脊柱椎弓根置钉导航模板的出现，为Hangman骨折后路经椎弓根固定提供了一种新的方法。下面就3D打印导航模板在Hangman骨折的应用做一介绍。

（一）导航模板的设计及制作过程

1. CT原始数据与椎骨三维模型的建立　术前采集Hangman骨折患者的CT (LightSpeed VCT, GE, USA) 影像数据，扫描条件：电压120 kV，电流150 mA，层厚0.625 mm，512 × 512矩阵，数据以.dicom格式保存。将CT连续断层图像数据导入三维重建软件Mimics 10.01 (Materialise company, Belgium)，首先灰度分割提取椎体边界轮廓信息区，然后应用区域分割再次提取颈椎信息区，采用系统默认的最佳重建模式三维重建椎体模型，以.stl格式导出模型（图8-3-18）。

2. 椎弓根导航模板的建立　在UG Imageware 12.0 (EDS, American) 平台打开三维重建模型。根据三维模型进行C2及C3椎弓根钉道的设计，保证C2及C3椎弓根钉位于椎弓根内，然后根据椎板后部的解剖形态，建立与椎板后部解剖形状一致的反向模板，将模板与椎弓根钉道拟和，建立虚拟的颈椎椎弓根导航模板（图8-3-19）。

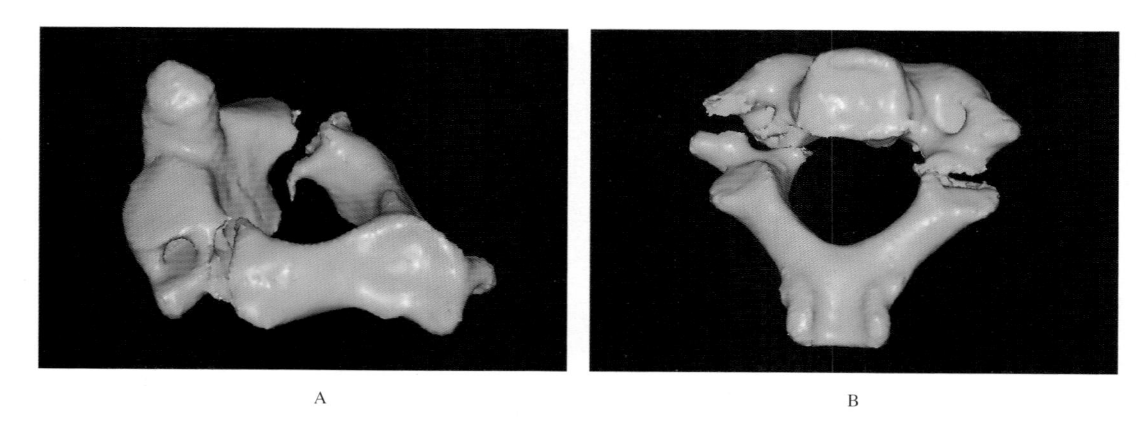

图8-3-18 Hangman骨折的三维重建模型
A. 侧面观。B. 下面观

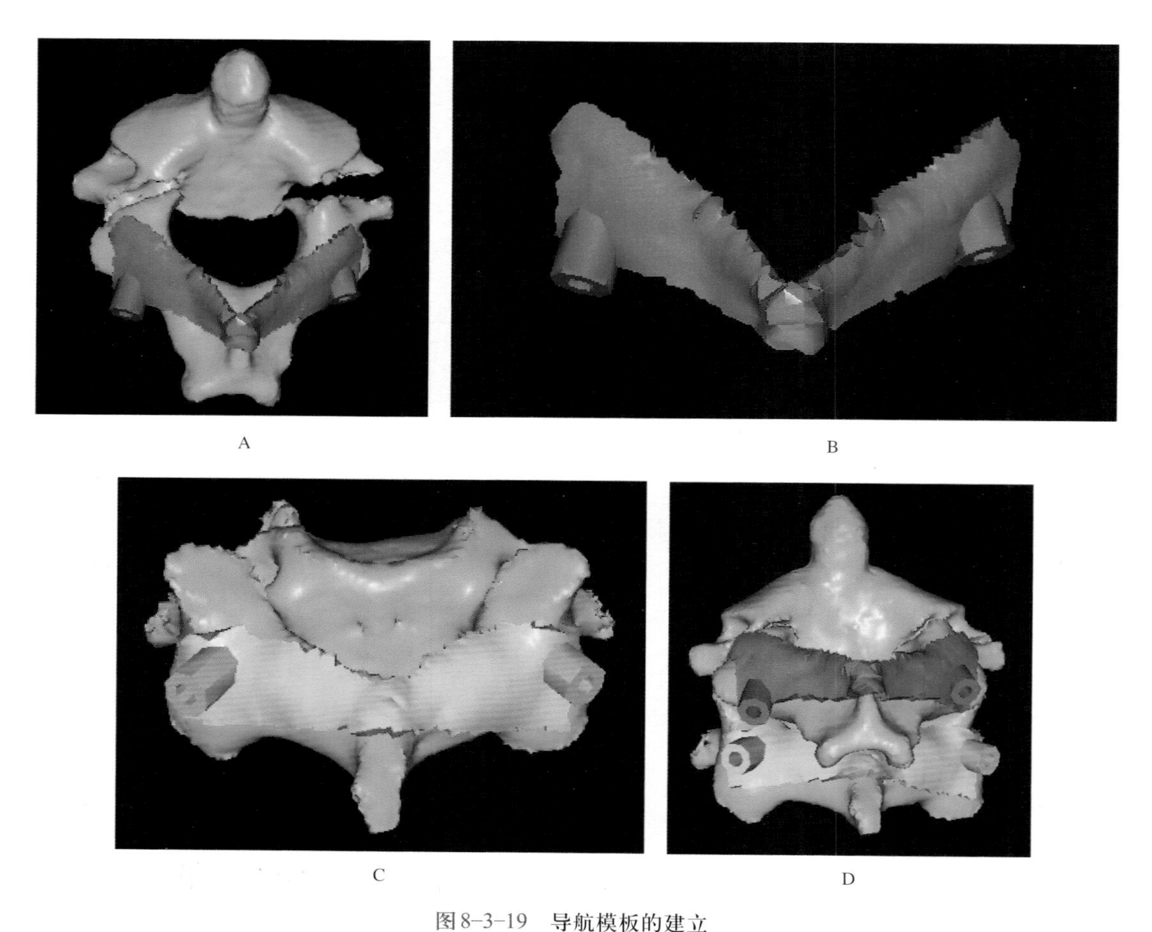

图8-3-19 导航模板的建立
A. 与椎弓根一致的导航模板和骨折的椎体三维模型。B. C2导航模板的三维模型。C. C3椎体与导航模板的三维模型。D. C2-C3椎体与相应的椎弓根导航模板

3. **导航模板的制作** 利用光敏树脂材料 (Stereocol by Avecia，Manchester，UK)，通过激光快速技术(SLA) 将Hangman骨折及C2-C3椎体的模型和椎弓根导航模板同时制作出来，体外将模板和椎体贴合，观察模板和椎体后部的贴合紧密性，同时利用克氏针进行椎弓根进针模拟，肉眼观察克氏针是否位于椎弓根内，检验模板的准确性 (图8-3-20)。

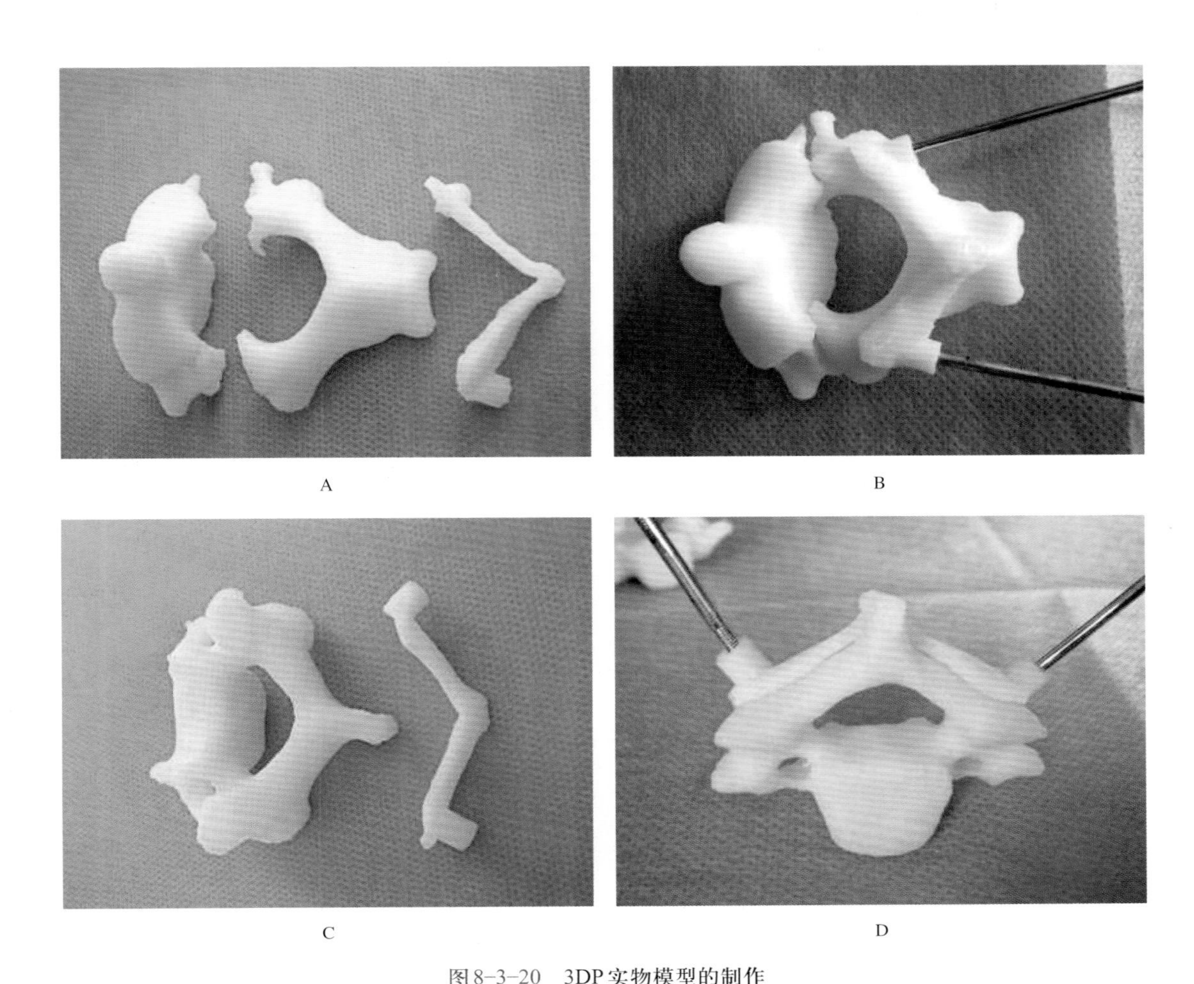

图8-3-20　3DP实物模型的制作

A、B. Hangman骨折模型及术前肉眼观察导航模板的精确性。C、D. C3椎体及导航模板的实物模型及肉眼观察导航模板的精确性

（二）临床应用

1. 椎弓根定位导航模板的术中应用　全身麻醉，患者俯卧位，后正中入路，充分显露拟手术节段后方结构至双侧小关节突外侧缘。患者后方解剖结构显露清楚后，将导航模板和定位椎体的后部椎板及棘突相贴合，然后用手钻通过导航模板的导航孔钻探椎弓根螺钉通道，置入椎弓根螺钉，C型臂透视确认椎弓根螺钉通道是否满意。所有病例均在术后进行X线片及CT扫描，观察椎弓根螺钉置入的精确性。临床观察有无相关并发症的出现。

2. 术前模拟　手术结果通过上述方法成功制作了椎弓根导航模板，3DP生产的实物骨折模型与患者的实际骨折一致，具有个体化制作的优势；通过模型可以更好地在术前了解骨折的情况及制订周全的手术方案；通过模型与患者及家属交流，患者及家属能直观地了解病情并容易理解手术的方法及可能出现的并发症，医患之间进行了很好的沟通。术前3D打印技术生产的实物导航模板和椎体后部能够紧密结合，通过导航孔钻入克氏针，肉眼观察克氏针均位于椎弓根内，未穿出椎弓根的内、外侧壁，说明设计的椎弓根导航模板具有良好的精确性。

3. 术后实际结果　我们对临床4例患者，2例行单纯C2椎弓根螺钉固定，2例行C2-C3经椎弓根系统短节段固定融合；共置入C2椎弓根螺钉8枚，C3椎弓根螺钉4枚。手术时间90 ～ 120 min，术中出血＜200 ml，未出现椎弓根螺钉置入时的并发症。术前将导航模板消毒后应用于术中，术中导航模板与暴露的椎板贴合紧密，稳定性好，所有椎弓根螺钉置入均顺利，术中和术后未出现血管和神经并发症。手术中仅需在术前及术中各透视一次，术后X线及CT随访发现椎弓根螺钉进钉部位和方向准确，长度和直径选择合适（图8-3-21）。

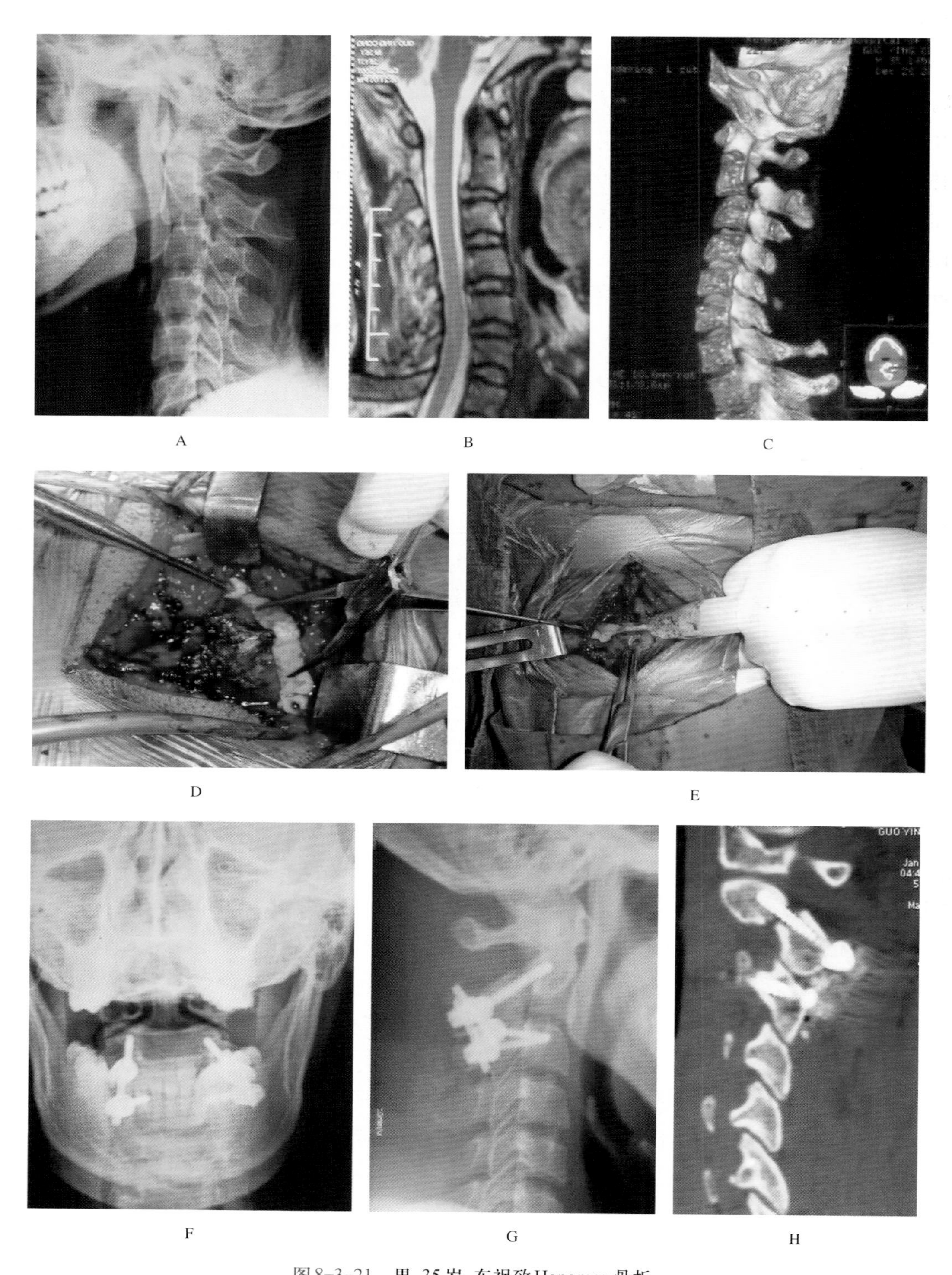

图8-3-21　男，35岁，车祸致Hangman骨折

A～C. X线片、CT、MRI显示Hangman骨折。D、E. 术中利用导航模板置入C2-C3椎弓根螺钉。F～H. 术后X线片、CT显示椎弓根位置良好

（三）对Hangman骨折手术治疗的思考

目前手术治疗Hangman骨折没有统一术式。Arand等认为前路钢板较后路椎弓根钉固定更稳定，而且在临床中所见的Hangman骨折多合并不等量的前方间盘韧带复合体损伤，因此前方固定是更为彻底及稳定的治疗方式，只有在前方间盘韧带复合体无较大损伤时后路C2椎弓根固定术才合适。Verheggen等认为除了创伤性椎间盘突出压迫脊髓外，无论有无椎间盘或前、后纵韧带损伤，皆可行后路手术。其使用后路C2椎弓根螺钉内固定治疗Ⅱ型骨折5例，ⅡA型骨折8例，Ⅲ型骨折3例，皆固定融合、改善成角畸形、保存了上颈椎旋转功能。Duggal等比较分析了前路钢板、C2椎弓根钉及C2-C3椎弓根侧块钢板内固定治疗Effendi Ⅱ型骨折的生物力学特性，发现C2椎弓根钉稳定性最差，椎弓根侧块钢板内固定稳定性最好。因此如何选择前路和后路手术仍然存在争议，但目前主要根据医师熟悉的手术方法来选择。

Hangman骨折后路手术合理选择单节段或双节段固定对远期效果有明显影响，准确判断C2-C3椎间稳定性是选择手术适应证的依据。单纯后路C2椎弓根螺钉固定，即所谓的"生理固定"，可以避免节段间融合，以减少对颈椎生物力学的干扰，本组2例患者采用了单纯的C2椎弓根螺钉内固定。ⅡA型骨折固定后稳定性较好，适合单节段C2椎弓根螺钉固定；但由于不稳定性Hangman骨折存在C2-C3椎间盘的损伤，单纯固定C2椎弓根是不牢靠的。采用后路C2-C3椎弓根螺钉短节段固定则避免了单纯C2椎弓根螺钉固定的缺点。本组2例用此方法，由于有导航模板的定位，我们对手术进行了改良，C3椎体同样选择椎弓根钉固定而不是侧块螺钉固定，将提高固定强度、有利于骨性愈合，减少远期并发症。

枢椎椎弓根固定技术近年来才逐步应用于临床，并取得了良好的效果。瞿东滨等及史峰军等的解剖学研究表明，国人采用直径3.5 mm长25 ～ 30 mm的螺钉进行C2椎弓根螺钉固定在解剖学上是可行的。Mandel等从形态学上研究了枢椎的峡部，通过CT对205例患者C2峡部进行测量，发现约有11.7%的人C2峡部冠状面横截面直径＜5 mm。因而在行后路C2椎弓根钉置入术时约有1/10的人不可避免地因为狭小的枢椎峡部而使得术中椎动脉及脊髓损伤概率增加。可见后路置钉技术因无法于直视下进行，加上解剖学的人体差异性，并发症较多。从而有学者推荐使用CT引导下的后路内固定。Taller等于CT引导下行后路C2椎弓根内固定术治疗Hangman骨折患者10例，经过平均33.3个月的随访，未出现术中或术后并发症，所有螺钉准确固定。我们通过计算机辅助个性化置钉的方法明显提高了手术中颈椎椎弓根定位的问题，减少了手术的并发症。

有报道表明，根据解剖定位置入椎弓根螺钉的误置率在20%～30%，采用影像导航技术辅助椎弓根螺钉置入，其误置率在4%以内。个体差异和性别差异导致解剖上左右两侧不完全相同，该技术的最大风险在于术中的椎动脉和脊髓损伤，减少并发症的关键在于准确的进针点和进针角度。国内在2002年将计算机导航系统应用于脊柱椎弓根的定位，应用的范围包括上颈椎、颈椎椎弓根、胸椎及腰椎等，报告的结果认为，计算机导航技术提供了以往临床经验无法比拟的准确性和多角度实时信息。但红外线导航同样具有一些缺点，如精确度不高、设备的价格昂贵、手术时间长等缺点，目前尚难以广泛推广。D'Urso等通过3DP技术制作椎体的三维实体模型在术前模拟手术的实施，进一步提高了椎弓根钉置入的精确性。

从我们设计、制作及使用模板的过程中发现，有几个环节影响模板的精确性，同时可能影响手术的准确性：

(1) 在建立椎体三维模型的过程中可能出现误差。

(2) 在模板3DP过程中，必须对椎体三维模型进行.stl格式化及切片分层处理，小三角形面片不可能完全表达实际表面信息，不可避免地产生弦差，导致截面轮廓线误差。

(3) 3DP的精度一直是设备研究和用户制作原型过程中密切关注的问题。一般来说，通过对上述环节的精度控制，目前3DP技术的变形误差基本在0.1 mm左右，完全可满足对于脊柱椎弓根定位的精度要求。

(4) 手术中需要将椎板后部的软组织剥离干净，将导航模板与定位椎体后部椎板密切贴合。如果导航模板不能和椎板后部紧密贴合将影响椎弓根钉置入的准确性。

3D打印导航模板辅助置钉技术开创了一种个体化精确定位Hangman骨折椎弓根进钉通道的方法，术前及术中确定螺钉的定位点、进钉方向及长度，为Hangman骨折后路手术提供了一种全新方法，具有操作简单、费用低、准确性高、减少放射线及便于消毒等优点，值得进一步地在临床推广应用。

七、数字化脊柱椎弓根导航模板在胸、腰椎骨折中的应用

由于脊柱各个节段椎体椎弓根的解剖结构的复杂性和变化性，给椎弓根螺钉的准确置入带来了一定困难。有报道表明，根据解剖定位置入椎弓根螺钉的误置率在20%～30%，采用影像导航技术辅助椎弓根螺钉置入，其误置率在4%以内。我国在2002年将计算机导航系统开始应用于脊柱椎弓根的定位，应用的范围包括上颈椎、颈椎椎弓根、胸椎及腰椎等，报告的结果认为，计算机导航技术提供了以往临床经验无法比拟的准确性和多角度实时信息。我们设计了一种新型的脊柱椎弓根数字化置钉导航模板，为胸、腰椎椎弓根定位提供一种新的方法，自2007年6月至12月完成6例共28枚椎弓根螺钉的置入，取得了较好的临床效果，对该技术的临床应用做一介绍。

(一) 胸、腰椎椎弓根置钉导航模板的设计和制作过程

1. CT原始数据与椎骨三维模型的建立　患者64排CT连续扫描数据集，扫描条件：电压120 kV，电流150 mA，层厚0.625 mm，512 × 512矩阵。将CT连续断层图像数据导入三维重建软件Amira 3.1，首先灰度分割提取椎骨边界轮廓信息区，然后应用区域分割再次提取椎骨信息区，采用系统默认的最佳重建模式三维重建椎体模型，以.stl格式导出模型。

2. 进针模板的建立　在UG Imageware 12.0平台打开三维重建模型，定位三维参考平面。设计椎弓根的最佳进钉钉道。提取椎板后部的解剖形态，在软件中建立与椎板后部解剖形状一致的反向模板，将模板、椎体与椎弓根钉道拟和，观察钉道与椎弓根对应的准确性。

3. 导航模板的制作　利用激光3D打印技术 (SLA) 将模型和模板同时制作出来，体外将模板和椎体贴合，进行椎弓根进针模拟，观察模板的准确性。利用Amira 3.1三维重建软件成功建立了腰椎单椎体的三维模型 (图8-3-22A)。通过RE软件Imageware 12.1确定椎弓根的最佳进钉方向 (图8-3-22 B ～ D)。将椎体的后部和椎弓根的进针通道相结合，制作了带有进针通道的反向模板 (椎弓根导航模板，图8-3-22E)，同时将导航模板和椎体相结合 (图8-3-22 F、G)。利用激光3DP技术将椎体和导航模板同时制作出来；模板和椎体的后部完全贴合。根据模板的导向置钉，具有很强的准确性。通过将制作的椎体和导航模板相贴合，利用导航孔置入克氏针。证实了导航模板的准确性 (图8-3-22 H)。从CT扫描、椎弓根导航模板的设计到实物模型的制作，需要3天的时间。

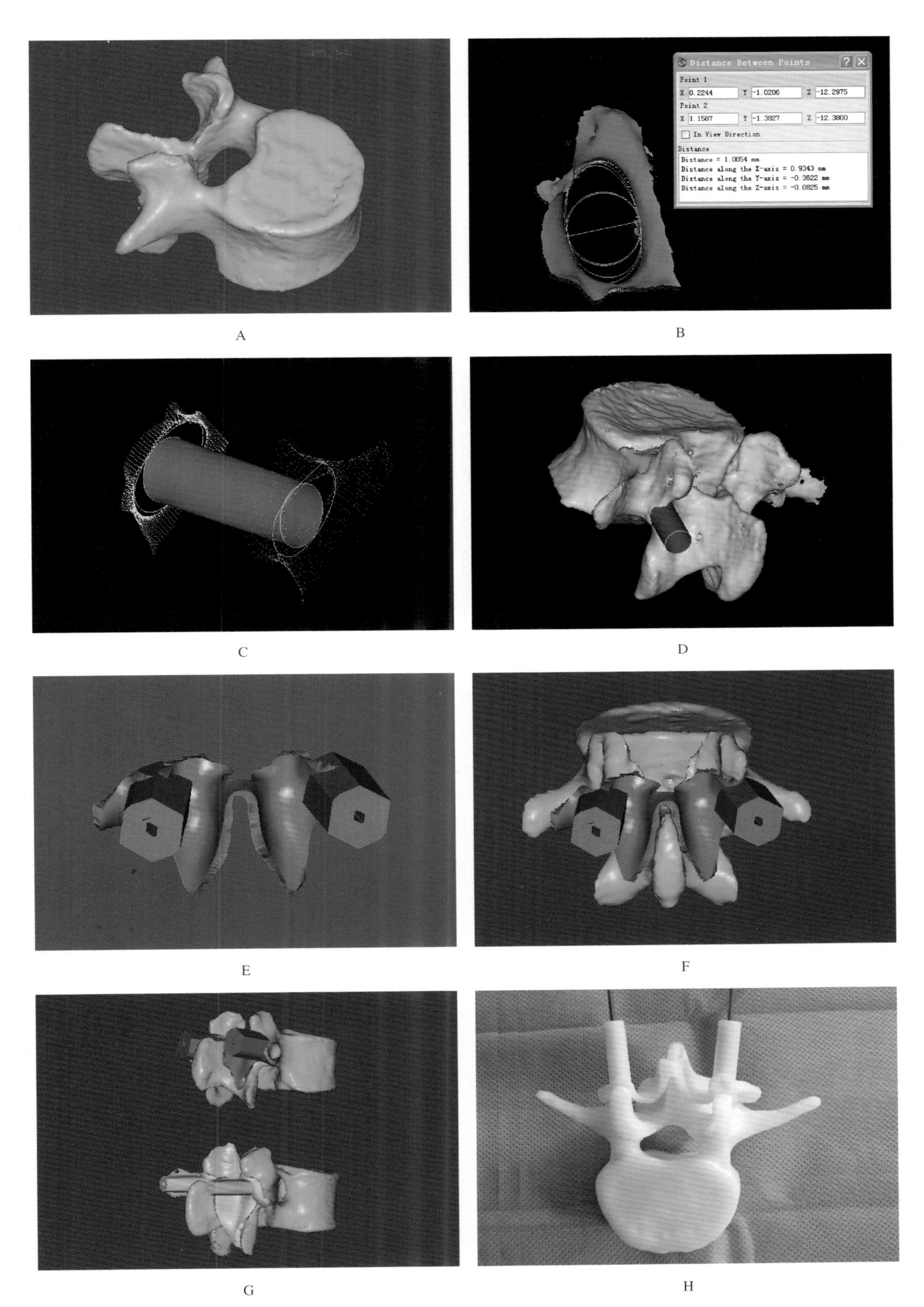

图8-3-22　**导航模板的设计及制作**

A. 单椎体的重建。B. 椎弓根投影的内切圆。C. 椎弓根投影的最佳进钉通道。D. 椎弓根进钉通道。E. 导航模板的三维模型。F、G. 导航模板和椎体具有精确的贴合性。H. 椎体和导航模板的实物模型

（二）临床应用

6例患者，置入胸、腰椎椎弓根螺钉28枚，未出现椎弓根螺钉置入时的并发症。术中仅需手术完成后透视1次，透视次数较常规手术明显减少。所有椎弓根螺钉置入顺利。所有病例术中和术后未出现血管和神经并发症。术后X线随访发现椎弓根螺钉进钉部位和方向准确，长度和直径选择合适（图8-3-23）。

（三）胸、腰椎骨折椎弓根螺钉内固定手术

椎弓根螺钉固定是治疗脊柱不稳定的有效方法，在胸、腰椎中广泛应用。椎弓根螺钉置入技术研究已有很多，它们主要集中在螺钉置入的安全性，因此如何安全有效地置入螺钉一直是基础和临床应用研究十分关注的课题。

胸、腰椎椎弓根螺钉内固定方法目前主要有徒手法、漏斗法（椎板开窗法）、C型臂透视辅助法、导航法等。对于几种方法的准确性，许多学者进行了对比性研究。Karim等采用徒手法和椎板开窗法在L1 ～ L3椎体置入椎弓根螺钉各24枚（两组共48枚螺钉），术后CT扫描证实所有螺钉均在椎弓根皮质内，作者比较后认为徒手法椎弓根螺钉固定更接近理想的椎弓根解剖轴线。Carbone等应用C型臂透视辅助法治疗41例胸、腰椎外伤患者，共置入椎弓根螺钉252枚，术后CT扫描22例患者（126枚螺钉），椎弓根皮质穿破率为12.7%，椎体前方穿破率为5.6%，无神经、血管损伤等并发症。Lim等报道，应用导航法对融合的腰椎椎体进行椎弓根螺钉固定，术后CT扫描了35例患者（231枚椎弓根螺钉），其中置入腰椎的椎弓根螺钉122枚，椎弓根皮质穿破率为4.1%，无因椎弓根螺钉位置不良引起的神经并发症发生，作者认为，采用导航法可显著提高腰椎融合椎体的置钉准确率。Austin等分别采用漏斗法、C型臂透视导航法和CT导航法三种方法在椎体（T6 ～ S1）行椎弓根螺钉固定，结果漏斗法在融合与非融合椎体椎弓根皮质穿破率分别为21.43%和14.29%，C型臂透视导航法在融合与非融合椎体椎弓根皮质穿破率分别为8.33%和10%，CT导航法在椎体椎弓根皮质穿破率为6.25%，在融合椎体椎弓根置钉准确率为100%。作者认为，导航法可显著提高胸、腰、骶椎椎弓根螺钉置钉准确率，尤其是采用CT导航法，在脊椎关节有病变而造成的局部解剖关系不清楚的病例中特别有价值。Sagi等将徒手法、C型臂透视辅助法与电磁导航法在新鲜尸体模型上进行了对比研究，他将16具新鲜尸体分成3组，共在L1 ～ L5椎体置入椎弓根螺钉140枚，结果徒手法置钉准确率为83%，C型臂透视辅助法置钉准确率为78%，导航法置钉准确率为95%，3组严重椎弓根皮质穿孔率分别为15%、22%、5%，C型臂透视辅助法皮质穿破距离为3.8 mm，电磁导航法皮质穿破平均距离为1.8 mm，作者认为，电磁导航可显著提高椎弓根螺钉置钉准确率和安全性，减少神经损伤风险，但并不能减少放射线暴露时间及缩短置钉手术时间。通过这些作者的试验可以看出导航法较以往的各种方法的准确性有了较大的提高，充分说明了计算机辅助的导航技术是未来椎弓根螺钉精确定位的方向，同时为我们发展数字化导航模板提供了信心。

在模板的设计中为了增加模板的准确性，定位需要暴露棘突，采用一个模板定位双侧椎弓根，此时需要将棘上韧带和棘间韧带切开，减少了脊柱稳定性。在后期的设计中单侧模板置入椎弓根钉，不需要将棘上韧带和棘间韧带切开即可进行椎弓根的定位，临床结果发现两种方法的准确性相当。由于在制作导航模板时采用了单椎体定位的方法，体现了个体化的原则，不会因为术中体位的变化而导致定位失败，术中可以任意地改变患者的体位。在手术时减少了透视的时间和射线量，早期使用中由于需要验证方法的准确性，在置入时同时需要透视，后期只需在椎弓根内固定完成后透视一次即可，所以极大地提高了手术的准确性，减少了手术时间和放射量。

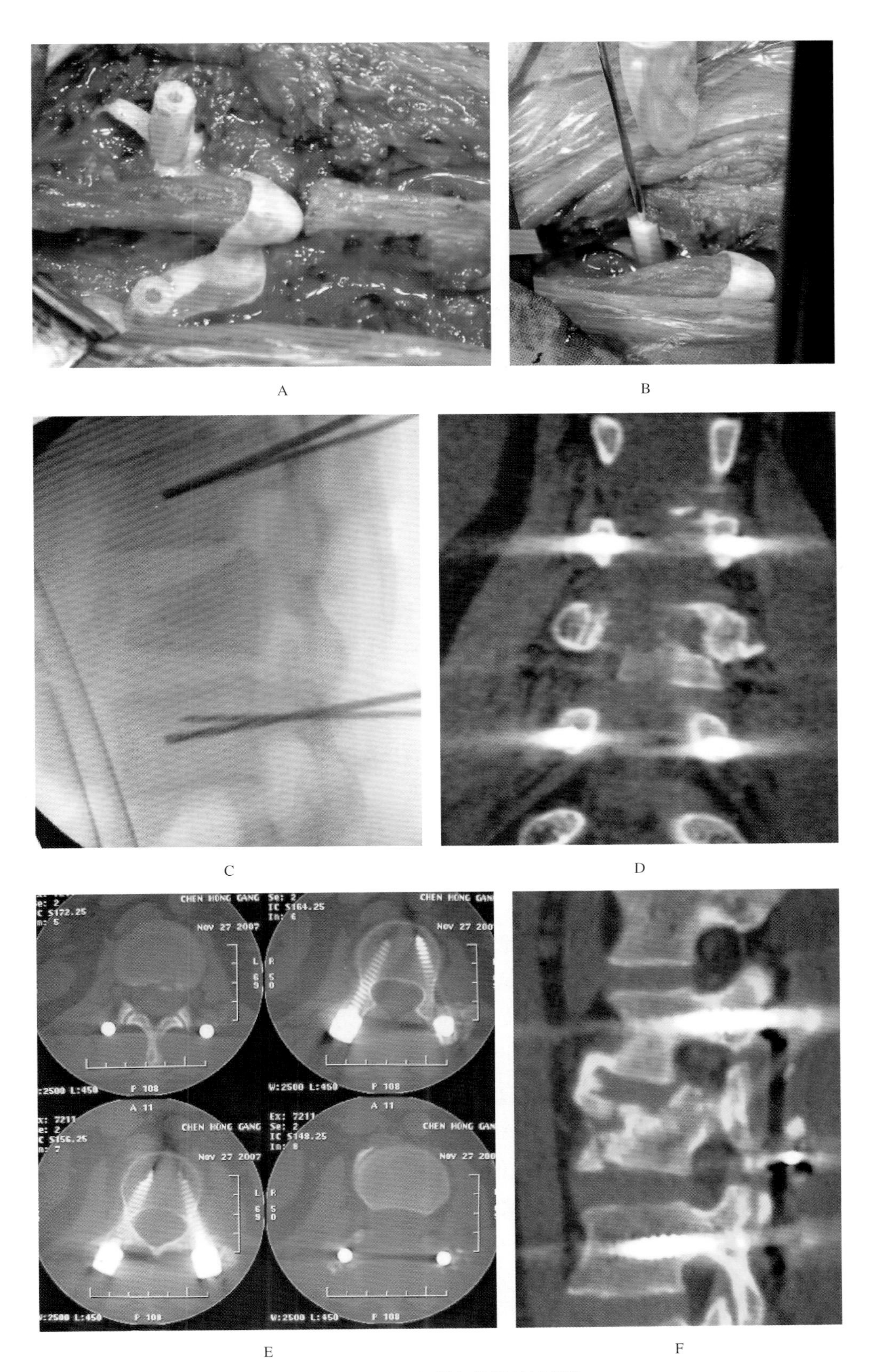

图 8-3-23 **导航模板的设计及制作**

A、B. 术中利用导航模板定位椎弓根。C. 术中透视见椎弓根螺钉的位置准确可靠。D ~ F. 术后 CT 扫描显示椎弓根螺钉位置准确

3D打印导航模板的建立，为胸、腰椎椎弓根内固定定位提供了一种新方法，该方法以全新的理论为骨科导航做了初步的尝试，目前的结果是鼓舞人心的，值得在临床的进一步推广应用，下一步需要前瞻性的对照实验来验证该方法的准确性。

八、3D打印技术在脊柱外科中的其他应用

前面介绍了3D打印导航模板在辅助椎弓根螺钉置入技术中的应用，该技术被广泛应用于临床实践，3D打印技术除了在置钉领域应用外，在对脊柱外科复杂疾病的诊断、个性化支具的定制、临床教学、医患沟通以及个体化高精度手术方案的制订等方面的应用对于教学和临床工作提供了很大帮助。

（一）脊柱外科复杂疾病的诊断

脊柱解剖结构复杂，伴有脊髓、神经等重要组织结构毗邻，在面对复杂的脊柱疾病时，如脊柱畸形、复杂的脊柱创伤以及复杂脊柱骨折的分型、脊柱侧弯的分型、脊柱肿瘤的鉴别等，由于传统影像学检查无法提供精准的三维解剖关系，通过传统的影像学资料，医师可能会得出片面的结论，将直接影响疾病的准确诊断，且容易造成漏诊、误诊、疾病诊断的不全或不明确，从而影响疾病的治疗方案、疗效以及预后恢复。而3D打印技术的出现为复杂疾病的诊断提供了一个新的诊断依据。通过3D打印技术来重建脊柱三维解剖结构，直观地显示病变椎体、变异椎体或损伤椎体的部位、范围及局部解剖，从而显著提高了疾病的诊疗质量。

与传统的X线片、CT、MRI等医学影像学资料相比，3D打印实体模型可以提供更加详细、直观、立体、现实的解剖学信息。医师可以更加直观地观察、分析脊柱解剖结构，从而极大地提高临床医师对复杂脊柱疾病空间解剖结构的理解，从而更加精确地为疾病做出诊断。减少复杂疾病的漏诊和误诊，明显提高患者的诊疗质量。

（二）3D打印支具治疗脊柱侧弯的报道

矫形支具广泛应用于骨科领域，尤其在青少年脊柱畸形方面；目前我国青少年脊柱侧凸患病率在0.61%～2.4%。绝大多数的脊柱侧凸，特别是占90%以上的特发性脊柱侧凸不是一开始畸形就很严重，它有一个较长的发展过程。许多资料表明：支具治疗可有效地控制早期脊柱侧凸的发展，特别是对轻型特发性侧凸，可以避免手术或减轻手术患者侧凸的严重程度。支具治疗脊柱侧凸可以追溯到16世纪。从1915年开展手术治疗脊柱侧凸后，支具治疗应用越来越少，直到20世纪中叶，因为脊柱手术后并发症较多，支具治疗才重新引起人们的重视。Lonstein和Winter首先报告1 020例接受Milwaukee支具治疗的脊柱侧凸患者的随访结果，以该作者对同一医院的729例该病患者的自然病程研究做对照，结果显示支具治疗可明显阻止脊柱侧凸的进展，提示许多患者经支具治疗后可以避免手术。1995年，Fernandez-Filiberti等观察了54例顺应性良好的支具治疗患者和47例未予任何治疗的患者，两组在年龄、性别及脊柱侧凸程度等方面均具有可比性，后者在手术治疗率和侧凸曲率加重方面均3倍于支具治疗组。导致支具治疗失败的原因常常是支具设计不当、间歇佩戴及治疗时机过晚。

传统支具由于支具尺寸过大，不易遮掩，导致患者心理压力较大；支具每天必须要穿戴20 h以上、塑料支具不透气、夏天穿支具非常热等原因导致患者的依从性普遍较低。据报道，我国一些支具矫形中心通过引进一种小巧、隐蔽的德国支具，提高了支具的舒适性，孩子非常容易接受。相比老式色努支具，德

国支具非常容易遮掩。然而这种支具也同样存在弊端，该支具有轻便、容易加工的特点，但是透气方面又要大打折扣。该矫形中心结合3D打印技术，通过不断研制，终于设计并打印出了国内第一套脊柱侧弯支具。3D打印可以进行镂空设计，自然支具的透气性就达到最佳，而且，看起来更加时尚。

3D打印技术联合生物力学分析技术，可以个体化定制脊柱支具，在青少年脊柱侧弯矫形应用中获得了满意的效果，较传统支具其优点包括：① 材料选择的多样性，可以根据不同的治疗目的及患者的要求选择不同的制作材料。② 能够快速制作，简便易成型。③ 符合人体工学特点，轻便、舒适、合体。④ 联合生物力学软件分析可以得到更加符合生物力学的支具。⑤ 可以个体化定制，而有研究表明个体化截瘫支具对患者的日常生活活动能力及步行能力的改善有重要意义。舒适的个体化支具能够更好地帮助患者早日恢复健康状态。

（三）临床教学与医患沟通

3D打印技术可以重现脊柱外科相关疾病的重要解剖学特点，从而为临床教学及医患沟通提供直观、立体、典型的3D打印实物模型，帮助学生更好地理解脊柱外科相关疾病的解剖结构及发病机制，帮助患者及家属更好地了解所患疾病。

脊柱解剖因其形态结构复杂、部位深在，处于教师难教、学生难学的境地。传统教学方式相对抽象，而根据影像学资料，运用3D打印技术打印的实体模型则能够在体外再现脊柱的三维形态及特定的断层结构，为临床教学提供更为直观的三维图像信息，从而提高学生对脊柱解剖结构的理解及记忆。有研究表明，3D打印实物模型教学能够帮助学生更好地理解复杂解剖结构，提高教学质量。

脊柱外科相关疾病因其特殊结构、部位、发病机制，概念相对抽象，学生不易理解；并且病因复杂，涉及的解剖学、骨科生物力学等学科内容广泛，学生掌握较难。与传统教学方法的单纯平面结构图相比，3D打印实物模型具有真实、客观、立体、生动、直观、感性的解剖学特点，可以将原本难以理解的具有复杂解剖特点的脊柱外科相关疾病，形象、直观、立体地呈现于学生面前，使学生对脊柱的立体结构、病理、疾病分型及治疗方法的理解更加容易。

3D打印技术可以在体外再现患者病变区的解剖结构，有利于医师之间以及医师与患者及家属之间的交流，医师可以借助于患者自己的解剖模型，为其及家属指出关键的区域和解剖特点，增加患者及家属对所患疾病的理解和认识。医师可以借助相关模型向患者及家属交代手术风险及术后的相关并发症，从而使患者及家属更加了解相关疾病术语，提高患者及家属对该疾病的认识，方便医患沟通，增加医患之间的互信，降低医疗纠纷的发生。

（四）个体化高精度的手术方案的制订

与传统的术前规划相比，3D打印技术可以客观、立体、生动、直观、感性地打印出1∶1的实物模型，并可以根据术者的需要打印不同的切面，更好地观察特定区域的解剖特点，制订更加精准的个体化的手术方案，并可以在3D打印模型上进行预定手术的模拟操作，增加手术的熟练度，明显缩短手术所需的时间，减少医师和患者放射线的暴露时间和剂量，提高手术的可对比性和相对同一性，并还可以制作一些个体化的手术器械，辅助手术的快速完成。其中包括3D导板模板辅助椎弓根螺钉精准置钉、截骨导板辅助截骨减压范围的精确划定及个体化内植物的定制。

1. 3D导板模板辅助椎弓根螺钉精准置钉　该方法能够准确迅速定位，减少术中过度剥离，降低置钉难度，提高置钉的准确率，缩短手术时间，降低手术风险，减少术中出血及手术人员和患者放射线暴露的剂量，同时也不受患者体位变化的影响。前面已做详细介绍。

2. 截骨导板辅助截骨减压范围的精确划定 脊柱后路减压、开窗及复杂脊柱畸形矫形等手术都需要截骨。传统的术前规划，术者对截骨范围的设计大多是通过术前影像学资料以及计算机软件测量设计并进行修复方案模拟来实现的，相对而言截骨范围的确定还不够精确。再加上脊柱本身解剖结构复杂，存在一定的个体差异，而脊柱畸形常常涉及多种解剖结构的变异，如有椎弓根缺如、椎体旋转，脊柱侧弯、脊柱后凸，甚至椎体分节不全等畸形，解剖结构及解剖标志严重变异，而脊柱又毗邻脊髓神经等重要组织结构，运用传统的术前规划方法，术者很难获得术区直观的三维解剖信息，而造成截骨线的设计精确性较低。截骨线的划定，需要综合考虑脊柱矢状位及冠状位的平衡、脊髓神经的松弛程度有无序列堆积及过度牵拉、椎前血管顺应性、肌肉的牵拉程度、心肺功能的影响程度等因素。截骨或减压范围过小，无法达到改善外观畸形、恢复脊柱平衡、解除神经受压的目的；截骨或减压范围过大，容易破坏脊柱结构的稳定性，更加容易造成神经功能的损害。因此精确的截骨范围是手术疗效的关键保证。

3D打印技术可以重现脊柱病变区的解剖结构，从而为截骨线的设计提供直观、立体、感性的实物模型，帮助医师设计更加科学严谨的截骨线。另外，3D打印技术可以设计个体化的截骨导板，术者在导板的指引下能够更加准确地完成截骨，显著提高了修复手术的精确性，实现了脊柱截骨、减压、开窗手术从经验论到数字化的转化，并简化了术式，制订的标准化治疗模式对临床工作具有重大的指导意义。

3. 个体化内植物的定制 3D打印技术还可应用于脊柱外科内植物的个体化定制，即术者根据患者实际情况定制个体化的内植物，以满足解剖学、人体工程学、生物力学等不同方面的特殊要求。如椎间隙很宽、较小的儿童，造成患者所需内植物太大或太小，或需要与患者局部解剖结构更为贴附的内植物以提高手术疗效，在这些特殊情况下则需要定制个体化的内植物，3D打印技术可以满足定制个体化内植物多样性、复杂性和快速性的要求。

通过前期对孔隙金属进行的大量临床研究，其成果表明骨可以长入金属孔隙中，并且可以增强内植物的强度。以前我们在临床上使用的钛网，有一个明显的缺陷是，随着骨的生长，钛网容易卡到骨里，造成塌陷。而如果用3D技术，根据患者上、下椎体结构设计并生产出一个和骨面完全贴合的孔隙结构的内植物，这样接触面骨骼的压强就会减小，不但不会卡到骨里，还可以让骨顺着孔隙生长。

据报道，2014年12月10日，浙江大学第一附属医院利用3D激光打印技术制成的钛合金人工椎体完成首例人工椎体置换手术。据介绍，患者是杭州一所大学的大四学生，在浙江大学第一附属医院骨科进行就诊时发现患有“骨化性纤维瘤”，其T10、T11已经遭到明显的侵蚀性破坏，并出现了病理性骨折，经专家讨论决定采用3D激光打印技术，免费量身定做个性化的钛合金人工椎体，并实施手术置换，患者术后恢复情况良好。

利用3D打印技术，按照1 ∶ 1的比例定制的个体化人工椎体，在手术过程中不仅可以大大节省手术时间，减少出血和创口暴露时间，而且3D打印的人工椎体更坚固，能与人体组织很好地融合。

此外，中国科学院金属研究所沈阳材料科学国家（联合）实验室工程合金研究部与国内医疗机构合作，在钛合金3D打印技术应用于医疗领域取得阶段性成果。其团队与山东威高骨科材料有限公司合作设计制备出具有骨小梁结构的多孔钛合金颈椎融合器和腰椎融合器，该产品具有兼顾力学性能和生物相容性的特点，是一种治愈颈椎和腰椎疾病的理想产品，目前该产品已获取国家医疗器械质量监督检验中心检验合格报告，该产品正处于临床试验阶段。

3D打印是将三维CAD模型按设定厚度切片分层，将一个三维文件切分成若干具有一定厚度的二维图形，将这些二维信息输入控制计算机后，驱动高能电子束按照规划好的路径扫描粉末床上的粉末，熔化粉末成为实体，重复这个过程来制造研究人员设计的复杂部件。这一技术在脊柱骨肿瘤治疗等骨科领域具有独特的技术优势，可以针对不同患者的骨骼差异性为其量身定制最适合的替代物模型，利用3D打印技术在短时间内为患者快速制造出最合适的替代物，成本和制造周期均大幅降低，从数据采集、加工制造到手术植入患者体内可以在3～4天内完成全部工作，有效避免传统的骨骼替代物制造过程复杂、成本高、耗费时间长、替代物与患者不匹配的风险。

九、3D打印技术在脊柱外科应用的前景

随着医学影像学、数字化医学、组织细胞培养技术和新材料技术的快速发展，3D打印技术在脊柱外科领域的应用必将会进一步深入。3D打印技术在解决临床上椎弓根螺钉置入盲目性，个体化高精度的手术方案的制订既能明显提高手术的成功率、缩短手术时间、提高手术的精确性，又能有效地减少手术并发症的发生。利用3D打印技术打印脊柱局部的三维解剖结构，辅助脊柱外科相关疾病的精确诊断、提高医患沟通和教学的效果、术中多样式钉道导板定制、个体化定制脊柱支具等将逐步推广，3D打印个体化内植物也将进入临床应用，在今后的发展中具有重要的临床价值。

随着新材料的快速发展，通过3D打印技术可以制作结构复杂的骨组织工程支架，以及人工骨骼、椎体。3D打印技术不仅可以满足患者个体化定制的需求，而且可根据需要设定特定的孔隙率、交联，使其有利于细胞的长入，并可以完美匹配支架的降解速度与成骨的速度。理想的骨组织工程支架不仅要具备能够满足细胞长入、完美匹配缺损骨组织结构的多孔结构，还应具有良好的机械强度。3D打印技术还可以实现通过改良支架的内部结构特征增强支架的机械性能。Zhao等以左旋聚乳酸粉末以及左氧氟沙星和妥布霉素为原料，应用3D打印技术成功制备出多药控释型载药人工骨。随着3D打印技术在组织工程领域的应用，活细胞也作为打印材料的一部分，在制备组织工程支架的同时被一同打印出来。在不久的将来，利用细胞打印骨组织修复脊柱缺损病变骨组织将成为一种革命性的突破。

（陆　声　赵永辉　罗浩天）

参考文献

[1] 王雪莹.3D打印技术与产业的发展及前景分析 [J].中国高新技术企业，2012，26：3–5.

[2] 刘厚才，莫健华，刘海涛.三维打印快速成形技术及其应用用 [J].机械科学与技术，2008，9：1185–1189.

[3] 陈步庆，林柳兰，陆齐，等.三维打印技术及系统研究田 [J].机电一体化，2005，4：13–15.

[4] 吕东旭.3D打印的特点及应用简析 [J].科建园地，2013：251.

[5] 尹庆水，张莹，王成焘，等.临床数字骨科学 [M].北京：人民军医出版社，2011.

[6] Guarino J, Tennyson S, McCain G, et al. Rapid prototyping technology for surgeries of the pediatric spine and pelvis benefits analysis [J]. Pediat Orthop, 2007, 8: 955–960.

[7] Cartiaux O, Paul L, Bernard G, et al. Improved accuracy with 3D planning and patient-specific instruments during simulated pelvicbone tumor surgery [J]. Annals Biom Eng, 2014, 1: 205–213.

[8] Faur C, Crainic N, Sticlaru C. Rapid prototyping technique in the preoperative planning for total hip arthroplasty with custom femoral components [J]. Wien Klin Wochenschr, 2013, 5–6: 144–149.

[9] 丁焕文，沈健坚，涂强，等.计算机辅助技术在骨关节疾病中的应用 [J].中国组织工程研究与临床康复，2011，17：3113–3118.

[10] Kataoka T, Oka K, Miyake J, et al. 3–Dimensional prebent plate fixation in corrective osteotomy of malunited upper extremity fractures using a real-sized plastic bone model prepared by preoperative computer simulation [J]. J Hand Surg Am 2013, 5: 909–919.

[11] Tricot M, Duy KT, Docquier P L. 3D-corrective osteotomy using surgical guides for posttraumatic distal humeral deformity [J]. Acta Orthop Belg, 2012, 4: 538–542.
[12] Nancy Owano. Organovo to Offer Preclinical Drug Tests Based on 3–D Liver Tissue [EB/OL]. (2014–08–13) [2014–11–27]. http://www.xconomy.com/san-diego/2014/08/13/organovo-to-offer-preclinical-drug-tests-based-on-3-d-liver-tissue/#.
[13] Ben Coxworth. Functional Three-Dimensional Human Liver Tissue Created with 3D Bio-Printer [EB/OL]. (2013–04–24) [2014–11–27]. http://medicalxpress.com/news/2013-04-or-ganovo-ability-3d-human-liver.html.
[14] DesRochers T M, Suter L, Roth A, et al. Correction: Bioengineered 3D Human Kidney Tissue, a Platform for the Determination of Nephrotoxicity [J]. PLoS One, 2013, 8(3): e59219.
[15] Cartié D D R, Dell'Anno G, Poulin E, et al. 3D reinforcement of stiffener-to-skin T-joints by Z-pinning and tufting [J]. Engineering Fracture Mechanics, 2006, 73(16): 2532–2540.
[16] Jackson J P, Waugh W. Tibial osteotomy for osteoarthritis of the knee [J]. J Bone Joint Surg Br, 1961, 43 B(4): 746.
[17] 高石军，邵德成，陆搏，等.关节镜下清理胫骨高位截骨骑缝钉固定术治疗膝骨关节炎 [J].中国矫形外科杂志，2006，14(3)：192–195.
[18] Hsu R W, Himeno S, Coventry M B, et al. Normal axial alignment of the lower extremity and load-bearing distribution at the knee [J]. Clin Orthop Relat Res, 1990, 255: 215–227.
[19] Poignard, M D, Lachaniette F, Amzallag J, et al. Revisiting high tibial osteotomy: fifty years of experience with the opening-wedge technique [J]. J Bone Joint Surg Am, 2010, 85(2): 187–195.
[20] Marti C B, Gautier E, Wachtl S W, et al. Accuracy of frontal and sagittal plane correction in open-wedge high tibial osteotomy [J]. Arthroscopy, 2004, 20(4): 366–372.
[21] Choi H R, HaSegawa Y, Kondo S, et al. High tibial osteotomy for varus gonarthresis: a 10 to 24 year follow up study [J]. J Orthop Sci, 2001, 6(6): 493–497.
[22] 张元智，陆声，杨勇，等.骶骨骨折手术导航模板的设计与临床应用 [J].中华创伤骨科杂志，2009，11(4)：334–337.
[23] 张元智，李严兵，陆声，等.数字化技术设计椎弓根固定定位导航模板 [J].中华创伤骨科杂志，2008，10(2)：116–119.
[24] Lu S, Xu Y Q, Zhang Y Z, et al. A novel computer-assisted drill guide template for lumbar pedicle screw placement: a cadaveric and clinical study [J]. Int J Med Robot, 2009, 5(2): 184–191.
[25] 陆声，徐永清，张元智，等.计算机辅助导航模板在下颈椎椎弓根定位中的临床应用 [J].中华骨科杂志，2008，28(12)：1002–1007.
[26] Mckoy B E, Bensen C V, Hartsock L A. Fractures about the shoulder: conservative management [J]. Orthop Clin North Am, 2000, 31: 205–216.
[27] Neer C S 2nd. Articular replacement for the humeral head [J]. J Bone Joint surg(Am), 1955, 37: 215–228.
[28] 杨卫良，徐佳元，祁全，等.肩关节置换术的研究现状与进展 [J].中国矫形外科杂志，2010，18：1085–1087.
[29] 付中国，朱前拯.肩关节置换术治疗肱骨近端骨折研究进展 [J].中华骨科杂志，2007，27：783–785.
[30] Bishop J Y, Flatow E L. Humeral head replacement versus total shoulder arthoplasty: Clinical outcomes-A review [J]. J Shoulder Elbow Surg, 2005, 14: 141–146.
[31] 芦浩，付中国，张殿英，等.肱骨近端骨折肩关节置换术中假体高度确定的解剖学研究 [J].中华创伤骨科杂志，2010，12：775–778.
[32] 徐万鹏，冯传汉.骨科肿瘤学 [M].北京：人民军医出版社，2001：537–580.
[33] Hillmann A, Hoffmann C, Gosheger G, et al. Tumors of the pelvis: complications after reconstruction [J]. Arch Orthop Trauma Surg, 2003, 123(7): 340–344.
[34] Wong K C, Kumta S M, Chiu K H, et al. Computer assisted pelvic tumor resection and reconstruction with a custom-made prosthesis using an innovative adaptation and its validation [J]. Comput Aided Surg, 2007, 12(4): 225–232.
[35] Green G V, Berend K R, Berend M E, et al. The effects of varus tibial alignment on proximal tibial surface strain in total knee arthroplasty: the posteromedial hot spot [J]. J Arthroplasty, 2002, 17(8): 1033–1039.
[36] Nunley R M, Ellison B S, Zhu J, et al. Do patient-specific guides improve coronal alignment in total knee arthroplasty? [J]. Clin Orthop Relat Res, 2012, 470(3): 895–902.
[37] Bali K, Walker P, Bruce W. Custom-fit total knee arthroplasty: our initial experience in 32 knees [J]. J Arthroplasty, 2012, 27(6): 1149–1154.
[38] Noble J W, Moore C A, Liu N. The value of patient-matched instrumentation in total knee arthroplasty [J]. J Arthroplasty, 2012, 27(1): 153–155.
[39] 黄美贤，罗吉伟，胡罢生，等.三维螺旋CT重建股骨远端旋转力线的测量 [J].中国临床解剖学杂志，2008，26(1)：62–64.
[40] Lu S, Xu Y Q, Chen G P, et al. Efficacy and accuracy of a novel rapid prototyping drill template for cervical pedicle screw

placement [J]. Comput Aided Surg, 2011, 16(5): 240–248.
[41] Fu M, Lin L, Kong X, et al. Construction and accuracy assessment of patient-specific biocompatible drill template for cervical anterior transpedicular screw (ATPS) insertion: An in vitro study [J]. PLoS One, 2013, 8(1): e53580.
[42] Briffa N, Pearce R, Hill A M, et al.Outcomes of acetabular fracture fixation with ten years follow-up [J]. J Bone Joint Surg Br, 2011, 93(2): 229–236.
[43] 宋军，梅益彰，吴增城，等.复杂髋臼骨折复位及内固定的数字技术模拟研究 [J].中国临床解剖学杂志，2013，31(4)：393–396.
[44] 马立敏，张余，周烨，等.3D打印技术在股骨远端骨肿瘤的应用 [J].中国数字医学，2013，8(8)：70–72.
[45] Silva D N, Gerhardt de Oliveira M, Meurer E, et al. Dimensional error in selective laser sintering and 3D-printing of models for craniomaxillary anatomy reconstruction [J]. Craniomaxillofac Surg, 2008, 36(8): 443–449.
[46] 何俊杰，周倬瑜，谭三元，等. 计算机辅助3D打印在骨盆骨折个性化诊疗方案中的应用 [J]. 现代诊断与治疗，2015，26(12)：2724–2725.
[47] Sun W, Starly B, Darling A, et al.Computer-Aided Tissue Engineering, Part Ⅱ：Application to biomimetic modeling and design of tissue scaffolds [J]. J Biotechnology and Applied Biochemistry, 2004, 39(1): 49–58.
[48] Tarafder S, Davies N M, Bandyopadhyay A. 3D printed tricalcium phosphate scaffolds: effect of SrO and MgO doping on in vivo osteogenesis in a rat distal femoral defect model [J]. Biomater Sci, 2013, 12: 1250–1259.
[49] Son J, Kim G.Three-dimensional plotter technology for fabricating polymeric scaffolds with micro-grooved surfaces [J]. J Biomater Sci Polym Ed, 2009, 14: 2089–2101.
[50] Meseguer-lmo L, Vicente-Ortega V, Alcaraz-Baos M. In vivo behavior of Si hydroxyapatite/polycaprolactone/DMB scaffolds fabricated by 3D printing [J]. J Biom Mater Res, 2013, 7: 2038–2048.
[51] 孙梁，熊卓.快速成型聚乳酸–聚羟乙酸，磷酸三钙支架修复兔桡骨缺 [J].中国组织工程研究与临床康复，2011，12：2091–2094.
[52] 夏虹，刘景发.上颈椎手术的早期并发症 [J].中华骨科杂志，2002，22(5)：296–299.
[53] Lim M R, Girardi F P, Yoon S C, et al. Accuracy of computerized frameless stereotactic image-guided pedicle screw placement into previously fused lumbar spines [J]. Spine, 2005, 30: 1793–1798.
[54] Steven C, Ludwig M D, Joseph M, et al. Cervical pedical screws: comparative accuracy of two insertion techniques [J]. Spine, 2000, 25: 2675–2681.
[55] PS D'Urso, OD Williamson, RG Thompson. Biomodeling as an aid to spinal instrumentation [J]. Spine, 2005, 30: 2841–2845.
[56] van Dijk M, Smit T H, Jiya T U, et al. Polyurethane real-size models used in planning complex spinal surgery [J]. Spine, 2001, 26: 1920–1926.
[57] Radermacher K, Portheine F, Anton M, et al. Computer assisted orthopaedic surgery with image based individual templates [J]. Clin Orthop Relat Res, 1998, 354: 28–38.
[58] Berry E, Cuppone M, Porada S, et al. Personalised image-based templates for intra-operative guidance [J]. Proc Inst Mech Eng, 2005, 219: 111–118.
[59] Goffin J, Van Brussel K, Martens K, et al. Three-dimensional computed tomography-based, personalized drill guide for posterior cervical stabilization at C1–C2 [J]. Spine, 2001, 26: 1343–1347.
[60] Owen B D, Christensen G E, Reinhardt J M, et al. Rapid prototype patient-specific drill template for cervical pedicle screw placement [J]. Comput Aided Surg, 2007, 12: 303–308.
[61] Wu Z X, Huang L Y, Sang H X, et al. Accuracy and safety assessment of pedicle screw placement using the rapid prototyping technique in severe congenital scoliosis [J]. J Spinal Disord Tech, 2011, 24(7): 444–450.
[62] M Neo, T Sakamoto, S Fujibayashi. The clinical risk of vertebral artery injury from cervical pedicle screws inserted in degenerative vertebrae [J]. Spine, 2005, 30: 2800–2805.
[63] Abumi K, Itoh H, Taneichi H, et al. Thranspedicular screw fixation for traumatic lesions of the middle and lower cervical spine description of the techniques and preliminary report [J]. J Spinal Disord, 1994, 7: 19–28.
[64] Ludwig S C, Kramer D L, Balderston R A, et al. Placement of pedicle screws in the human cadaveric cervical spine: comparative accuracy of three techniques [J]. Spine, 2000, 25: 1655–1667.
[65] Kotani Y, Abumi K, Ito M, et al. Improved accuracy of computer-assisted cervical pedicle screw insertion [J]. J Neurosurg, 2003, 99: 257–263.
[66] Abumi K, Shono Y, Ito M, et al. Complications of pediclescrew fixation in reconstructive surgery of the cervical spine [J]. Spine, 2000, 25: 962–969.
[67] Wright N M. Posterior C2 fixation using bilateral crossing C2 laminar screws: case series and technical note [J]. J Spinal

Disord Tech, 2004, 17: 158–162.
[68] Leonard J R, Wright N M. Pediatric atlantoaxial fixation with bilateral, crossing C–2 translaminar screws. Technical note [J]. J Neurosurg. 2006, 104: 599006.
[69] 陆声,张元智,徐永清,等.脊柱椎弓根定位数字化导航模板的设计 [J].中华创伤骨科杂志,2008,10：128–131.
[70] Harms J, Melcher RP. Posterior C1–C2 fusion with polyaxial screw and rod fixation [J].Spine, 2001, 26: 2467–2471.
[71] Wright N M, Lauryssen C. Vertebral artery injury in C1– C2 screw fixation: results of a survey of the AANS/CNS section on disorders of the spine and peripheral nerves: American Association of Neurological Surgeons/Congress of Neurological Surgeons [J]. J Neurosurg, 1998, 88: 634–640.
[72] Howington J U, Kruse J J, Awasthi D. Surgical anatomy of the C2 pedicle [J]. J Neurosurg, 2001, 95: 88–92.
[73] Madawi A A, Casey A T, Solanki G A, et al. Radiological and anatomical evaluation of the atlantoaxial transarticular screw fixation technique [J]. J Neurosurg, 1997, 86: 961–968.
[74] 闫明,王超,党耕町,等.经寰椎侧块和枢椎峡部内固定的解剖学基础 [J].中国脊柱脊髓杂志，2003,13：25–27.
[75] Choi W G, Vishteh A G, Baskin J J, et al. Completely dislocated hangman's fracture with a locked C2–3 facet.Case report [J]. J Neurosurg, 1997, 87: 757–760.
[76] Arand M, Neller S, Kinzl L, et al. The traumatic spondylolisthesis of the axis. A biomechanical in vitro evaluation of an instability model and clinical relevant constructs for stabilization [J]. Clin Biomech (Bristol, Avon), 2002, 17(6): 432–438.
[77] Verheggen R, Jansen J. Hangman's fracture: arguments in favor of surgical therapy for type II and III according to Edwards and Le2vine [J]. Surg Neurol, 1998, 49(3): 253–262.
[78] Duggal N, Chamberlain R H, Perez-Garza L E, et al. Hangman's fracture: a biomechanical comparison of stabilization techniques [J]. Spine, 2007, 32(2): 182–187.
[79] 瞿东滨,钟世镇,徐达传.枢椎椎弓根及其内固定的临床应用解剖 [J].中国临床解剖学杂志,1999, 7：153–154.
[80] 史峰军,刘长胜,冯刚,等.应用椎弓根螺钉内固定治疗Hangman骨折 [J].中华骨科杂志,2002, 22：699–700.
[81] Mandel I M, Kambach B J, Petersilge C A, et al. Morphologic considerations of C2 isthmus dimensions for the placement of transarticular screws [J]. Spine, 2000, 25(12): 1542–1547.
[82] Richter M, Amiot L P, Puhl W. Computer navigation in dorsal instrumentation of the cervical spine: an in vitro study [J]. Orthopade, 2002, 31(4): 372–377.
[83] Schwarzenbach O, Berlemann U, Jost B, et al. Accuracy of computer assisted pedicle screw placement: an in vivo computed tomography analysis [J]. Spine, 1997, 22(4): 452–458.
[84] 刘亚军，田伟.CT三维导航系统辅助颈椎椎弓根螺钉内固定技术的临床应用 [J].中华创伤骨科杂志，2005，7(7)：630–633.
[85] Karim A, Mukherjee D, Gonzale-Cruz J, et al. Accuracy of pedicle screw placement for lumbar fusion using anatomic landmarks versus open laminectomy: a comparison of two surgical techniques in cadaveric specimens [J]. Neurosurgerry, 2006, 59 [ONS Suppl1]: 13–19.
[86] Carbone J J, Tortolani P J, Quartararo L G. Fluoroscopically assisted pedicle screw Fluoroscopically assisted pedicle screw fixation for thoracic and thoracolumbar injuries: technique and short-term complications [J]. Spine. 2003, 28(1): 91–97.
[87] Sagi H.C, Manos R, Benz R, et al. Electromagnetic Field-Based Image-Guided Spine Surgery Part One: Rsults of a Cadaveric Study Evaluating Lumbar pedicle screw placement [J]. Spine 2003, 28(17): 2013–2018.
[88] Sanghera B, Naique S, Papaharilaou Y et al. Preliminary study of rapid prototype medical models [J]. Rapid Prot J, 2001, 7(5): 275–284.
[89] Duart C J, Llombart B R, Beguiristain G J L. Morphological changes in scoliosis during growth. Study in the human spine [J]. Rev Esp Cir Ortop Traumatol, 2012, 56(6): 432–438.
[90] 李青,刘尚礼,徐卓明,等.广东省中山市城乡中小学生脊柱侧凸普查及预防 [J].中华骨科杂志,1999,19：265–268.
[91] Lonstein J E, Winter R B. The Milwaukee brace for the treatment of adolescent idiopathic scoliosis: A review of 1020 patients [J]. J Bone Joint Surg(Axn),1994, 76: 1207.
[92] Fernandez-Filiberti R Flynn J, Ramirez N, et al. Effectiveness of TLSO bracing in the conservative treatment of idiopathic scoliosis [J]. J Ped Orthop, 1995, 15: 176.
[93] Zhang Y Z, Lu S, Chen B, et al. Application of computer-aided design osteotomy template for treatment of cubitus varus deformity in teenagers: a pilot study [J]. J Shoulder Elbow Surg, 2011, 20(1): 51–56.
[94] Taller S, Suchomel P, Luks R, et al. CT-guided internal fixation of a hangman's fracture [J]. Eur Sp ine J, 2000, 9(5): 393–397.
[95] Zhao Y, Li Y, Mao S, et al. The influence of printing parameters on cell survival rate and printability in microextrusion-based 3D cell printing technology [J]. Biofabrication, 2015, 7(4): 045002.

第九章 医疗大数据与脊柱外科

“大物移云”(或称“云大移物”,即大数据、物联网、移动互联、云计算)是近年来公认的科技未来发展方向。“大数据”听上去新鲜,其实在医学专业的应用由来已久——基因组分析是大数据应用最为成功的垂直领域之一。随着“互联网+医疗”“医疗大数据”概念的不断推广,以及相应指南、发展规划的出台,医疗大数据也成了大众耳熟能详的名词。

2009年,Google工程师在顶级期刊Nature上发表了一篇引人注目的论文,基于互联网上对非处方药的检索信息,他们建立了一个数学模型,可以在1～2天之内预告流感的暴发,并可具体到特定的地区和州;预测结果与美国疾控中心的实际流感病例数据比对,准确性高达97%。这种预测模型,没有采用发放流感试纸、测量体温或者医院上报等这类传统手段,而只是通过对海量数据的分析,就产生了价值巨大的预测结果。

如果说Google的预测模型还是在公共卫生或者流行病学领域,那么IBM的机器人Waston真正参与了临床诊断、治疗。2016年8月11日,IBM宣布IBM Waston肿瘤诊治决策辅助机器人落户中国,首批合作21家肿瘤中心;同时报道的还包括Waston在日本5分钟诊治一例疑难血液肿瘤的事迹。但即使IBM自己的负责人也承认,Waston仍然只能属于“深度学习”,而非“人工智能”。为了便于理解,我们做一个未必十分恰当的解释,Waston存储了所有疾病的特征,当医师总结、提炼患者的疾病特征,并提交给Waston,它可以在疾病特征库中寻找匹配度最高的疾病。论“记忆”能力,计算机是远远优于人类的;医学专家们容易忽视、遗忘的罕见病,在计算机的“大脑”中却是平等调用的,这让Waston在诊断罕见病方面有先天的优势。说他非“人工智能”,是因为Waston现有的基础,是历代医师总结出来的疾病库;Waston本身,还不能够通过接诊的患者来总结疾病特点,形成自己的“临床经验”。而在临床应用中,更不可能摆脱医师,直接让一例患者和Waston对话,必须由医师总结、提交临床特点。

大数据要真正应用在临床诊疗中,还有一条漫长而艰苦的路要走;需要数据专家、医师的密切合作。在本章中,我们将介绍大数据的一些基本知识,以及在临床诊疗、脊柱外科中的数据采集、分析、建模的实践经验。

第一节
医疗大数据概念与应用

一、健康医疗大数据特点

一般来讲，大数据具有“5V”特征：

- 数据容量（volume）大，常常在PB（1 PB = 250 B）级以上。
- 数据种类（variety）多，常常具有不同的数据类型（结构化、半结构化和非结构化）和数据来源。
- 产生和更新速度（velocity）快，时效性要求高。
- 真实性（veracity）不足，数据会有噪音、偏误以及异常。
- 科学价值或商业价值（value）大，常常蕴藏着新知识或具有重要预测价值。

对于健康医疗而言，大数据的“5V”特征十分明显，赵国屏院士将“5V”归结于量态、动态、状态、质态、价态等五态：

(1) 量态：容量大。医学影像数据——每个CT图像含有150 M数据，每个标准病理图接近5 GB。组学数据——通常对于一个样本的人体基因组和转录组（多组织多时间点），测序数据量会分别超过100 GB和30 GB（基于3 GB人类基因组和10～30倍测序深度）。

(2) 动态：快速性。健康物联网、便携式、可穿戴医疗设备，可实时产生动态体征数据。

(3) 状态：类型多样。记录型的结构化数据（EHR/EMR），纯文本或PDF格式的非结构化和半结构化文档数据，电信号（如心电信号、脑电信号、肌电信号等）等非结构化数据，.dicom格式的影像数据，新型的组学数据。

(4) 质态：真实性。以临床信息为代表的业务数据的真实性高于统计抽样数据。

(5) 价态：价值密度低。知识的发现是遵循数据-信息-知识的路径。健康、医疗新的规律，需要从大量人群的数据中发现。几百兆的医学影像数据，有用信息可能仅有几个片段；智能可穿戴式设备长期记录个人的生命体征等数据，可用的数据可能仅仅是某一天某台设备记录的一个信号。

健康医疗大数据除了具备大数据共性的“5V”特点外，还有以下特点：基于业务数据、数据全、时空性、长期保存性、语义性、隐私性、数据开放、跨界数据融合。

(1) 基于业务数据：与互联网大数据相比，健康医疗大数据主要的数据来源是业务系统。与传统医疗卫生统计相比，健康医疗大数据不是基于统计抽样。主要业务系统包括：

- 医院信息系统：HIS、CIS、LIS、RIS、PACS、HRP……
- 公共卫生系统：疾病预防控制中心、妇幼保健院、卫生监督所、120医疗急救中心、血液中心……

- 基层卫生系统：电子健康档案、医疗服务、健康管理、康复、计划生育……

这些数据大部分是业务系统产生的、以人为中心的个案数据，不是报表汇总数据。

(2) 数据全：与互联网大数据相比，在健康医疗大数据建设中，我们更注重数据的全面性，而不是绝对数据的多少。例如上海医联工程接入上海全部37家省部级的三级医院。对上海市的重大疾病而言，例如肿瘤疾病，在这些医院就诊的肿瘤患者人群，基本上接近于全上海的肿瘤患者人群，相关的数据就代表了全市的情况，例如患病率。传统上，这些指标是通过统计抽样的方法计算出来的，而目前基于医联工程的数据，可以直接计算相关指标。进一步，上海健康信息网接入包括医联工程在内的、上海全部600多家公立医疗卫生机构的数据。其中的就诊人群已经接近上海全部的就诊人群。毕竟，从来不去公立医院就诊的患者数量是可以忽略不计的。因此，在健康医疗领域，数据汇总的样本是否接近全集是判断是否是大数据的关键因素，而不必像互联网大数据那样动辄TB及PB级的数据量才算大数据。

(3) 健康医疗数据的时空性：疾病或健康状况是不断动态变化和发展的，健康医疗数据往往带有时间、位置、病史、环境等时空数据。患者的就诊、疾病的发病过程在时间上有一个进度，医学检测的波形信号 (比如心电图、脑电图) 和图像信号 (MRI、CT等) 属于时间函数，具有时效性。

(4) 健康医疗数据的长期保存性：按照医疗机构管理条例实施细则相关规定，医疗机构的门诊病历的保存期不得少于15年，住院病历的保存期不得少于30年。美国法律规定医院需要保留影像资料7年，目前我国还没有医学影像数据保存多长时间的规定，一般由医疗机构根据情况保存15年以上。

(5) 健康医疗数据的语义性：健康医疗数据的深度应用，需要语义化处理。例如在医疗数据存储时加入语义标签，并按照特定的元数据 (比如患者主索引、就诊科室、主治医师等) 将文档拆分为大小不一的子文档，根据不同粒度自动选择相应的子文档进行查询，避免为提取少量信息而不得不解析全部文档。

(6) 健康医疗数据的隐私性：健康医疗数据是由一系列的标识属性 (如姓名、病历号等) 以及诊疗信息组成，因此，在诊疗过程中，围绕患者疾病情况和诊疗行为会形成大量的关于患者个人隐私的信息，这些隐私信息由于其特殊性涉及患者的人格和尊严。如果泄露，会对患者的声誉及生活带来极大的影响，甚至可能引起严重的伦理道德问题。特别是随着互联网医疗的开展，个人诊疗等隐私信息在互联网、社交平台上泄露的风险更加严重。

(7) 数据开放：数据不仅是由数据采集者使用，只有通过开放、交换形成更大的数据才能实现。医院是健康医疗大数据主要的来源，如果医院不开放数据是无法构建健康医疗大数据的。需要建立数据开放与交换的机制，促进数据开放，同时让数据提供者成为数据受益者。

(8) 跨界数据融合：数据开放与交换，也不会是无止境的。一般以卫生和计划生育委员会牵头，整合区域内的医院、基层卫生机构和公共卫生机构的健康医疗数据。但健康医疗大数据不仅限于这些机构产生的数据。例如从行业监管与服务角度，医疗卫生行业要与食品药品、人社、民政、公安等行业的数据打通；从大健康角度，医疗卫生要与体检、疾病管理、健康管理、体育运动等方面的数据打通；从环境角度，医疗卫生要与气象、环境、地理等方面的数据打通；从互联网角度，医疗卫生要与电子邮件、网页搜索、社交网络等方面共享与交换相关信息；随着精准医学的发展，医疗卫生需要与生命组学数据打通。因此，跨界融合非常关键。

二、健康医疗大数据范畴与应用

医疗健康大数据对辅助医师为患者选择更好的治疗方案，进而提升医疗服务质量、降低医疗成本有积极的作用，得到了各国政府的大力支持。从2013年起，美国、英国在医疗大数据应用方面投入了大量资金。我国在2015年3月国家卫生和计划生育委员会网络安全和信息化工作组全体会议上提出“推进健康医疗大数据应用，制定促进健康医疗大数据应用的相关方案，推动健康医疗大数据有序发展”的意见。医疗健康大数据包含了来自移动终端的个人健康数据、医院临床数据、基因数据以及疾控的流行病学调查数据。从长远来说，上述多个来源数据的融合，能为个人的健康规划、疾病防治以及国家卫生策略提供更好的数据基础。但高质量的数据采集和融合不是一蹴而就的，鲜有机构能够采集到大规模的、关联的（包含个人健康、基因以及临床信息）患者数据。

具体而言，健康医疗大数据可以包括：临床医疗大数据、公共卫生大数据、保险与医药大数据、健康大数据、生物医学大数据、跨行业大数据和互联网健康大数据；健康医疗大数据需要元数据及知识数据的支撑。

健康医疗大数据的核心和基础是互联多家医院，特别是整合某个区域（区县、地市、省）所有医院的临床大数据。临床大数据涉及客观的结果性的诊疗数据，也可以包括主观性、过程性的医疗文书数据，还有医学影像。体检数据也是临床大数据的组成部分。这些数据均以患者（个人）为中心来组织和整合。与临床大数据一样，医疗业务数据和医疗运营数据也是医院的主要数据。诊疗大数据、电子病历大数据、医学影像大数据、体检大数据、医疗业务大数据、医疗运营大数据，各自都可以形成大数据，如果整合在一起，产生的效果和挖掘的潜力更大。

公共卫生大数据，涉及公共卫生应急、疾病预防控制、妇幼保健、精神卫生、卫生监督、健康教育、120、血液中心等众多业务条线。每个领域自身可以形成大数据，整合在一起形成公共卫生大数据产生的效果和挖掘的潜力更大。在疾病预防控制、妇幼保健、精神卫生、120、血液中心等领域中与患者（个人）有关的个案数据的源头都来自医院及基层医疗卫生机构，因此趋势是基于临床大数据来形成公共卫生大数据。计划生育从业务的角度与公共卫生属于同一范畴，所需要的孕产妇及新生儿的个案数据来自妇产科（临床）和妇幼保健（公共卫生）。

临床医疗大数据和公共卫生大数据是医疗卫生大数据的核心内容。与医疗卫生大数据紧密相连的是医保大数据和药品大数据。其中医保又分为社会医疗保险、新型农村合作医疗及商业健康保险。医疗、医保、医药大数据形成三医联动大数据。

随着健康物联网、可穿戴技术、移动互联网的发展，个人及第三方机构可以监测和记录自身日常的健康数据，包括生理数据、行为数据、社会经济、环境和职业暴露、家族史等。

随着医学研究的发展，各类队列大数据、组学大数据是生物医学大数据的主要内容。

此外，许多的研究、管理及应用，还需要与健康相关的跨行业数据，包括食品、体育、教育、金融、交通、环境、气象、地理等。

在互联网上，网页、电子邮件、搜索、社交媒体、电商等方面也包括了与健康医疗有关的数据。

从数据性质角度，以上数据是业务数据，还需要与之对应的基础数据的支撑。基础数据包括元数据和知识数据。其中元数据不仅包括公共数据元（CDE）、数据集、分类体系、代码体系、主题词表、数据格式、文档格式、消息格式、各类索引、各类目录，还包括主数据，例如个人主索引、机构主索引等。知识数据从类型上，可分为文献库、术语库、语义知识图谱等；从内容上，可分为疾病知识库、检验检查知识库、药品知识库、手术知识库、中医药知识库、医学影像知识库、疾病预防知识库、卫生监督知识库、妇幼保健知识库、医疗急救知识库、健康教育知识库、基因知识库、组学知识库等。

健康医疗大数据的潜在应用包括而不局限于：

1. 临床大数据应用　临床大数据首先用于临床科研，即面向真实世界的观察性临床研究。在临床科研的基础上，总结出更好的治疗方案，为临床辅助诊疗奠定基础。

2. 临床＋医学影像大数据应用　首先基于机器学习等人工智能方法从医学影像大数据中学习如何识别病灶。其次基于机器学习的结果开展医学影像智能分析，帮助医师定位病症分析病情，辅助做出诊断。将医学影像与其他临床病例记录进行自动对比，就能极大降低误诊，帮助做出更精准的诊断。

3. 临床＋公共卫生＋计划生育大数据应用　基于临床大数据，可以开展公共卫生研究、公共卫生监测和公共卫生预警。同样，基于临床大数据，可以开展计划生育研究、计划生育监测和计划生育预警。这对于放开二胎以后的计划生育监管尤其有意义。

4. 临床＋医疗管理大数据应用　传统的医疗管理主要是基于卫生统计报表。基于医院信息系统产生的医疗业务、临床业务、医疗运营数据可以开展动态化、过程化、精细化的医院管理，可以更有效地对各医院、各科室、各种医疗人员进行全面的医疗业务、医疗费用、医疗安全、医疗质量、医疗绩效的监管。

5. 医疗＋药品大数据应用　目前药品上市前要开展1～3期临床试验。上市后在真实世界药品的使用情况、不良反应其实很难了解。基于临床医疗大数据，可以全面掌握药品对不同人群的疗效，即4期临床研究。此外，针对疾病复杂程度、严重程度不同的患者的费用数据，可以开展药物经济学研究。食品药品监督部门也可以动态掌握药物使用情况。

6. 医疗＋医保大数据应用　与药品大数据类似，医保部门可以基于临床医疗大数据，开展医保控费新模式研究、新型医保付费方式研究，并开展智能化医保控费。而商业健康保险企业可以开展基于大数据的精算及险种设计。

7. 临床＋生命组学大数据应用　随着人类基因组绘制完成，我们进入了后基因组时代。基础医学的研究进入了分子水平。近年来如何将基础医学与临床医学相结合，开展转化医学研究是发展趋势。单纯的组学数据难以解读基因数据，因此提出结合临床等表型数据开展精准医学研究。

8. 医疗卫生管理大数据应用　基于医疗卫生大数据，可以开展流行病学研究和卫生经济学研究，进而为卫生政策研究奠定学术基础。

9. 中医药大数据应用　基于中西医临床医疗大数据，可以开展中西医临床科研，并且为中西医临床辅助诊疗奠定基础；此外，可以开展中西医流行病学研究和中西医卫生经济学研究，进而为中医药卫生政策研究奠定学术基础。

10. 跨行业服务与监管大数据应用　除了前面提到的食品药品监督、人力资源与社会保障外，民政、公安、体育、教育等行政部门，也需要医疗卫生大数据开展相关服务与监管。反之，卫生计划生育部门也需要这些部门的相关数据开展相关服务与监管。

11. 大健康服务应用　开展大健康服务，例如健康体检、健康管理、疾病管理、健康养老、中医药保健、体育运动、健康食品、健康器械等都需要医疗卫生大数据的支撑。

12. 健康环境因素研究　在临床科研、公共卫生、卫生管理领域，往往需要环境、气象、地理等与健康相关的环境因素的数据。

13. 互联网健康医疗大数据应用　互联网上大量的搜索、社交数据可能与疾病-心理-社会因素相关，是临床科研、公共卫生、卫生管理、健康服务所需要的数据。

随着移动互联网、健康物联网、可穿戴技术的发展，个人可以监测和记录自身的日常健康信息。这些健康数据对临床科研、公共卫生、医疗服务、卫生管理有重要的意义。

第二节
脊柱外科临床大数据概况与难点

本章第一节阐述了医疗大数据的概念、特点以及应用前景等。对于医疗大数据的重要价值和意义，无须再次赘述。医疗大数据，无论采用多么先进的技术，应用于多么宏大的目标，其基础都是数据。如何将临床工作中大量的、散在的数据采集、整理、汇合成真正意义上的大数据，是医疗大数据开展的难点。一线医师和患者，是这些数据的最初操作者，也是最理想的数据采集单元。各类可穿戴设备为患者生理数据的自动收集奠定了基础。而疾病信息，特别是一些主观信息、影像信息，需要医师的专业处理；这些信息可能部分反映在医院信息系统中。但目前的医院信息系统存在很多问题，一是多个系统互相独立，比如电子病历、影像、检验、病理报告系统等互相独立，尽管在业务上有接口互访，却不能实现跨系统的数据调用、大批量检索等；二是电子病历系统格式普适，缺乏专科特色，同时由于都是自然语言记录、无法对是否记录了所有有用数据进行自动质控，存在很多重要的疾病信息并没有被记录下来的情况。因而升级新一代的专科或者专病电子病历也是医疗大数据利用的一个关键。在大数据时代，有必要引入各种新的技术手段，来升级、扩展医院信息系统，使医师日常工作中处理的大量疾病信息能够有序地、相对规范地记录下来，为今后的数据分析，特别是自动化的数据分析，奠定基础。在数据挖掘方面，数据专家们有大量的技术模型；真正应用于医疗大数据，需要大量的疾病或者健康数据，来“训练”“喂养”这些模型 (model training, or feeding the system)，校正其运行规则，实现自动化。然而，如前所述，一线的临床数据采集、提取正是目前医疗大数据发展中限速的一环。

上海长征医院骨科早在2000年就建设并应用了一套独立于HIS系统的骨科专科数据采集系统。2012年，基于一代产品，开发了第二代系统，专用于脊柱外科。2016年，基于手机等移动终端和云平台的“长征脊柱”系统上线。专科数据采集系统建立的初衷，是更好地收集、管理临床病历资料，以便临床科研应用；并非对接大数据分析。但这套系统的发展、运行中的经验和问题，反映了临床数据采集的现状和问题，以及大数据概念对临床数据采集发展的影响。本节以这三代数据采集系统为例，分析目前临床数据采集中的问题和解决方法。

长征一代系统受限于当时对数据的认识、计算机硬件价格、软件水平等条件的限制，设计十分简单。特别是在近20年计算机价格、软件水平和智能手机的飞速发展背景下看，有很多不足之处。尽管如此，对比当时很多医院还采用手写病历的实际情况，产生并落实了病历向数据的转化，在今天看来仍是非常高瞻远瞩、具有先进性的想法。

在一代系统中，设置了个人信息、主要影像编码、手术信息、诊断信息、随访信息等五大块内容。其中“个人信息”包括：住院号、姓名、性别、年龄、婚姻、职业、地址、邮编、联系电话、门诊号、病历索引号等11项内容；保存了患者的基本信息和联系方式，为信件、电话随访奠定了基础。“主要影像编码”包括：照片号、X线片号、CT号、MRI号、病理编号等5项；可用于在医院的其他信息系统、影像科片库、病理科片库中调取存档资料。“手术信息”包括：手术时间、手术医师、主治医师、手术方式4项。“诊断信息”包括：出入院时间、

ICD-9疾病诊断编码、症状、体征、诊断名称、治疗、并发症等7项。“随访信息”设置为：1周随访、3个月随访和1年随访3个时间点。其中“诊断信息”“随访信息”和手术方式，都是采用自由输入的格式（图9-2-1）。

一代系统的录入界面，优点是简洁、清晰，高度概括了所需内容，易于掌握使用；缺点在于数据没有进行标准化，都是采用自然语言录入，录错、录入形式不同的情况非常多（图9-2-2）。数据库中调出的

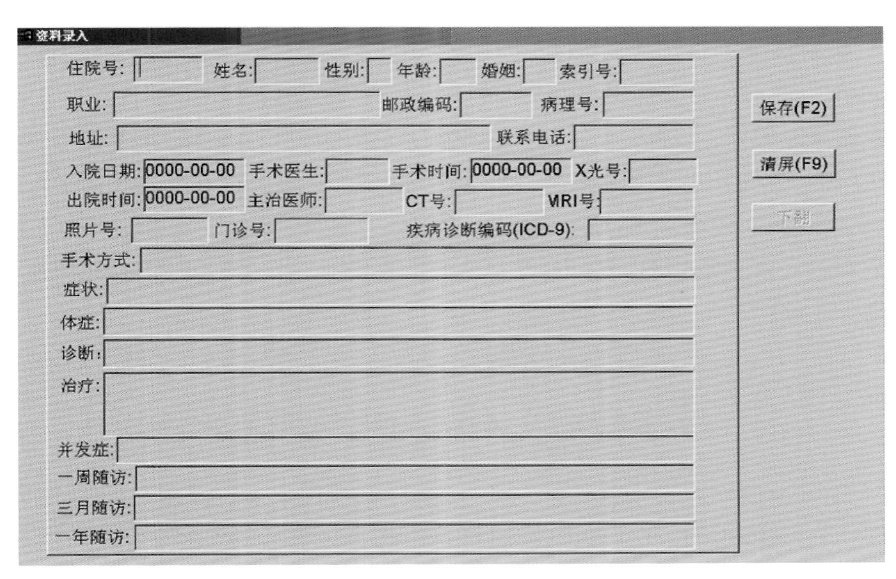

图9-2-1　长征骨科一代科数据系统（2000版）的录入界面

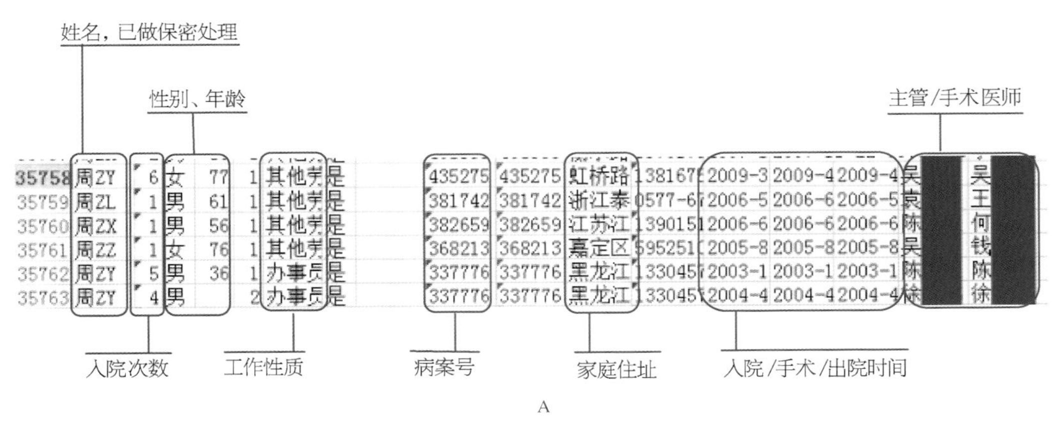

A

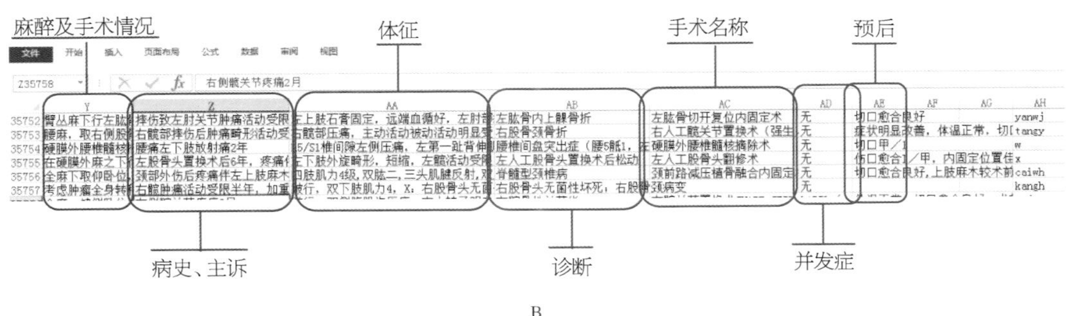

B

图9-2-2　一代系统输出数据示例

A. 患者一段信息。B. 患者诊断及手术信息

数据还需要大量的人工处理、补充，不能自动用于分析。总体来说，一代系统并未实现临床科研数据的电子化、标准化，更无从谈及自动化。一代系统更像是对病历进行了相对细致的索引、编码，实现了电子检索；在应用上，在数据库中检出基本符合要求的病例后，仍然要借阅纸质病历、原始胶片来完成数据采集工作。

一代系统的检索项仅有6个："住院号""姓名""性别""手术医师""住院/出院/手术时间""诊断"。其中前5项适合于检索某一例指定患者，而非批量检索一类患者；"诊断"检索项可用于检出同一诊断的一批患者。在实际的临床科研应用中，研究病例样本往往有严格的限制，如进行了2节段手术的老年脊髓型颈椎病患者，限制条件包括：诊断——脊髓型颈椎病，年龄——大于65岁，手术范围——2节段。显然，一代系统的粗略检索无法满足这样的数据提取要求，因而其输出结果都需要进一步的人工筛选。

总结长征一代系统的主要缺点包括：① 人工、自然语言录入，检索缺乏统一标准。② 数据源于纸质病历，病历本身未包括一些重要信息。③ 未绑定患者影像资料。其中最为重要、目前临床大数据工作中迫切要解决的问题，是数据录入的标准，也就是临床病历文本结构化与规范化。

一、临床病历文本结构化与规范化需求

仍以长征骨科一代系统为例，在其导出的数据内容中，已经包括了大部分骨科所感兴趣的内容，如病史、症状、体征、手术情况、并发症等，但这些内容没有标准化，在检索过程中仍需要有经验的临床医师人工地、有技巧地处理。

比如想搜索单纯的、退变性"神经根型颈椎病"的病例，也可以说是临床表现仅有根性症状的患者，在一代数据库导出的数据表格中最简单的方法是：在"诊断"项中检索"神经根型颈椎病"。在"诊断"中检索时，理想情况下输入"神经根型颈椎病"可以调出所有相关病例，同时不出现"脊髓型颈椎病""混合型颈椎病"等干扰项病例。但由于一代数据库的"诊断"项采用自由文本录入，实际录入中难以控制录入格式，就会出现漏检、错检的情况。在图9-2-3的导出数据示例中可见，有多个病例B列（诊断）内容为"颈椎病"，并未明确具体分型；结合A列（症状）推测，序号78、199、211很可能都是神经根型颈椎病，序号59诊断内容为"混合型颈椎病"，但A列（症状）内容不支持"混合型颈椎病"诊断，而支持"神经根型颈椎病"，不能排除录错的情况。因而，如单纯检索"神经根型颈椎病"，可能漏掉大量录入时错误或者不准确的病例。漏检的比例无法预计，也难以评价是否可以忽略这些漏检的病例。

实际中，常采用不同检索条件、组合检索结果，再进行人工筛选，这就意味着大量的时间投入。如何高效地采集、整理这些宝贵数据资源，并存储成可以自动化利用的形式，正是大数据要解决的瓶颈，也就是"临床病历文本结构化与规范化"。假设从一开始，"神经根型颈椎病"就直接被固定为"诊断"的一个选项，那么检索时只要点一下这个选项，就可以实现查全、查准。

"临床病历文本结构化与规范化"目前有两种方式实现，分别应用于历史病历和未来病历。自然语言分析（natural language processing, NLP）针对大量的历史病历。这些病历中有大量非标准化的语言描述，比如"神经根型颈椎病"的症状描述，包括"上肢疼痛""上肢无力""手麻"等。在病历中的描述可能是"右上肢放射性痛""右臂疼痛""上肢无力""上肢举起困难""示、中指麻木"等。自然语言分析需要尽可能地穷举这些用词，并建立词与词之间的逻辑关系，基于一个这样的"知识库"来实现自动识别、转化，最终实现对历史病历的分析。这种方法的优点是，充分利用了已有的电子病历；缺点是仍

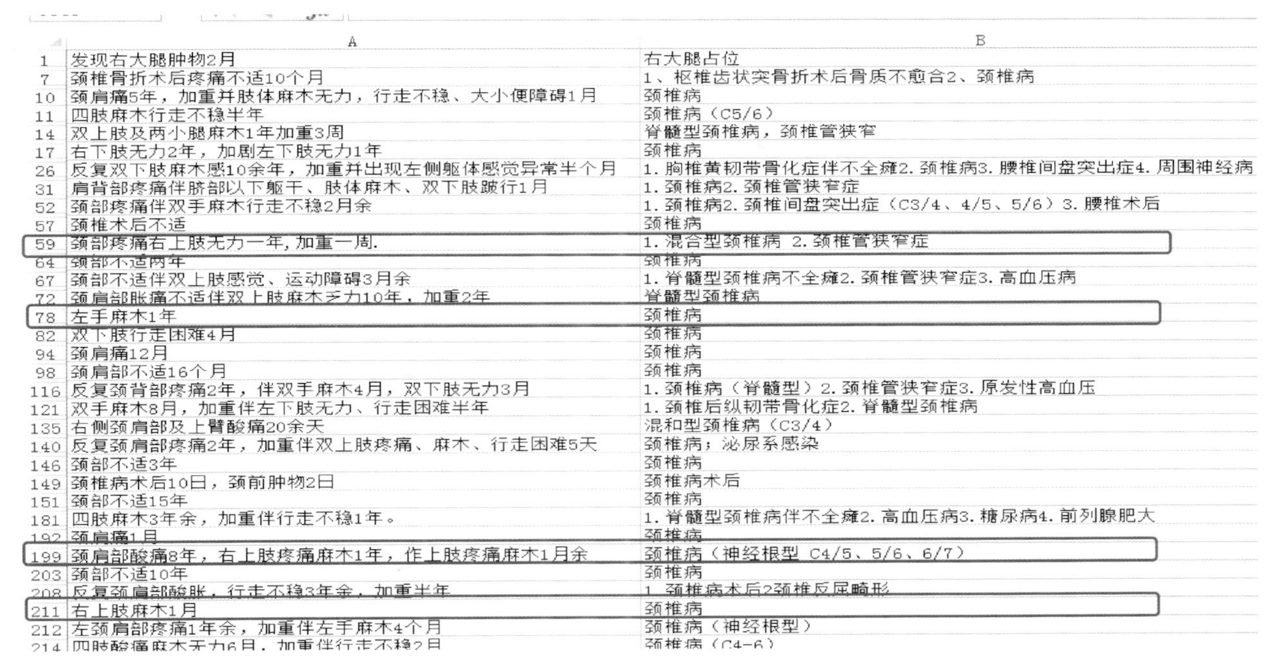

	A	B
1	发现右大腿肿物2月	右大腿占位
7	颈椎骨折术后疼痛不适10个月	1、枢椎齿状突骨折术后骨质不愈合2、颈椎病
10	颈肩痛5年，加重并肢体麻木无力，行走不稳、大小便障碍1月	颈椎病
11	四肢麻木行走不稳半年	颈椎病（C5/6）
14	双上肢及两小腿麻木1年加重3周	脊髓型颈椎病，颈椎管狭窄
17	右下肢无力2年，加剧左下肢无力1年	颈椎病
26	反复双下肢麻木感10余年，加重并出现左侧躯体感觉异常半个月	1. 胸椎黄韧带骨化症伴不全瘫2. 颈椎病3. 腰椎间盘突出症4. 周围神经病
31	肩背部疼痛伴脐部以下躯干、肢体麻木、双下肢跛行1月	1. 颈椎病2. 颈椎管狭窄症
52	颈部疼痛伴双手麻木行走不稳2月余	1. 颈椎病2. 颈椎间盘突出症（C3/4、4/5、5/6）3. 腰椎术后
57	颈椎术后不适	颈椎病
59	颈部疼痛右上肢无力一年, 加重一周.	1. 混合型颈椎病 2. 颈椎管狭窄症
64	颈部不适两年	颈椎病
67	颈部不适伴双上肢感觉、运动障碍3月余	1. 脊髓型颈椎病不全瘫2. 颈椎管狭窄症3. 高血压病
72	颈肩部胀痛不适伴双上肢麻木乏力10年，加重2年	脊髓型颈椎病
78	左手麻木1年	颈椎病
82	双下肢行走困难4月	颈椎病
94	颈肩痛12月	颈椎病
98	颈肩部不适16个月	颈椎病
116	反复颈背部疼痛2年，伴双手麻木4月，双下肢无力3月	1. 颈椎病（脊髓型）2. 颈椎管狭窄症3. 原发性高血压
121	双手麻木8月，加重伴左下肢无力、行走困难半年	1. 颈椎后纵韧带骨化症2. 脊髓型颈椎病
135	右侧颈肩部及上臂酸痛20余天	混和型颈椎病（C3/4）
140	反复颈肩部疼痛2年，加重伴双上肢疼痛、麻木、行走困难5天	颈椎病；泌尿系感染
146	颈部不适3年	颈椎病
149	颈椎病术后10日，颈前肿物2日	颈椎病术后
151	颈部不适15年	颈椎病
181	四肢麻木3年余，加重伴行走不稳1年。	1. 脊髓型颈椎病伴不全瘫2. 高血压病3. 糖尿病4. 前列腺肥大
192	颈肩痛1月	颈椎病
199	颈肩部酸痛8年，右上肢疼痛麻木1年，作上肢疼痛麻木1月余	颈椎病（神经根型 C4/5、5/6、6/7）
203	颈部不适10年	颈椎病
208	反复颈肩部酸胀，行走不稳3年余，加重半年	1. 颈椎病术后2颈椎反屈畸形
211	右上肢麻木1月	颈椎病
212	左颈肩部疼痛1年余，加重伴左手麻木4个月	颈椎病（神经根型）
214	四肢酸痛麻木无力6月，加重伴行走不稳2月	颈椎病（C4-6）

图9-2-3　使用“筛选”功能在“诊断”(B列) 中检索包含“颈椎病”的项

需人工建立知识库。

另一种方法是建立基于CRF (case report form) 的数据库，具体的方法将在后文详述。

二、多系统集成与随访需求

以“长征骨科一代系统”为例，受限于单一的数据来源 (纸质病历)，数据库的数据项、输出结果中都没有包括影像数据。通过病历中的“主要影像编码”，可以在医院PACS系统上调出患者电子影像资料，或者在影像科的资料库中寻找原始胶片存档，人工测量并逐一记录、整理数据。但实际工作中，很多住院患者的影像资料是直接从外院带来的，并不存在于本院的PACS系统中。医师可能会对部分患者自带的影像资料拍照留作资料，可以作为补充。但这种自发的形式往往作用有限，导致最终收集的临床病例有大量空缺项。针对这一问题，目前可见的、较为理想的解决方式是通过建立医院临床数据仓库 (clinical data repository，CDR)、集成不同业务系统中的数据，甚至是不同医院间的共享数据平台，如上海的医联工程，来实现一个路径访问多种不同来源的数据。

手术疗效的各类评分，只能依靠平时积累，或者通过对病历中描述 (症状、体征、手术所见) 进行回顾性计算。与高血压、糖尿病等需要定期复诊的专科不同，脊柱外科的专科特点决定了术后患者按时门诊复诊的比例很低。因而术后随访，需要打电话、发信件等形式来联系患者，费时费力、效率低下。这些工作，目前临床往往依靠研究生、科研秘书、科研护士等大量的人力来完成，大大地影响了临床大数据的获得和自动化应用。在患者随访方面，目前还缺乏高效的解决方法。随着互联网技术发展、智能手机的普及，为病患健康数据的采集提供了更多可能。长征脊柱外科以智能手机、互联网为基础的三代数据系统，通过网上随访来进一步提高随访效率，同时将数据采集扩大到院外。这套系统中，第一次允许患者参与

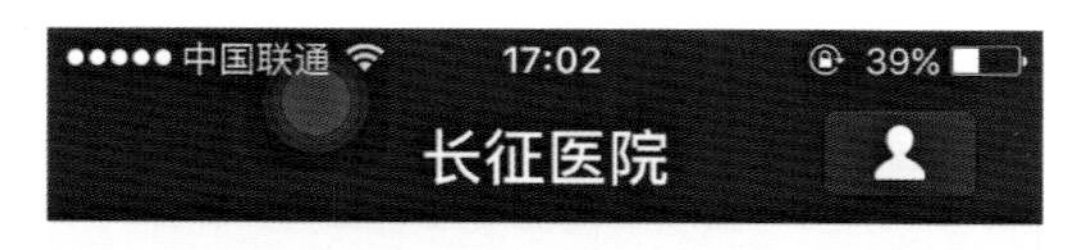

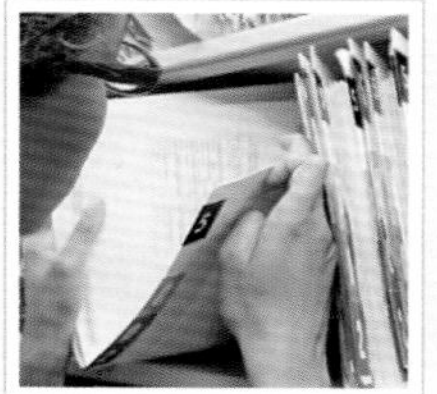

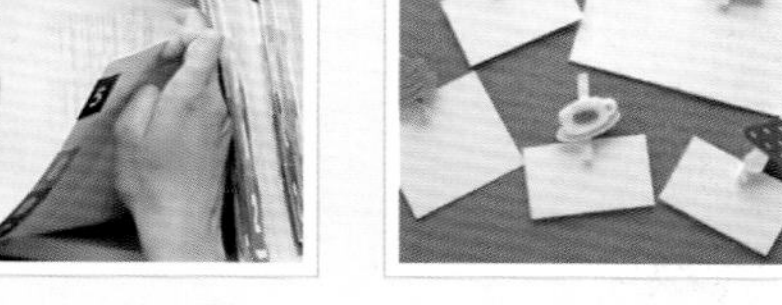

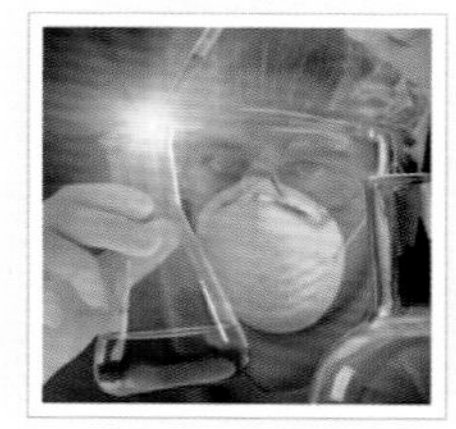

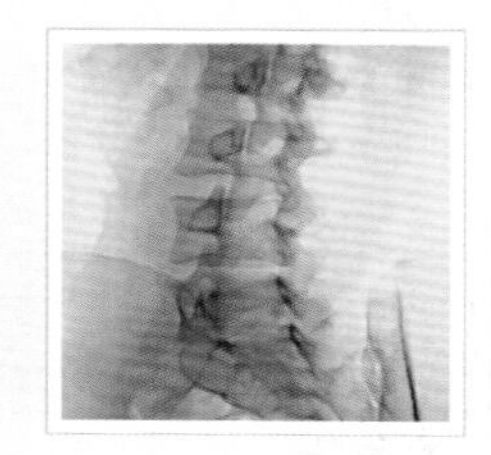

图9–2–4 “长征脊柱”APP患者端主界面

到科研数据的采集当中。患者可以在系统中随时查看自己的就诊记录、提交个人问题并向医师咨询，系统也会根据预先设定自动向患者发送随访提醒（图9–2–4）。通过智能手机软件、网站，以患者教育、科普、患者社区等形式，保持出院患者与专科之间的联系，其效果还需要进一步的实践检验。

在“长征脊柱”APP患者端主界面（图9–2–4），患者可在“我的病历夹”中查看个人住院、就诊的相关记录，“我的通知”中接收包括随访提醒在内的医院通知、医师私信等内容。“长征动态”是长征脊柱外科的宣传新闻等内容。“脊柱小常识”推送患者教育及科普内容。

三、基于CRF的临床数据库的设计与实现

基于CRF设计临床数据库，是临床病历文本结构化与规范化的一种方法。通常由临床医师提出需求，针对某一个专病或者一类相关、相似的疾病群，整理CRF表，规定不同数据项的数据类型、数值范围、录入形式，明确数据录入的内容及标准，以此来提高数据质量和完整性。

长征脊柱二代系统就采用了这样的设计方法。如图9–2–5所示，为了避免不同医师录入的语言习惯不同，所有可以固定的名称都采用了勾选的方法，既便于录入也便于检索。所有录入的项目都可单独或者组合检索，大大提高了查全、查准效率。同时，勾选的方式大大提高了录入效率。此外，在长征脊柱二代系统中增加了图片上传和评分的内容：把影像和评分存入相应患者的数据包中，避免了使用时匹配的困难；同时也提醒临床注意相应内容的收集。

图9–2–5A为长征脊柱二代系统的录入界面。界面分为4大块：“患者信息”“诊断信息”“评分”“影像”。“诊断信息”中，脊柱疾病被分为“退变、外伤、畸形、肿瘤”4大类。每一大类下面又明确罗列了常见病种。如“退变”下级项目包括：“脊髓型颈椎病”“神经根型颈椎病”“颈椎后纵韧带骨化症”“颈椎管狭窄症”“腰椎间盘突出症”“腰椎管狭窄症”“腰椎滑脱”，罗列所有常见病种名称。在录入时，仅需勾选即可，避免了手工录入名称不同的问题；同时，罗列的名称也是一种提醒，可以避免漏项。在手术方式中，常见手术依手术入路分为“前路”“后路”“前后联合”3大类，每一类下级项目为常用的内固定器械，其后的输入框限定为数字输入，可填写使用相应内固定器械的个数。“评分”项目中设置了JOA、NDI、VAS、SF-36 4种常用评分量表，可以自行设置不同评分系统的执行节点，并填写相应的评分结果。“影像”项目中，同样可以设置、选择影像采集的时间点，并上传影像。

图9–2–5B为检索界面，与录入界面十分相似，所有标准化录入项目均可勾选检索。

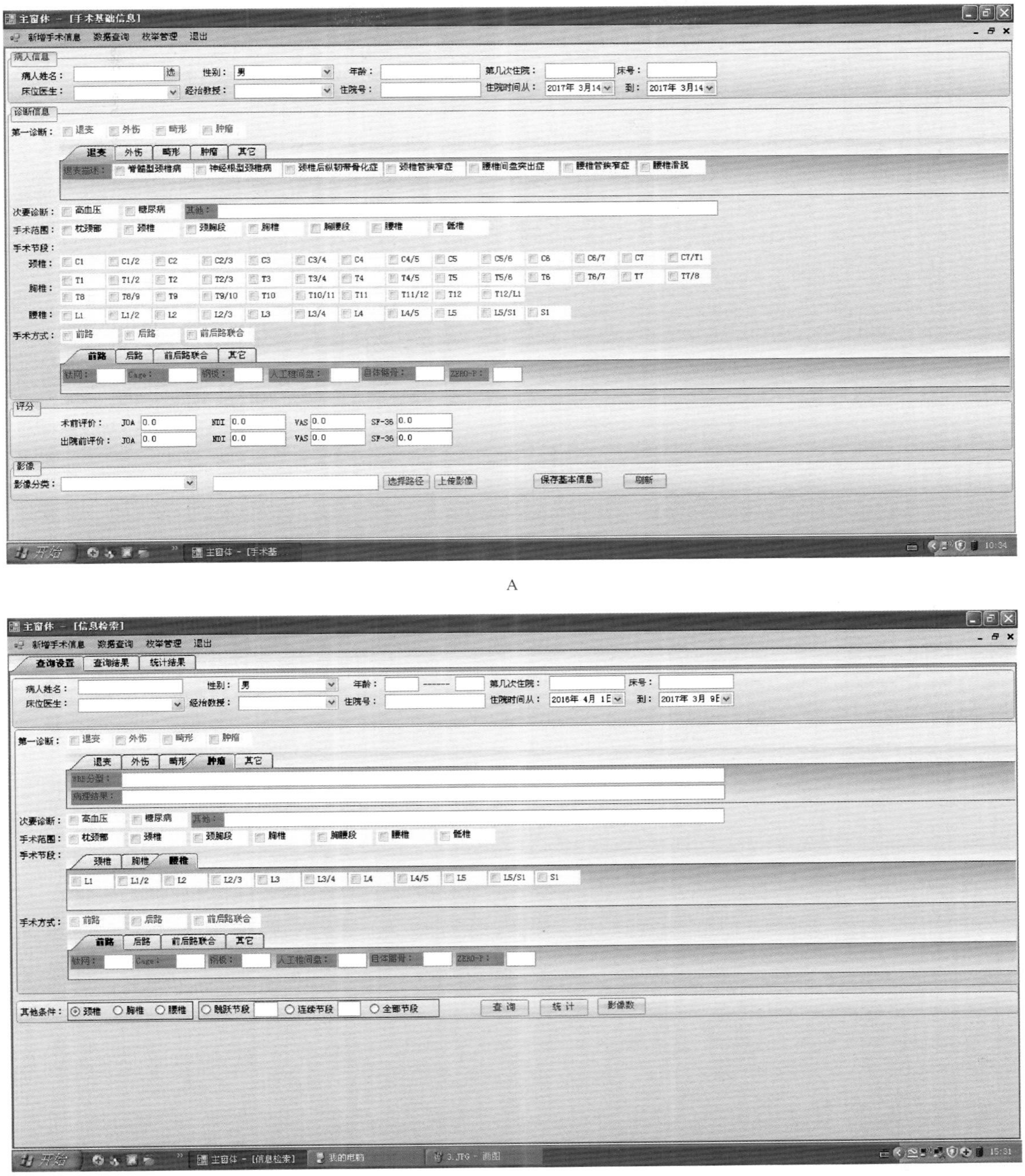

主窗体 － [手术基础信息]
新增手术信息　数据查询　枚举管理　退出
病人信息
病人姓名：　选　性别：男　年龄：　第几次住院：　床号：
床位医生：　经治教授：　住院号：　住院时间从：2017年 3月14　到：2017年 3月14
诊断信息
第一诊断：退变　外伤　畸形　肿瘤
退变　外伤　畸形　肿瘤　其它
退变描述：脊髓型颈椎病　神经根型颈椎病　颈椎后纵韧带骨化症　颈椎管狭窄症　腰椎间盘突出症　腰椎管狭窄症　腰椎滑脱
次要诊断：高血压　糖尿病　其他：
手术范围：枕颈部　颈椎　颈胸段　胸椎　胸腰段　腰椎　骶椎
手术节段：
颈椎：C1　C1/2　C2　C2/3　C3　C3/4　C4　C4/5　C5　C5/6　C6　C6/7　C7　C7/T1
胸椎：T1　T1/2　T2　T2/3　T3　T3/4　T4　T4/5　T5　T5/6　T6　T6/7　T7　T7/8
T8　T8/9　T9　T9/10　T10　T10/11　T11　T11/12　T12　T12/L1
腰椎：L1　L1/2　L2　L2/3　L3　L3/4　L4　L4/5　L5　L5/S1　S1
手术方式：前路　后路　前后路联合
前路　后路　前后路联合　其它
钛网：　Cage：　钢板：　人工椎间盘：　自体髂骨：　ZERO-P：
评分
术前评价：　JOA 0.0　NDI 0.0　VAS 0.0　SF-36 0.0
出院前评价：　JOA 0.0　NDI 0.0　VAS 0.0　SF-36 0.0
影像
影像分类：　选择路径　上传影像　保存基本信息　刷新
开始　主窗体 - [手术基…　10:34

A

主窗体 － [信息检索]
新增手术信息　数据查询　枚举管理　退出
查询设置　查询结果　统计结果
病人姓名：　性别：男　年龄：　------　第几次住院：　床号：
床位医生：　经治教授：　住院号：　住院时间从：2016年 4月 1日　到：2017年 3月 9日
第一诊断：退变　外伤　畸形　肿瘤
退变　外伤　畸形　肿瘤　其它
WBB分型：
病理结果：
次要诊断：高血压　糖尿病　其他：
手术范围：枕颈部　颈椎　颈胸段　胸椎　胸腰段　腰椎　骶椎
手术节段：
颈椎　胸椎　腰椎
L1　L1/2　L2　L2/3　L3　L3/4　L4　L4/5　L5　L5/S1　S1
手术方式：前路　后路　前后路联合
前路　后路　前后路联合　其它
钛网：　Cage：　钢板：　人工椎间盘：　自体髂骨：　ZERO-P：
其他条件：◉ 颈椎　○ 胸椎　○ 腰椎　○ 跳跃节段　○ 连续节段　○ 全部节段　查 询　统 计　影像数
开始　主窗体 - [信息检索]　我的电脑　3.JPG - 画图　15:31

B

图9-2-5　长征脊柱二代系统
A. 录入界面。B. 检索界面

二代系统作为一个过渡产品，实现了部分临床数据的标准化，将随访和影像内容整合进了数据库，相对完整地反映了一份脊柱外科科研病例的内容；同时，有很高的录入效率，体现了基于CRF设计临床数据库的思路。目前，也有了专业开发生产此类数据库的软件厂商，如北京瑞林萨尔科技有限公司，有消化、康复、关节、脊柱等成熟数据库产品。图9-2-6为该公司产品界面截图，系统内将CRF根据不同内容拆分成多个表格模块，组合使用，也是一种灵活快速建立临床数据库的方法。

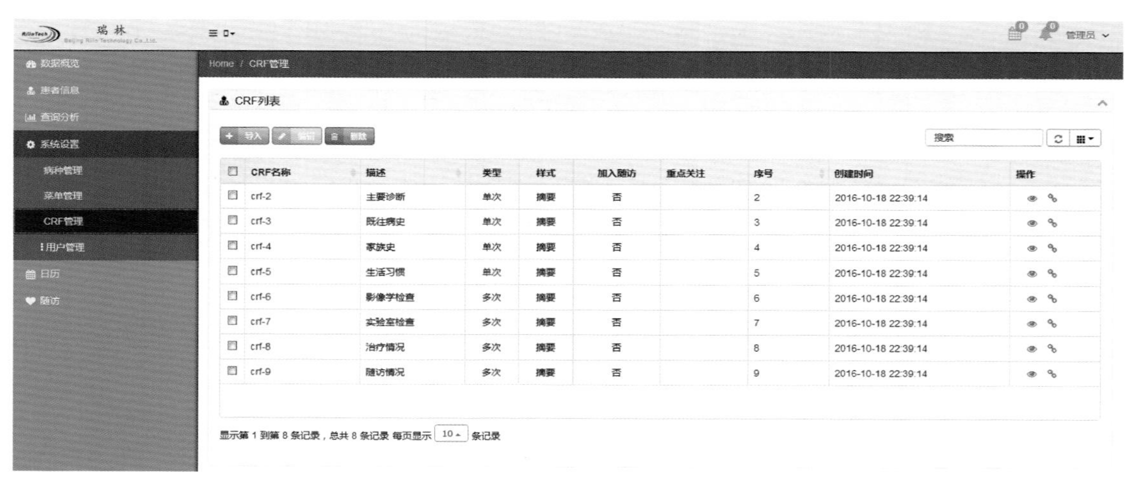

A

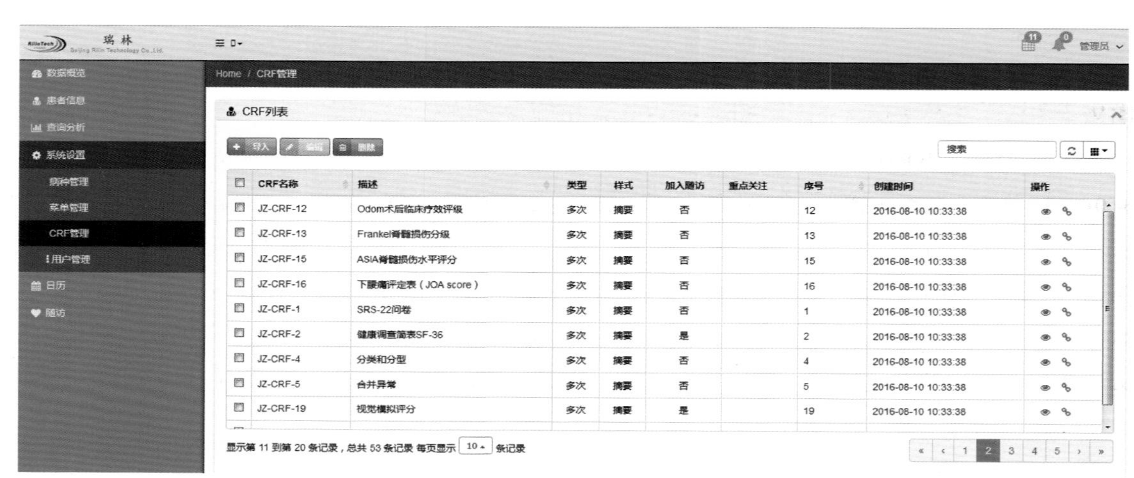

B

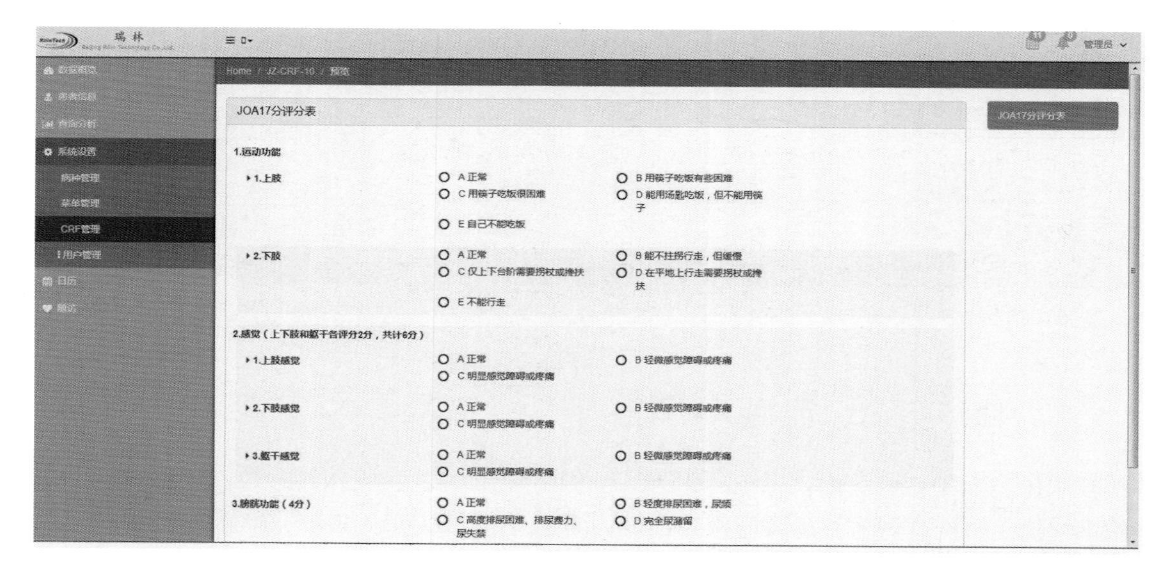

C

图9-2-6　基于CRF表的临床数据库商品软件示例（北京瑞林萨尔科技有限公司提供）

A. 自定义CRF表字段示例1。B. 自定义CRF表字段示例2。C. JOA评分表显示界面，可点选相应内容并自动计算得分

第三节
基于电子病历的临床大数据挖掘流程与方法实践

一、基于电子病历的临床大数据挖掘整体流程

图9-3-1展示了基于电子病历的临床医疗大数据的整体流程。

第一步，对来自不同医院信息系统的患者数据做一个集成，形成一个临床数据中心（Clinical Data Repository，CDR）。数据来源包括医院的HIS（医院信息系统）、CIS（临床信息系统）、LIS（实验室系统）、RIS（检查系统）、PACS（影像系统）和病案系统等信息系统。

第二步，基于CDR构造面向特殊疾病的专病库，如大肠癌病例库、心力衰竭病例库等。在构建临床专病库时，要确定：① 符合疾病特征的病例。② 确定需要的病例字段，对于结构化的字段需要从原始的电子病历库中抽取，例如年龄，对于半结构化或非结构化字段，需要使用文本抽取等技术，结合知识库对其

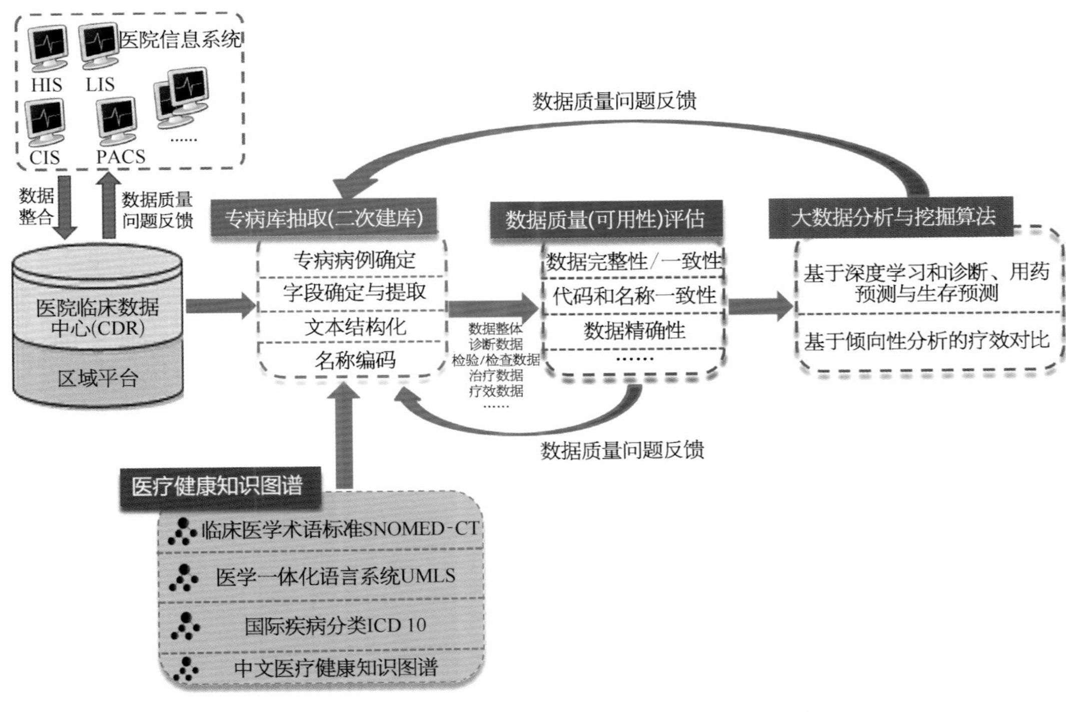

图9-3-1　基于电子病历的临床医疗大数据挖掘整体流程

进行结构化。在这个过程中，需要建立知识图谱，以方便自动化的病例数据抽取。

第三步，构建完成专病病例库后，需要对其进行数据质量评估，评估其是否适用于挖掘，并反馈评估过程中发现的问题。评估指标包括数据完整性、一致性，医疗实体及其编码的一致性，数据精确性等。

第四步，若病历库达到评估要求，即可进行第四步的数据挖掘，如果不能，则需要回到前面步骤，重新抽取和整理数据。

第五步，确定挖掘目标，选择合适的模型，设计并实施实验。如果实验发生问题，可能需要改进算法，也有可能是数据质量缘故，需要回到前面步骤，重新抽取和整理数据。

二、基于中文医疗健康知识图谱构建临床病例库

挖掘与预测算法通常处理的是结构化数据。然而，在临床中，大量的医疗文书是以文本形式存在。电子病历的文本包含了患者病史、家族史、症状，以及医师根据症状、理化指标等基础数据做出的诊断等描述，更重要的，临床文本中记录了医师的判断依据，以及对各种诊疗行为的效果跟踪。因此我们需要将文本结构化。

然而，仅仅是结构化也是不够的，因为医疗术语存在大量的同义词或上下位词，比如说，同一症状具有多种多样的文本表达形式，如“期前收缩”“过早搏动”“早搏”是同义词。再比如说，一个症状常常被不同的词语修饰以表达略有不同的语义含义，如“急性背痛”“慢性背痛”都可以是“背痛”的下位词。

再以疾病为例，目前医学诊断大量采用了ICD编码，但ICD编码结构并不包含完整的上下位关系。以疾病名“急性黄疸型甲型病毒性肝炎”(B15.902)为例，它的上位词有“急性甲型病毒性肝炎”(B15.901)和“急性黄疸型病毒性肝炎”(B17.902)，这两种疾病拥有共同的上位词“急性病毒性肝炎”(B17.900)，“急性病毒性肝炎”有上位词“病毒性肝炎”(B19.900)，“病毒性肝炎”又有上位词“肝炎”(K75.901)。而这几种疾病之间的关系和层次结构并没有在ICD 10中通过编码结构表示出来，只是通过编码的首字母“B”将它们划分到了传染性疾病中。如果我们希望找到某一类患者，无法通过一个ICD编码获得，而是需要人工地选择多个ICD编码。同时，医师对于一种疾病编写ICD编码时，可粗可细，也会给病历的自动处理带来困难。为此，我们需要通过电子病历中的文本诊断，结合编码，对电子病历数据进行处理。

为此，我们需要建立一个标准化的，包含疾病、症状等在内的医疗健康知识图谱，然后通过文本挖掘与实体链接手段，将结构化的文本，与知识库相关联，如图9-3-2所示。一段医疗文本中，可能包含具体的家族史、时间事件、症状、检查、诊断与用药等信息，这些信息依赖于知识图谱抽取出来后，变成结构化的信息，如症状部位、症状的有无、诊断编码、检查结果与病理分期等。这样结构化的病例，可以更方便后续数据的挖掘。

近年来，生物医疗领域的海量数据迅速形成。然而，目前医疗行业数据存在封闭、分散且表示方式不一致的问题。生物医疗领域缺乏公开的中文基础数据与公共的数据服务，不同来源的数据缺乏关联与融合，制约了整个行业的发展。

与此形成鲜明对比的是，国外的生物医疗数据涉及领域内的方方面面。一方面，国外构建了丰富的生物医疗分类体系和本体，如一体化医学语言系统UMLS、医学主题词表MeSH、临床医疗术语集

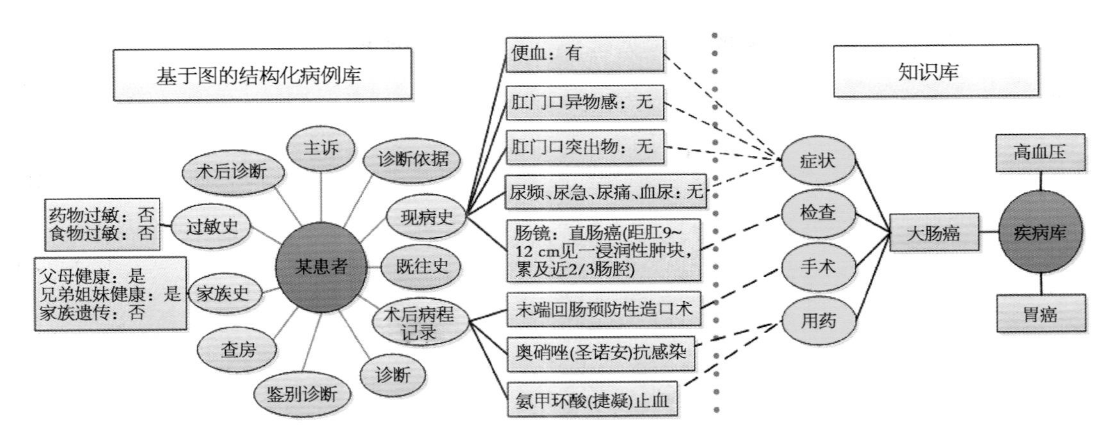

【主诉】两周内便血2次。

【现病史】患者2周前无明显诱因下出现大便带鲜红色液体2次，无肛门口异物感，肛门口无突出物，大便色黄，无黏胨脓液，无恶心呕吐，无胃寒发热，无尿频、尿急、尿痛、血尿，无腹痛、腹泻、里急后重，至我院门诊查肠镜示“距肛9～12 cm见一浸润性肿块，累及近2/3肠腔”，今为进一步诊治，门诊拟“直肠癌”收入我科。

予以西力欣、圣诺安抗感染，巴曲亭、捷凝止血，耐信制酸，潘金南、卫美佳、培尔吉、乐凡命、血必净、天晴宁、力能、氯化钾等营养支持，环磷酰苷营养细胞，开顺化痰，贝科能保肝，甲硫氨酸维生素B1保肝治疗，托烷司琼止吐治疗，丙帕他莫止痛。

图9-3-2　基于知识图谱/知识库的结构化病例库的构建

SNOMED-CT等通用的分类系统，还有面向药物的命名系统RxNorm、针对观测指标的编码系统LOINC、基因本体Gene Ontology和被广泛应用的疾病分类系统ICD 9、ICD 10等细分的本体和系统。此外，国外还发布了临床患者数据集，例如，由美国国家癌症研究所领导的项目TCGA (The Cancer Genome Atlas) 收集并发布了癌症患者的临床数据，以及美国国立卫生研究院发布的面向全球人类受试者的临床研究数据库ClinicalTrail.gov。

另一方面，基于这些分类体系和标准，国外的研究工作者构建了多个生物医药数据集平台，发布了大量的链接数据集，较为知名的数据集平台有Linked Open Drug Data、Linked Life Data和Bio2RDF。其中，Linked Open Drug Data整合了14个数据集，包含超过800万的RDF (Resource Description Framework) 三元组，和超过37万的RDF链接。Linked Life Data提供了25个公共生物医疗数据集的统一访问点，覆盖了基因、蛋白质、分子反应、信号通路、靶点、药物、疾病和临床试验相关的信息。Bio2RDF利用语义网络技术建立并提供生命科学领域最大的链接数据网络，其最新版本包含了35个数据集，共110亿条三元组。这些开放链接数据集的发布促进了国外生物医药领域研究工作的发展。

目前，中文缺乏比较好的知识图谱，而英文知识图谱的汉化也存在版权问题。因此，为方便后续的电子病历结构化以及大数据挖掘工作，项目组利用互联网数据与百科数据，构造了自主知识图谱。从医学角度来说，可能存在不精准之处，但用于数据的预处理过程的确是有效的。下文就大致介绍一下我们知识图谱的构建过程。

(一) 模式图定义

在领域专家的帮助下，根据医疗知识手工创建医疗知识图谱的模式图，包含概念、概念的属性，以及概念之间的层次关系。图9-3-3展示了我们定义的医疗知识图谱的模式图。其中，每个圆角矩形表示一个概念。我们定义了5个顶层概念：症状、疾病、治疗、科室和检查。“治疗”细分为“药物”和“手术”2个子概念。概念之间通过“症状相关疾病”“疾病相关科室”等属性进行关联。每个矩形的底部都给出了概

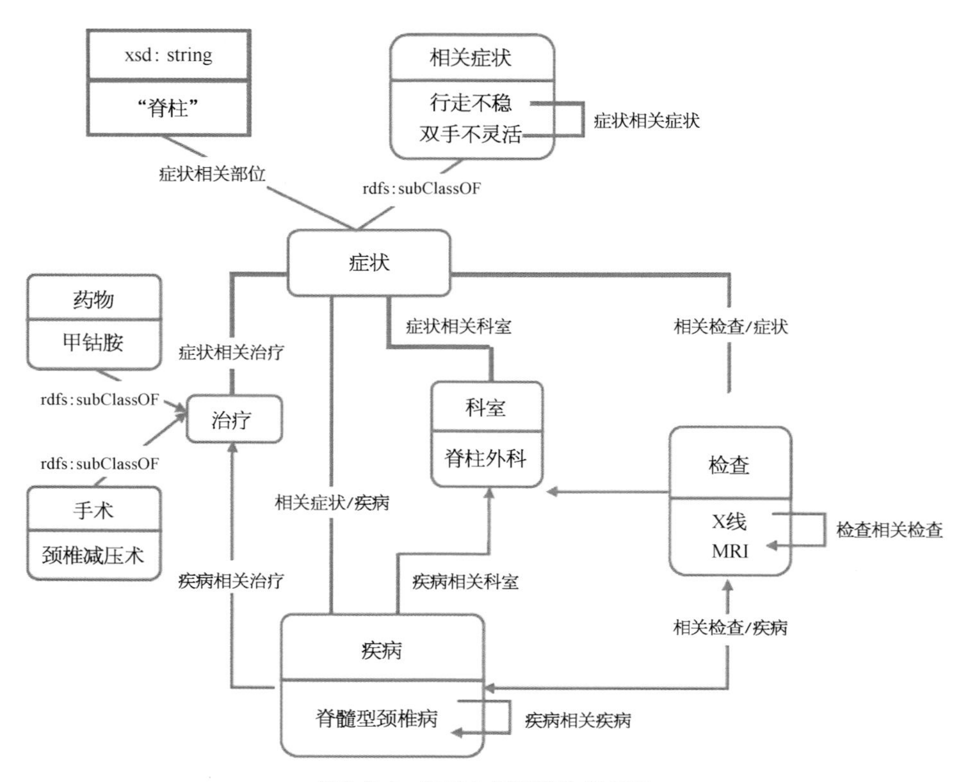

图9-3-3　医疗知识图谱的模式图

念的实例，这些实例形成了临床实践中一个场景：一例患有"行走不稳"的患者同时有"双手不灵活"等症状；该患者需要去"脊柱外科"就诊，并进行"X线"和"MRI"等相关检查；该患者最终被诊断为"脊髓型颈椎病"，建议服用药物"甲钴胺"，并考虑手术治疗。

（二）医疗知识抽取

基于上文定义的模式图，抽取实体（症状、疾病与检查等）、属性和属性值，用来构建医疗知识图谱。知识抽取分为医疗健康网站的知识抽取和中文百科站点的知识抽取两部分。

我们收集了多个医疗健康网站作为知识抽取的数据源，医疗健康网站包含症状、疾病、药品、检查和科室5种类型的实体，每一类实体都有2种类型的页面：实体列表页面和实体详情页面。其中，实体列表页面列举了该网站上所有属于该类型的实体，实体详情页面则展示了某个实体的详细信息。

医疗健康网站的知识抽取过程为：从实体列表页面出发，获取所有实体的详情页面，这一过程抽取了实体的类型。对于相同类型的实体，它们的详情页面具有相同的页面结构，因此我们基于统一的HTML封装器抽取页面中的"信息框"。"信息框"是一种半结构化数据，包含了实体的属性信息。最后，基于人工总结的Hearst模板从详情页面的摘要中抽取实体的同义词。

由于模式图中将"症状"细分为"中医症状"和"西医症状"，而医疗健康网站只有"症状"类别，没有细分的子类别。因此，我们基于"症状相关科室"属性对症状实体进行分类。具体而言，如果一个症状实体的"症状相关科室"包含字符串"中医"（如"中医骨科""中医内科"），则将其标注为"中医症状"；如果症状实体的"症状相关科室"没有中医相关科室，则将其划分为"西医症状"。当然，一个症状实体可以和多个科室相关，因此可能被同时标注为"中医症状"和"西医症状"。这里，"关节疼痛"就被标注为“中医症状”和“西医症状”。同样地，“药品”也细分为“中药”和“西药”，我们采用启发式规则对其进行分类：如果药品的详情页面中包含“中成药”“中草药”等关键词，就将该药品实体划分为“中药”；如果详情页面中包含“生物制药”“化学药品”等关键词，则将其划分为“西药”。

接着，我们选取了3个最大的中文百科站点进行知识抽取：百度百科[1]、互动百科[2]和中文维基百科[3]，包括抽取和分类两个阶段。首先将医疗健康网站抽取得到的实体作为种子集，获取它们在百科页面中的分类。然后抽取分类中包含的所有实体，形成一个实体集合。这些集合中包含了和目标无关的噪声实体，因此我们训练一个分类器对抽取阶段得到的结果进行分类。训练数据的正例来自医疗健康网站不同类型的实体，负例则由医疗健康网站中“美容”“养生”和“心理”列表页面下的实体组成。分类器的特征来自百科实体页面的“实体名”“摘要”“目录”“正文”和“分类”5个字段。我们基于启发式规则将百科实体页面的5个字段转化成一系列二值型特征。

（三）医疗知识融合

知识融合阶段对抽取结果进行实体对齐、实体类型对齐和实体属性对齐。实体对齐主要是建立实体之间的同义关系。为保证数据的可靠性，我们将医疗健康网站和中文百科站点抽取的同义关系加入到医疗知识图谱中，并不通过算法计算实体间新的同义关系。

实体类型对齐解决一个实体对应多个互斥类型的数据冲突问题。我们采用基于投票和数据源优先级的方法确定实体类型。整体思路是：票数最高的结果作为实体的最终类型；当出现多个类型获得最高票数时，根据最高票数中权重最大的数据源确定最终结果。

实体属性对齐主要建立抽取的实体属性三元组的谓词到模式图中属性的映射关系。对于医疗健康网站，由于同一网站下相同类型实体的“信息框”包含了相同的实体属性，我们手工制定“信息框”到模式图的映射规则。例如，从“信息框”中抽取到的“关节疼痛”的3个属性为症状部位、相关科室和相关疾病，分别映射到模式图中的症状相关部位、症状相关科室和症状相关疾病。

三、临床病例库的构建

为了对特定疾病进行挖掘分析，常用的方法是构建专病病例库。专病病例库的构建有三个步骤：专病病例确定、专病病例库所需字段确定与提取以及专病病历文本结构化。

（一）专病病例确定

专病病例主要根据疾病的ICD编码和疾病名称从医院信息系统中抽取。考虑到医院信息系统在时间上经历了多次版本变化，在抽取专病病历时，使用ICD 9以及ICD 10编码中涉及该疾病的所有编码集合抽取相关病历。ICD中疾病编码和名称有完整的规范，考虑到很多医护人员不了解ICD体系，难以分辨ICD中疾病名称之间的细微差别，因此系统中常出现ICD编码与疾病名称不对应的情况，单使用ICD编码

1　http://baike.baidu.com.
2　http://www.baike.com.
3　https://www.wikipedia.org.

难以抽全该疾病的所有病历，还需使用该疾病名称及其同义词从疾病名称字段抽取。这个过程目前是手动完成的，未来将基于我们的中文疾病库，利用SNOMED的层次结构、ICD与SNOMED的映射关系，自动对疾病名称进行编码，寻找某一类疾病的所有病例。

（二）字段确定与提取

本文中，专病库的字段使用Delphi过程向专家收集。根据临床医师定义、疾病的诊疗指南、挖掘需求、相关文献等多个来源的需求，明确用户使用数据的目的和重点关注的数据；Delphi过程通过多轮咨询问卷向领域专家开展问卷调查，可以比较好地找到共性需求，已被用在医疗电子病历实施的关键因素分析、诊疗方案的调查等多个场合。

在使用Delphi过程向专家收集专病库字段时，选择了三类专家：第一类是从事临床科研的临床医师；第二类是从事医疗大数据挖掘的科研人员；第三类是医院信息科的数据管理人员，以及负责系统构建与数据集成的IT工程师。其次，由临床专家和数据挖掘专家填写需求字段，医院信息科工作人员根据需求字段填写字段来源。然后进行多轮调查，确定对临床症-治-效分析及医疗大数据挖掘所需的字段。采用电子邮件形式发放和回收调查表，调查一共进行3轮。每一轮的调查结果会以匿名的方式将报告提供给下一轮的参与者。调查过程中任何时间参与者都可以退出。

四、文本结构化

医疗病历中很大一部分都是由医师用自然语言书写而成，内容繁复、形式多样，无法直接对其进行处理，因而需要将其转化为结构化数据，抽取出其中的症状、疾病、检查等信息，或与知识库中的实体进行链接，或对检查指标进行统一转换（包括书写格式的统一与计量单位的统一等），从而实现病历文本的结构化与病历信息的标准化。

下面以病历文本中症状的结构化为例进行说明。首先需要识别出文本中的症状，其识别方法参见上文中医疗实体抽取方法的相关介绍。然后需要对识别出的症状进行构成成分分析。中文症状可以拆分为以下16种组成成分：原子症状、连词、否定词、存在词、程度词、发展词、能够词、不能词、动作词、情景限定词、方位词、部位词、中心词、感觉词、特征词、修饰词，如表9-3-1所示。其中原子症状是最基本的症状描述；连词可以连接多个构成元素；否定词、存在词、程度词是一类，用于对原子症状或中心词的多寡有无进行度量；发展词用于描述症状的发展状况，好转或恶化；能够词与不能词又是一类，用于描述是否具有某种能力；动作词用来表示特定的动作；情景限定词对症状发生的情景进行限定；方位词用来表示方位，一般是对部位词的进一步描述；中心词是症状所要描述的除身体部位外的客观实体，感觉词则是症状所要描述的主观感受；特征词用于描述事物的特征，是对症状描述主体的进一步刻画；剩下的均为修饰词。而对中文症状进行构成分析，类似于中文分词与词性标注，可以把它看成是序列标注任务，运用CRF或双向LSTM + CRF等方法进行实现。在得到了每个症状的构成成分之后，便可以对其进行归一化处理，如对于原子症状“疼”“痛”“疼痛”，统一为“疼痛”；对于程度词及否定词，“无”可以量化成0，“轻微”可以量化成0.2，“有点”可以量化成0.4，“明显”可以量化成0.6，“广泛”可以量化成0.8，“极度”可以量化成1。此外，还可以根据切分出的症状构成成分，将抽取出的症状与知识库中的症状实体进行软链接，从而实现症状的标准化。

表9-3-1　症状构成元素

名　称	描　述	举例(粗体表示)
原子症状	不可拆分的症状	**水肿**、**麻木**、**抽筋**、**疼**、**痛**
连词	表示并列或选择关系的词语	尿频**伴**尿急**和**尿痛、三角肌反射减弱**或**消失
否定词	表示不存在某种事物的词语	产后**无**乳汁分泌、双肺**未**闻及明显啰音
存在词	表示存在某种事物的词语	**流**清涕、胸腔内**出现**积液、抽搐**发作**
程度词	形容症状严重程度或出现频率的词语	**轻微**创伤、**剧烈**疼痛、**少量**腹水、**偶有**自言自语
发展词	形容症状发展状况的词语	气喘**加重**、失眠**缓解**
能够词	表示具有某种能力的词语	上肢**可**抬举、颈部**能够**前屈
不能词	表示不具有某种能力的词语	**难以**入睡、呼吸**困难**、颈部**无法**仰伸
动作词	表示特定动作的词语	上肢可**抬举**、颈部无法**仰伸**
情景限定词	表示某种特定情景的词语	**产后**腹痛、**进食后**心绞痛、**行走时**踩棉花感
方位词	表示方位的词语	**左**心室肥厚、小腿**后侧**感觉障碍、**双**肺水泡音
部位词	表示身体部位的词语	**手部**肿块、**脐带**过长、**足部**畸形
中心词	除身体部位外症状描述主体	**血压**升高、**呼吸音**减弱、左上腹**肿块**
感觉词	描述感觉的词语	骶前**空虚感**、肛门**坠胀感**、喉部**灼热感**
特征词	表示事物特征的词语	**米汤样**大便、**蚯蚓状**肿物、**压迫性**头痛
修饰词	其他修饰词	呼吸**急促**、面色**泛黄**、体重**下降**

五、电子病历数据质量评估

电子病历数据来源于医院实际业务系统，医疗系统主要由医疗工作人员人工录入，难免存在一些数据质量问题，而质量问题是影响医疗挖掘结果准确性的重要因素。因此，评估电子病历数据能否或在多大程度上，能用于以症-治-效分析为核心的临床科研，对于目前的医疗挖掘，以及未来电子病历数据质量的提升，都具有重要的意义。

数据质量评估过程分为6个步骤：

(1) 使用Delphi过程收集评估需求。根据临床医师定义、疾病的诊疗指南、相关文献等多个来源的需求，明确用户使用数据的目的和重点关注的数据，适量评估需求模板包括：需求编号、评估字段类别、评估字段、质量要求、字段重要程度、语义相关字段与需求来源。

(2) 确定和采集评估数据。根据评估需求，明确所评估的数据范围，抽取出待评估数据集。电子病历主要有两类，即门诊病历和住院病历。门诊病历通常较短，包含信息较少，也缺乏对患者治疗情况的跟踪，因而，电子病历信息抽取和文本挖掘研究大多关注于住院病历，例如，对腰椎间盘突出症的手术疗效进行分析研究，可选择“2005 ～ 2016年间因腰椎间盘突出症手术治疗的患者的住院数据”为评估数据。

(3) 建立评估需求与评估数据之间的映射关系。即根据临床科研人员、大数据挖掘人员的需求，补充需求字段来源与字段类型，其中需求字段来源用于说明字段来源于哪几个系统的哪几个字段，字段类型用于说明是文本、结构化还是影像类型。

(4) 提出质量评估指标。根据用户使用数据的目的选择评估度量或自定义评估度量。针对研究人员对腰椎间盘突出症疗效分析需求，提出疗效分析评估度量指标，具体对数据整体质量、患者基础数据质量、诊断数据质量、治疗数据质量以及疗效数据质量建立评估度量指标，得到的指标体系如表9–3–2所示。

表9–3–2 质量评估指标体系

信息类别	字段	评估度量
人口学信息	性别	完整性
		一致性
	年龄	完整性
诊断信息	疾病名称	完整性
		准确性
	诊断编码	完整性
		正确性
	诊断编码与疾病名称	不一致
	诊断	完整性
		精确性
	诊断日期	完整性
	整体	正确性
体征信息	心律	完整性
	血压	完整性
基础信息	病史	文本抽取复杂度
	家族史	文本抽取复杂度
检验信息	至少包含一项检验指标	完整性
自定义数据表	患者记录密度	1次住院信息
		2～3次住院信息
		4～5次住院信息
		5次以上住院信息
	临床事件	完整性
用药信息	西药	完整性
		治疗腰椎间盘突出症药物
	中成药	完整性
疗效数据	入院时间	完整性
	出院时间	完整性
	出/入院时间	准确性
	再入院率	30天再入院率

(5) 执行数据质量评估，针对每个评估度量进行数据质量评估，根据评分标准得到评估，该过程可以自动执行或者人工评估。

(6) 分析评估结果。根据评估结果分析数据集的质量问题，判定是否适合于研究目的。

通过对项目中电子病历数据的分析得到，电子病历数据用于疗效分析研究具有一定的可用性，但现有数据质量在很多方面还存在一些问题。考虑以下几方面的改进措施：

首先，需要集成更多的医院系统。如X线片、CT、MRI的数据影响着脊柱退行性疾病的预后，并且也是疗效评估的依据，对疗效研究发挥着重要作用。而现有系统中缺乏此类检查数据，系统需要集成医院的PACS系统，确保用于疗效分析研究数据的可用性。

其次，改进与规范数据录入规程，加强各环节的管理。第一，临床医护人员对患者细致问诊，全面记录患者的病史和家族史等信息，减少录入过程中信息的遗漏。第二，针对现有的系统不断改进，利用软件进行数据的校验，降低录入阶段的错误。第三，需要对临床医护人员和数据管理人员进行培训，制定统一的数据录入规定，建立临床数据审计的操作程序。第四，医疗数据质量定期抽样检查，使医院的管理者和医护人员通过反馈及时掌握和纠正存在的问题。

再次，建立或使用规范的元数据，改善诊断数据的质量。现有诊断和治疗方案中，ICD编码与名称一致性比较低，而检验项名称也缺乏规范，需要大量的数据后处理工作。

最后，不断修订质量评估指标，使其更加符合评估需求。目前，使用再入院率代替生存期来评估疗效，未来随着系统不断完善，获取到跨机构的患者死亡日期，可增加生存期和死亡率等评估指标，使其更符合评估需求。

六、临床医疗大数据挖掘应用

(一) 基于深度学习的疾病预测

目前，大多数医疗领域相关工作都集中于疾病风险预测和疗效预测，诊疗模式预测的相关工作较少，而且诊疗模式预测的工作目前使用的方法大多数还是基于规则和传统机器学习算法。深度学习在医疗领域涉及还不深，典型的工作有：该文章通过对患者的电子病历进行时间维度上的建模，然后使用CNN模型进行疾病风险的预测。RNN目前还主要集中于疾病风险预测和疗效预测的范围。

对于一例患者来说，他可能有多次住院的电子病历信息，在对其进行疾病预测的时候，需要考虑多次住院的电子病历序列而不是某次住院的电子病历，使用传统的特征抽取方法难以捕捉到历次住院之间的变化信息。考虑到RNN模型可以用来处理序列数据，但是如果RNN的循环序列过长，它的性能就会有所下降，LSTM模型是对RNN的一种改进，它能够选择性地记忆前面节点的信息，因而获得更长的最大稳定序列长度。这也更加符合患者的时间关系特点，即一例患者的前一次住院情况总是部分地影响下一次住院时的情况。因此，使用LSTM对患者历次住院病历进行建模较为合理，具体建模使用中提出seq2seq思想构造住院患者向量特征。

1. 住院患者的向量表示　对于如何生成患者的向量表示，采用了Seq2Seq模型的思想。如图9-3-4所示，将模型编码出的中间向量，作为患者的特征。与原来模型不同的是，Seq2Seq的模型通常被用在机器翻译中，所以输出层选择的是softmax + 交叉熵。而我们这里，由于是自动编码器的思路，所以输出层和输入层的数据是一致的。

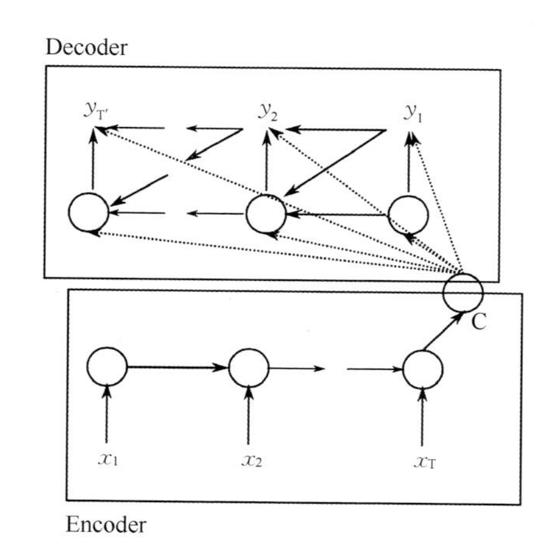

图 9-3-4　病例到序列模型 (Seq2Seq 模型)

使用深度学习的自动编码器，将患者的每一次住院记录encode成一个低维稠密的向量，用于患者的特征表示。然而，患者的住院记录通常不止一次，那么对于encode出来的向量就需要用来表示其历次住院时的一个信息的总和。即对于一例患者，其就诊记录x_1，x_2，…，x_n，那么就需要生成对应的一组向量$V=\{v_1, v_2, \cdots, v_n\}$，对于一个向量$v_n$，就需要能够表示从$x_1$一直到$x_n$中所有记录的信息。

通过对出院次数分布进行统计，发现超过10次住院的患者仅占很少的比例，因此考虑到训练性能以及信息损失的问题，我们对于seq2seq模型中的最大步长设置为10。对于超过10次和不满10次住院的患者采取如下的方法进行预处理：

(1) 首先对于将一例患者多次住院的记录进行拆分，即对于x_1，x_2，…，x_n，拆分成n条训练数据：$\{x_1\}$，$\{x_1, x_2\}$ … $\{x_1, x_2, \cdots, x_n\}$。

(2) 对于超过10次的，由于最大步长为10，故需要进行裁剪，我们选择保留最后10次的数据，将剩余的数据进行裁剪。即当$n>10$时，仅保留$\{x_{n-9}, x_{n-8}, \cdots, x_n\}$这10次记录。

2. **疾病预测**　为对比Seq2Seq模型构造的特征与其他方法在预测患者疾病上的优劣，针对心衰患者数据进行了实验。实验结果以及部分设置如下表所示。本实验预测的对象是10种常见的心衰患者的伴随疾病，具体如表9-3-3第一列所示。对比使用Seq2Seq产生的特征向量与使用PCA、Kmeans、GMM等方法生成的特征向量预测疾病的效果。通过实验对比发现，使用SVM进行疾病预测的效果比KNN、Naive Bayes、RandomForest、GBDT、LogisticRegression好，以下直接使用SVM进行实验。对于一些疾病，由于其出现在实验数据中的样本较少，我们采用了NearMIss进行采样 (当percent低于30%进行采样)，进行采样的疾病由sample列标识。其中NearMIss是通过与TomekLinks、ClusterCentroids、OneSideSelection、EditedNearestNeighbours、NeighbourhoodClearningRule、SMOTE、RUS对比得到效果最好的采样模型。

表9-3-3中的对比实验结果为各个方法在各种疾病预测上的AUC值。实验结果可知，使用Seq2Seq模型构造的特征在6项疾病预测中排第一，1种疾病排第二，明显优于其他特征生成方法。虽然该方法并不是在所有疾病预测中占优，但是，该方法重在不需要手工进行特征选择，而且在实践中发现，传统特征构造方法经常受限于窗口大小的选择 (即在窗口范围内是否有再住院)，不同的窗口大小会影响分类效果，不如基于Seq2Seq模型构造特征的方法简单方便。因此，该方法仍然是疾病预测方法的最佳选择。

表 9-3-3　疾病预测对比试验

疾病预测的AUC实验								
	Deep	PCA	Kmeans	GMM	Hand	count	percent	sample
高血压	0.770 8	0.545 2	0.536 5	0.652	0.653 7	7 097	69.43%	n
糖尿病	0.660 2	0.618 5	0.631 1	0.627	0.626 8	3 674	35.94%	n
冠心病	0.745 8	0.600 7	0.617 1	0.741	0.740 4	5 072	49.62%	n
心房颤动	0.521 8	0.535	0.403 9	0.645	0.644 4	3 053	29.87%	y
慢性肾功能不全	0.726 7	0.372 9	0.565 5	0.699 1	0.698 3	896	8.77%	y
心脏瓣膜病	0.841 9	0.258	0.5	0.882	0.902 2	80	0.78%	y

（续表）

疾病预测的AUC实验								
	Deep	PCA	Kmeans	GMM	Hand	count	percent	sample
扩张性心肌病	0.776 7	0.415 7	0.439 5	0.674 5	0.674 4	321	3.14%	y
肥厚性心肌病	0.814 2	0.221 7	0.396 1	0.437 8	0.437 4	146	1.43%	y
慢性阻塞性肺疾病	0.546 6	0.576 6	0.457	0.522 2	0.522 1	818	8.00%	y
脑梗死或一过性脑缺血	0.739 2	0.697 2	0.762 3	0.871 7	0.873 4	2 579	25.23%	y

（二）基于倾向值匹配的疗效对比

倾向值 (Propensity Score) 这一概念在1983年由Rosenbaum提出，倾向值指被研究的个体在控制可观测到的混淆变量的情况下受到某种自变量影响的条件概率。

倾向值匹配后的结果不仅仅指出了变量之间有关系，还进一步确定了两者之间的因果性，可以从科技哲学和统计学两个方面阐述。

考虑到医院信息系统中关于死亡的数据不完整，我们使用180天内是否再入院替代疗效。因此，因变量是再入院，我们关注的自变量是心衰患者的十大伴随疾病，即高血压、糖尿病、冠心病、心房颤动、慢性肾功能不全、心脏瓣膜疾病、扩张性心肌病、肥厚性心肌病、慢性阻塞性肺疾病和脑梗死。我们需要控制的混淆变量包括患者的年龄、性别、用药、脉搏、检查等信息。

表9-3-4是倾向值匹配的结果，其中高血压、糖尿病、冠心病、心房颤动、慢性肾功能不全、心脏瓣膜疾病、扩张性心肌病、肥厚性心肌病、慢性阻塞性肺疾病和脑梗死对心衰患者180天再入院有显著影响（其中，P值<0.05时变量具有显著性影响）。

表9-3-4　伴随疾病显著性影响

变量名称	逻辑回归系数	P 值	是否具有显著性
高血压	−0.431 987	0.000 009 6	是
糖尿病	0.328 216	0.000 007 42	是
冠心病	0.248 723	0.000 744	是
心房颤动	−0.243 055	0.001 509	是
慢性肾功能不全	0.420 103	0.000 586	是
心脏瓣膜疾病	−0.091 13	0.807 312	否
扩张性心肌病	−0.465 246	0.018 189	是
肥厚性心肌病	0.446 251	0.060 175	否
慢性阻塞性肺疾病	0.005 168	0.970 185	否
脑梗死或一过性脑缺血	0.256 523	0.002 834	是

（冯东雷　张　颖　阮　彤）

参考文献

[1] Marko Grobelnik. Big data Tutorial. http://videolectures.net/eswc2012_grobelnik_big_data/.
[2] IBM. The FOUR V's of Big Data. http://www.ibmbigdatahub.com/infographic/four-vs-big-data.
[3] 赵国屏.从人类基因组研究到精准医学(临床-健康)实践 [C].首届健康中国(池州)论坛,2016.
[4] 王茜.英国大数据战略分析 [J].全球科技经济瞭望,2013,8: 24-27.
[5] 俞思伟,范昊,王菲.医学知识组织与服务——多维度临床知识组织方法及其知识库构建与平台开发 [J].医学信息学杂志,2016,4: 1-7.
[6] NCBI. Medical Subject Headings [EB/OL]. http://www.ncbi.nlm.nih.gov/mesh/, 2016.
[7] U.S. National Library of Medicine. RxNorm [EB/OL]. https://www.nlm.nih.gov/research/umls/rxnorm/, 2014.
[8] Clem McDonald. Logical Observation Identifiers Names and Codes [EB/OL]. http://loinc.org/, 2016.
[9] Gene Ontology Consortium. Gene Ontology [EB/OL]. http://geneontology.org/, 2015.
[10] ICD9. Online ICD9/ICD9CM [EB/OL]. http://icd9cm.chrisendres.com/, 2009.
[11] WHO. ICD-10 [EB/OL]. http://apps.who.int/classifications/icd10/browse/2010/en, 2010.
[12] Weinstein J N, Collisson E A, Mills G B, et al. The cancer genome atlas pan-cancer analysis project [J]. Nature genetics, 2013, 45(10): 1113-1120.
[13] U.S. National Institutes of Health. ClinicalTrail.gov [EB/OL]. https://clinicaltrials.gov/, 2016.
[14] Samwald M, Jentzsch A, Bouton C, et al. Linked open drug data for pharmaceutical research and development [J]. Journal of cheminformatics, 2011, 3(1): 19.
[15] Ontotext. Liked Life Data [EB/OL]. http://linkedlifedata.com/, 2014.
[16] Belleau F, Nolin M A, Tourigny N, et al. Bio2RDF: towards a mashup to build bioinformatics knowledge systems [J]. Journal of biomedical informatics, 2008, 41(5): 706-716.
[17] N.C. Dalkey, D.L. Rourke. Experimental assessment of Delphi procedures with group value judgements: Advanced Research Projects Agency; (1971) February 1971.
[18] Yu Cheng, Fei Wang, Ping Zhang, et al. Risk Prediction with Electronic Health Records: A Deep Learning Approach [C]. Proceedings of the 2016 SIAM International Conference on Data Mining. 2016: 432-440.
[19] Sutherland S M, Chawla L S, Kane-Gill S L, et al. Utilizing electronic health records to predict acute kidney injury risk and outcomes: workgroup statements from the 15th, ADQI Consensus Conference [J]. Canadian Journal of Kidney Health & Disease, 2016, 3(1): 1-14.
[20] Wolfson J, Bandyopadhyay S, Elidrisi M, et al. A Naive Bayes machine learning approach to risk prediction using censored, time-to-event data [J]. Statistics in Medicine, 2014, 34(21): 2941-2957.
[21] 马宗帅.基于深度学习的心脑血管疾病预测方法研究 [D].西安建筑科技大学,2015.
[22] Auli M, Galley M, Quirk C, et al. Joint language and translation modeling with recurrent neural networks [J]. American Journal of Psychoanalysis, 2013, 74(2): 212-213.
[23] Ruffini G, Ibañez D, Castellano M, et al. EEG-driven RNN Classification for Prognosis of Neurodegeneration in At-Risk Patients [C] //International Conference on Artificial Neural Networks. 2016.
[24] Miotto R, Li L, Dudley J T. Deep Learning to Predict Patient Future Diseases from the Electronic Health Records [M] // Advances in Information Retrieval. Springer International Publishing, 2016.
[25] Liu L, Tang J, Cheng Y, et al. Mining diabetes complication and treatment patterns for clinical decision support [C] //ACM International Conference on Conference on Information & Knowledge Management. 2013: 279-288.
[26] Huang Z, Dong W, Bath P, et al. On mining latent treatment patterns from electronic medical records [J]. Data Mining & Knowledge Discovery, 2015, 29(4): 1-36.
[27] Cheng Y, Wang F, Zhang P, et al. Risk Prediction with Electronic Health Records: A Deep Learning Approach [C] //Siam International Conference on Data Mining. 2016: 432-440.
[28] Sutherland S M, Chawla L S, Kanegill S L, et al. Utilizing electronic health records to predict acute kidney injury risk and outcomes: workgroup statements from the 15th ADQI Consensus Conference [J]. Canadian Journal of Kidney Health and Disease, 2016, 3(1): 1-14.
[29] Wolfson J, Bandyopadhyay S, Elidrisi M, et al. A Naive Bayes machine learning approach to risk prediction using censored, time-to-event data [J]. Statistics in Medicine, 2011, 34(21): 2941-2957.
[30] Ilya Sutskever, Oriol Vinyals, Quoc V. Le: Sequence to Sequence Learning with Neural Networks. NIPS 2014: 3104-3112.
[31] Rosenbaum P R, Rubin D B. The central role of the propensity score in observational studies for causal effects [J]. Biometrika, 1983: 41-55.
[32] Sobel M E. Causal inference in the social and behavioral sciences [M] //Handbook of statistical modeling for the social and behavioral sciences. Springer US, 1995: 1-38.
[33] Holland P W. Statistics and causal inference [J]. Journal of the American statistical Association, 1986, 81(396): 945-960.